Der Weg zum Simillimum

Luc De Schepper

Der Weg zum Simillimum

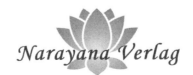

Hinweis

Der Inhalt dieses Buches dient nur zur Information. Alle Therapien, Behandlungen oder energetische Eingriffe gleich welcher Art sollten nur unter der direkten Aufsicht und Fürsorge eines gut ausgebildeten und staatlich anerkannten Therapeuten, der sich auf die von ihm angebotenen Leistungen spezialisiert hat, durchgeführt werden. Nichts, was in diesem Buch beschrieben ist, sollte von einem Leser oder einer anderen Person als Diagnose oder Behandlungsmöglichkeit einer bestimmten Krankheit oder eines Zustandes ausgelegt werden. Weder der Autor noch der Herausgeber können für unerwünschte Folgen, die durch den Gebrauch oder Missbrauch der in diesem Buch enthaltenen Informationen entstehen, die Verantwortung übernehmen. Jeglicher Gebrauch oder Missbrauch der hier vorgestellten Informationen obliegt der Verantwortung des Lesers.

Widmung

Allen leidenden Menschen auf der ganzen Welt.

Der Weg zum Simillimum
Strategien zur homöopathischen
Behandlung chronischer Krankheiten

Luc de Schepper

Titel der englischen Original-Ausgabe:
Achieving and Maintaining the Simillimum
Strategic Case Management
for Successful Homeopathic Prescribing

© 2006, Luc De Schepper
Full of Life Publishing, P.O. Box 31025,
Santa Fe, NM 87594

1. deutsche Auflage 2006
2. überarbeitete Auflage 2007

ISBN-13: 978-392-138374-2

Übersetzt von Shiela Mukerjee-Guzik
Layout/Satz: Narayana Press, Dänemark

Herausgeber:
Narayana Verlag GmbH, Blumenplatz 2,
79400 Kandern
Tel.: +49 7626 9749700
E-Mail: info@narayana-verlag.de
www.narayana-verlag.de

© 2006, Narayana Verlag

Archivmaterial wurde mit freundlicher Genehmigung des Institutes für Geschichte der Medizin der Robert Bosch Stiftung in Stuttgart zur Verfügung gestellt und reproduziert.

Alle Rechte vorbehalten. Ohne schriftliche Genehmigung des Verlags darf kein Teil dieses Buches in irgendeiner Form - mechanisch, elektronisch, fotografisch – reproduziert, vervielfältigt, übersetzt oder gespeichert werden, mit Ausnahme kurzer Passagen für Buchbesprechungen.

Danksagung

Es war ein Segen für mich, mit dem denkbar hingebungsvollsten Team von Profis zusammenzuarbeiten. Teresa Kramer als herausragende Englischprofessorin hat ihr ganzes Geschick eingebracht. Tricia Feijo, eine meiner brillantesten Schülerinnen, hat vor allem den Inhalt auf die Notwendigkeit weiterer Erklärungen überprüft. Amy Lockwood war abschließende Lektorin; sie hat auch das Team zusammengehalten und dafür gesorgt, dass das Endergebnis perfekt aussah. Marguerite Nastasi mit ihrem Blick für Schönheit hat das Buch und den Umschlag formatiert und zu einem wahren Blickfang gemacht. An mein traumhaftes Team: Ich danke Euch so sehr für Euren Beitrag zu diesem wichtigen Werk.

Ich möchte meine Dankbarkeit für Sonja Müller vom Institut für Geschichte der Medizin der Robert Bosch Stiftung in Stuttgart zum Ausdruck bringen, die mir die Mikrofiche-Ausgaben von Hahnemanns Pariser Krankenjournalen zur Verfügung gestellt hat, so dass ich sie für dieses Buch studieren konnte.

Ich danke all meinen loyalen Student/innen, die mich auf ihrer Suche nach größerem Wissen angetrieben haben, noch härter zu arbeiten und auf ihre ausgezeichneten Fragen zu antworten.

Und schließlich geht mein Dank an meine wundervolle Frau Yolanda, die stets hundertprozentig hinter meinen immerwährenden Projekten steht.

Mögen wir alle die Leidenschaft für diese wunderbare Wissenschaft und Kunst teilen: die Homöopathie!

Inhaltsverzeichnis

Einleitung		11
Schlüssel		15

TEIL 1: POTENZEN 17

Kapitel 1:	Ähnliche und unähnliche Krankheiten	19
Kapitel 2:	Erst- und Nachwirkung	31
Kapitel 3:	Potenzwahl und Fallmanagement: Die 4. Auflage des Organon .	39
Kapitel 4:	Potenzwahl und Fallmanagement: Die 5. Auflage des Organon .	49
Kapitel 5:	Potenzwahl und Fallmanagement: Die 6. Auflage des Organon .	65
Anhang:	Anleitung zur Potenzwahl bei chronischen Krankheiten.	75

TEIL 2: MANAGEMENT 79

Kapitel 6:	Die Bedeutung von Nebensymptomen und damit verbundene Probleme . . .	81
Kapitel 7:	Äußerliche Symptome oder Lokalkrankheiten – Das Problem der Unterdrückung (Die Organon-Paragraphen 185-203)	95
Kapitel 8:	Moderne homöopathische Mythen und falsche Auffassungen . . .	101
Kapitel 9:	Die Lebensweise und andere Heilungshindernisse	117
Kapitel 10:	Akute interkurrente oder Zwischenmittel bei chronischen Krankheiten	139
Kapitel 11:	Chronische interkurrente Mittel oder Nosoden bei chronischen Krankheiten .	157
Kapitel 12:	Die zweite Verschreibung – Verschiedene Szenarien für die zweite und für nachfolgende Verschreibungen bei der Verlaufsbehandlung chronischer Krankheiten. . . .	185
Kapitel 13:	Komplementärmittel und Folgemittel – kompatible Arzneien	243

TEIL 3: FRAGEN ZUM FALLMANAGEMENT 253

TEIL 4: KLINISCHE BEISPIELE ZUM FALLMANAGEMENT 307

TEIL 5: HAHNEMANNS PARISER KRANKENJOURNALE (1835-1843) 389

ANHANG A:	Reaktionen auf die erste Gabe.	407
ANHANG B:	Muster für die Einnahmevorschrift.	409

Epilog		411
Bibliographie.		417
Sachregister		419

Einleitung

"Wir Homöopathen sollten lieber zusammenhalten, sonst werden wir mit größter Gewissheit einzeln hängen." – Frei nach Benjamin Franklin

Die scheinbare Widersprüchlichkeit in Hahnemanns Schriften und Praxis klärt sich schnell, wenn man diese Schriften in ihrer chronologischen Reihenfolge betrachtet. Möge dieses Buch alle Homöopathen vereinen, indem es die große Verwirrung, die derzeit unter den meisten Studenten herrscht, klärt.

Obwohl ich dieses Buch auf der Grundlage sachlicher Fragestellungen geschrieben habe, kann ich nicht erwarten, dass meine Kritiker stets ebenso sachlich darauf reagieren. Die Ausübung der Homöopathie ist eine Herausforderung, und es scheint zum Nationalsport geworden zu sein, sich gegenseitig zu kritisieren. Die Wahrheit braucht sich nicht zu fürchten, und ich begrüße begründete Kritik. Meine Schriften habe ich stets Hahnemann gewidmet, und trotzdem höre ich kritische Äußerungen wie: "Glauben Sie, dass Dr. Lucs Weg der einzige ist?" Ich habe niemals behauptet, dass es mein Weg ist. Hahnemann gebührt die ganze Ehre. Aber auch er wurde beständig von Pseudo-Homöopathen angefeindet, denen es zu schwierig erschien, sich an die Gesetze und Prinzipien der Homöopathie zu halten. Angeblich können sie ebenfalls Heilungen vorweisen. Aber *welche Art* von Heilungen? Entsprechen sie dem, was wir gemäß der *Heringschen Regel* beobachten müssen? Berücksichtigen sie miasmatische Blockaden, Heilungshindernisse, die Natur der Krankheit, des Patienten und des Arzneimittels? Warum klammern sie sich an die, wie Hahnemann sie nannte, "barbarischen Methoden der 4. Auflage des *Organon*"?

Es scheint, als sei die Homöopathie in der Zeit um 1828 stehen geblieben, da die meisten Methoden, die in der heutigen Praxis angewendet werden, dieser Zeit entstammen. Obwohl Hahnemanns eigene Methodik schließlich weit über die 4. Auflage des *Organon* hinausging, hat sich die Homöopathie als Ganzes nicht weiterentwickelt. Die meisten Homöopathen praktizieren immer noch nach den Regeln, die in der Zeit von 1828 bis 1829 festgelegt wurden. Dies ist mehr als merkwürdig, da die darauffolgenden 14 Jahre die bei weitem fruchtbarste Schaffensphase in Hahnemanns Leben darstellten. Ein Großteil der modernen Theorien und Schriften ist nicht vollkommen falsch, sondern stellt lediglich einen aus dem Zusammenhang gerissenen Teil von Hahnemanns Lehren dar, da die Verfasser sich nicht eingehend mit den verschiedenen Ausgaben des *Organon* und den *Chronischen Krankheiten* auseinandergesetzt haben. Ja, es ist die Pflicht jeder neuen Generation, über die vorherige hinauszuwachsen. Hering sagte einmal: "Es ist unser aller Pflicht, in der Theorie und Praxis der Homöopathie über das hinauszugehen, was Hahnemann gemacht hat. Wir sollten die Wahrheit suchen, die vor uns liegt, und die Irrtümer der Vergangenheit hinter uns lassen."

Die Homöopathie hat sich in den vergangenen 150 Jahren beträchtlich weiterentwickelt. Dennoch haben die Homöopathen immer noch viel von dem zu lernen, was Hahnemann in seinen Werken lehrt. Ich bezweifle, dass er stolz darauf wäre, wenn wir gegen die grundlegenden Gesetze und Regeln verstoßen oder sie einfach übergehen. Ich stimme zu, dass zu viel Dogma immer kontraproduktiv ist und Offenheit eine wichtige Voraussetzung für Wachstum darstellt. Ich kann nur hoffen, dass wir alle Fortschritte machen werden, die über Hahnemanns Wissen hinausgehen, aber dies werden wir nicht erreichen, indem wir leugnen, dass das *Organon* etwas damit zu tun hat. Das *Organon* ist die Schrift, auf der die homöopathische Heilkunst beruht. Ich habe es nie als religiöses Dokument betrachtet, das blind befolgt werden muss, aber ich behandle es mit dem allergrößten Respekt, da es ohne das *Organon* keine Homöopathie gäbe. Die Homöopathie durch die Nichtachtung ihres Vermächtnisses zu "modernisieren", hieße das Kind mit dem Bade ausschütten. Es ist so, als ob man - wie im Sprichwort - das Haus auf Sand statt auf Felsen bauen würde. Sobald widrige Stürme wehen und der Regen harter Zeiten fällt, wird das Haus einstürzen.

Es würde uns mehr einbringen, wenn wir studieren würden, was wirklich im *Organon* steht. Die Grundlagen sind das Ergebnis harter Arbeit unzähliger Männer und Frauen vor uns, die ihr ganzes Leben der Bereicherung der Homöopathie gewidmet haben. Die Lichtgeschwindigkeit hat sich über die Jahrhunderte hinweg nicht geändert, und genauso wenig haben dies die homöopathischen Heilungsgesetze getan. Wir werden das anwenden und weiterentwickeln, was auf sicheren Grundlagen aufbaut und durch die Erfahrungen in der Praxis bestätigt wurde. Was aber nicht mit diesen gut geprüften Methoden im Einklang steht, müssen wir hinter uns lassen.

Die fortschrittlichen Methoden des *Organon* sind eine Kunst und müssen an den einzelnen Patienten angepasst werden. Es gibt keine vorgefertigten Schemata oder Protokolle, die den Behandler leiten könnten. Sie müssen flexibel und wachsam bleiben; die tägliche Gabe mag in einem Fall angemessen sein, während in anderen Fällen eine Gabe pro Woche oder sogar pro Monat genügen kann. In hochakuten Fällen kann eine Einzelgabe ausreichen, es kann aber auch notwendig sein, die Gabe in sehr kurzen Intervallen zu wiederholen. Bei chronischen Krankheiten kann eine Gabe Tage, Wochen oder sogar Monate wirken, es kann aber auch erforderlich sein, sie täglich oder noch häufiger über einen Tag, eine Woche oder sogar Monate zu wiederholen. Der Arzt muss dabei immer von seiner individuellen Beurteilung geleitet werden, die auf den fortschrittlichen Methoden beruht, welche Hahnemann lehrt. Wenn Sie die Gründe und Ziele hinter Hahnemanns Versuchen und Ratschlägen erkennen, werden Sie feststellen, dass es zwischen den Q-Potenzen und den Potenzen der Centesimalskala keinen Konflikt gibt. Beide haben ihren Platz. In seinen späteren Jahren verwendete Hahnemann die C-Potenzen (oft in absteigender Reihenfolge von der C30 zur C24 etc., ohne einen Grund dafür zu nennen), aber ebenso Potenzen wie die C196 u.a. und die Q-Potenzen, und zwar nicht nur im Falle von *Sulphur*. Er ließ den Patienten in seiner Praxis oft an dem Arzneimittel riechen und gab ihm dann eine Wasserauflösung dieser Arznei mit. Er ließ seine Patienten auch sehr häufig ein oder zwei Wochen lang Placebo einnehmen, deshalb ist das Gerücht, dass er den Patienten auf mechanische Weise tägliche Gaben über Monate hinweg verabreichte, ein Märchen. Daher tut man gut daran, seinen Ratschlägen in den *Organon*-Paragraphen 245 und 246, die in dem vorliegenden Buch näher erläutert werden, zu folgen.

Ich habe ein Kapitel dieses Buches den späten Jahren Hahnemanns gewidmet. Seine Pariser Krankenjournale waren nicht dafür bestimmt, seine Vorgehensweise zu lehren, sondern dienten allein seiner praktischen Tätigkeit. Die 6. Auflage des *Organon* war seine letzte Anweisung, die er uns hinterließ, aber sein Tod beraubte viele Generationen dieses Schatzes. Ich bin sicher, dass Hahnemann selbst die Behandlung mit den Q-Potenzen noch perfektioniert und verstärkt in seiner eigenen Praxis angewendet hätte. Es scheint für die nachfolgenden Homöopathen sehr schwierig gewesen zu sein, die Q-Potenzen allein anhand des *Organon* richtig anzuwenden. Es hätte in der Nachfolge Hahnemanns Lehrer geben müssen, die diese Methode und ihre praktische bzw. klinische Anwendung näher hätten erläutern können. Ich denke, dass es unser Erbe ist, genau dies nun zu tun, so dass die nächsten Generationen von Homöopathen von unseren Erfahrungen profitieren können.

Zu dem Zeitpunkt, als die 6. Auflage veröffentlicht wurde – im Jahre 1920 (nach Kents Tod im Jahre 1916) – waren alle, die noch persönliche Erfahrungen mit den Q-Potenzen hatten, bereits verstorben.

Als klassischer Homöopath habe ich gelernt, großen Respekt vor diesen Prinzipien zu empfinden, denn auch ich habe im Laufe der Jahre falsche Mittel verabreicht und negative Wirkungen hervorgerufen, Symptome mit nur teilweise ähnlichen Mitteln unterdrückt, die Lebenskraft durch unzeitgemäße Wiederholungen gestört und Verschlimmerungen bis zu dem Punkt hervorgerufen, an dem es notwendig wurde zu antidotieren. Manche sagen, dass sie bei der Anwendung homöopathischer Arzneimittel niemals irgendwelche Probleme, Unterdrückungen oder Verschlimmerungen gesehen haben. Unsinn! Solche Behauptungen erscheinen mehr als unglaubwürdig, da dies bedeuten würde, dass alle großen Meister vor uns inkompetente Stümper waren – einschließlich Hahnemann, Kent und Hering! Die Weisheit der Regeln in der Homöopathie ist das Ergebnis von zwei Jahrhunderten klinischer Erfahrung, nicht von religiösem Dogma, Fundamentalismus oder Fanatismus. Es ist nicht immer leicht, diplomatisch zu bleiben, wenn man mit Schimpfnamen belegt wird, und das Blut, der Schweiß und die harte Arbeit der eigenen Erfahrung als Dogma bezeichnet werden.

Einige Praktiker fragen: "Warum soll ich die ganze Mühe und Arbeit auf mich nehmen und die Wasserauflösungen entsprechend der 5. und 6. Auflage anwenden, wenn ich doch zufriedenstellende Ergebnisse mit den trockenen Gaben gemäß der 4. Auflage erziele?" Für manche ist der Gebrauch von Flaschen, Löffeln, Branntwein etc. einfach zu "teuer" und zu umständlich. Es ist eben so "leicht", eine unbestimmte Menge von Kügelchen in den Mund des anderen zu werfen. Die Antwort ist einfach. Möchten Sie chronisch Schwerstkranke mit ihrem ausgeprägten miasmatischen Hintergrund behandeln? Möchten Sie einer unnötigen Erstverschlimmerung vorbeugen? Möchten Sie die hochgradig überempfindlichen Patienten behandeln, eine Gruppe, deren Zahl täglich zuzunehmen scheint? Möchten Sie die Zeit bis zur Heilung um die Hälfte, ein Viertel oder weniger der Zeit reduzieren, die man mit einer trockenen Gabe benötigt? Möchten Sie in Fällen, die massiv unterdrückt wurden, oder bei Krankheiten, die als "unheilbar" gelten, Erfolg haben? Möchten Sie die fortschrittlichen Methoden Hahnemanns anwenden und in seine Fußstapfen treten? Wenn Sie das möchten, dann ist dieses Buch für Sie geschrieben. Was haben Sie zu verlieren? Dass Ihr Patient schneller geheilt wird? Dass Sie in der Lage zu sein scheinen, mehr Menschen helfen zu können als andere Homöopathen? Dass Ihr Patient weniger leidet und oft keine Erstverschlimmerung hat? Sowohl der Homöopath als auch der Patient können dabei nur gewinnen. Bisher haben nur wenige auf Hahnemanns Versprechen von 1833 (5. Auflage) und 1842 (6. Auflage) reagiert. Ein wenig mehr Anstrengung und Hingabe von Seiten des Homöopathen wird sich bei den Bemühungen um die Verminderung des Leidens der Menschheit auszahlen.

Lassen Sie uns an Hahnemanns Warnung erinnern:

> *"Soviel warne ich im Voraus, daß Indolenz, Gemächlichkeit und Starrsinn vom Dienste am Altare der Wahrheit ausschließt, und nur Unbefangenheit und unermüdeter Eifer zur heiligsten aller menschlichen Arbeiten fähig, zur Ausübung der wahren Heilkunde." (1810, Vorwort zur ersten Auflage des Organon)."*

Denken wir auch an Mark Twains unsterbliche Worte: **"Holen Sie erst die Tatsachen ein, dann können Sie sie verdrehen, soviel Sie möchten."**

Ich habe dieses Werk mit Sorgfalt und Genauigkeit erstellt. Es wäre mir eine unglaubliche Freude, wenn ein Homöopath durch die Anwendung der fortschrittlichen Methoden Hahnemanns, die in diesem Buch erläutert werden, größtmögliche Erfolge erzielen würde. Jemand, der imstande ist, seine Abneigung gegenüber dem, was er als "bloßen Glauben und Fanatismus" ansieht, zu überwinden, wird vieles finden, was er lernen kann. Es liegt bei Ihnen!

Schlüssel

Org § 157: Organonparagraph von Hahnemann
Dieses Symbol gibt den jeweiligen Paragraphen in Hahnemanns *Organon* an. Sofern nicht anders angegeben, wurde dabei die 6. Auflage des Haug Verlages, Ulm 1958, enthalten in "Samuel Hahnemann – Gesammelte Werke"; Digitale Volltextausgabe der Digitalen Bibliothek der Directmedia Publishing GmbH, Berlin, sowie die ebenfalls vom Haug Verlag herausgegebene 6. Auflage in der Bearbeitung von Richard Haehl (Nachdruck der Ausgabe Leipzig, Schwabe, 1921, 3. Nachdruck 1993) verwendet. Zitate aus der 5. Auflage des *Organon* wurden ebenfalls der o.a. digitalen Volltextausgabe entnommen, Zitate aus der 1. und 4. Auflage der "*Organon-Synopse*" hrsg. von Luft und Wischner.

Simillimum: Simillimum
Der "Volltreffer" (richtiges Mittel, angemessene Potenz und Dosierung), um den Patienten vollkommen wiederherzustellen – die Heilung der Krankheit.

LK: Lebenskraft
Das Chi oder die Lebenskraft arbeitet unermüdlich, um uns vor schädlichen Einflüssen zu schützen, und kooperiert mit unterstützenden Substanzen, um eine Homöostase zu erreichen.

"LK": Gestörte Lebenskraft
Die durch Krankheit oder andere Faktoren angegriffene Lebenskraft.

CK: *Die chronischen Krankheiten* von Hahnemann
Dieses Symbol zeigt Zitate aus Hahnemanns Werk *Die chronischen Krankheiten* an.

Zitate aus der Literatur
Viele der in diesem Buch enthaltenen Zitate sind sehr alt. Bei älteren Büchern, z. B. von Hahnemann, von Bönninghausen, Kent etc., entsprechen die Angaben meist dem jeweiligen Nachdruck bzw. einer jüngeren Auflage. Bitte schlagen Sie dort nach, wenn Sie weitere Informationen zu den Daten der ursprünglichen Veröffentlichungen haben möchten.

Teil I
Potenzen

Kapitel 1
Ähnliche und unähnliche Krankheiten

"Wenn eine bestimmte Wahrheit verschiedenen Menschen vorgelegt wird, so hängt es von der geistigen Verfassung und dem inneren Gütegrad des Einzelnen ab, ob er sie annimmt oder verwirft." – Kent

Erstes Prinzip: *Ähnliches heilt Ähnliches* oder *Ähnlichkeiten heilen Ähnlichkeiten*. **Von den meisten Homöopathen ignoriert?**

Es mag seltsam erscheinen, dass wir zur Erklärung der Potenzwahl und Dosierung das Urprinzip der Homöopathie erläutern müssen: *Ähnliches heilt Ähnliches*. Kennt jeder Homöopath dieses Prinzip? Warum geht man in einem Buch für Fortgeschrittene darauf ein? Bitte folgen Sie meinen Ausführungen, und alles wird vollkommen klar werden.

Hahnemann lebte in einer Zeit, in der die gesamte westliche Medizin den Wert der Lehren ihres Begründers, des alten griechischen Arztes Hippokrates, verleugnete. Hahnemanns Zeitgenossen betrachteten den Körper als eine chemisch-mechanische Maschine, die nach materiellen Gesetzen und unabhängig vom Geist funktionierte. Diesem modernen mechanischen Modell zufolge, das auf *Grays Anatomie* zugeschnitten war, konnte man durch das Studium der Körperteile alles verstehen, was es über die Menschheit zu wissen gab. Damit wurde alles, was den Geist oder die Seele betraf, verworfen oder, wenn man an solche Dinge glaubte, an einen religiösen Berater verwiesen.

Hahnemann, eines der kreativsten Genies der Welt, war mit Sicherheit ein außergewöhnlicher Wissenschaftler – und seiner Zeit um 200 Jahre voraus. Er etablierte sein neues medizinisches System auf der Grundlage feststehender Naturgesetze und vollendete zu seinen Lebzeiten ein bisher unbekanntes und unerreichtes Meisterwerk. Die Wissenschaft der Homöopathie gibt übergeordnete Richtlinien vor, die sowohl die Grundlage ihrer Philosophie bilden als auch eine Anleitung zu ihrer richtigen Anwendung geben. Diese großartigen Maximen sind die goldenen Regeln, welche die Homöopathie von der *Alten Schule*, wie wir das konventionelle medizinische System auch heute noch nennen, trennen.

Hahnemann erkannte, dass die Lebenskraft (LK) im Zustand der Gesundheit die Homöostase im Körper aufrechterhält, während sie bei Krankheit in Verwirrung gerät und durch negative Einflüsse, die sie nicht verstehen kann, *verstimmt* wird. Leider kann ein Krankheitszustand viele verschiedene Ursachen haben: natürliche, emotionale und auch solche, die vom Menschen hervorgerufen und oft am schwierigsten zu bekämpfen sind. Vor fünftausend Jahren war dies nichts Neues für die Chinesen, welche die Krankheitszustände, die das *Chi* oder die LK verstimmen können, in *innere Krankheitsfaktoren, äußere Faktoren und nicht-innere/nicht-äußere Faktoren* einteilten. Innere Auslöser bezogen sich auf die *Sieben Emotionen*: Ärger, Freude, Sorge, Kummer, Melancholie, Furcht und Schreck. Äußere Faktoren oder die *Sechs Schädlichen Chi* wurden dem Klima zugeordnet: *Feuchtigkeit, Wind, Kälte, Trockenheit, Feuer und Sommerhitze.* Zusätzlich zu diesen feindlichen Einflüssen definierten die alten Chinesen noch die nicht-inneren/nicht-äußeren Faktoren: Diät/Lebensweise, Verletzungen, Gifte und Drogen/Arzneimittel. In den 200 Jahren ihres Bestehens hat sich die Homöopathie bei der Behandlung dieser Gruppen von Aggressoren gegen die LK sowohl gegenüber der Allopathie als auch der Akupunktur als überlegen gezeigt.

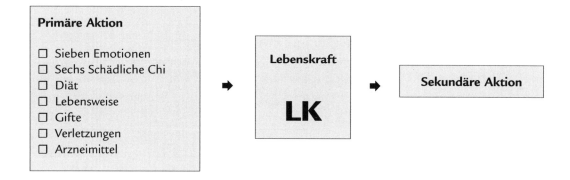

Org § 61: *Wären die Aerzte fähig gewesen, über solche traurige Erfolge von opponirter Arzneianwendung nachzudenken, so würden sie schon längst die große Wahrheit gefunden haben, dass im geraden Gegentheile von solcher antipathischen Behandlung der Krankheitssymptome, die wahre, dauerhafte Heilart zu finden seyn müsse.*

Hahnemann kam zu dieser Schlussfolgerung, als er eine medizinische Schrift, *Cullens Materia Medica*, übersetzte, bei der er auf eine Erklärung stieß, warum die Chinarinde, *Cinchona officinalis (China)* bei der Behandlung von Fieber bei Malaria für hilfreich gehalten wurde. Wir kennen alle den Rest der Geschichte. Hahnemann beschloss, die Chinarinde an sich selber auszuprobieren, und nach einigen Gaben entwickelte er Symptome von Malaria, die jenen ähnelten, für die Chinin das Heilmittel war. Als er mit der Einnahme des Mittels aufhörte, verschwanden die Symptome. Dieser Versuch war für Hahnemann das, was der fallende Apfel für Newton war.

Danach testete er mehr als 100 weitere Substanzen an sich selbst. Er führte Versuche mit bereitwilligen Kollegen und Familienmitgliedern durch und kam immer zu derselben Schlussfolgerung: *Ein Stoff kann das heilen, was er verursachen kann*. Dieser erste Lehrsatz, der dadurch umgesetzt wird, dass wir als fürsorgliche Ärzte die Arzneimittel zuerst an uns selbst ausprobieren, sollte unser oberstes Prinzip sein. Denn wie kann jemand die Prüfung von Medikamenten an Patienten rechtfertigen, deren Vitalität bereits schwer beeinträchtigt ist, oder an unschuldigen Tieren, die unfähig sind, dem Wissenschaftler die wichtigsten und frühesten Wirkungen eines Mittels mitzuteilen: die mentalen und emotionalen Veränderungen? Was dies betrifft, so glaube ich, dass kein praktizierender Homöopath der Ansicht ist, dass er nicht ganz genau das tut, was Hahnemann in seinem Meisterwerk, dem *Organon*, dargelegt hat. Und doch – wenn wir diesen geheiligten Lehrsatz im Detail betrachten, werden wir feststellen, dass die meisten Homöopathen dieses Urprinzip wissentlich oder unwissentlich vernachlässigen.

Ein näherer Blick auf das erste Gesetz: *Ähnliches heilt Ähnliches*

Was bedeutet *Ähnliches heilt Ähnliches*? Was ist die Wirkungsweise des homöopathischen Heilmittels? Wie heilt es? Jeder Homöopath sollte in der Lage sein, diese Fragen ohne zögern zu beantworten, sofern er mit Hahnemanns *Organon* vertraut ist.

Hahnemann gibt die Antworten auf diese Fragen in den §§ 12-27 des *Organon*, wo er sagt: "Das Heilvermögen der Arzneien beruht daher auf ihren der Krankheit ähnlichen und dieselben an Kraft überwiegenden Symptomen" (§ 27). Welch ein Widerspruch: Eine stärkere Krankheit hervorzurufen, um eine andere zu heilen! Diese Worte führen bei dem schlecht informierten Behandler und dem Patienten oft zu der Schlussfolgerung, dass man tatsächlich "erst noch kränker werden muss, bevor man Heilung erwarten darf".

> **Org § 29:** *Indem jede (nicht einzig der Chirurgie anheim fallende) Krankheit nur in einer besondern, krankhaften, dynamischen Verstimmung unserer Lebenskraft (Lebensprincips) in Gefühlen und Thätigkeiten besteht, so wird bei homöopathischer Heilung dieß, von natürlicher Krankheit dynamisch verstimmte Lebensprincip, durch Eingabe einer, genau nach Symptomen-Aehnlichkeit gewählten Arznei-Potenz, von einer etwas stärkern, ähnlichen, künstlichen Krankheits-Affection ergriffen; es erlischt und entschwindet ihm dadurch das Gefühl der natürlichen (schwächern) dynamischen Krankheits-Affection, die von da an nicht mehr für das Lebensprincip existirt, welches nun bloß von der stärkern, künstlichen Krankheits-Affection beschäftigt und beherrscht wird, die aber bald ausgewirkt hat (Anmerkung des Autors: Sie kann mit anderen Worten nur so lange "am Leben bleiben" – wir werden später sehen, was das bedeutet.) und den Kranken frei und genesen zurückläßt. Die so befreite Dynamis kann nun das Leben wieder in Gesundheit fortführen.*

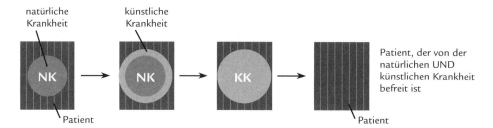

Wir bekommen den Eindruck, dass die Grundlage für Impfungen und Allergiespritzen auf diesem ersten Prinzip beruht. Aber leider, wie wir noch herausfinden werden, verstößt die Allopathie bei der Anwendung ihrer vorbeugenden und therapeutischen Maßnahmen gegen die restlichen homöopathischen Prinzipien. Wir können sagen, dass das homöopathische Arzneimittel eine *feine Inokulation* mit einer künstlichen Krankheit ist, die das verschwommene Bild der natürlichen Krankheit durch das klare Bild des Mittels ersetzt. Der menschliche Körper wird durch die Kraft der Arzneimittel leichter beherrscht als durch die natürliche Krankheit, da der Homöopath die Größe der Gabe und die Potenzhöhe anpassen kann. Eine natürliche Krankheit befällt den Menschen in Abhängigkeit von der Empfänglichkeit der Konstitution (§ 73 des *Organon* erklärt dies näher, s. Kapitel 11), während ein homöopathisches Arzneimittel an jedem geprüft werden kann.

Um die Wirkungsweise eines homöopathischen Arzneimittels näher zu verstehen, muss man die beiden Naturgesetze analysieren, welche die ähnlichen und unähnlichen Krankheiten betreffen.

Unähnliche Krankheiten

Die Erzeugung einer unähnlichen Krankheit ist der Grundsatz und das Ziel der allopathischen Heilung. Jedoch wird das Wort "Heilung" heutzutage häufig durch den etwas vorsichtigeren Begriff "*Kontrolle*" ersetzt. In der Allopathie kontrollieren die Ärzte Krankheiten, und sie haben in vieler Hinsicht den Gedanken an eine Heilung derselben bereits aufgegeben, abgesehen von gelegentlichen Behauptungen in dieser Richtung, die sich auf lange Sicht als unbegründet erweisen.

Hahnemann, weise wie er war, hat diesen Gedanken folgendermaßen formuliert:

> ***Org § 35:*** *... daß selbst die Natur nicht vermögend ist, durch eine unhomöopathische, selbst stärkere Krankheit eine schon vorhandene unähnliche aufzuheben, so wenig unhomöopathische Anwendung auch noch so starker Arzneien* **irgend eine** *Krankheit zu heilen jemals im Stande ist.* (Betonung des Autors hinzugefügt.)

Heute erscheinen Hahnemanns Worte begründeter denn je, besonders seitdem so starke antipathische Medikamente eingesetzt werden. Stellen Sie sich vor, Sie sagten zu allopathischen Ärzten: "Sie können chronische Krankheiten nicht heilen." Die würden bei einem solchen Gedanken hochfahren und Sie für einen uninformierten Dummkopf halten! Leider werden die Naturgesetze, die so gut von Hahnemann beobachtet wurden, offensichtlich kaum an den medizinischen Fakultäten gelehrt, was sehr zum Schaden unserer allopathischen Therapierichtung ist. Es würde genügen, den medizinischen Berufsstand dieses und das folgende Kapitel zu lehren, und seine ganze Welt würde auf dem Kopf stehen. Das Positive daran wäre: der Beginn wahrer Heilungen; etwas, wovon allopathische Ärzte nur träumen können. Lassen Sie uns also sehen, was Hahnemann weiter zu diesem Thema zu sagen hatte.

In den folgenden Paragraphen erklärt Hahnemann, was in der Natur geschieht, wenn zwei unähnliche natürliche Krankheiten in einem Patienten aufeinander treffen. Es ist genau *dasselbe*, wenn herkömmliche, unpassende (da sie außer durch Zufall keine künstliche Krankheit hervorrufen können, die der zu heilenden Krankheit ähnlich ist) allopathische Medikamente bei einem Patienten mit der Absicht eingesetzt werden, eine Krankheit zu heilen. Eine allopathische Behandlung kann *kaum unähnlicher* sein, da das allopathische Arzneimittel nach dem von Galen aufgestellten Grundsatz ausgewählt wird: "Das Gegensätzliche heilt das Gegensätzliche oder *contraria contrariis*". Wir reden hier über echte, mit Absicht herbeigeführte Unähnlichkeit!

Es bestehen *drei* mögliche Reaktionen, wenn zwei unähnliche Krankheiten (oder eine natürliche Krankheit und ein allopathisches Arzneimittel) aufeinander treffen:

1. **Die stärkere Krankheit hält die schwächere ab (§ 36).**
2. **Die neue Krankheit suspendiert die alte (§ 38).**
3. **Es bildet sich eine komplexe Krankheit (§ 40).**

---

1. Die stärkere Krankheit hält die schwächere ab.

Org § 36: Entweder sind beide, sich unähnliche, im Menschen zusammentreffende Krankheiten von gleicher Stärke, oder ist etwa die ältere stärker, so wird die neue durch die alte vom Körper abgehalten.

Allopathische Ärzte beispielsweise können ohne Konflikt in ihrer Praxis beschäftigt gegen einen mächtigen Feind zu kämpfen, und in diesem Zustand höchster Wachsamkeit hat eine kleine *feindliche Patrouille* keine Chance, die Abwehr zu durchdringen.

Ein CFIDS-Patient (Chronisches Erschöpfungs- und Immundysfunktionssyndrom) sagen: "Ich bekomme nie eine Erkältung." Dies ist eine Form *negativer Immunität*, die auf dem Umstand beruht, dass die Konstitution bereits an einer ernsthaften Beschwerde leidet. Das Immunsystem oder

Hahnemann gibt dazu viele Beispiele aus seiner Zeit:

Org § 36: *Ein schon an einer schweren chronischen Krankheit Leidender wird von einer Herbstruhr oder einer andern mäßigen Seuche nicht angesteckt. – Die levantische Pest kommt*

… nicht dahin, wo der Scharbock herrscht, und an Flechten leidende Personen werden von ihr auch nicht angesteckt. Rhachitis lässt … die Schutzpockenimpfung nicht haften. Geschwürig Lungensüchtige werden von nicht allzu heftigen epidemischen Fiebern nicht angesteckt.

Jeder heutige Arzt hat dies schon erlebt – sogar die Patienten, wenn sie offenen Auges sind, kennen dieses Phänomen.

2. Die neue Krankheit suspendiert die alte.

Org § 38: *Oder die neue unähnliche Krankheit ist stärker. Hier wird die, woran der Kranke*

bisher litt, als die schwächere, von der stärkern hinzutretenden Krankheit so lange aufgeschoben und suspendirt, bis die neue wieder verflossen oder geheilt ist, dann kommt die alte **UNGEHEILT(!)** *wieder hervor.* (Betonung des Autors hinzugefügt.)

Das ist genau das, was die allopathische Medikation bewirkt: Ihre stärkere Wirkung führt zu einer *unähnlichen Krankheit*, welche die bestehenden Symptome der natürlichen Krankheit unterdrückt, bis ihre Wirkung erschöpft ist (Halbwertszeit der Arzneimittel). Dann werden größere Mengen oder andere, oft noch stärker unterdrückende Medikamente notwendig, um die vorherige *kontrollierende* oder unterdrückende Wirkung zu erzielen! Wenn diese Medikamente nicht zugeführt werden, kann die schwächere natürliche Krankheit erneut erscheinen.

Unter dem Einfluss allopathischer Arzneien oder einer stärkeren chronischen Krankheit wird die alte schwächere Krankheit suspendiert und *latent*. Diese alte Krankheit wird zu einer tieferen Schicht in der Konstitution und kommt erst wieder an die Oberfläche, wenn homöopathische Arzneien die neuen Schichten, welche die alten verdecken, beseitigen. *Demzufolge werden ältere Krankheitssymptome während einer Behandlung manchmal aktiv, nachdem eine neuere Schicht entfernt wurde.*

Ein typisches Beispiel für ein solches Szenario ist eine *akute virulente Erkrankung*, welche die ältere chronische Krankheit während ihres Verlaufes suspendiert. Nachdem die akute Krankheit ihren natürlichen Lauf genommen hat, kehrt die ältere Krankheit mit ihren vorherigen oder leicht veränderten Symptomen an die Oberfläche zurück, d. h. eine schwere *Gelsemium*- oder *Baptisia*-Grippe kann einen chronischen arthritischen Zustand zeitweilig suspendieren.

Heilung einer vielschichtigen Krankheit

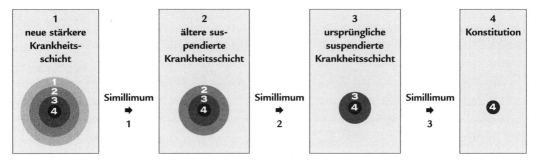

Ist die neue Krankheit von *chronischer* Natur, so kann sie das alte chronische Leiden auf unbestimmte Zeit suspendieren, so lange sie ihre größere Stärke aufrechterhält. Oft können wir dies klar erkennen, wenn wir in unserer Fallerhebung eine *Zeitlinie (time-line)* konstruieren, etwas, was jeder Behandler aus mehr als einem Grund machen sollte. Diese time-line zeigt dem Homöopathen, was als Nächstes behandelt werden muss, wie viel Unterdrückung stattgefunden hat, und sie verdeutlicht den jeweils aktivsten miasmatischen Zustand des Patienten – alles notwendige Informationen, um das *Simillimum* für jede der aufeinander folgenden Schichten auszuwählen.

Allopathische Medikamente wirken also in ähnlicher Weise, indem sie eine *neue und stärkere antipathische* chronische Arzneimittelkrankheit (mit *Nebenwirkungen*) *erschaffen*, welche die natürliche chronische Krankheit suspendiert (im allopathischen Jargon "kontrolliert"), aber *niemals heilt!* Nun gut, ein Teil der groben Pathologie mag verschwinden, aber der Verschleiß des Organismus nimmt zu, und die Erschöpfung der Lebenskraft wird beschleunigt, indem sich noch mehr arzneimittelinduzierte Symptome zu den unterdrückten Symptomen gesellen. Schließlich bringen die Arzneimittelmoleküle die Immunantwort so durcheinander, dass sich eine *Autoimmunerkrankung* entwickeln kann und die gesamte Situation damit noch schwieriger zu heilen ist! Diese Beobachtung wurde von Hahnemann folgendermaßen zum Ausdruck gebracht:

Org § 39: *Sahen sie (die allopathischen Ärzte) denn nicht, wenn sie gegen eine langwierige Krankheit eine (wie allgewöhnlich) angreifende, allöopathische Cur brauchten, daß sie damit nur eine, der ursprünglichen unähnliche Kunstkrankheit erschufen, welche, so lange sie unterhalten ward, das ursprüngliche Uebel zum Schweigen brachte, es bloß unterdrückte und suspendirte?*

Dies wird in unserer modernen Welt mehr denn je zuvor beobachtet: Sobald ein Patient damit beginnt, allopathische Medikamente zur Behandlung einer chronischen Krankheit zu nehmen, kommt er nie wieder davon los. Im Gegenteil, er muss sie "für den Rest seines Lebens" nehmen, und dazu kommen oft noch weitere Medikamente, um die Nebenwirkungen der ersten Mittelgruppe zu mildern! Ist dies eine Heilkunst? Können wir das Heilen nennen? Kennen Sie einen chronisch kranken Patienten, der bei einem allopathischen Arzt eine andere Behandlung erfährt?

Hahnemann gibt eine Fülle von Beispielen:

> **Org § 38:** *Zwei mit einer Art Fallsucht behaftete Kinder blieben nach Ansteckung mit dem Grindkopfe (tinea) von epileptischen Anfällen frei; sobald aber der Kopfausschlag wieder verging, war die Fallsucht eben so wieder da, wie zuvor (die LK hatte Symptome an die Oberfläche gebracht!) .... So stand die geschwürige Lungensucht (Lungentuberkulose) still, wie der Kranke von einem heftigen Typhus ergriffen ward, ging aber nach dessen Verlaufe wieder ihren Gang fort. ... Tritt eine Manie zur Lungensucht, so wird diese mit allen ihren Symptomen von ersterer hinweg genommen ... Wenn die Masern und Menschenpocken zugleich herrschen und beide dasselbe Kind angesteckt haben, so werden gewöhnlich die ausgebrochenen Masern von den etwas später hervorbrechenden Menschenpocken in ihrem Verlaufe aufgehalten... (Worte des Autors hinzugefügt.)*

Wenn Ärzte ihre Augen offen halten, können sie solche Beispiele tagtäglich in ihrer Praxis sehen. Der schlimmste Fall ist natürlich die Suspendierung durch allopathische Medikamente!

3. Es bildet sich eine komplexe Krankheit.

> **Org § 40:** *Oder die neue Krankheit tritt, nach langer Einwirkung auf den Organism, endlich zu der alten, ihr unähnlichen, und bildet mit dieser eine complicirte Krankheit, so daß jede von ihnen eine eigne Gegend im Organism, d.i. die ihr besonders angemessenen Organe und gleichsam nur den ihr eigenthümlich gehörigen Platz einnimmt, den übrigen aber, der ihr unähnlichen Krankheit überläßt.*

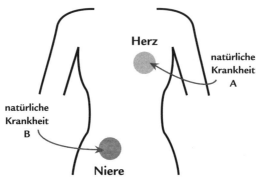

Bildung einer komplexen Krankheit

Was Hahnemann uns damit sagen will, ist, dass zwei getrennte Krankheiten derselben Stärke zur selben Zeit aktiv sein können und die Bereiche der Konstitution besetzen, zu denen sie die größte *Affinität* haben[1]. Deshalb handelt es sich bei komplexen Krankheiten um Zustände, in denen mehrere unähnliche Krankheiten die LK verstimmen. Wenn mehr als eine Krankheit aktiv ist, entsteht eine komplexe Krankheit – keine Seltenheit in der modernen Medizin, in der allopathische Medikamente eine solche Komplexität willentlich herbeiführen. Eine komplexe Krankheit verursacht gleichzeitig verschiedene Symptomgruppen, wodurch das Auffinden des Simillimums sehr viel schwieriger wird.

Die unterdrückende Behandlung durch allopathische Medikamente ist einer der häufigsten Gründe für komplexe Krankheiten und am schwierigsten zu behandeln. Einige Fälle werden durch diese Unterdrückung sogar unheilbar. Man braucht einen erfahrenen Homöopathen, um einen verpfuschten allopathischen Fall zu lösen! Gleichzeitig müssen wir jedoch auch den unerfahrenen und skrupellosen homöopathischen Behandler warnen, dass er durch die Bombardierung der LK des Patienten mit großen Dosen und hohen Potenzen ohne gründliche Analyse und time-line eine komplizierte, labyrinthartige Krankheit erzeugen kann. Der Versuch, eine komplexe Krankheit zu behandeln, kann der Suche nach einer Nadel im Heuhaufen gleichen!

Anstatt sich zu einer komplexen Krankheit zusammenzuschließen, können die beiden Krankheitszustände auch *nebeneinander* bestehen. Hahnemann erwähnt beispielsweise das Nebeneinanderbestehen der Krätze und der Syphilis. Unsere moderne Welt ist voll von komplexen Krankheitszuständen, in denen sich die ursprünglichen chronischen Krankheiten in einer Co-Existenz mit chronischen arzneimittelinduzierten Krankheitszuständen befinden.

> ***Org § 42:*** *Die Natur selbst erlaubt, wie gesagt, in einigen Fällen den Zusammentritt zweier (ja dreier) natürlichen Krankheiten in einem und demselben Körper. Diese Complicirung ereignet sich aber, wie man wohl zu bemerken hat, nur bei einander unähnlichen Krankheiten, die nach ewigen Naturgesetzen einander nicht aufheben, nicht vernichten und nicht heilen können...*

Diese Verstrickung scheint in der Art und Weise stattzufinden, dass die zwei (oder drei) Krankheiten den Organismus untereinander aufteilen und jede die Organe und Systeme besetzt, zu denen sie eine charakteristische Affinität hat.

---

[1] *Beachten Sie, dass organotrope (d.h. sich nach dem Organ richtende) Arzneimittel verwendet werden können, um ein spezifisches Organ zu stärken (z. B.* Carduus marianus *für die Leber,* Crataegus *für das Herz,* Ceanothus *für die Milz und* Equisetum *für die Niere).*

Ähnliche Krankheiten
– der Weg der Natur zur Heilung ist der homöopathische Weg

Ein Naturgesetz besagt, dass "zwei ähnliche Krankheiten einander heilen". Die Natur gibt uns viele Beispiele dafür, so als ob sie uns zeigen wollte, wie man Krankheiten auf die richtige Weise heilt. Eine Redewendung besagt: "Jede Antwort auf Krankheit liegt in der Natur, aber wir sind blind dafür." Leider hat die mächtige Natur wenig mehr als die akuten Krankheiten, um chronische Leiden zu heilen, und oft sind diese Heilungen lebensbedrohlicher als eine schleichende chronische Krankheit. "... Umstände, die ihre Anwendung als homöopathische Mittel schwierig, unsicher und gefährlich machen." (Org § 50) Homöopathen sind gegenüber der auf sich gestellten Natur im Vorteil, weil ihnen Tausende homöopathischer Arzneimittel zur Verfügung stehen, die Krankheiten auf sanfte, schnelle und kontrollierbare Weise heilen können (Org §§ 46-51). Homöopathen können weiterhin die Gabe und Potenz entsprechend dem individuellen Fall anpassen. Hahnemann stellt das Ähnlichkeitsgesetz auf:

Org § 43: Aber ganz anders ist der Erfolg, wenn zwei ähnliche Krankheiten im Organism zusammentreffen, d.i. wenn zu der schon vorhandenen Krankheit, eine stärkere, ähnliche hinzutritt. Hier zeigt sich, wie im Laufe der Natur Heilung erfolgen kann, und wie von Menschen geheilt werden sollte.

Dies ist also noch einmal das fundamentale Prinzip der Homöopathie! Der Homöopath muss beobachten, auf welche Weise die Natur heilt und ihrem Beispiel auf die richtige homöopathische Art folgen.

Org § 44: Zwei so ähnliche Krankheiten können, (wie von den unähnlichen in I. gesagt ist) einander weder abhalten, noch (wie bei der Bedingung II. von den unähnlichen gezeigt ward) einander suspendiren, so daß die alte nach Verlauf der neuen wiederkäme, und eben so wenig können die beiden ähnlichen (wie bei III. von den unähnlichen gezeigt worden), in demselben Organism neben einander bestehen, oder eine doppelte, complicirte Krankheit bilden.

Org § 45: Nein, stets und überall vernichten sich zwei, der Art nach zwar verschiedene, aber in ihren Aeußerungen und Wirkungen wie durch die, von jeder derselben verursachten Leiden und Symptomen einander sehr ähnliche Krankheiten, sobald sie im Organism zusammentreffen, nämlich die stärkere Krankheit die schwächere, und zwar aus der nicht schwer zu errathenden Ursache, weil die stärkere hinzukommende Krankheitspotenz, ihrer Wirkungs-Aehnlichkeit wegen, dieselben Theile im Organism, und zwar vorzugsweise in Anspruch nimmt, die von dem schwächern Krankheits-Reize bisher afficirt waren, welcher folglich nun nicht mehr einwirken kann, sondern erlischt...

Das deutlichste klinische allopathische Beispiel ist die Ähnlichkeit zwischen Kuh- und Menschenpocken. Die Impfung mit Kuhpocken kann den Menschenpocken erwiesenermaßen vorbeugen oder sie zumindest stark vermindern! Hahnemann erwähnt dies in den Organonparagraphen, und zwar 46 – 80 Jahre bevor Wissenschaftler herausfanden, dass die Viren, welche die beiden Krankheiten verursachen, ähnlich waren!

> *Org § 46:* Unter ihnen ragt die, wegen der großen Zahl ihrer heftigen Symptome so berüchtigte Menschenpocken-Krankheit hervor, welche schon zahlreiche Uebel mit ähnlichen Symptomen aufgehoben und geheilt hat.

Hahnemann zitiert in § 46 auch Fälle, in denen die Menschenpocken aufgrund der großen Anzahl ihrer gefährlichen Symptome zahlreiche Leiden mit ähnlichen Symptomen wie Taubheit, Atemnot, Hodenschwellung, Dysenterie und Augenentzündung heilten. Weiterhin sagt er:

> *Org § 46:* In Fieber und in Hustenbeschaffenheit haben die Masern viel Aehnlichkeit mit dem Keichhusten und deßhalb sah Bosquillon, daß bei einer Epidemie, wo beide herrschten, viele Kinder, welche die Masern bereits überstanden hatten, vom Keichhusten frei blieben. ... So ward eine langwierige Flechte durch den Ausbruch der Masern, sogleich gänzlich und dauerhaft (homöopathisch) geheilt ...

Wenn Sie dieses Naturgesetz verstehen und anwenden, können Sie sehen, dass allopathische *und* pflanzliche Arzneien niemals natürliche Krankheiten heilen können! Die seltenen Gelegenheiten, bei denen dies dennoch der Fall ist, kommen durch eine unbewusste Anwendung des homöopathischen Prinzips zustande, wenn das Medikament oder die Pflanze zufällig auf homöopathische Weise für diesen Fall ausgewählt wurde. Demzufolge stellt Hahnemann fest:

> *Org § 61:* Aber weder hiedurch, noch dadurch, daß kein Arzt je eine dauerhafte Heilung in ältern oder alten Uebeln bewirkte, wenn sich in seiner Verordnung nicht von ungefähr ein vorwirkendes homöopathisches Arzneimittel befand ...

Wenn auf der anderen Seite die natürliche Krankheit stärker ist als die arzneimittelinduzierte Krankheit, wird die medikamentöse Behandlung keine sofortige unterdrückende Wirkung haben oder zu einer Erleichterung bestehender Symptome führen: Wir bezeichnen dies als *Arzneimittelresistenz*. Wenn das arzneimittelinduzierte Bild stärker ist als die natürliche Krankheit, wird diese unterdrückt, so dass der *falsche* Eindruck einer Heilung entsteht (obwohl die meisten allopathischen Ärzte zugeben, dass sie die Krankheit lediglich *kontrollieren*). Oft müssen immer höhere Dosen wiederholt verabreicht werden, um dasselbe Ergebnis zu erzielen. Dies kann zu einer schnellen Entwicklung der gefürchteten komplexen Krankheiten führen, da die Medikamente ihre eigenen, zu dem Fall nicht homöopathischen Symptome hinzufügen. Wenn der Patient in der glücklichen Lage ist, eine starke LK zu haben, werden die Symptome wiederkehren, sobald das Medikament abgesetzt wird oder aufhört zu wirken. Wenn die unterdrückende Behandlung über einen langen Zeitraum fortgeführt wird (was gewöhnlich der Fall ist), wird sie sich unter Umständen mit der natürlichen Krankheit zu einer komplexen und schwereren Krankheit verbinden.

Kapitel 2
Erst- und Nachwirkung

"Der Arzt muss sachlich, unvoreingenommen und aufnahmefähig sein, geduldig, ... freundlich und sanft wie ein Lamm, bereit und willig." – Kent

Begegnungen mit der Lebenskraft

Um weiter zu veranschaulichen, wie die Homöopathie heilt und warum die Gabengröße und Potenz bei der Behandlung unserer Patienten von überaus großer Bedeutung sind, müssen wir zwei der wichtigsten Begriffe in der Homöopathie betrachten: die der *Erst*- und *Nach*wirkung, welche in den §§ 63 – 68 des *Organon* erläutert werden. Diese Begriffe sind *Zwillinge des Ähnlichkeits-Unähnlichkeits*gedanken, den wir im vorherigen Kapitel dargelegt haben. Wenn wir uns über den Behandlungsplan, die Dosierung und die Potenz Gedanken machen, können wir diese beiden wichtigen Beobachtungen zur Arbeitsweise der Natur nicht voneinander trennen.

> **Org § 63:** *Jede auf das Leben einwirkende Potenz, jede Arznei, stimmt die Lebenskraft mehr oder weniger um, und erregt eine gewisse Befindens-Veränderung im Menschen auf längere oder kürzere Zeit. Man benennt sie mit dem Namen: Erstwirkung. Sie gehört, obgleich ein Product aus Arznei- und Lebenskraft, doch mehr der einwirkenden Potenz an.*
>
> *Dieser Einwirkung bestrebt sich unsere Lebenskraft ihre Energie entgegen zu setzen. Diese Rückwirkung gehört unserer Lebens-Erhaltungs-Kraft an und ist eine automatische Thätigkeit derselben, Nachwirkung oder Gegenwirkung genannt.*

Hahnemann stellt fest, dass die Symptome des Patienten in zwei Gruppen eingeteilt werden können: Diejenigen, welche von dem ersten Zusammenstoß der LK mit dem von außen einwirkenden Agens herrühren, und diejenigen, die das Ergebnis der Reaktion der LK auf die Symptome dieses primären Zusammenstoßes sind. Das erste Stadium bezeichnet er als *Erst- oder Anfangswirkung*, das zweite als *Nach- oder Gegenwirkung*.

Hahnemann erwähnt zu Recht, dass "jede auf das Leben einwirkende Potenz, JEDE Arznei, die Lebenskraft mehr oder weniger umstimmt..." (*Betonung des Autors hinzugefügt*) – was jedem Behandler als Warnung dienen sollte. Wie wir später noch im Einzelnen sehen werden, spielt es offensichtlich *doch* eine Rolle, *wie oft* und *in welcher Potenz* wir ein Arzneimittel verabreichen. *Arznei* bezieht sich *genauso* auf homöopathische Arzneien wie auf allopathische Medikamente! Zunächst ist die LK ein passiver und williger Prüfer des Arzneimittels oder des äußeren Agens.

> **Org §64:** *Bei der Erstwirkung der künstlichen Krankheits-Potenzen (Arzneien) auf unsern gesunden Körper, ... scheint sich ... diese unsre Lebenskraft bloß empfänglich (receptiv, gleichsam leidend) zu verhalten und so, wie gezwungen, die Eindrücke der von außen einwirkenden, künstlichen Potenz in sich geschehen und dadurch ihr Befinden umändern zu lassen ...*

Die obige Aussage ist eine Warnung für den sorglosen oder unerfahrenen Homöopathen, den ahnungslosen Patienten mit einer beliebigen Menge des Arzneimittels zu bombardieren. Glauben Sie wirklich, dass es keine Rolle spielt, ob wir der anfangs passiven und ahnungslosen LK einen Teelöffel oder eine ganze Tasse voll von einer C6 oder 1M verabreichen? Möchten Sie einen sanften Klaps oder einen kräftigen Schlag auf den Kopf bekommen? Was von beidem wird Ihnen erlauben, sich schneller zu erholen?

Nach einer angemessenen Zeit, in der die LK das angreifende Agens kennen lernt (*Freund oder Feind*), stellt sie die Frage: "Wer bist du, Fremder?" Je nachdem, wie die Antwort lautet, sammelt die LK ihre Kräfte und produziert eine Art Nachwirkung, die eine automatische Reaktion unserer lebenserhaltenden Kraft, oder modern ausgedrückt, unseres immer wachsamen Immunsystems ist. Können Sie sich nicht vorstellen, dass der *Schlag auf den Kopf* (unsere übermäßige Gabe / Potenz) die LK überwältigen kann, so dass sie durch die erste Begegnung mit diesem *freundlichen* homöopathischen Arzneimittel, das sich als weniger freundlich als beabsichtigt zeigt, wie betäubt ist?

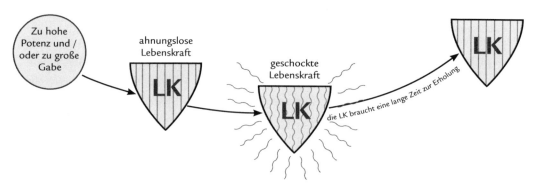

Verstehen Sie jetzt, warum der Homöopath der LK nicht nur das richtige Mittel geben muss, sondern auch die richtige Gabe und Potenz, um die Krankheit zu bekämpfen? Wir können dies mit unseren Beobachtungen in der Allopathie beim Kampf zwischen dem krankheitsverursachenden Agens und der Reaktion des Immunsystems vergleichen. Um Antikörper produzieren zu können, muss sowohl das Eindringen des pathogenen Faktors als auch seine Wirkung auf den Körper in einem bestimmten Ausmaß gestattet werden. Dies ist die Erstwirkung. Dann kann der Organismus oder das Immunsystem auf die pathogene Wirkung reagieren (Antikörper bilden), und das ist die Nachwirkung. Dies ist der Mechanismus einer Impfung oder die Nachwirkung einer Kinderkrankheit. Ganz selten überwältigt der Erreger einer Kinderkrankheit die LK des Kindes (d. h. 1 von 100.000 Kindern entwickelt nach Masern eine Enzephalitis). Natürlich abgesehen von den Ländern der 3. Welt, wo mangelhafte Hygiene und Ernährung den Mikroorganismen erlauben, die bereits geschwächte LK zu überwältigen. Bemühungen um Verbesserungen in diesen Ländern sollten darauf abzielen, die *Hygiene und Nahrungsmittelverteilung* zu verbessern, anstatt immundefizienten Kindern und Erwachsenen diverse Impfungen zu verabreichen.

Lassen Sie uns diese Nachwirkung der LK näher erläutern: sie kann zwei verschiedene Reaktionen auf die erste Begegnung entwickeln – die *kurative* und die *gegensätzliche* Nachwirkung.

Die Nachwirkung

In der Natur existieren viele Kräfte, das potenzierte Arzneimittel aber ist eine einzigartige Schöpfung von Hahnemanns Geist.

In der 6. Auflage des *Organon* beschreibt Paragraph 64 *zwei Arten von Nachwirkungen* auf Arzneien.

Zwei Arten von Sekundärreaktionen auf Arzneimittel

Org §64: ... dann aber sich gleichsam wieder zu ermannen, und dieser in sich aufgenommenen Einwirkung *(Erstwirkung)*

a. **Gegensätzliche Nachwirkung:** den gerade entgegengesetzten Befindens-Zustand (Gegenwirkung, Nachwirkung) *wo es einen solchen gibt*, in gleichem Grade hervorzubringen als die Einwirkung *(Erstwirkung)* der künstlich krank machenden, oder arzneilichen Potenz auf sie gewesen war und zwar nach dem Maße ihrer eignen Energie

b. **Heilende Nachwirkung:** – oder, b) wo es einen der Erstwirkung gerade entgegengesetzten Zustand in der Natur nicht gibt, scheint sie sich zu bestreben, ihr Uebergewicht geltend zu machen durch Auslöschen der von außen (durch die Arznei) in ihr bewirkten Veränderung, an deren Stelle sie ihre Norm wieder einsetzt (Nachwirkung, Heilwirkung).

Die erste ist die *gegensätzliche Nachwirkung*, bei welcher der Organismus automatisch einen seiner Energie proportionalen gegensätzlichen Zustand hervorruft. Die zweite ist die *heilende Nachwirkung* auf ein homöopathisches Arzneimittel, bei der die LK ihre ganze Energie darauf richtet, die von außen verursachte Verstimmung zu beseitigen. Wenn zwischen der Erstwirkung und der Nachwirkung ein

Gleichgewicht besteht, wird es während des Heilungsprozesses keine Verschlimmerung oder übermäßige Gegenwirkung geben. Aber die LK kann auf das falsche homöopathische Mittel und auch auf eine zu große Gabe oder zu hohe Potenz des *richtigen* Mittels eine *Gegenreaktion* produzieren. Wenn das Mittel in einer angemessen kleinen Gabe verabreicht wird, wird die LK wenig Probleme damit haben, den Einfluss der Arznei zu beseitigen, und es wird kein Antidot nötig sein. Wenn die verabreichte Dosis aber zu groß ist und/oder in einer zu hohen Potenz gegeben wird, kann sie die LK durch eine langdauernde *Arzneikrankheit* verstimmen, worauf in Kapitel 6 noch näher eingegangen wird. Aus diesem Grund muss der Homöopath die Gabengröße (wie viel?), Potenz (wie stark?) und die Wiederholung (wie oft?) in jedem individuellen Fall sorgfältig kontrollieren. Lassen Sie uns diese zwei Arten von Nachwirkungen nun im Einzelnen betrachten.

Die gegensätzliche Nachwirkung

In § 65 gibt Hahnemann zahlreiche Beispiele für die Erst- und Gegenwirkungen, die unter dem Einfluss verschiedener äußerer Kräfte auftreten. Sie sind der Ausdruck des physikalischen Gesetzes: *"Jede Aktion wird von einer gleichartigen, aber entgegengesetzt gerichteten Reaktion gefolgt."* Ich habe aufs Geratewohl einige dieser Beispiele, die jeder im täglichen Leben beobachten kann, ausgewählt.

Beispiele für Erst- und Nachwirkungen

a. Eine Hand, die in heißes Wasser eingetaucht wird, ist natürlich zuerst viel wärmer als die andere, die nicht eingetaucht wurde (Erstwirkung), aber sobald sie aus dem Wasser gezogen und vollständig abgetrocknet wird, wird sie schnell kälter, dann sehr viel kälter als die andere Hand (Nachwirkung).

b. Derjenige, der gestern durch zu viel Wein erhitzt wurde (Erstwirkung), fröstelt heute bei jedem kleinen Luftzug (Gegenwirkung des Organismus, Nachwirkung).

c. Durch den Genuss von starkem Kaffee entsteht erst übermäßige Lebhaftigkeit (Erstwirkung), aber später langdauernde Lethargie und Schläfrigkeit (Gegenwirkung des Organismus, Nachwirkung), sofern diese nicht durch weiteren Kaffeegenuss aufgehoben werden (kurze Palliationen).

d. Das Abführen mit Arzneien, welche die Eingeweide stimulieren (heutige Laxantien – Erstwirkung), wird von Verstopfung gefolgt, die viele Tage anhält (Nachwirkung).

Wir können dies immer weiter fortsetzen, wenn wir uns die heutige allopathische Praxis ansehen: Der Missbrauch von Antidepressiva, Schilddrüsenmedikamenten, Schlaf- und Schmerzmitteln – sie alle sind Beispiele für dieses Prinzip. Hahnemann wäre verzweifelt darüber, dass die *moderne* Medizin selbst 150 Jahre nach seinem Tod dieselben destruktiven Muster mit ihren noch stärker unterdrückenden Medikationen fortführt. Wann werden wir es endlich begreifen? Was ist das Ergebnis? Infolge ihrer unterdrückenden Wirkung werden immer größere Dosen derselben Arznei benötigt, um den gewünschten (unterdrückenden) Effekt zu erzielen. Das ist der Grund, warum so viele Menschen von Medikamenten abhängig sind!!

Org § 69: Zwar berührt die antipathisch gewählte Arznei auch denselben krankhaften Punkt im Organism, so gewiß als die ähnlich krankmachende, homöopathisch gewählte Arznei; erstere verdeckt aber als ein Entgegengesetztes, das entgegengesetzte Krankheitssymptom nur leicht und macht es nur auf kurze Zeit unserm Lebensprincip unmerklich ...

Eine weitere widersinnige Konsequenz davon ist, dass viele chronische Krankheiten, die anfangs homöopathisch heilbar sind, durch die anhaltende Unterdrückung mit allopathischen Medikamenten unheilbar werden.

Sowohl allopathische Arzneien *als auch* pflanzliche Mittel führen zu einer Erstwirkung, welche die Hauptbeschwerde (Durchfall, Schlaflosigkeit) neutralisiert. Die anfangs passive LK wird getäuscht und glaubt, dass es sich um eine freundliche Begegnung handelt und fühlt nichts Unangenehmes durch die arzneiinduzierten gegensätzlichen Symptome (*"so daß im ersten Momente der Einwirkung des opponirten Palliativs, die Lebenskraft von beiden nichts Unangenehmes fühlt, (weder von dem Krankheitsnoch vom entgegengesetzten Arzneisymptome), da beide einander gegenseitig im Gefühle des Lebensprincips aufgehoben, und gleichsam dynamisch neutralisirt zu haben scheinen..." –* Org § 69). Da die Natur der Arznei im Gegensatz zu derjenigen der Hauptbeschwerde steht, wird die LK bald an den Punkt gebracht, wo sie auf eine der Erstwirkung entgegengesetzt gerichtete Weise reagiert (Nachwirkung). Hahnemann erklärt, dass dadurch die anfangs unterdrückten Krankheiten lediglich verstärkt und verkompliziert werden.

Org § 69: ... Das Krankheitssymptom (dieser einzelne Theil der Krankheit) wird also schlimmer nach verflossener Wirkungsdauer des Palliativs; um so schlimmer, je größer die Gabe desselben gewesen war. Je größer also, (um bei demselben Beispiele zu bleiben) (Anmerkung des Autors: unsere Schmerzmittel!) *die zur Verdeckung des Schmerzes gereichte Gabe Mohnsaft gewesen war, um desto mehr vergrößert sich der Schmerz in seiner ursprünglichen Heftigkeit, sobald der Mohnsaft ausgewirkt hat.*

Manchmal erzielen Ärzte eine wahre Heilung durch eine pflanzliche oder medikamentöse Verschreibung. Dies wird als *unbewusste Homöopathie* bezeichnet, da die Pflanze oder chemische Substanz dem Fall zufälligerweise homöopathisch entspricht (s. auch Org § 61). In der Vergangenheit wurde eine Arznei, sobald bekannt wurde, dass sie einen Fall tatsächlich geheilt hatte, jedem verabreicht, der an derselben Krankheit litt – oft mit katastrophalen Ergebnissen. Beispielsweise wurde im 18.

Jahrhundert, als die Syphilis grassierte, ein französischer König durch eine bestimmte chemische Substanz von einem akuten Anfall dieser teuflischen Krankheit geheilt hat. In der Folge erhielt jeder, der an Syphilis litt, dieselbe *königliche Behandlung*. Jedoch wurde diese Vorgehensweise bereits nach einem Jahr wieder aufgegeben, da niemand sonst von dieser *Wunderdroge* geheilt wurde!

So haben die allopathischen Arzneien dem Patienten tatsächlich immer erst einen Hoffnungsschimmer gegeben, nur um ihn dann in noch tiefere Verzweiflung zu stürzen, wie Hahnemann es so treffend in der Fußnote zu Paragraph 69 des *Organon* ausgedrückt hat:

Org §69: Wie wenn in einem dunkeln Kerker, wo der Gefangene nur nach und nach mit Mühe die nahen Gegenstände erkennen konnte, jähling angezündeter Weingeist dem Elenden auf einmal alles um ihn her tröstlich erhellt, bei Verlöschung desselben aber, je stärker die nun erloschene Flamme gewesen war, ihn nun eine nur desto schwärzere Nacht umgiebt und ihn alles umher weit unsichtbarer macht, als vorher.

Die heilende Nachwirkung

Org §68: Bei homöopathischen Heilungen *zeigt uns die Erfahrung, daß auf die ungemein kleinen Arznei-Gaben, die bei dieser Heilart nöthig sind, und welche nur so eben hinreichend waren, durch Aehnlichkeit ihrer Symptome die ähnliche, natürliche Krankheit zu überstimmen und aus dem Gefühle des Lebensprincips zu verdrängen, zwar zuweilen nach Vertilgung der letztern anfangs noch einige wenige Arzneikrankheit* allein *im Organismus fortdauert, aber, der außerordentlichen Kleinheit der Gabe wegen, so überhingehend, so leicht und so bald von selbst verschwindend, daß die Lebenskraft gegen diese kleine, künstliche Verstimmung ihres Befindens, keine bedeutendere Gegenwirkung vorzunehmen nöthig hat, als die zur Erhebung des jetzigen Befindens auf den gesunden Standpunkt (das ist, zur völligen Herstellung gehörige,) wozu sie nach Auslöschung der vorherigen krankhaften Verstimmung wenig Anstrengung bedarf.*

Homöopathische Heilungen finden aufgrund der ungemein kleinen Gabe einer Hochpotenz eines ähnlichen Heilmittels statt. In chronischen Krankheiten findet die Heilung nicht über Nacht und nur in kleinen Schritten statt. Aus diesem Grund gibt es eine Übergangsphase von dem Zeitpunkt, zu dem das Mittel erstmalig genommen wird bis zu der Zeit, in der es nicht länger benötigt wird. Die künstliche Arzneikrankheit (mit möglichen zusätzlichen Symptomen) bleibt nach ihrem Sieg über die chronische natürliche Krankheit noch eine Weile bestehen, so wie ein Kriegsheld seinen hart erkämpften Triumph genießt. Hahnemann erinnert uns hier daran, dass *keine vollkommene Übereinstimmung* mit der kleinsten Gabe einer potenzierten Arznei besteht; daher ist eine kleine arzneiliche Verstimmung unvermeidlich, wird durch die fortgeschrittenen Methoden der 5. und 6. Auflage des *Organon* aber minimiert.

Angesichts dieser subtilen Arzneikrankheit muss die LK nur eine geringe Nachwirkung aufbringen, um die Überbleibsel der neuen ähnlichen Kunstkrankheit zu beseitigen und den Organismus zu völliger Wiederherstellung zu führen.

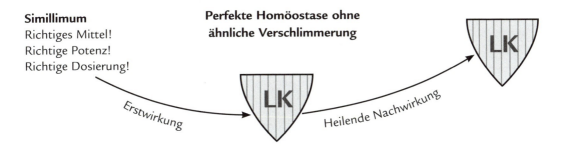

Ich möchte Ihre Aufmerksamkeit auf das lenken, was Hahnemann als *ungemein kleine Gaben* bezeichnet, wodurch impliziert wird, dass die Gabengröße und Potenz des Mittels doch zählen! Dieser Heilungsprozess läuft idealerweise ohne Verschlimmerung und Krise ab und führt zu keinen anderen auffälligen Reaktionen als der schnellen Wiederherstellung der Gesundheit und Vitalität. Das ist das Ziel des *Simillimum,* und es wird am besten durch die Verwendung der fortgeschrittenen Q-Potenzen erreicht, wie sie in der 6. Auflage des *Organon* beschrieben werden. Hier stehen die arzneiliche Erstwirkung und die heilende Nachwirkung der LK während des gesamten Behandlungszeitraumes miteinander im Gleichgewicht. Hahnemann lehrt uns in der 6. Auflage des *Organon*, dass das Ziel der Heilung ein schneller Übergang in die Gesundheit ohne jegliche Verschlimmerungen oder bemerkenswerte überschießende Reaktionen bzw. Nebenwirkungen ist.

Wie das homöopathische Arzneimittel heilt

Die angemessen kleine Gabe eines homöopathischen Arzneimittels löst eine heilende Reaktion von Seiten der LK aus, statt der antagonistischen Nachwirkung, welche durch die orthodoxe Behandlung mit Medikamenten bewirkt wird. Die winzige homöopathische Gabe führt zu einer subtilen Erstreaktion, die den Eindruck von der auf der LK lastenden Krankheit ersetzt, ohne die LK zu erschüttern. Dies führt zu einer heilenden Nachwirkung, die lediglich so viel vitale Energie aufwendet wie notwendig ist, um einen normalen Gesundheitszustand wiederherzustellen. Wenn ein Mensch an einer natürlichen Krankheit leidet, werden die betroffenen Systeme übermäßig empfindlich, so ist beispielsweise das Immunsystem in höchster Alarmbereitschaft. Daher wird die LK durch die natürliche Krankheit außerordentlich empfänglich für den Einfluss der winzigen Dosen des homöopathischen Arzneimittels, das aufgrund seiner ähnlichen Symptome ausgewählt wurde. Dieser homöopathische Heilungsprozess läuft in fünf Stadien ab:

> **Fünf Stadien der homöopathischen Heilung**
>
> **Stadium 1:** **Die Empfänglichkeit für das Arzneimittel wird erhöht.**
> Aus diesem Grund werden nur die Symptome, die denjenigen des Patienten tatsächlich homöopathisch entsprechen, in das klinische Bild eingebracht.
>
> **Stadium 2:** **Das potenzierte Heilmittel ersetzt die Krankheit.**
> Die Erstwirkung des potenzierten Heilmittels überwältigt die natürliche Krankheit und ersetzt deren Einfluss auf die empfängliche LK in Übereinstimmung mit dem Gesetz, dass zwei ähnliche Krankheiten nicht nebeneinander bestehen können und die stärkere die schwächere vertreibt.
>
> **Stadium 3:** **Auf das Mittel erfolgt die heilende Antwort.**
> Das homöopathische Arzneimittel befreit die LK von der natürlichen Krankheit und veranlasst sie, ihre Energie stattdessen auf die feine homöopathische Arznei zu richten. Dies bewirkt eine heilende Nachwirkung, welche die LK von ihren zuvor in Unordnung geratenen Mustern trennt und den Organismus in Richtung Gesundheit führt.
>
> **Stadium 4:** **Die Lebenskraft entfernt das Arzneimittel.**
> An diesem Punkt verbleibt eine schwache Arzneikrankheit, die durch das homöopathische Mittel hervorgerufen wurde. Sie ist so schwach, dass der Patient dieses subtile Ungleichgewicht gar nicht bemerkt, während die Erholung der LK fortschreitet. Wenn die LK ihre Energie zurückgewinnt, entfernt sie automatisch die Überreste der Arzneikrankheit durch ihre heilende Kraft.
>
> **Stadium 5:** **Die Lebenskraft erhält wieder die Kontrolle über die Homöostase.**
> Nun ist die LK wieder völlig frei, ihre Energie zur Wiederherstellung der Homöostase einzusetzen und den Organismus in den Zustand der Gesundheit zurückzuführen. Es leuchtet ein, dass dieser Übergang bei chronischen Krankheiten, die durch großen emotionalen Stress, Unterdrückung, Arzneimittelmissbrauch und schwächende Behandlungen verkompliziert wurden, Jahre dauern kann.

Aus dem Vorhergehenden wird offensichtlich, dass die LK die Verstimmung beseitigt und bei der Heilung eine aktive Rolle spielt. Es ist die Kombination von der Erstwirkung des Arzneimittels und der heilenden Nachwirkung der LK, die zu Heilung führt. Eine echte Heilung kann nur aufgrund der Reaktion der Lebenskraft auf die korrekt gewählte Arznei stattfinden. Beide Vorgänge bilden ein Kontinuum und sind untrennbar miteinander verbunden. Je stärker die LK ist, umso sicherer und schneller wird die Heilung erfolgen.

Kapitel 3

Potenzwahl und Fallmanagement: Die 4. Auflage des Organon

"Die Mikrobe ist nicht die Ursache der Krankheit. Wir sollten uns nicht von diesen müßigen allopathischen Träumen und nutzlosen Vorstellungen verleiten lassen, sondern die Lebenskraft korrigieren." – Kent

Vorläufer der 4. Auflage

Zwei Werke gingen der Veröffentlichung der sechs Auflagen des *Organon* voraus. 1796 formulierte Hahnemann in seinem *Versuch über ein neues Prinzip zur Auffindung der Heilkräfte der Arzneisubstanzen* zum ersten Mal das homöopathische Prinzip, das er 1790 bei der Übersetzung von Cullens *Materia Medica* entdeckt hatte. Zu diesem Zeitpunkt glaubte er noch, dass dieses Prinzip lediglich auf bestimmte chronische Krankheiten angewendet werden konnte, aber neun Jahre später erweiterte Hahnemann in *Heilkunde der Erfahrung* (1805) dessen Anwendung auf alle chronischen Krankheiten. Das letztgenannte Werk bildete die Grundlage für die erste und alle folgenden Auflagen des *Organon*.

Die erste Auflage von Hahnemanns *Organon* erschien schließlich 1810; 1819 folgte eine erheblich veränderte zweite und 1824 eine kaum veränderte dritte Auflage. Hahnemann arbeitete von 1816 bis 1828 unermüdlich an dem Werk, das seinen Durchbruch im Hinblick auf die Miasmen und chronischen Krankheiten darstellen sollte – an *Die chronischen Krankheiten* (veröffentlicht 1828[1]) – und das zu zahlreichen Änderungen in der 4. Auflage des *Organon* führte. Die folgenden *Ausgaben* oder besser gesagt *Teile* von *Die chronischen Krankheiten* (die letzte Ausgabe erschien 1839) sowie die 6 Auflagen des *Organon*

---

1 *Julian Winston hat uns freundlicherweise folgende Informationen zur Verfügung gestellt: Hahnemanns* Die chronischen Krankheiten *wurde zwischen 1828 und 1830 wie folgt herausgegeben: Band 1 – 3 1828; Band 4 1830. Diese wurden von Arnold in Dresden und Leipzig gedruckt. Die chronischen Krankheiten wurde in den folgenden Jahren von J. C. Schaub in Düsseldorf als fünfbändige Ausgabe mit Zusätzen und Korrekturen neu aufgelegt (*Die chronischen Krankheiten, Zweite viel vermehrte und verbesserte Auflage*): Band 1 und 2 1835; Band 3 1837; Band 4 1838; Band 5 1839.*

müssen von jedem Schüler der Homöopathie als untrennbar betrachtet werden. Um die fortlaufenden Versuche von Hahnemann verstehen zu können, **muss** man diese Werke gleichzeitig lesen.

Die Entstehung der 4. Auflage

Im Januar 1829 wurde die 4. Auflage des *Organon* erstmalig in Köthen, Deutschland, gedruckt. Mit der Einführung der Psoratheorie, die Hahnemann mit zahlreichen Krankheiten in Verbindung brachte, und der Angabe der Standardhochpotenz seiner Arzneimittel (C30) verließen ihn viele seiner Anhänger, obwohl so erfahrene und aufrichtige Schüler wie Gross, Hartmann, Stapf und Hering Hahnemann weiterhin auf seinen rastlosen und schwierigen Reisen in unbekannte Gefilde unterstützten. In dieser Zeit führte Hahnemann die Einzelgabe von ein paar mohnsamenkorngroßen Kügelchen ein und lehrte, dass, solange sich eine Besserung abzeichnete, keine Wiederholung des Arzneimittels erlaubt war. Nur wenn es zu einem deutlichen Wiederauftreten der Symptome kam, konnte ein Mittel wiederholt werden. Dies ist die Grundregel, welche in den Paragraphen 240 und 242 der 4. Auflage des *Organon* beschrieben ist:

Org (4) §240: Jede merklich fortgehende und immer, obschon nur um Weniges, zunehmende Besserung in einer schnellen (acuten) oder anhaltenden (chronischen) Krankheit ist ein Zustand, der, so lange er anhält, jede fernere Wiederholung irgend eines Arzneigebrauchs durchgängig ausschließt, weil alles Gute, was die genommene Arznei auszurichten fortfährt, noch nicht vollendet ist.

Org (4) §242: So lange also die fortschreitende Besserung auf eine zuletzt gereichte Arzneigabe dauert, so lange ist auch anzunehmen, daß wenigstens in diesem Falle, die Wirkungs-Dauer der helfenden Arznei noch anhält, und daher jede Wiederholung irgend einer Arzneigabe verbietet.

In Paragraph 245 warnt er uns:

Org (4) §245: Selbst auch eine Gabe derselben, sich bis dahin so hülfreich bewiesenen Arznei wird, eher wiederholt, als die Besserung in allen Punkten still zu stehen anfing — als Angriff zur Unzeit — den Zustand bloß verschlimmern ..., durch Hervorbringung ihrer übrigen unhomöopathischen Symptome, das ist, eine unhomöopathische Arzneikrankheit erschaffen mit dem Reste der Krankheits-Symptome gemischt, also eine Art verwickelter und vermehrter Krankheit. Man stört, mit einem Worte, die von der ersten Gabe erzeugte und noch zu erwartende Besserung, wenn die zweite Gabe desselben, auch ursprünglich wohlgewählten Heilmittels noch vor Verfluß der Wirkungsdauer der erstern gereicht wird, und verspätigt wenigstens hiedurch die Genesung.

Diese Paragraphen waren und sind erstaunlicherweise immer noch die festen Prinzipien, auf welchen die Mehrheit der Homöopathen in der ganzen Welt ihre Tätigkeit begründet. Bei dieser Methode des *Abwartens–und-Beobachtens* legt sich der Homöopath vollkommen auf die erste Gabe fest und zögert die Wiederholung hinaus, um unnötige Verschlimmerungen zu vermeiden.

Ja, schlimmer noch - Hahnemann warnt uns in Paragraph 245 davor, dass eine nicht zeitgemäße Wiederholung der trockenen Gabe nicht nur einen Rückfall der Krankheit bewirken, sondern ihr noch zusätzliche Arzneisymptome hinzufügen kann. Diese Symptome, die dem Krankheitsfall unhomöopathisch sind und damit eine *Arzneikrankheit* darstellen, verkomplizieren das bereits verworrene Krankheitsbild noch mehr. Kent erhielt das Vermächtnis dieser Paragraphen lebendig, indem er gemäß der 4. Auflage des *Organon* praktizierte, obwohl er von der 5. Auflage wusste. Von Hahnemanns Zeit bis in die Gegenwart ist die schwierigste Frage für 90% der Homöopathen weltweit: "Wann soll ich die Gabe wiederholen?" Dieses Rätsel hat sowohl Homöopathen als auch Patienten Kopfzerbrechen bereitet und oft eine schnelle Heilung verzögert.

Eine Ausnahme von der oben genannten Regel ist in der Tat in *Die chronischen Krankheiten* zu finden (Bd. 1, S. 156-157):

CK (1): Diese einzig zulässige Ausnahme für die unmittelbare Wiederholung derselben Arznei findet dann statt, wenn die Gabe der wohlgewählten und in jeder Hinsicht sich passend und wohlthätig erweisenden Arznei zwar einigen Anfang von Besserung macht, aber allzu schnell auswirkt, ihre Kraft also allzu geschwind sich erschöpft und die Heilung von da an nicht weiter bringen kann — was in chronischen Krankheiten selten, in akuten Krankheiten aber und den in akuten Zustand sich erhebenden chronischen Krankheiten oft der Fall ist.

Hahnemann fährt in einer Fußnote zu S. 157 fort:

CK (1): In Fällen, wo der Arzt wegen des anzuwendenden homöopathischen Spezifikums gewiß ist, kann die erste feinste Gabe desselben auch in etwa 8 Loth Wasser mittels Umrührens aufgelöst und ein Drittel davon sogleich, das zweite und dritte Drittel aber morgen und übermorgen getrunken werden, doch nach jedesmal wiederholtem Umrühren, um die Kraft-Entwickelung noch beide Male um etwas zu steigern, folglich zu verändern. Hiedurch scheint das Mittel den Organismus tiefer zu erfassen und so die Heilung zu beschleunigen, bei noch kräftigen, nicht allzu reizbaren Personen.

Und in einer Fußnote zu S. 171 schreibt er:

CK (1): *Soll die Gabe stärker wirken, so rührt man sie in etwas mehr Wasser bis zu deren Auflösung, ehe man sie einnimmt, und in noch mehr Wasser, wenn sie noch stärker wirken soll, und dann läßt der Arzt diese Auflösung auch wohl nur theilweise, erst auf mehre Male austrinken. Läßt er diese Auflösung auf 2, 3 Mal in eben so viel Tagen austrinken, so muß sie nicht bloß das erste Mal, sondern auch die andern beiden Male wieder umgerührt werden, wodurch jeder solcher aufs neue umgerührte Theil einen etwas andern, höhern Potenz-Grad erhält und so williger von der Lebenskraft aufgenommen wird. Mehre Tage von derselben Auflösung einnehmen zu lassen, ist nicht zu rathen, da das Wasser zu faulen anfängt, länger aufgehoben.*

Beachten Sie, dass Hahnemann diese Wasserauflösung eines trockenen Mittels als Ausnahme bezeichnet – dies ist ein Vorläufer von einer der allgemeinen Änderungen in der 5. Auflage des *Organon*. Es muss beachtet werden, dass er diese Methode auf akute Fälle und **einige** chronische Fälle bei kräftigen Konstitutionen beschränkt – auf Patienten, welche die Wiederholung offensichtlich ohne eine Erstverschlimmerung verkraften können. Beachten Sie auch, dass Hahnemann bereits in diesen Auszügen ganz ausdrücklich darauf hinweist, dass jede auf die andere folgende Gabe durch **Umrühren** der Wasserauflösung verändert werden muss (es wird noch keine Verschüttelung erwähnt!). Ich habe Tausende von Seiten der alten Meister gelesen und keiner scheint jemals die obigen Bemerkungen in die Praxis umgesetzt zu haben. Ich kenne auch keinen einzigen Homöopathen, der die Wasserauflösung praktisch anwendet, außer vielleicht in akuten Fällen. Und selbst dann bleibt die Vorgabe, die selbst hergestellte Verdünnung kräftig umzurühren, weitestgehend unbeachtet.

Die Anwendung dieser beiden Paragraphen bei chronischen Krankheiten ist mit Sicherheit größtenteils unbekannt. Marjorie Blackie, die Leibärztin der englischen Königin, verwendete bei chronischen Krankheiten gewöhnlich die C200, 1M und 10M, aber jede Gabe trocken und *in sechsstündigen Intervallen*. Und der Schweizer Arzt Pierre Schmidt verabreichte bei Sportunfällen bevorzugt die C30, C200 und 1M, drei Kügelchen trocken in vierstündigen Intervallen. Diese Dosierung steht sicherlich in keiner Beziehung zu dem, was Hahnemann in *Die chronischen Krankheiten* hinsichtlich der Gabenwiederholung empfiehlt.

Die Einführung höherer Potenzen

Höchstwahrscheinlich machte Hahnemann 1826 erste Versuche mit einer C60, aber erst um 1830 begann er tatsächlich, höhere Potenzen zu verwenden. Eine ganze Zeit lang war Dr. Skinner der einzige Homöopath, der sie herstellte[2]. In der Zwi-

---

2 *Dr. Skinner aus England lieferte lange Zeit Hochpotenzen. Aber die meisten Menschen, welche diese Arzneimittel verwendeten, wussten nicht, dass diese hochpotenzierten Mittel überhaupt nicht verschüttelt waren. Dr. Skinner glaubte und behauptete kühn, dass nur der Verdünnungsfaktor von Bedeutung sei und die Verschüttelung keine Auswirkung auf die Potenzierung habe.*

schenzeit versuchten einige von Hahnemanns enthusiastischeren und fortschrittlicheren Schülern ihn dazu zu überreden, es ebenso zu machen. Die bekanntesten Befürworter von Hochpotenzen waren der Graf von Korsakoff in Russland und der Stallmeister des Herzogs von Gotha, Caspar Jenichen aus Wismar. Hahnemanns anfängliche Reaktion war ablehnend[3], da er sich große Sorgen darüber machte, welche Auswirkungen diese Hochpotenzen auf die Standards der homöopathischen Pharmazie haben würden[4].

Anfangs hatte Hahnemann auch Bedenken hinsichtlich der Art und Weise, wie Jenichen seine Hochpotenzen herstellte. Andere wie z. B. R. E. Dudgeon bezweifelten, dass Jenichen tatsächlich so hohe Potenzen anfertigen konnte, wie er behauptete, da er gar nicht die dafür notwendige Zeit haben könne. Tatsächlich betrachtete Dudgeon Korsakoff, der die Idee, Arzneien bis zur C1500 zu verdünnen, entwickelte und in die Tat umsetzte, als den wahren Erfinder der Hochpotenzen (Dudgeon 1990, S. 351). Dudgeon zeichnete ein wenig schmeichelhaftes Bild von Jenichen, den er als "Geheimniskrämer, der, um mehr Geld zu machen, seine Handlungen geheim hält und mit der Einführung seiner Hochpotenzen die Harmonie der glücklichen Familie von Homöopathen gestört hat", bezeichnete (*Ibid*, S. 353). Dudgeon gibt eine lebhafte Beschreibung von Stallmeister Jenichen, wie er große Flaschen verwendete, die er während der Verschüttelung in einer "schrägliegenden" Richtung hielt, wodurch die Flüssigkeit in den Flaschen "wie Silbermünzen" zum Klingen gebracht wurde.

Baron von Bönninghausen hatte vielleicht eine wahrheitsgetreuere Beschreibung von der Methode, wie Jenichen höhere Potenzen seiner Arzneimittel herstellte, da er von diesem am 2. Januar 1846 einen Brief erhielt, in dem die Steigerung der Potenzstufe von *Arsenicum album* erklärt wurde:

---

3 *Bevor wir Hahnemann wegen dieser offensichtlich starren Einstellung verdammen, wie es einige moderne Homöopathen getan haben, müssen wir erst verstehen, dass die Homöopathie noch in den Kinderschuhen steckte. Hahnemann konnte es sich nicht leisten, von der C30 als Obergrenze abzuweichen, solange er nicht die Zeit hatte, weitere Versuche durchzuführen. In privaten Briefen an Jenichen und Korsakoff brachte er seine Besorgnis zum Ausdruck, aber er veröffentlichte diese Gedanken in keinem einzigen Artikel. Seine zwei größten und frühesten Anhänger, Gross und Stapf, befürworteten die Hochpotenzbewegung und ermutigten Hahnemann im Stillen, seine eigenen Versuche durchzuführen. Trotzdem hielt Hahnemann zwischen 1829 und 1833, bis die 5. Auflage des* Organon *erschien, an Beschränkungen hinsichtlich der Wiederholung (§§ 240-245), Dosierung (Einzelgabe) und Potenz (C30) fest, um die Kontrolle über sein unermessliches, sich stets vergrößerndes System zu behalten.*

4 *Wenn wir nachforschen, wie Arzneimittel seit Hahnemanns Zeit hergestellt wurden, werden wir finden, dass viele seiner schlimmsten Befürchtungen hinsichtlich des pharmazeutischen homöopathischen Standards wahr geworden sind. Als identisch bezeichnete Potenzen von Arzneimitteln werden mit Maschinen hergestellt, die nach völlig unterschiedlichen Prinzipien arbeiten und eine verschiedene Anzahl von Schüttelschlägen verwenden. Dann gibt es die Fluxionsmethode von Fincke und Swan in den USA, bei der ein Wasserstrahl wirbelnd durch ein Fläschchen strömt, um Schüttelschläge und Verdünnungen zu simulieren. Dies hat zweifellos nicht denselben Effekt wie Handverschüttelungen und Reihenverdünnungen.*

... erweckte ... den Entschluss in mir den Arsenik von 2500 bis 8000 zu potenziren, und die getreue Armkraft führte es durch 165000 tüchtige Schläge aus. Diese ... Präparate, 3, 4, 5, 6, 7, und 8000 folgen hierbei ... (an Gross habe ich die nämlichen gestern abgeschickt, und an Hering schicke ich sie heute ab). Am 1. Januar 1846 früh 2.30 Uhr wurde Ars. 8000 geboren (von Bönninghausen 1984, S. 658).

Ein weiterer getreuer Anhänger von Jenichen war Hering, dessen Schwiegersohn, Dr. Knerr, in *Life of Hering* schreibt (Knerr 1992, S. 97):

Jenichen war ein kraftvoll gebauter Mann mit starken Armen. Die schweren Schüttelschläge, zu denen seine mächtigen Arme fähig waren, erschütterten die Grundfesten seines Hauses im zweiten Stock, wo er seine Arbeit machte. Das große Geheimnis der ganzen Angelegenheit lag darin, dass Jenichen seine Mittel verdunsten ließ, bevor er Alkohol hinzufügte, und sie auf die reguläre Art und Weise per Hand verschüttelte.

Dosierung und Gabengröße in der Kentianischen Homöopathie

Wie wir alle wissen, hatte und hat J. T. Kent einen immensen Einfluss auf die ihm nachfolgenden Generationen von Homöopathen. Kent steckte nicht nur in der 4. Auflage des *Organon* fest, er war auch noch ein Anhänger des Philosophen Emanuel Swedenborg, eines der größten Wissenschaftler zu dieser Zeit. Kent behauptete, dass es keinen Unterschied in der Wirkung des angezeigten Arzneimittels gab, unabhängig von der Anzahl der verabreichten Kügelchen. Ich bezeichne dies als "UUPS"-Methode: "Öffnen Sie Ihren Mund, und uups, es sind zehn Kügelchen hineingefallen, na ja, das macht nichts. Es ist alles dasselbe!" Wie ist er bloß auf diese Idee gekommen?

Kent schreibt in Lektion 8, *Die Elementarsubstanz* (Kent 2001, S. 97):

Der Begriff der Quantität *lässt sich nicht auf die Elementarsubstanz anwenden, nur derjenige der Qualität, welcher ihr in verschiedenen Feinheitsabstufungen, Feinheitsgraden innewohnt. ... Wir verschreiben einem Patienten* Sulphur 55 M *in großen zeitlichen Abständen. Die ersten Gaben wirken sehr gut und stark, aber die folgenden bleiben ohne Effekt. In diesem Moment geben wir dann die CM, und sofort sehen wir an der Antwort, dass die Heilwirkung unseres Mittels nun wieder weitergeht. Sehen wir daran nicht, dass wir da in eine neue Region eindringen, ... wo wir es mit mehr und mehr verdünnten Abstufungen zu tun haben, bei welchen aber* **NUR NOCH** *das Element "Qualität" eine Rolle spielt? (Betonung des Autors hinzugefügt.)*

In dieser Lektion erläutert Kent die swedenborgianische Theorie, dass Energie dem vierten Stadium der Materie, der sogenannten *Elementarsubstanz*, entspringt. Kent akzeptiert nicht die Vision Hahnemanns (welche später tatsächlich durch die Quantenphysik von Einstein bestätigt wird), dass auch reine Energie ohne materielle Grundlage existiert. Kent erhob Einwände gegen Hahnemanns Gebrauch von Wörtern wie *Lebensenergie*, weil er der Überzeugung war, dass jegliche Energie eine Art subtiler Substanz war. In derselben Lektion schreibt er (*Ibid*, S. 89):

> *Hätte er hier den Ausdruck "immaterielle Lebenssubstanz" gebraucht, so wäre dies das noch stärkere Wort gewesen, denn später werden wir sehen, dass es sich hierbei tatsächlich um eine Substanz handelt.*

Ich möchte Sie dazu ermutigen, diese Lektion vollständig zu lesen, um Kents Argumentation besser zu verstehen. Kent zieht die Schlussfolgerung, dass die Elementarsubstanz keine *Quantität*, sondern nur eine *Qualität* in verschiedenen Feinheitsgraden hat. Daher macht die Anzahl der Globuli, die pro Gabe verabreicht werden, für ihn keinen Unterschied. Leider teilen immer noch viele moderne Homöopathen diese Ansicht. Sie schenken der Gabengröße keine Aufmerksamkeit, sondern postulieren wie ihr Lehrmeister Kent, dass es keine Rolle spielt, ob Sie als Einzelgabe einen Teelöffel oder ein ganzes Glas voll verabreichen oder ob Sie das Mittel trocken oder als Wasserauflösung einnehmen lassen.

> *Es spielt keine Rolle, ob das Arzneimittel teelöffelweise in Wasser aufgelöst verabreicht wird oder ob ein paar Kügelchen trocken auf die Zunge gegeben werden – das Ergebnis ist dasselbe. Die Wirkung oder Kraft eines einzigen Kügelchens ist, wenn es denn überhaupt wirkt, genau so groß wie die von zehn. Wenn ein paar Kügelchen in Wasser aufgelöst werden und das Wasser teelöffelweise verabreicht wird, wirkt jeder Teelöffel voll genauso stark wie wenn das ganze Pulver auf einmal verabreicht würde, und wenn die gesamte Wassermenge auf einmal ausgetrunken werden würde, hätte dies keine größere heilende oder verschlimmernde Wirkung als ein Teelöffel voll. (Kent 1994, S. 389)*

Wenn Leute behaupten, dass Kent seinen Schülern und Anhängern riet, die Anweisungen der 5. Auflage des *Organon* zu befolgen, so sollte obiges Zitat dieses Thema ein für alle Mal klar stellen. Kent war in der Praxis ein Verschreiber nach der 4. Auflage des *Organon*: Eine Gabe ist *nicht gleichbedeutend* mit der verwendeten Potenzstufe!

Denken Sie darüber nach, was die Erstwirkung des Arzneimittels bedeutet. Wenn wir zu große Gaben, selbst der richtigen Potenz des richtigen Arzneimittels, verabreichen, werden wir anfangs die LK überwältigen, und diese muss sich nun in der Nachwirkung langsam von einer möglichen Arzneikrankheit erholen. Das ist eine Anstrengung, die durch die Wahl der richtigen Gabengröße leicht vermieden werden kann. Hahnemann warnt uns in den §§ 275 und 276, die in der 5. und 6. Auflage des *Organon* identisch sind, vor der *toxischen* Dosis:

***Org § 275:** Die Angemessenheit einer Arznei für einen gegebnen Krankheitsfall beruht nicht allein auf ihrer treffenden homöopathischen Wahl, sondern eben so wohl auf der erforderlichen, richtigen Grösse oder vielmehr Kleinheit ihrer Gabe. Giebt man eine allzu starke Gabe von einer für den gegenwärtigen Krankheitszustand auch völlig homöopathisch gewählten Arznei, so muss sie, ungeachtet der Wohlthätigkeit ihrer Natur an sich, dennoch bloss durch ihre Grösse und den hier unnöthigen, überstarken Eindruck schaden, welchen sie auf die dadurch empörte Lebenskraft und durch sie gerade auf die empfindlichsten und durch die natürliche Krankheit schon angegriffensten Theile im Organism vermöge ihrer homöopathischen Aehnlichkeits-Wirkung macht. (Betonung des Autors hinzugefügt.)*

Mit anderen Worten, Hahnemann erklärt uns, dass die Situation für den Patienten sogar noch schlimmer werden kann, wenn der Homöopath zu viel von dem Simillimum verabreicht, da die erkrankten Körperteile eine erhöhte Empfindlichkeit gegenüber dem angemessen ausgewählten homöopathischen Arzneimittel aufweisen[5]. Hahnemann fährt fort:

***Org § 276:** Aus diesem Grunde schadet eine Arznei, wenn sie dem Krankheitsfalle auch homöopathisch angemessen war, in jeder allzu grossen Gabe, und dann um desto mehr, je grösser ihre Gabe war, und durch die Grösse ihrer Gabe um so mehr, je homöopathischer und in je höherer Potenz sie gewählt war, und weit mehr, als jede eben so grosse Gabe einer unhomöopathischen[6], für den Krankheitszustand in keiner Beziehung passenden (allöopathischen) Arznei. Allzu große Gaben einer treffend gewählten Arznei und vorzüglich eine öftere Wiederholung derselben, richten in der Regel großes Unglück an.*

Wie wir im ersten Kapitel gesehen haben, ist eine Möglichkeit, eine komplexe Erkrankung hervorzurufen, den Symptomen der natürlichen Krankheit zusätzliche Symptome des Arzneimittels hinzuzufügen – genauso wie bei den *Nebenwirkungen* allopathischer Medikamente, denn die neuen, dem Mittel zugehörigen Symptome bringen das klinische Bild durcheinander. Dies sollte die Verwirrung moderner Homöopathen beseitigen. Hahnemann meinte nicht die Hochpotenzen, als er von der *kleinstmöglichen Gabe* des Arzneimittels sprach. Je größer die Dosis und je höher die Potenz ist, desto größer ist tatsächlich auch die Gefahr, die Heilung des Patienten durch ungerechtfertigte Erstverschlimmerungen und zusätzliche

---

5 *Bereits in der ersten Auflage des Organon schreibt Hahnemann in § 245: "Wie sehr sich in Krankheiten die Empfindlichkeit des Körpers gegen Arzneien, vorzüglich die homöopathisch angewendeten erhöhe, hievon hat nicht der gewöhnliche, nur der genaue Beobachter hat hievon einen Begriff. Sie übersteigt allen Glauben, wenn die Krankheit einen hohen Grad erreicht hat."*

6 *Das ist der Grund, warum das versehentliche Verschlucken von homöopathischen Kügelchen bei Kindern oft keine nachteiligen Wirkungen hat, denn das aufgenommene Arzneimittel war mit großer Wahrscheinlichkeit nicht homöopathisch zu dem Fall.*

Symptome hinauszuzögern. Hahnemann fordert also die angemessene *Kleinheit* der Gabe, um den Patienten schnell, sanft und dauerhaft zu heilen – was unser höchstes Ziel ist:

Hahnemann sagt (5. und 6. Auflage):

> **Org § 277:** *Aus gleichem Grunde, und da eine wohl dynamisirte Arznei, bei vorausgesetzter, gehöriger Kleinheit ihrer Gabe um desto heilsamer und fast bis zum Wunder hülfreich wird, je homöopathischer sie ausgesucht war, muß auch eine Arznei, deren Wahl passend homöopathisch getroffen worden, um desto heilsamer seyn, je mehr ihre Gabe zu dem für sanfte Hülfe angemessensten Grade von Kleinheit herabsteigt.*

Wie Sie sehen können, beziehen sich die Begriffe *klein* und *groß* in den §§ 276 und 277 auf die Gabengröße und nicht auf die Potenz (tiefe oder hohe Potenz, wie ich es von vielen Homöopathen gehört habe). Die Größe der Gabe ist für jemanden, der gemäß Hahnemanns fortgeschrittener Methodik mit Wasserauflösungen arbeitet, keine theoretische Angelegenheit. Viele Patienten, insbesondere die empfindlichen, berichten, dass sie die Dosierung von einem ganzen Teelöffel auf einen halben oder sogar noch weniger reduzieren mussten, um Erstverschlimmerungen zu vermeiden. Es ist bekannt, dass Kent trotz seiner Behauptung in den *Lesser Writings* (Kent 1994, S. 350), "dass diejenige Situation ideal ist, in der keine Verschlimmerung, sondern nur eine Besserung auftritt", bei seinen Patienten häufig schreckliche Verschlimmerungen hervorrief, weil er eine falsche Auffassung von der Gabengröße hatte. Sogar heute nehmen Homöopathen solche Erstverschlimmerungen nicht nur in Kauf, sondern begrüßen sie sogar als Zeichen dafür, dass sie das richtige Mittel gefunden haben. Meine Frage an Kent und andere Verfechter der "UUPS"-Methode wäre: Wenn bei Ihnen eine Erstverschlimmerung auftritt, wie würden Sie die Dosierung anpassen? Bei der trockenen Gabe sind nur wenige Modifikationen möglich; gewöhnlich muss der Patient den Sturm der Erstverschlimmerung irgendwie aussitzen.

Hahnemann scheut sich nicht zuzugeben, dass er selbst den Fehler begangen hat, zu große Gaben zu verabreichen. In einer Fußnote zu S. 148 im 1. Band von *Die chronischen Krankheiten* schreibt er:

> **CK (1):** *Ich habe diesen der Heilung sehr hinderlichen und daher nicht sorgfältig genug zu vermeidenden Unfall selbst erfahren, als ich die Sepie, noch unbekannt mit der Stärke ihrer Kräfte, in zu großer Gabe reichte, aber noch auffallender, als ich das Lycopodium und die Silicea noch in einer billionfachen Potenzirung, zu 4, 6 Streukügelchen (obschon von der Kleinheit des Mohnsamens), zur Gabe Kranke nehmen ließ.*

Wie Sie sehen können, spricht Hahnemann direkt von der **Anzahl der Kügelchen**, die zu seinem Erstaunen eine erhebliche Verschlimmerung hervorrief, obwohl sie sehr klein war. Sind moderne Homöopathen so blind, dass sie diese Verschlimmerungen nicht sehen, oder glauben sie, dass diese einfach ein Teil der homöopathischen Heilung sind? Es ist meine große Hoffnung, dass jeder Homöopath auf der Welt dazu übergehen wird, die in der 5. und 6. Auflage des *Organon* beschriebenen Anweisungen zur Wasserauflösung anzuwenden. Erscheint es nicht sinnvoll, Ihre Fälle mit der kleinstmöglichen Gabe der niedrigsten wirksamen Potenz in einer dosierbaren Wasserauflösung zu beginnen und dann die Potenzen und Mengen nach Bedarf zu steigern? Warum soll man weiter starrsinnig den großen Gaben von einer zufälligen Anzahl trockener Kügelchen in der höchstmöglichen Potenz anhängen? Beginnen Sie so konservativ wie möglich, so wie es Hahnemann tat, und glauben Sie an die größtmögliche Wirkung der kleinstmöglichen Gabe!

Kapitel 4

Potenzwahl und Fallmanagement: Die 5. Auflage des Organon

"Der rationale Verstand kann weit über die Vorstellung von den Molekülen hinausgehen." – Kent

> **Drei wesentliche Änderungen von der 4. zur 5. Auflage des Organon**
>
> Die 5. Auflage des *Organon* wurde 1833 veröffentlicht. Sie enthielt drei wesentliche Änderungen, welche die praktische Ausübung der Homöopathie transformieren sollten, doch haben 90% der modernen Homöopathen sie niemals verinnerlicht. Diese drei neuen Prinzipien waren:
>
> **1:** Die Beschränkung auf die Potenz C30 entfiel.
>
> **2:** Die Wasserauflösung wurde eingeführt.
>
> **3:** Die Wiederholung der Gabe wurde erlaubt, selbst wenn die Besserung bereits eingesetzt hatte.

Wir haben gesehen, dass Hahnemann bis 1833 die Potenz im Allgemeinen auf die C30 beschränkte, sogar als viele seiner treuesten Anhänger die höheren Potenzen befürworteten und mit ihnen experimentierten. Wie bereits erwähnt, widerstand Hahnemann bis dahin dem Gebrauch höherer Potenzen, teilweise aus Furcht vor schwerwiegenderen Verschlimmerungen und zum anderen wegen seiner Bedenken hinsichtlich fragwürdiger pharmazeutischer Methoden und unzuverlässiger Standards. Schließlich gelang es Stapf, Gross und vor allem von Bönninghausen, Hahnemann zu überzeugen, so dass er seine eigenen Versuche durchführte und die Beschränkung auf die C30 fallen ließ. Kent und die nachfolgenden Homöopathen haben diese Neuerung in der 5. Auflage als einzige in die Praxis übernommen. Die anderen beiden essentiellen Änderungen scheinen dagegen irgendwie verloren gegangen zu sein.

Die Vernachlässigung der neuen Grundregeln hat zwei weitreichende Konsequenzen für die homöopathische Praxis: Die Patienten erhalten nicht die Behandlung, die sie verdienen, und wie sie in Paragraph 2 des *Organon* (schnell, sanft und dauerhaft) beschrieben ist. Heftige Verschlimmerungen sowie lange Intervalle bis zur Wiederholung der Gabe sind eher die Regel als die Ausnahme. Daneben hat diese Situation zu einer Spaltung unter den Homöopathen geführt: Verschreiber von Tiefpotenzen gegen Verschreiber von Hochpotenzen und klassische gegen neo-klassische Homöopathen. Die letztgenannte Gruppe neigt dazu, neuartige Behandlungsweisen und Behauptungen hervorzubringen, die nicht immer auf unseren grundlegenden Gesetzen und Prinzipien beruhen. Wenn jeder Homöopath die 4., 5. und 6. Auflage des *Organon* und *Die chronischen Krankheiten* sorgfältig studieren würde, fänden die Diskussionen in einem zivileren Ton statt, und die Patienten würden erheblich davon profitieren!

Die Wasserauflösung

Hahnemann war mit seiner Dosierungsmethode von 1828 noch nicht völlig zufrieden, ein oder zwei mohnsamenkorngroße Kügelchen trocken zu geben und dann "abzuwarten und zu beobachten". In *Die chronischen Krankheiten* (Band 1, Fußnote zu S. 157) hatte er bereits den Gebrauch der Wasserauflösung in Ausnahmefällen erwähnt. Ab 1833 machte Hahnemann die Anwendung der Wasserauflösung zur Regel – keine trockenen Gaben mehr! Er war zu dem Schluss gekommen, dass die Verwendung der Wasserauflösung einer trockenen Gabe weit überlegen war, und stellt in § 286 der 5. Auflage des *Organon* fest:

> **Org (5) § 286:** *Aus gleichem Grunde steigt die Wirkung einer homöopathischen Arzneigabe, je in einem grössern Umfange von Flüssigkeit aufgelöst sie dem Kranken zum Einnehmen gereicht wird, obgleich der wahre innere Arzneigehalt derselbe blieb. Denn hier wird beim Einnehmen eine weit grössere Fläche empfindlicher, die Arzneiwirkung annehmender Nerven berührt. Obgleich der Wahn der Theoristen in der Verdünnung einer Arzneigabe mit einer grössern Menge Flüssigkeit beim Einnehmen eine Schwächung ihrer Wirkung finden möchte, so sagt doch die Erfahrung, wenigstens bei dem homöopathischen Arzneigebrauche, gerade das Gegentheil.*

So untergräbt Hahnemann alle Argumente zukünftiger Theoretiker, die behaupten könnten, dass die Dosis durch die Verabreichung in Wasser schwächer sein muss. Er fordert uns auf: "Probieren Sie es aus und sehen Sie, was passiert!" Diejenigen von uns, die es ausprobiert haben, können die Einsichten Hahnemanns nur bewundern und uns über die Wirkung auf unsere Patienten freuen.

Hahnemann fügte einen weiteren Aspekt hinsichtlich der Wasserauflösung hinzu, den er 1828 in *Die chronischen Krankheiten* noch nicht erwähnt hatte; damals sprach er nur davon, die Wasserauflösung des Arzneimittels umzurühren, um die Potenz jeder folgenden Gabe zu verändern. In einer Fußnote zu § 287 in der 5. Auflage des *Organon*, in welchem er die Homöopathen auffordert, seine Meinung durch ihre eigene Erfahrung zu bestätigen, erwähnt er die Anwendung von **Schüttelschlägen**, um die Potenz jeder verabreichten Gabe zu steigern:

Org (5) § 287: *Hieraus wird man von selbst abnehmen, wie man mit Einrichtung der homöopathischen Arzneigaben zu Werke gehen müsse, wenn man ihre Arznei-Wirkung möglichst verkleinern will, zum Behufe der empfindlichsten Kranken.*

Und in der besagten Fußnote dazu schreibt er:

Org (5) § 287: *Je höher man die, mit Potenzirung (durch zwei Schüttelschläge) verbundene Verdünnung treibt, desto schneller wirkend und eindringlicher scheint das Präparat die Lebenskraft arzneilich umzustimmen und das Befinden zu ändern.*

Weitere Einzelheiten zu der Einführung von Schüttelschlägen erschienen im Vorwort des 5. Bandes bzw. der Ausgabe von 1839 von *Die chronischen Krankheiten*:

CK (5), S. 7-8: *Wer wehrt dem Verfertiger homöopathischer Arzneien ... dass er, um kräftige Potenzirungen zu erhalten, ... zur Bereitung jeder Potenz dem jedesmaligem Glase, welches 1 Tropfen der niedern Potenz mit 99 Tropfen Weingeist enthält, 10, 20, 50, und mehr starke Stoss-Schläge gebe, etwa gegen einen etwas harten, elastischen Körper geführt?*

In einer Fußnote zu § 287 in der 5. Auflage des *Organon* stellt Hahnemann heraus, dass ein, zwei, drei, zehn oder noch mehr Schüttelschläge die Potenz der Wasserauflösung fortlaufend erhöhen werden.

Er fährt damit fort, uns daran zu erinnern, dass die stärkeren Arzneimittel nur in flüssiger Form angewendet werden sollten, da die trockenen Gaben zu viele Verschlimmerungen hervorrufen. Hahnemann gibt uns Richtlinien für höchst empfindliche Patienten, die vielleicht nur ein oder zwei Schüttelschläge brauchen, und sagt, dass weniger empfindliche Patienten bis zu zehnmal schütteln können. In der 5. Auflage des *Organon* erwähnt er nicht ausdrücklich die Größe der Gabe, dies tut er aber 1837 im dritten Band von *Die chronischen Krankheiten* (siehe auch den Abschnitt *Jede verabreichte Gabe durch Schüttelschläge verändern* auf den folgenden Seiten). 1837 verwendete Hahnemann alle Potenzen nur noch als verschüttelte Wasserauflösung[1].

---

1 Obwohl Hahnemann den allgemeinen Gebrauch der Wasserauflösung erst in der 5. Auflage des *Organon* einführte, war dies nicht das erste Mal, dass er Arzneimittel in Wasser gegeben hatte. Unter den ersten Prüfern befand sich, zusammen mit Stapf, Gross, Franz und Friedrich Hahnemann, ein gewisser Dr. Hartmann. 1850, nach Hahnemanns Tod, teilte Hartmann seinen Kollegen mit, wie die Garde der ersten Prüfer die Wirkungen medizinischer Substanzen unter Hahnemanns Aufsicht im Jahre 1814 geprüft hatte. In einer kleinen Arbeit von 1801, *Heilung und Verhütung des Scharlach-Fiebers*, verwendete Hahnemann Verdünnungen von 1/300 von Belladonna und 1/500 von Opium, die er dann in Wasser oder Bier verabreichte! Hahnemann zog es vor, bei Arzneimittelprüfungen medizinische Lösungen zu verwenden, anstatt Tropfen der Tinktur oder Pulverkörnchen auf die Zunge zu geben. Dies diente nicht nur dazu, giftigen Wirkungen vorzubeugen, sondern Hahnemann hatte auch festgestellt, dass flüssige Lösungen eine stärkere Wirkung auf die vitalen Systeme hatten. Die einzunehmende Dosis wurde mit einer bestimmten Menge Wasser vermischt, so dass sie beim Schlucken mit einer größeren Oberfläche in Berührung kam, als dies mit einer unverdünnten Arznei möglich gewesen wäre.

Die Gabenwiederholung

Die dritte und überaus wichtige Änderung in der 5. Auflage des *Organon* betrifft die häufigere Wiederholung der Gabe, um die Heilung zu beschleunigen, ohne dabei eine Verschlimmerung hervorzurufen. In Verbindung mit der Wasserauflösung hätte dies die homöopathische Praxis verändern müssen, aber erst jetzt und nur hier und da werden diese Grundregeln auch angewendet. Hahnemann beginnt seine Erörterung dieses Themas in § 245:

> **Org (5) § 245:** *Jede merklich fortgehende und auffallend zunehmende Besserung in einer schnellen (acuten) oder anhaltenden (chronischen) Krankheit ist ein Zustand, der, so lange er anhält, jede Wiederholung irgend eines Arzneigebrauchs durchgängig ausschliesst, weil alles Gute, was die genommene Arznei auszurichten fortfährt, hier seiner Vollendung zueilt.*

Auf den ersten Blick scheint dies eine neue Formulierung der "*Abwarten-und-Beobachten*-Methode der 4. Auflage zu sein, aber jedes von Hahnemann geschriebene Wort ist präzise gewählt und überaus bedeutsam. Er spricht von einer "merklich fortgehenden und auffallend zunehmenden Besserung", einer, bei der sich das Wunder der kleinstmöglichen Gabe durch die Auflösung der Symptome innerhalb weniger Tage manifestiert. Wir alle haben solche Wunder bei der Behandlung von chronischen Krankheiten erlebt – und noch häufiger bei akuten Problemen – aber wie oft? Selten! Und oh, welche Freude, wenn es passiert! Aber eigentlich erwarten wir es nicht und es überrascht uns ebenso wie den Patienten. Hahnemann fährt fort:

> **Org (5) § 246:** *Langsam hingegen fortschreitende Besserung auf eine Gabe von treffend homöopathischer Wahl vollendet zwar auch, wenn sie recht fein ist, zuweilen in ihrer ohne Anstoss fortgehenden Wirkungsdauer die Hülfe, die dieses Mittel überhaupt in diesem Falle seiner Natur nach auszurichten im Stande ist, in Zeiträumen von 40, 50, 100 Tagen. Aber theils ist diess selten der Fall, theils muss dem Arzte, so wie dem Kranken viel daran liegen, dass, wäre es möglich, dieser Zeitraum bis zur Hälfte, zum Viertel, ja noch mehr abgekürzt, und so weit schnellere Heilung erlangt werden könnte.*
>
> *Und diess lässt sich auch, wie neuere, vielfach wiederholte Erfahrungen gelehrt haben, recht glücklich ausführen unter drei Bedingungen: erstens, wenn die Arznei mit aller Umsicht recht treffend homöopathisch gewählt war – zweitens, wenn sie in der feinsten, die Lebenskraft am wenigsten empörenden und sie dennoch gehörig umstimmenden Gabe gereicht, und, drittens, wenn eine solche feinste, kräftige Gabe der best gewählten Arznei in angemessenen Zeiträumen wiederholt wird, die von der Erfahrung als die schicklichsten ausgesprochen werden zur möglichsten Beschleunigung der Cur.*

Wenn langsame Heilungen für Hahnemann alltäglich waren, sind sie es mit Sicherheit noch mehr für uns Normalsterbliche. Während sich der gemäß der 4. Auflage praktizierende Homöopath und sein Patient aufgrund der langen Wartezeit vor einer Gabenwiederholung frustriert fühlen, finden wir hier einen Weg, um die Heilung auf sanfte Weise zu beschleunigen. Die *Wasserauflösung der Arznei* ermöglicht es dem Homöopathen, das Mittel zu wiederholen, *während der Patient eine langsame Besserung erfährt, anstatt auf einen Rückfall der Symptome zu warten* (4. Auflage des *Organon*). In einer Fußnote zu § 246 der 5. Auflage des *Organon* bezeichnete Hahnemann dies als die "*rechte Mittelstrasse*":

Org (5) § 246: *Ich erkannte, dass man, um diese rechte Mittelstrasse zu finden, sich nach der Natur der verschiedenen Arzneimittel sowohl, als auch nach der Körper-Beschaffenheit des Kranken und der Grösse seiner Krankheit richten müsse.*

Diese Feststellung ist ein Vorläufer zu § 281 der 6. Auflage des *Organon* – um die angemessene Potenz und Dosis herauszufinden, müssen wir Folgendes berücksichtigen:

- Die physische Konstitution und das mentale Temperament des Patienten.
- Die Natur der Krankheit (akut oder chronisch).
- Die Natur des Arzneimittels: Ungiftige Pflanzen haben eine sanftere Wirkung und kürzere Wirkungsdauer, wohingegen Nosoden, Mineralien und Giftpflanzen sparsamer verwendet werden sollten.

Jede verabreichte Gabe durch Schüttelschläge verändern

Im Vorwort zum dritten Band von *Die chronischen Krankheiten* bringt Hahnemann uns 1837 auf den neuesten Stand, was seine Praxis seit der Einführung seiner neuen Ideen im Jahre 1833 betrifft. Hier teilt er uns seine neuesten Entwicklungen mit:

CK (3), S. 7: *Seit ich zuletzt (zu Anfange des Jahres 1834) zum Publikum von unsrer Heilkunst sprach, hatte ich Gelegenheit unter andern auch Erfahrungen zu machen über die bestmögliche Art die Gaben für die Kranken einzurichten und ich theile hier mit, was ich für das Bessere in dieser Hinsicht gefunden habe.*

Hahnemann fährt damit fort, dass er in Anbetracht der breitgefächerten Empfindlichkeitsstufen der Patienten – etwas, was sich heutzutage noch vervielfacht hat – und der verschiedenen Varianten der Krankheitszustände noch mehr Anwendungsmodi brauchte. Er war der Ansicht, dass die beste Anpassungsmöglichkeit an diese vielfältigen Umstände in der Zubereitung von Wasserauflösungen der Arzneien lag:

CK (3), S. 8-9: Die Erfahrung zeigte mir, wie gewiss auch den besten meiner Nachfolger, dass es hülfreicher sei, in Krankheiten von einiger Beträchtlichkeit ... das kräftige oder die kräftigen homöopathischen Arzneikügelchen nur in Auflösung und diese Auflösung in getheilten Gaben dem Kranken einzugeben, z.B. eine Auflösung aus 7 bis 20 Esslöffeln Wasser bestehend, ohne einigen Zusatz bei akuten und sehr akuten Krankheiten, alle 6, 4, 2 Stunden, auch, wo die Gefahr dringend ist, alle Stunden, oder alle halbe Stunden, zu einem Esslöffel auf einmal, oder bei Schwächlichen und Kindern selbst nur zu einem kleinen Theile eines Esslöffels (ein, zwei Thee- oder Kaffee-Löffelchen voll) dem Kranken gereicht. In langwierigen Krankheiten fand ich für's beste, eine Gabe (z.B. einen Löffel voll) von einer solchen Auflösung der passenden Arznei nicht seltner als alle zwei Tage gewöhnlicher aber alle Tage einnehmen zu lassen.

Eine andere Warnung, die bei den meisten modernen Homöopathen ungehört verhallt, betrifft die Wiederholung einer *unveränderten Gabe oder Potenz*. Bekannte Homöopathen geben zu, die trockene Gabe einer 1M Potenz ungestraft monatlich für die Zeitdauer eines ganzen Jahres zu wiederholen. Wenn Hahnemann sich aufgrund so vieler Jahre des Experimentierens der damit verbundenen Gefahr bewusst wurde, wie können dann moderne Homöopathen behaupten, dass es keinen Unterschied macht?

*CK (3), S. 9-10: Ehe ich weiter gehe, muss ich die wichtige Bemerkung machen, dass unser Lebens-Princip nicht wohl verträgt, dass man selbst nur ZWEIMAL nach einander dieselbe ungeänderte Gabe Arznei, geschweige mehrmal nach einander den Kranken einnehmen lasse. Theils wird dann das Gute von der vorigen Gabe zum Theil wieder aufgehoben, theils kommen dann neue, in der Arznei liegende (**Nebensymptome!**), in der Krankheit nicht vorhanden gewesene Symptome und Beschwerden zum Vorscheine, welche die Heilung hindern, mit einem Worte, die selbst treffend homöopathisch gewählte Arznei wirkt schief und erreicht die Absicht nur unvollkommen oder gar nicht. Daher die vielen Widersprüche der Homöopathen unter einander in Absicht der Gaben-Wiederholung. (Betonung und Parenthese des Autors hinzugefügt.)*

Hahnemann fährt mit der Feststellung fort, dass es, um eine schwerwiegende chronische Krankheit zu heilen, welche eine Wiederholung derselben Arznei erforderlich macht, notwendig ist, die Potenz jeder Gabe leicht zu verändern, so dass die Lebenskraft die Arznei selbst in kurzen Intervallen ruhig und willig annehmen kann. Bereits 1837 schrieb Hahnemann:

CK (3), S. 9: Diese Veränderung des Dynamisations-Grades um ein Weniges wird schon bewirkt, wenn man die Flasche, worin die Auflösung des einzigen Kügelchens (oder mehrer), vor jedem Mal Einnehmen schüttelt mit 5, 6 kräftigen Arm-Schlägen.

Diese Schlussfolgerung, dass die LK sich nicht an häufige trockene Gabenwiederholungen anpassen kann, ist das Ergebnis von rund 40 Jahren des Experimentierens und sollte nicht auf die leichte Schulter genommen werden. Hahnemann missbilligt selbst die Wiederholung einer zweiten identischen Potenz, wie es Kent mit seiner Potenzenskala postuliert. Nach meiner eigenen Erfahrung scheint eine dritte trockene Gabe derselben Potenz eines Arzneimittels keine Wirkung zu haben. Wenn in einem chronischen Fall keine Q-Potenzen verwendet werden, sind wir gezwungen, die Leiter der Centesimalskala sehr schnell und mit großen Sprüngen hinaufzusteigen – von C200 zu 1M zu 10M zu 50M usw. Dies führt unausweichlich zu unnötigen Verschlimmerungen oder Heilungsverzögerungen, weil wir aus Furcht vor einer Erstverschlimmerung zu viel Zeit mit Abwarten und Beobachten verbringen. Dies liefert dem Patienten zwei Gründe, die Homöopathie aufzugeben: Verschlimmerungen und mangelhafter Fortschritt hinsichtlich seines Falles.

Praktische Richtlinien für den Gebrauch der medizinischen Wasserauflösung

1836 schrieb Hahnemann an seinen Freund Hering:

Nun, da meine Arznei überaus kraftvoll ist, löse ich selten mehr als ein Kügelchen in 7, 15, 20 oder 30 Esslöffeln Wasser auf, und weil der Patient kein destilliertes Wasser hat (das überdies nach wenigen Tagen verdirbt und fault), nehme ich zu diesem Zweck Quellwasser, das zu 1/20 Teil mit Alkohol vermischt wird.

Zeitzeugen berichteten, dass Hahnemann später zur Konservierung einen Teelöffel Alkohol zu 175 ml Wasser hinzufügte.

Bei einer Flüssigkeit, die schnell verdirbt, muss bis zu einem Drittel der Lösung mit Alkohol konserviert werden.

Weitere Richtlinien

In *akuten Fällen* kann das Arzneimittel alle zwei Stunden oder noch häufiger wiederholt werden (abhängig von der Schwere des Falles), und je nach Empfindlichkeit kann der Patient einen Tee- oder Esslöffel direkt aus der Flasche einnehmen. Die Lösung wird vor jeder weiteren Gabe geschüttelt, um den Potenzgrad leicht zu verändern, so dass die LK die Arznei bereitwilliger annimmt.

Wie die Split-dose-Methode angewendet wird

1 Lösen Sie ein, seltener 2 Globuli der Größe 10 (mohnsamenkorngroß, Anm. d. Ü.) der gewählten Arznei und Potenz in 8 oder 16 Esslöffeln[2] einer Mischung aus Alkohol und reinem Wasser auf. Ich nehme bei normal empfindlichen Personen gewöhnlich acht Esslöffel Wasser (nehmen Sie eine 125 ml-Flasche), habe dies aber für empfindlichere Patienten auf 16 Esslöffel erhöht (nehmen Sie eine 250 ml-Flasche). Bei überempfindlichen Patienten nehme ich sogar noch mehr Wasser, da die Gabe dann noch sanfter wirkt.

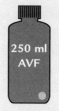

Lösen Sie 1 Globulus der Größe 10 in 250 ml reinem Wasser auf – das ergibt eine Arzneivorratsflasche (AVF)

2 Fügen Sie der Arzneivorratsflasche (AVF) eine ausreichende Menge Branntwein, reinen Alkohol, Wodka oder Korn als Konservierungsmittel hinzu – 15 Tropfen zu einer 125 ml-Flasche oder 30 Tropfen zu einer 250 ml-Flasche reichen meist aus. In wärmeren Gegenden, oder wenn der Inhalt über eine längere Zeitdauer eingenommen werden soll, kann mehr Alkohol – bis zu einem Drittel der Lösung – vonnöten sein. Manche Patienten, die unter Alkoholentzug stehen, können selbst gegen ein paar Tropfen Alkohol als Konservierungsmittel Einwände erheben. Bei diesen Patienten kann Glycerin verwendet werden, wobei die Mengen verdoppelt werden müssen, da es kein so gutes Konservierungsmittel wie Alkohol ist.

Fügen Sie 30 Tropfen Konservierungsmittel hinzu:
• Branntwein
• Reinen Alkohol
• Wodka
• Korn

3 Schütteln Sie die Flasche 1 - bis 12 mal *direkt vor* der Einnahme abhängig von der Empfindlichkeit des Patienten. Fünf bis sechs Schüttelschläge sind bei durchschnittlicher Empfindlichkeit angemessen; ein oder zwei Schüttelschläge bei überempfindlichen Patienten; und 10 bis 12 Schüttelschläge bei unempfindlichen Patienten.

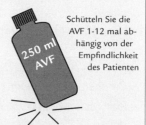

Schütteln Sie die AVF 1-12 mal abhängig von der Empfindlichkeit des Patienten

4 Lassen Sie den Patienten einen Teelöffel des Arzneimittels aus der AVF in 125 ml reinem Wasser auflösen, umrühren und einen Teelöffel davon einnehmen. In den meisten *chronischen* Fällen hat sich ein Teelöffel als ausreichend herausgestellt. Gelegentlich kann die Dosis erhöht werden, um die gewünschte Wirkung zu erzielen (z. B. zwei Teelöffel pro Tag). Fangen Sie im Allgemeinen mit einem Teelöffel pro Tag an, *falls notwendig*. Unempfindliche Patienten können damit beginnen, ihre Arznei direkt aus der AVF einzunehmen. Sobald eine positive Reaktion erfolgt, sollten sie dann damit anfangen, einen Teelöffel aus der AVF wie oben beschrieben in 125 ml reinem Wasser aufzulösen.

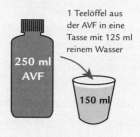

1 Teelöffel aus der AVF in eine Tasse mit 125 ml reinem Wasser

5 Sobald in einem chronischen Fall eine positive Wirkung erkennbar wird, passen Sie die Dosis an, indem Sie den Patienten jeden zweiten Abend eine Gabe einnehmen lassen.

6 Jedes Mal, wenn Sie die Dosierung ändern, müssen Sie *besonders auf die Reaktion des Patienten achten*. Falls es nach der ersten Gabe zu einer Verschlimmerung kommt, warten Sie, bis diese abklingt und die erwartete Besserung anschließend nachlässt. An diesem Zeitpunkt kann das Arzneimittel in einer angepassten Potenz und/oder Dosis (nach unten) wiederholt werden. Es gibt keine feststehenden Regeln. Am Ende von Kapitel 5 gebe ich einige Richtlinien aus meiner klinischen Erfahrung.

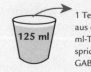
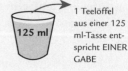

1 Teelöffel aus einer 125 ml-Tasse entspricht EINER GABE

---

2 1 Teelöffel = 5 ml, 1 Esslöffel = 15 ml

1837 schreibt Hahnemann in *Die chronischen Krankheiten*:

> ***CK (3), Fußnote zu S. 10:*** *Bei Behandlung akuter Krankheits-Fälle verfährt der homöopathische Arzt auf ähnliche Weise. Er löset ein (zwei) Kügelchen der hochpotenzirten, wohlgewählten Arznei in 7, 10, 15 Esslöffeln Wasser, (ohne Zusatz) durch Schütteln der Flasche auf und lässt den Kranken, je nachdem das Uebel mehr oder weniger akut, mehr oder weniger gefährlich ist, alle halbe, alle ganze, alle 2, 3, 4, 6 Stunden (nachdem jedesmal die Flasche wieder wohl geschüttelt worden war) einen ganzen oder halben Esslöffel voll einnehmen, oder auch, wenn es ein Kind ist, weniger noch. Sieht der Arzt keine neuen Beschwerden hinzukommen, so fährt er in diesen Zwischenzeiten damit fort, bis die Anfangs vorhandnen Symptome sich zu erhöhen anfangen; dann giebt er seltner und weniger.*

Beachten Sie, dass Hahnemann uns auffordert, die Flasche vor jeder weiteren Gabe zu schütteln, und erklärt, dass wir so lange weitere Gaben verabreichen können, bis eine Erstverschlimmerung auftritt. Dann verringern wir die Häufigkeit der Einnahme und die Größe der einzelnen Gabe.

Die frische Arzneimittelauflösung kann lange Zeit aufbewahrt werden, ohne zu verderben. Sie ermöglicht es dem Homöopathen, die Arzneigabe zu wiederholen, während der Patient eine allmähliche Besserung erfährt, anstatt auf einen Rückfall zu warten.

Wenn es den Anschein hat, dass das Mittel aufgehört hat zu wirken, hat es sich mir als sehr nützlich erwiesen, die Anzahl der Schüttelschläge zu steigern. Wurden beispielsweise fünf Schüttelschläge pro Gabe appliziert, bevor die Besserung stillstand, bringt eine Steigerung auf sechs oder mehr Schüttelschläge oft wieder Bewegung in den Fall. Probieren Sie diese Anpassung aus, wenn die Arznei immer noch angezeigt ist, und auch, bevor Sie in Erwägung ziehen, eine miasmatische Blockade anzugehen, oder, was schlimmer wäre, das Mittel zu wechseln, obwohl das klinische Bild unverändert ist.

Bevor Hahnemann zu der echten Split-dose-Methode fand, ging er so vor, dass er eine ungeteilte Wasserauflösung herstellte, indem er vor jeder weiteren Verabreichung ein oder zwei Kügelchen hinzufügte, um eine etwas stärkere Potenz herzustellen. Dabei bestand die Gefahr darin, dass sich bei jeder Gabe mehr Globuli in der LK akkumulierten, was an einem gewissen Punkt zum Auftreten von Arzneisymptomen führte.

Bei der echten Split-dose-Methode brauchen Sie nur **ein** Kügelchen, und Ihr Patient wird nicht solche Verschlimmerungen erleben wie bei der ungeteilten Gabe. Außerdem erlaubt sie dem Patienten, die Anzahl der Schüttelschläge von zwei auf zwölf zu steigern. Selbst wenn der Patient mehrere Gaben des Arzneimittels einnimmt, erhält er dabei immer noch eine geringere Menge, als wenn er eine trockene Gabe zweimal wiederholt hätte (Multi-Dosis). Dies ist ein sehr subtiler Aspekt der Theorie von der minimalen Dosis. Hahnemann sagt in *Die chronischen Krankheiten*:

CK (3), S. 14: *Als ich noch die Arzneien ungetheilt, jede mit etwas Wasser auf einmal einnehmen liess, fand ich die Potenzirung der Verdünnungs-Gläser durch 10 Schüttel-Schläge oft zu stark wirkend (ihre Arzneikräfte allzusehr entwickelt) und rieth daher nur zwei Schüttel-Schläge an. Seit einigen Jahren aber, da ich jede Arzneigabe in unverderblicher Auflösung auf 15, 20, 30 Tage und weiter zertheilen kann, ist mir keine Potenzirung eines Verdünnungs-Glases zu stark und ich verfertige wieder jede mit 10 Arm-Schlägen. Ich muss also das, was ich noch vor drei Jahren im ersten Theile dieses Buchs, S. 186 darüber schrieb, hiemit wieder zurücknehmen.*

Es ist wichtig, sich darüber klar zu werden, dass die 5. und 6. Auflage des *Organon* einander weitaus mehr ähneln als die 4. und 5. Auflage. Die fortschrittlichen Methoden der 6. Auflage mit Wasserauflösungen und häufigeren Wiederholungen gelten gleichermaßen für die Centesimalpotenzen der 5. Auflage, wie wir in diesem Kapitel gesehen haben[2].

Die Anpassung der zweiten Flasche

Wenn der chronische Zustand eines Patienten sich gebessert hat, ist es oft nicht ratsam, zu einer höheren Potenz zu wechseln, besonders von der 1M zur 10 M und manchmal von der C200 zur 1M, da es dann zu unnötigen Erstverschlimmerungen kommt. Um einen sanfteren Übergang zu erreichen, können Sie die vorherige Potenz in einer neuen Flasche nehmen. Geben Sie ein Kügelchen desselben Mittels und derselben Potenz zusammen mit reinem Wasser und Alkohol wie vorher beschrieben in eine neue Flasche. Schütteln Sie diese dann so oft, wie die ursprüngliche Flasche bis dahin insgesamt geschüttelt wurde. Wenn der Patient beispielsweise 20 Tage lang zehnmal pro Tag geschüttelt hat, macht das insgesamt 200 Schüttelschläge. Also schütteln Sie die neue Flasche 200 Mal, um das Potenzniveau zu erreichen, das die erste Flasche zum Schluss aufgewiesen hatte. Geben Sie dem Patienten die erste Dosis aus der neuen Flasche *nicht direkt* nach den 200 Schüttelschlägen. Da die Wirkung *unmittelbar* nach der Potenzierung am stärksten ist, ist es notwendig, die neu dynamisierte Flasche **mindestens sechs Stunden stehen zu lassen**. Danach können Sie die erste Gabe aus der neuen Flasche verabreichen, wobei Sie vorher zusätzlich die von Ihnen gewählte Anzahl von Schüttelschlägen

---

[2] *Viele Leute glauben, dass Hahnemann die trockenen Gaben bei den Centesimalpotenzen und die Wasserauflösungen ausschließlich für die Q-Potenzen anwendete. Wie Sie sehen können, ist das falsch. Von 1840 bis 1843 verwendete er in der Praxis sowohl die C- als auch die Q-Potenzen als Wasserauflösung. Offensichtlich hielt er die Q1-Potenz für stärker als die C30, da er in manchen Fällen mit einer C30 für den akuten Zustand begann und dann zu einer Q1 für die chronische Erkrankung wechselte. Ebenso pflegte er, wenn sich die C30 als ungenügend wirksam erwies, zu den Q-Potenzen zu wechseln und sich mit diesen hochzuarbeiten.*

hinzufügen. Auf diese Weise ist die erste neue Dosis wiederum in der Potenz geändert und kann ruhig von der LK aufgenommen werden.

Diese Methode ist nicht dasselbe wie die Plussing-Methode. Bei letzterer fügen Sie dem letzten Teelöffel in der AVF frisches Wasser hinzu, wodurch der Patient eine größere Menge des Arzneimittels erhält, jedoch mit einem geringeren Sprung in der Potenz. Dieser letzte und am stärksten wirksame Teelöffel voll wird mit einer Menge Wasser verdünnt, welche die Lösung abschwächt. Aber auch dann fährt der Patient damit fort, vor jeder Gabe zu schütteln, um die Potenz leicht zu steigern. Nach dieser Plussing-Methode können Sie vorgehen, wenn der Patient Sie nicht innerhalb der nächsten sieben Tage aufsuchen kann oder um festzustellen, wie er auf diese weniger potenzierte Flasche reagiert. Macht er noch genau so gute Fortschritte wie mit der ursprünglichen Flasche? In diesem Fall wissen wir, dass die folgende Flasche mit der nächsten Potenz weniger häufig geschüttelt werden sollte als die vorherige, um Erstverschlimmerungen zu vermeiden und die Heilung zu beschleunigen. Wenn auf der anderen Seite derselbe Patient merkt, dass sein "Wohlbefinden" und Fortschritt sich während der Einnahme der durch Plussing hergestellten Lösung verschlechtern, können wir davon ausgehen, dass dieser Patient noch weit von einer Heilung entfernt ist und mit Sicherheit aus der nächsten unverdünnten AVF mit einer höheren Potenz Nutzen ziehen wird. Oft ist es aber am besten, wenn ein Patient mit einer Arzneiflasche aufhört, abzuwarten und zu sehen, was passiert, bevor man zu der nächsten Flasche mit einer höheren Potenz wechselt.

Was ist mit der Erstverschlimmerung?

In der 5. Auflage des *Organon* spricht Hahnemann von dem Versuch, die leichteste homöopathische Verschlimmerung hervorzurufen (was sich sehr von der 4. Auflage unterscheidet):

> ***Org (5) § 279:*** *Diese reine Erfahrung zeigt durchgängig, dass ... die Gabe des homöopathisch gewählten Heilmittels nie so klein bereitet werden kann, dass sie nicht noch stärker, als die natürliche Krankheit wäre, und sie nicht, wenigstens zum Theil, zu überstimmen, auszulöschen und zu heilen vermöchte, so lange sie noch einige, obschon geringe Erhöhung ihrer Symptome über die ihr ähnliche Krankheit (geringe homöopathische Verschlimmerung) gleich nach ihrer Einnahme zu verursachen im Stande ist.*

Derselbe Gedanke von einer unausweichlichen homöopathischen Erstverschlimmerung (Hahnemann bevorzugte den Begriff *Erstwirkung* der Arznei) findet sich auch in:

Org (5) § 161: *Wenn ich die sogenannte homöopathische Verschlimmerung, oder vielmehr die die Symptome der ursprünglichen Krankheit in etwas zu erhöhen scheinende Erstwirkung der homöopathischen Arznei hier auf die erste oder ersten Stunden setze, so ist diess allerdings bei den mehr acuten, seit Kurzem entstandenen Uebeln der Fall; wo aber Arzneien von langer Wirkungsdauer ein altes und sehr altes Siechthum zu bekämpfen haben, eine Gabe also viele Tage allein fortwirken muss, da sieht man in den ersten 6, 8, 10 Tagen von Zeit zu Zeit einige solcher Erstwirkungen der Arznei, einige solche anscheinende Symptomen-Erhöhungen des ursprünglichen Uebels (von einer oder etlichen Stunden Dauer) hervorkommen, während in den Zwischenstunden Besserung des Ganzen sichtbar wird. Nach Verfluss dieser wenigen Tage erfolgt dann die Besserung von solchen Erstwirkungen der Arznei fast ungetrübt noch mehre Tage hindurch.*

Also müssen wir davon ausgehen, dass wir immer eine Art Verschlimmerung hervorrufen werden, wenn wir nach dieser Split-dose-Methode gemäß der 5. Auflage des *Organon* vorgehen, wobei diese aber auf jeden Fall weniger gravierend ist als bei einer trockenen Gabe gemäß der 4. Auflage. *Erst* in der 6. Auflage eliminiert Hahnemann völlig den Gedanken, dass eine Erstverschlimmerung auftreten muss, wenn Heilung erfolgen soll (siehe auch Kapitel 5).

Warum soll ich nach der Split-dose-Methode gemäß der 5. Auflage vorgehen, wenn ich die Q-Methode der 6. Auflage anwende?

Q-Potenzen sind eine wundervolle Sache, aber nicht für jedermann. Zum einen braucht der Homöopath eine gewisse Zeit, um sich an die Geschwindigkeit der Veränderungen zu gewöhnen. Q-Potenzen erfordern häufigere Folgekonsultationen, was der Arzt vielleicht nicht wünscht oder wofür er nicht die Zeit hat. Dies ist eine ziemlich selbstsüchtige Entschuldigung, andererseits ist die Q-Methode oft auch schwieriger umzusetzen, da der Patient seinen Symptomen nun mehr Aufmerksamkeit schenken muss. Das mag für einen *Arsenicum*-Patienten gut sein, aber sicherlich nicht für die Mehrzahl der Patienten, die daran gewöhnt sind, für ihre Hauptbeschwerde täglich Medikamente einzunehmen. Es ist schwer für den Patienten, die subtilen mentalen und emotionalen Veränderungen wahrzunehmen, die auftreten. Viele Patienten sind viel zu "beschäftigt", um sich mit der Beobachtung ihrer Symptome abzugeben, oder sie verstehen Ihre Anweisungen nicht. Das ist leider die Realität, und bevor Sie sich versehen, hat Ihr Patient selber eine Verschlimmerung ausgelöst.

Die Annahme, dass Q-Potenzen bei sehr empfindlichen Menschen angezeigt sind, ist falsch. Wenn der Patient vermutlich dazu neigt, auf höhere Potenzen als C30 überzureagieren, verwenden Sie keine Q-Potenzen, sondern nehmen Sie stattdessen tiefere Centesimalpotenzen. Sie können die C6, C12, C18 und C24 aufsteigend mit der medizinischen Split-dose-Methode einsetzen (gehen Sie nach dieser vor, wenn Sie Verschlimmerungen befürchten oder ein pathologischer Befund vorliegt). Arbeiten Sie sich bis zur C30 hoch und wechseln Sie erst dann zu den Q-Potenzen. Hahnemann ging in seinen letzten Jahren in Paris mit sehr großem Erfolg nach dieser Methode vor. Überempfindliche Menschen fahren nicht gut mit trockenen Gaben höherer Potenzen wie C200, 1M etc. und sind in der Tat durch das System der Centesimalpotenzen allein nicht heilbar.

Die Miniaturarzneiauflösung

Hahnemann schreibt in *Die chronischen Krankheiten*, dass seine Split-dose für die meisten Patienten sehr bequem war, es jedoch einige Patienten gab, die Einwände gegen die Menge des benötigten Konservierungsmittels (Alkohol oder Holzkohle bei wärmerem Wetter) erhoben. Auf Reisen kann es praktischer sein, unsere aufgelösten Arzneien in kleineren Fläschchen aufzubewahren. Hahnemann beschrieb diese mikro-medizinische Lösung um 1837 herum.

> *CK (3), S. 13-14: Ich fand daher in der letztern Zeit folgende Verfahrungs-Art für sorgfältige Kranke vorzüglicher. Von einem Gemische aus etwa fünf Esslöffeln reinem Wasser und 5 Esslöffeln Franzbranntwein – was man in einer verstopften Flasche vorräthig hält, tropft man 200, 300, oder 400 Tropfen (je nachdem die Arznei- Auflösung stärker oder schwächer werden soll) in ein Fläschgen, was davon über die Hälfte voll werden kann, worin das kleine Arzneipulver, oder das, oder die bestimmten Arzneikügelchen liegen, stopft es zu, und schüttelt es, bis letztere aufgelöset sind. Denn lässt man hievon 1, 2, 3, oder, nach Befinden der Erregbarkeit und der Lebenskräfte des Kranken einige Tropfen mehr in eine Tasse fallen, worin ein Esslöffel Wasser vorhanden ist, was man dann stark umrührt und den Kranken einnehmen lässt, und, wo mehre Behutsamkeit nöthig ist, auch wohl nur die Hälfte davon. … Besser nimmt man, statt der Tasse, ein Fläschgen, worin ein Esslöffel Wasser gethan und die Zahl der Arzneitropfen dazu getröpfelt worden ist, was man dann ebenfalls 5, 6 Mal zusammen schüttelt, und dann ganz oder zur Hälfte austrinkt.*

Hahnemann empfiehlt die Anwendung dieser Mini-Lösungen bei *sorgfältigen und empfindlichen* Patienten, denn bei einer kleinen Menge muss die korrekte Anzahl von Tropfen sehr präzise sein. Wir sehen, wie er die Anzahl der Tropfen an empfindliche (400 Tropfen) und weniger empfindliche (200 Tropfen) Patienten anpasst, und diese Flasche dann wieder ein- bis zwölfmal vor der Einnahme schütteln lässt. Von dieser Mini-Lösung können die Patienten ein, zwei oder drei Teelöffel pro Gabe einnehmen. Hahnemann empfiehlt die Verwendung eines zweiten Fläschchens statt einer Tasse, so dass die Gabe, die dem Patienten direkt verabreicht wird, vor der Anwendung noch einmal verschüttelt werden kann. Dies ist eine großartige Methode, die wie die Q-Methode an jede Empfindlichkeit und Konstitution angepasst werden kann.

Diese Technik wird Split-dose statt multipler Dosis genannt, da hier nur ein Kügelchen (oder zwei, um sicher zu gehen, dass eines arzneilich imprägniert ist) genommen wird, um eine Wasserauflösung zuzubereiten, welche dann auf mehrere Tage, Wochen und Monate aufgeteilt wird. Auf diese Weise ist es möglich, "ein einziges Kügelchen viele Male" einzunehmen. Dadurch bleibt die Menge der Gabe sehr gering, und, sofern bzw. wann nötig, kann die Arznei wiederholt werden, um die Heilung zu beschleunigen, da die Gabe durch die Schüttelschläge jedes Mal leicht verändert wird. Natürlich bildet eine *auffallende Reaktion* die Ausnahme.

Zusammenfassung: Die Hauptvorteile von Arzneiauflösungen

1. Die Arzneiauflösungen sind von Natur aus sanfter, wirken aber gleichzeitig tiefer, da ihre dynamische Kraft in einem flüssigen Medium gesteigert wird. Die niedrigeren Potenzen (C6 bis C200) wirken tiefer in flüssiger als in trockener Form, und dennoch sind die Nachteile und Einschränkungen nur minimal. Dasselbe gilt für höhere Potenzen, die wiederholt verabreicht werden können, wenn die Gabe in der geeigneten Weise angepasst wird.

2. Die Arzneien können, wenn notwendig, in angemessenen Intervallen wiederholt eingenommen werden, sogar während einer Besserung des Patienten, anstatt abzuwarten und zu beobachten, wie es in der 4. Auflage des *Organon* mit ihrer trockenen Einzelgabe empfohlen wurde. Solange der Patient eine Besserung erfährt und keine Verschlimmerungen oder Veränderungen der Symptomatik auftreten, kann das Arzneimittel fortgesetzt werden. Die einzige Ausnahme bildet eine **auffallende Besserung**.

3. Die Dynamisierung dieser medizinischen Lösungen kann durch verschiedene Dosierungsmethoden streng individualisiert werden, um sie der Empfindlichkeit des Patienten möglichst genau anzupassen. Dies kann bedeuten, für die ursprüngliche Lösung kleinere oder größere Mengen Wasser zu verwenden, die Arznei in der ersten oder zweiten Tasse zu verdünnen, weniger Schüttelschläge vor der Einnahme anzuwenden, das Mittel in kürzeren oder längeren Intervallen zu verabreichen etc. Diese Empfehlungen stimmen mit denen für die Q-Potenzen überein.

Nach der ersten Gabe ist es immer ratsam, den Patienten nach seiner Reaktion auf das Arzneimittel zu befragen. Wenn eine deutliche und fortschreitende Besserung eingesetzt hat, empfiehlt es sich zu schauen, wie lang dieser Besserungsgrad anhält. In dem Augenblick, wo es zu einer Verlangsamung kommt, wiederholen Sie die Gabe. Wenn die Besserung, sagen wir, nach drei Tagen zum Stillstand kommt, wissen wir, dass wir anfangs alle drei Tage eine Dosis verabreichen müssen. Wenn sich nach der ersten Gabe nicht viel verändert hat, können wir vorsichtig weitermachen und dem Patienten täglich eine Dosis geben, bis sich eine Besserung abzeichnet. Von da an ist die Anpassung möglich. Meine klinische Erfahrung hat gezeigt, dass Erstverschlimmerungen bei der Split-dose-Methode viel seltener auftreten, und zwar aufgrund der Tatsache, dass wir ein einziges Kügelchen auf viele Tage aufteilen (eine 125 ml-Flasche reicht ungefähr 24 Tage, wenn Gaben von einem Teelöffel eingenommen werden).

Unabhängig davon, welche Potenz oder Methode wir verwenden, Arzneigaben werden **niemals** auf mechanische Weise über einen längeren Zeitraum verabreicht. Dies führt nur zu einer Überdosierung und der Erzeugung noch komplexerer Krankheiten. Die Individualisierung ist einer der Eckpfeiler der Homöopathie und muss unter allen Umständen beachtet werden. Ebenso ist es sehr klug, Hahnemanns Anweisungen wortgetreu zu befolgen. Manche Homöopathen verfassen logische Abhandlungen über Äquivalente, aber die medizinischen Lösungen haben ihre eigenen Arzneikräfte und Harmonien, die sich **nicht** auf numerische Äquivalenz begründen. Versuchen Sie nicht, schlauer als Hahnemann zu sein – ganz gleich, welches Experiment Ihnen durch den Kopf geht: Er hat es bereits durchgeführt!

Kapitel 5

Potenzwahl und Fallmanagement: Die 6. Auflage des *Organon*

"Es existieren zwei Welten: die Welt der Gedanken, sprich der immateriellen Substanz, und die Welt der Materie, also der stofflichen Substanz." – Kent

Einführung und Geschichte

1842 beendete Hahnemann die 6. Auflage des *Organon*. Zum Zeitpunkt seines Todes am 2. Juli 1843 war sie jedoch noch nicht veröffentlicht worden. Nach seinem Tod hielt seine zweite Frau Melanie Hahnemann, die erste weibliche Homöopathin, das Manuskript zurück. Viele Homöopathen wie von Bönninghausen, Hering, Lippe und Rau baten um die Freigabe dieses wichtigen Dokuments. Leider sollte Melanie nie die von ihr gewünschte Ablösesumme für das Manuskript erhalten. Die Homöopathen Nordamerikas, die darum kämpften, diese neue Heilkunst zu etablieren, waren nicht in der Lage, die von ihr geforderten 50.000 Dollar aufzubringen.

Nach und nach schieden immer mehr homöopathische "Größen" aus Hahnemanns Zeit aus dem Leben. Jüngere Homöopathen, die mit diesem Schatz nicht vertraut waren, zeigten kein weiteres Interesse, zumal Kents Einfluss immer mehr zunahm. Bei Melanies Tod im Jahre 1878 hatte sich noch kein Käufer gefunden, und das Originalmanuskript der 6. Auflage geriet in den Besitz von Dr. von Bönninghausens Sohn, der mit Melanies Adoptivtochter verheiratet war. Die Familie von Bönninghausen erbte auch Hahnemanns Publikationen und Arzneimittel. Erst im Jahre 1920 kam es zu einer Wiederentdeckung der 6. Auflage des *Organon* durch Richard Haehl, welcher eine großartige Biographie über Hahnemanns Leben in zwei Bänden geschrieben hat. Mit der finanziellen Unterstützung von Dr. William Boericke wurde die erste deutsche Ausgabe 1920 veröffentlicht. Ich möchte Ihre Aufmerksamkeit auf die Tatsache lenken, dass dies vier Jahre nach dem Tod von Kent geschah, was schwerwiegende Konsequenzen für die nächsten Generationen von Homöopathen hatte, da diese die in der 6. Auflage verborgenen Schätze ohne die Anleitung eines der alten Meister nicht heben konnten. Boericke übersetzte Hahnemanns handschriftlichen Ergänzungen aus der Originalvorlage und fügte diese Dudgeons englischer Ausgabe der 5. Auflage des *Organon* hinzu (Dudgeon and Boericke 2001).

In den USA war der Zeitpunkt jedoch

nicht günstig, da sich die Homöopathie bereits im steilen Niedergang befand. Es gab nur noch sehr wenige Homöopathen und homöopathische Krankenhäuser und auch keine medizinische Fakultät mehr, an der die Homöopathie gelehrt wurde. Kurz darauf gerieten die homöopathischen Institutionen unter den Beschuss der American Medical Association, die von der Regierung der USA unterstützt wurde, so dass es zu Schließungen kam. So war es kein Wunder, dass die Q-Potenzen erst im Jahr 1950 entdeckt wurden, und zwar von Dr. Charles Pahud aus Frankreich und 1954 durch den berühmten Schweizer Homöopathen Pierre Schmidt, der ein kleines Büchlein mit dem Titel *Hidden treasures of the 6th Edition of the Organon* veröffentlichte. Die indische Familie Choudhuri begann 1957 mit der Verwendung von Q-Potenzen, und bis zum heutigen Tage befinden sich die weltweit meisten Verschreiber von Q-Potenzen in Indien. Leider befolgen sie dabei nicht immer die Regeln, die Hahnemann in seiner 6. Auflage aufgestellt hat.

Warum die 6. Auflage?

Einer der Gründe, warum Hahnemann in der 5. Auflage des *Organon* die Anwendung von in Wasser gelösten Arzneien einführte, bestand darin, das Phänomen der durch hohe Potenzen hervorgerufenen Erstverschlimmerungen, welche vor allem bei empfindlichen Patienten und solchen mit schweren Pathologien auftraten, zu beherrschen. Trotz des großartigen Erfolges dieser Split-dose-Methode fuhr Hahnemann aber mit seinen kontinuierlichen Forschungen und Experimenten fort, um die Forderung seines zweiten Paragraphen zu erfüllen: eine schnelle, sanfte und dauerhafte Heilung.

Trotz Hahnemanns lebenslanger Bemühungen, seine Methodik zu verbessern und Erstverschlimmerungen zu vermeiden, versuchen viele der sogenannten *klassischen* Homöopathen, uns davon zu überzeugen, dass diese Verschlimmerungen für eine Heilung absolut notwendig sind und dass sie als klarer Wegweiser zum gut gewählten Arzneimittel dienen. Sie gehen sogar so weit zu behaupten, dass ein Behandler, der nicht an diese Erstverschlimmerungen glaubt – welche sie oft mit einer Heilungskrise verwechseln –, unwissenschaftliche Homöopathie betreibt. Wenn dem tatsächlich so wäre, müsste Hahnemann ebenfalls in diese Kategorie eingestuft werden, denn während seiner gesamten Schaffenszeit, im Verlauf von sechs verschiedenen Auflagen des *Organon,* bestand sein Ziel vor allem darin, einen Weg zu finden, um unnötige Erstverschlimmerungen zu vermeiden, welche seinen Patienten nicht nur mehr Leiden bescherten, sondern auch die Heilung beträchtlich verlangsamten.

Erst in der 6. Auflage des *Organon* trennte sich Hahnemann völlig von der Vorstellung, dass Patienten im Rahmen der Heilung eine Erstverschlimmerung erfahren müssen. Dies zeigt uns, dass die meisten Homöopathen nie die 6. Auflage gelesen haben, da sie immer noch von der Notwendigkeit solcher Erstverschlimmerungen überzeugt sind. Hahnemann stellte ganz klar fest:

> **Org § 161:** *Wenn ich die sogenannte homöopathische Verschlimmerung, oder vielmehr die, die Symptome der ursprünglichen Krankheit in etwas zu erhöhen scheinende Erstwirkung der homöopathischen Arznei, hier auf die erste oder auf die ersten Stunden setze, so ist dieß allerdings bei den mehr acuten, seit Kurzem entstandenen Uebeln der Fall; wo aber Arzneien von langer Wirkungsdauer ein altes oder sehr altes Siechthum zu bekämpfen haben, da dürfen keine dergleichen, anscheinende Erhöhungen der ursprünglichen Krankheit, während des Laufes der Cur sich zeigen und zeigen sich auch nicht, wenn die treffend gewählte Arznei in gehörig kleinen, nur allmälig erhöheten Gaben, jedesmal durch neue Dynamisirung (§.247) um etwas modificirt wird; dergleichen Erhöhungen der ursprünglichen Symptome der chronischen Krankheit, können dann nur zu Ende solcher Curen zum Vorscheine kommen, wenn die Heilung fast oder gänzlich vollendet ist.*

Abgesehen von akuten Krankheiten erwartete Hahnemann nun keine Erstverschlimmerungen mehr zu Beginn seiner Behandlung mit Q-Potenzen, sondern erst am Ende, wenn die Heilung beinahe vollendet ist. Nur dann sollte eine Verschlimmerung (sog. Spätverschlimmerung, Anm. d. Ü.) und zusätzliche, der Arznei zugehörige Symptome auftreten können. Dies ist von großer Wichtigkeit und einer der Hauptunterschiede zu Arzneien der Centesimalskala. Wenn es hier zu einer Verschlimmerung kommt (die in der 4. Auflage des *Organon* noch als erwünscht bezeichnet wurde, gemäß der 5. Auflage jedoch weniger heftig sein sollte), tritt diese *zu Beginn der Behandlung* auf, wenn die Lebenskraft (LK) und die Stärke des Patienten noch geschwächt sind. Abhängig von der Dauer und Intensität dieser Verschlimmerung kommt es dadurch gewöhnlich sogar zu einer Verlangsamung der Heilung der natürlichen Krankheit. Bei Q-Potenzen tritt die Verschlimmerung erst gegen Ende der natürlichen Krankheit auf, also zu einem Zeitpunkt, wenn die LK des Patienten schon beinahe völlig von der krankmachenden Störung befreit ist. Daher benötigt der aufmerksame Homöopath, sobald er der Verschlimmerung gewahr wird, nur wenig Zeit und Anstrengung, der LK dabei zu helfen, in ihrer Nachwirkung eine perfekte Homöostase herzustellen (siehe auch Kapitel 12, Szenario #10).

Hahnemann zeigt großes Vertrauen in seine Q-Potenzen, da er schreibt:

> **Org § 279:** *Diese reine Erfahrung nun zeigt **durchgängig**, daß, wenn der Krankheit nicht offenbar beträchtliche Verderbniß eines wichtigen Eingeweides zum Grunde liegt, (auch wenn sie unter die chronischen und complicirten gehörte) und, selbst wenn bei der Cur alle andern, fremdartig arzneilichen Einwirkungen auf den Kranken entfernt gehalten worden wären – die Gabe des homöopathisch gewählten, hochpotenzirten Heilmittels für den Anfang der Cur einer wichtigen, (vorzüglich chronischen) Krankheit, in der Regel nie so klein bereitet werden kann, daß sie nicht noch stärker als die natürliche Krankheit wäre, daß sie dieselbe nicht, wenigstens zum Theil, zu überstimmen, nicht schon einen Theil derselben im Gefühle des Lebensprincips auszulöschen und so schon einen Anfang der Heilung zu bewirken vermöchte.*

Alle Hinweise auf eine Erstverschlimmerung wurden aus der 6. Auflage des *Organon* entfernt; mit der nicht-invasiven Q-Methode von 1840 besteht keine Notwendigkeit mehr, eine Verschlimmerung hervorzurufen. Dies stellt einen Richtungswechsel in der homöopathischen Denkweise dar: Wir haben keinen Grund mehr, eine Erstverschlimmerung zu erwarten, lange abzuwarten oder Krisen bzw. Überdosierungen zu fürchten, da all dies nun überwunden ist.

Wie erreichen Q-Potenzen dies?

Q-Potenzen werden durch schrittweise Verdünnung der Arznei in einem Verhältnis 1:50.000 hergestellt, wobei die Anzahl der Schüttelschläge 100 beträgt. Im Vergleich mit den Centesimalpotenzen (Verdünnungsverhältnis 1:100, 10 Schüttelschläge) ist demnach bei den Q-Potenzen sowohl die Verdünnung als auch die Anzahl der Schüttelschläge sehr viel größer. Durch die hohen Verdünnungsstufen sind die Arzneiwirkungskräfte sehr groß, während die im Vergleich zur Verdünnung relativ geringe Anzahl von Schüttelschlägen die Verschlimmerungen in Grenzen hält. Dies hat zur Folge, dass das Arzneimittel, sehr schnell und tief eindringt und bis zur Geistes- und Gemütsebene und weit zurück in der Krankengeschichte des Patienten reicht. Dies erlaubt eine Heilung in viel kürzerer Zeit, ein Umstand, an dem Hahnemann immer gearbeitet hat.

Aber eine Warnung muss für alle Homöopathen, die beginnen, mit Q-Potenzen zu behandeln, ausgesprochen werden. Q-Potenzen sind **nicht** die überaus sanften, niemals eine Verschlimmerung auslösenden Potenzen, wie so viele falsch informierten Homöopathen glauben!

Hahnemann stellte sogar fest, dass die Q-Potenzen selbst in ihrer niedrigsten Stufe, auch wenn sie im zweiten oder dritten Glas verdünnt werden, noch stärker wirkten als die Potenzen der Centesimalskala. Wir täten gut daran, dem Beispiel Hahnemanns in seinen letzten Praxisjahren zu folgen. Bei chronischen Krankheiten, besonders bei empfindlichen Patienten und schweren Pathologien, begann er oft mit der C6 als Wasserauflösung (Splitdose), arbeitete sich über die C12, C18 und C24 bis zur C30 hoch und wechselte dann zur Q1. Wenn bei einem Patienten nach der Gabe einer C30 eine Verschlimmerung auftritt, wird diese mit Sicherheit nach einer Q1 noch zunehmen, also nach der niedrigsten Q-Potenz! Und da es bei einem Patienten, der mit einer Q-Potenz behandelt wird, zu einer viel schnelleren Reaktion kommen wird, muss der Homöopath gewappnet sein, seinen Patienten von Anfang an zu unterstützen, sogar noch mehr als bei den C-Potenzen.

Hinsichtlich weiterer Erläuterungen zu den Q-Potenzen (Herstellung, wie man selbst eine Q2, Q3 etc. anfertigt, Vorteile gegenüber der Centesimalskala und Anpassung an den Patienten) verweise ich den Leser auf mein Buch, *Hahnemann Revisited*, Kapitel 6.

Vorteile der Q-Potenzen gegenüber der Split-dose-Methode der 5. Auflage

Die Vorteile der Q-Potenzen gegenüber den trockenen Gaben der C-Potenzen werden in meinem Buch, *Hahnemann Revisited*, ausführlich dargelegt, deshalb möchte ich hier die Wirkung der in Wasser gelösten C-Potenzen mit den Q-Potenzen vergleichen. Nachfolgend einige Vorteile der Q-Potenzen gegenüber der Split-dose-Methode:

1. Bei der Anwendung der Q-Potenzen kommt es zu nicht zu plötzlichen Sprüngen in der Potenzhöhe. Der Patient beginnt mit der Q1, geht zur Q2 über, dann zur Q3 etc. Die Potenzhöhe wird dabei nur aus zwei Gründen gesteigert: Erstens, wenn die Flasche mit der vorherigen Potenz völlig aufgebraucht wurde und die Notwendigkeit besteht, mit demselben Arzneimittel fortzufahren. Zweitens, wenn der Patient einen Rückfall erleidet, bevor er die vorherige Flasche ganz aufgebraucht hat, was anzeigt, dass er eine höhere Potenz benötigt. Die einzige Ausnahme stellen sehr schwere Akutfälle dar, in welchen der Homöopath mit Q3 anfangen und dann zur Q6 wechseln kann. Ahmen Sie nicht die indischen Homöopathen nach, die ihre Patienten mit einer Q12 beginnen und dann zur Q18 etc. wechseln lassen. Wir sollten dem folgen, was Hahnemann sagte und tat. Als Hahnemann damit begann, Q-Potenzen zu verwenden, experimentierte er mit der anfänglichen Gabe einer hohen Q-Potenz, beispielsweise einer Q10, der er eine Q9, Q8 etc. folgen ließ. Er stellte jedoch fest, dass dies zu viele Verschlimmerungen verursachte, die wiederum mit Placebos behandelt werden mussten, wodurch sich der Heilungsfortschritt des Patienten verlangsamte. Daraufhin änderte er seine Vorgehensweise und begann mit der niedrigsten Potenz Q1, um sich dann auf der Skala nach oben zu bewegen. Wie bei den C-Potenzen können wir natürlich die nächste Flasche des Patienten anpassen, indem wir die Split-dose-Methode anwenden, also der nächsten Flasche die Anzahl der bisher verabreichten Schüttelschläge zuführen (siehe auch Kapitel 4, "Die Anpassung der zweiten Flasche"). Aber die aufsteigende Skala der Q-Potenzen ist sicherlich sanfter. Bei den höheren Centesimalpotenzen führen zu viele Verdünnungen und zu heftige Schüttelschläge zu aggressiven Erstwirkungen und starken Erstverschlimmerungen statt eine langanhaltende, sanfte Gegenwirkung der LK hervorzurufen.

2. Bei guter Anpassung der Potenzhöhe an das Wesen des Patienten, das Wesen der Krankheit und das Wesen der Arznei sollte keine Erstverschlimmerung auftreten. Und genau dies ist das Ziel der 6. Auflage. Während bei den C-Potenzen eine Verschlimmerung gleich zu Beginn der Behandlung auftritt, wenn die LK des Patienten noch geschwächt ist, manifestieren sich bei den Q-Potenzen eine Verschlimmerung und akzessorische Symptome wenn überhaupt erst am Ende der Behandlung, wenn sich der Patient besser damit auseinandersetzen kann.

Fortsetzung Seite 70

Fortsetzung

3. Bei Patienten, die viel mit Unterdrückungen zu tun hatten, und solchen mit schweren Pathologien, sind Q-Potenzen immer noch den Arzneiauflösungen gemäß der 5. Auflage vorzuziehen. Natürlich sollte die Heilung entsprechend § 2 immer "sanft" sein, aber wir müssen stets bedenken, dass dies bei stark unterdrückten Krankheiten beinahe unmöglich ist. Und bei Patienten mit schweren Pathologien hat man ohnehin nur wenig Spielraum bei der Potenzwahl, wenn es nicht zu nachteiligen Verschlimmerungen (wie bei hohen C-Potenzen) oder zu ungenügenden Ergebnissen (wie bei tiefen C-Potenzen) kommen soll. Die geschickte Anwendung von Q-Potenzen kann das Leiden des Patienten begrenzen, während er aus einer langdauernden Unterdrückungsphase "herausgezogen wird".

4. Q-Potenzen werden sogar zu noch schnelleren Reaktionen führen als die Split-dose-Methode. Der Nachteil besteht allerdings darin, dass der Patient selbst schnell Verschlimmerungen auslösen kann, wenn er die Anweisungen seines Arztes nicht strikt befolgt. Dieser muss daher in engem Kontakt mit seinem Patienten stehen, was häufigere Telefongespräche und mehr Emails bedeutet. Aber bei schwer zu heilenden Fällen ist es die Mühe wirklich wert.

5. Q-Potenzen sind die einzigen Potenzen, die eine Überlebenschance in Fällen bieten, in denen die Patienten am Rande der Heilbarkeit schweben.

6. Q-Potenzen sind weiterhin in Fällen angezeigt, in denen wir aufgrund der Schwere der Pathologie palliativ agieren müssen. Bei den C-Potenzen haben wir dafür nur die C6 zur Verfügung, die möglicherweise nicht in der Lage ist, zu schneller Linderung zu führen.

7. Ein Homöopath kann aus einer Q1 ganz einfach eine Q2, Q3 etc. herstellen, so dass er sich lediglich einen Satz Q1-Potenzen anschaffen muss, um eine komplette Apotheke zur Verfügung zu haben.

Moderne Mythen über die Q-Potenzen

"Q-Potenzen sind sanft und rufen keine Verschlimmerungen hervor."

Dies ist eine landläufige Auffassung unter Homöopathen, wenn sie anfangen, mit Q-Potenzen zu experimentieren. Sie glauben, dass die Q-Potenzen eine Art Tiefpotenz sind, die täglich wiederholt werden kann und "keine Verschlimmerung hervorruft". Aber sie führen **doch** zu Verschlimmerungen, wenn Hahnemanns Anweisungen zur individuellen Anpassung von Dosis, Potenz und Wiederholung er Gabe ignoriert werden. Ein starres Wiederholungsschema ("Nehmen Sie jeden Tag eine Gabe ein, bis die Flasche leer ist.") wird bei vielen Patienten zu Verschlimmerungen und zusätzlichen Symptomen führen. Deswegen hat Hahnemann so viele Ratschläge zur Anpassung der Dosis gegeben. Dass es sich bei diesen Q-Potenzen nicht um Tiefpotenzen handelt, wurde durch von Bönninghausen in seinen *Kleinen medizinischen Schriften* bestätigt:

Von den anderen, in diesen zwei Heilungsgeschichten angewendeten Mitteln (Sulph., Merc. und Ac. nitri) sind neue, in der nächsten Ausgabe des Organons (6. Auflage: Anmerkung des Autors) zu beschreibende Dynamisationen angewendet, deren eigenthümliche Anfertigung mir bekannt ist und die, weniger Zeit und Mühe kostend, im Wesentlichen unsere jetzigen Hoch- und Höchstpotenzen darstellt, aber zufolge gegebenen Ehrenworts zur Zeit von mir noch nicht veröffentlicht werden darf (von Bönninghausen 1984, S. 797).

Dass Hahnemann die tägliche Gabe der Q-Potenz nicht als Standarddosis verwendete, wurde von Dr. Croserio, einem engen Freund Hahnemanns, der dessen Praxis in Paris täglich aufsuchte und ihn bei seiner Arbeit beobachtete, bestätigt:

Nur in seltenen Fällen ließ er täglich einmal von der ersten Auflösung in 8 bis 15 Eßlöffel Wasser einen Eß- oder Kaffeelöffel voll nehmen. ... Selbst in acuten Krankheiten war es ein seltener Fall, daß er in 24 Stunden mehr als einmal einen Löffel voll nehmen ließ. ... In chronischen Krankheiten ließ er, es mochte sein, wie es wollte, niemals öfters, als alle acht Tage einmal riechen[1], und gab daneben zum Einnehmen nichts, als bloßen Milchzucker, und auf diese Weise machte er die bewunderungswürdigsten Heilungen, selbst in solchen Fällen, wo wir andern sammt und sonders nichts hatten ausrichten können (von Bönninghausen 1984, S. 359-360).

"Die ausgewählte Q-Potenz muss dem Krankheitszustand entsprechen."

Es wird beispielsweise empfohlen, bei entzündlichen Zuständen oder schwerem Asthma mit einer Q1 zu beginnen oder bei leichtem Asthma und chronischen Infektionen mit der Q3, bei Migräne, Kolitis u. ä. Zuständen mit der Q6, oder bei Depressionen eine hohe C-Potenz zu verabreichen, und Sie diese später mit Q-Potenzen zu unterstützen.

Hahnemann jedoch lehrte, dass die Potenzwahl immer vom Wesen des Patienten, dem Wesen der Krankheit und dem Wesen der Arznei abhängt (siehe auch den Anhang am Ende dieses Kapitels). Wir sollten einem überempfindlichen Patienten niemals eine Q6 allein aufgrund der Tatsache geben, dass er Migräne hat! Die Anwendung einer Arzneipotenz allein auf Grundlage des Krankheitsnamens ist ein Freifahrtschein in die Katastrophe! Es ist aber dennoch oft so, dass eine Q-Potenz wirkt, wenn die Centesimalpotenzen versagen, und umgekehrt.

---

1 *Die Verabreichung einer Arznei durch Riechenlassen wird in einer Fußnote zu § 288 in der 5. Auflage des* Organon *beschrieben:*

Org (5) § 288, Fußnote: *Die Mündung des geöffneten Fläschchens lässt der homöopathische Arzt den Kranken erst in das eine Nasenloch halten und im Einathmen die Luft daraus in sich ziehen und dann wohl auch so, wenn die Gabe stärker seyn soll, mit dem andern Nasenloche riechen, mehr oder weniger stark, je nachdem er die Gabe bestimmt. ... Sollten die Nasenlöcher beide durch Stockschnupfen oder Polypen verstopft seyn, so athmet der Kranke durch den Mund, während er die Mündung des Gläschens zwischen den Lippen hält. Kleinen Kindern hält man im Schlafe dasselbe dicht an das eine und das andre Nasenloch und kann des Erfolgs gewiss seyn.*

"Die Q6 entspricht ungefähr der C200."

Es ist schwierig, direkte Vergleiche zwischen den Q- und C-Potenzen zu ziehen. Mit Sicherheit ist es nicht dasselbe, einen Fall mit einer Q6 oder einer C200 zu beginnen. Erinnern Sie sich daran, was von Bönninghausen sagte: Q-Potenzen entsprechen *"im Wesentlichen unseren jetzigen Hoch- und Höchstpotenzen"*! Nach meiner Erfahrung und nach dem, was ich von anderen erfahrenen Verschreibern von Q-Potenzen, wie Choudhuri aus Kalkutta, gelesen habe, kann die Q1 nach der C30 gegeben werden, da sie viel höher ist als diese (auf diese Art verschrieb auch Hahnemann in seinen Pariser Jahren). Entsprechend Q2 nach C200 und Q3 nach 1M. Wenn Sie sich aufgrund der konstitutionellen Empfindlichkeit und geschwächten Vitalität des Patienten schon Gedanken darüber machen müssen, ob Sie überhaupt eine C30 verabreichen können, *sollten sie keine Q1 in normaler Dosierung geben!* Gehen Sie entweder nach der Split-dose-Methode mit einer niedrigeren C-Potenz vor, oder lassen sie die Q1 nur nach mehreren Verdünnungsschritten (über mehrere Gläser Wasser) und lediglich ein bis zwei Schüttelschlägen einnehmen. Diese Hinweise sind aber nur relativ und man muss immer mit äußerster Sorgfalt vorgehen und jeden Fall individuell beurteilen. Der Hauptgedanke ist der, dass eine Ähnlichkeit der konstitutionellen Faktoren besteht, welche zur Wahl eines der beiden Potenzensysteme führt. Ich neige in Fällen, bei denen ich Verschlimmerungen und Krisen fürchte, oder solchen mit schweren Pathologien, bei einseitigen Fällen sowie bei schweren Allergien und alten chronischen Krankheiten dazu, tiefere Centesimalpotenzen als Wasserauflösung zu geben (die Split-dose-Methode gemäß der 5. Auflage des *Organon*). Wenn ich mich bis zur C30 hochgearbeitet habe, wechsele ich zur Q1 und fahre dann aufsteigend mit der Skala der Q-Potenzen fort.

"Bei der Zubereitung und Verabreichung von Q-Potenzen sind keine Schüttelschläge erforderlich."

Dieser Rat befolgt nicht die pharmazeutischen Anweisungen des *Organon* und macht es sehr schwierig, standardisierbare Ergebnisse zu Vergleichszwecken zu erzielen. Außerdem ist so keine Anpassung in den Fällen möglich, wo es auf die Anzahl der Schüttelschläge ankommt. Die Verringerung oder Steigerung der Anzahl der Schüttelschläge entscheidet hier über den Heilungsfortschritt des Patienten. Jeder Behandler hat das schon tausendmal beobachtet. Stärke, Kontrolle und Flexibilität der Arznei werden durch die Anzahl der Schüttelschläge überragend verbessert. Und wir müssen Hahnemanns Worte befolgen, nie eine identische Folgedosis zu verabreichen (§ 247).

"Es ist kein Problem, eine Q-Potenz als trockene Gabe zu verabreichen."

Eine erste trockene Gabe einer Q-Potenz könnte in einer Notfallsituation (bei akuten Krankheiten) gegeben werden, aber bereiten Sie in der Zwischenzeit eine Wasserauflösung zu, so dass die zweite Gabe als medizinische Lösung verabreicht werden kann. Trockene Gaben höherer Q-Potenzen verursachen starke Verschlimmerungen und bewirken wenig Gutes. Wie Sie sehen, können Q-Potenzen auch in akuten Fällen verwendet werden. Gehen Sie sicher, dass Sie die Flasche jedes Mal schütteln, und geben Sie einen Teelöffel aus der Arzneivorratsflasche in ein Glas mit 125 ml frischem Wasser. Heben Sie die Flüssigkeit in dem Glas nicht für nachfolgende Gaben auf, da sie weniger wirksam sein wird, selbst wenn sie umgerührt wird.

"Hahnemann verabreichte die C-Potenzen als trockene Gabe und die Q-Potenzen als medizinische Lösung."

In Kapitel 4 zur Split-dose-Methode (5. Auflage des *Organon*) haben Sie bereits gelernt, dass dies nicht wahr ist. Hahnemann setzte von 1840 bis 1843 sowohl die Centesimalpotenzen als auch die Q-Potenzen als Wasserauflösung ein.

Anhang

Anleitung zur Potenzwahl bei chronischen Krankheiten

"Wir schulden unser Wissen nicht denjenigen, die mit uns übereingestimmt haben, sondern jenen, die anderer Meinung waren." – Charles Caleb Colton

Hinsichtlich der Empfindlichkeit des Patienten stellte Hahnemann Folgendes fest:

Org § 281: *Die ersten kleinsten Gaben müssen dann natürlich auch, wenn Heilung erfolgen soll, wieder allmälig erhöht werden, doch weit weniger und langsamer bei Kranken, an denen man eine beträchtliche Erregbarkeit wahrnimmt, als bei Unempfänglichern, bei welchen letztern man schneller mit den Gaben steigen kann. Es gibt Kranke, deren ungemeine Erregbarkeit sich zu der der Unempfänglichsten, wie 1000 zu 1 verhält.*

Für die Behandlung "ungemein erregbarer" Patienten habe ich eine Tabelle mit Richtlinien zur Potenzwahl erstellt, die mit gesundem Menschenverstand und immer unter Berücksichtigung des individuellen Falles gebraucht werden sollte. Sie hat mir in der Praxis gute Dienste geleistet. Die Zahl 1 entspricht dem extrem **un**empfindlichen Patienten, während die 1000 für den extrem **über**empfindlichen Zustand steht. Patienten mit einer **über**empfindlichen Natur fahren besser mit Arzneien, die einer minimalen Anzahl von Schüttelschlägen (ein bis zwei) ausgesetzt werden. Sie benötigen nicht die Stimulation, die durch eine große Anzahl von Schüttelschlägen hervorgerufen werden würde. In diesen Fällen sollte eine kleine Erhöhung der Arzneimenge einer Steigerung der Anzahl der Schüttelschläge vorgezogen werden. Patienten mit durchschnittlicher Empfindlichkeit reagieren gut auf Arzneien mit durchschnittlich fünf bis acht Schüttelschlägen, während **un**empfindliche Menschen eher Zubereitungen mit zehn bis zwölf Schüttelschlägen und größere Mengen der medizinischen Lösung benötigen. **Ultra**empfindliche Patienten sollten mit der Auflösung einer Gabe über mehrere Verdünnungsstufen anfangen. Beginnen Sie auf die herkömmliche Weise, bis Sie sich sicher sind, dass das gewählte Arzneimittel das echte Simillimum ist. Erst dann können – falls erforderlich – die Anzahl der Schüttelschläge und die Dosis gesteigert werden. Der größte Fehler besteht darin, sofort zu Beginn der Behandlung dieselbe Potenz mechanisch wiederholen zu lassen.

Neben der Beachtung des obigen Paragraphen müssen wir als Behandler immer den Empfänger, d.h. den Patienten berücksichtigen. Wie intelligent ist dieser Patient? Neigt er zu Überdosierungen? Lebt er weit entfernt: Neigt er dazu, den Kontakt zu uns zu vernachlässigen? Steht der Patient aufgrund eines stressbeladenen Lebenswandels unter ständiger emotionaler Anspannung, wodurch seine Empfindlichkeit erhöht würde? Wie engagiert ist der Homöopath? (Wir gehen natürlich davon aus, dass jeder Homöopath engagiert ist, aber viele praktizierende Ärzte neigen dazu, ein bisschen mit der Homöopathie herumzudoktern, während sie zahlreiche andere Interessen verfolgen.) Dies alles wird und muss Ihnen bei der Dosierung den Weg weisen, auch wenn Sie § 281 befolgen. Lassen Sie uns an dieser Stelle noch die Begriffe **Über**- und **Un**empfindlichkeit homöopathisch definieren.

Überempfindlichkeit

Die Anzeichen für Überempfindlichkeit umfassen eine Tendenz zu schnellen Bewegungen und raschen Reaktionen auf externe Reize (Kents Rubrik: "Gemüt, empfindlich, überempfindlich, äußere Eindrücke, gegen alle"). Eine empfindliche Person hat Schwierigkeiten, sich an ihre Umgebung anzupassen, da sie auf Lärm, Gerüche, Licht, Umweltverschmutzung, atmosphärische Veränderungen (Stürme, Wetterwechsel) und Sonnenlicht reagiert. Sie neigt zu Nervosität – sanguinische oder nervöse Disposition oder Temperament – und leidet an veränderlichen Gemütszuständen und raschen Stimmungsschwankungen. Diese Menschen – beispielsweise große schlanke Frauen, die schnell erschöpft sind – haben ein empfindliches Nervensystem und wenig körperliche und emotionale Widerstandskraft. Sie reagieren gewöhnlich allergisch auf Speisen und Getränke, was sie dazu zwingen kann, ihre Ernährung sehr genau im Auge zu behalten. Überempfindliche Menschen sind sehr empfindlich gegenüber Anästhetika und Medikamenten, seien es nun allopathische oder homöopathische, und sie brauchen nur die Hälfte oder sogar noch weniger von dem, was ein Patient mit demselben Alter und Gewicht normalerweise benötigt. Stimulantia verschlimmern ihren Zustand, und oft bestehen Schlafstörungen. Patienten dieses Konstitutionstyps leiden häufig an *Candida*, Nahrungsmittelallergien, multiplen Überempfindlichkeiten gegenüber Chemikalien, multiplen Allergien und Autoimmunstörungen. Alte Menschen können empfindlicher werden, wenn fortgeschrittene Gewebserkrankungen in Zusammenhang mit niedriger Vitalität auftreten. Kinder sind in bestimmten Phasen ebenfalls empfindlicher, z. B. während der Zahnung oder in der Pubertät.

Unempfindlichkeit

Weniger empfindliche Menschen neigen zu langsamen Bewegungen und schwerfälligen Reaktionen auf Reize. Ihre geistige Reaktionszeit ist verlangsamt, was aber nicht bedeutet, dass sie weniger intelligent sind. Sie grübeln nur über die Dinge nach und müssen die Information erst verdauen. Sie scheinen emotional ziemlich gefestigt und zuweilen sogar starrsinnig zu sein, aber sie leiden schnell an Depressionen oder Mangel an Entschlusskraft. Ihr

Körperbau erscheint eher stämmig und robust – auch mental/emotional sind sie dickfelliger und reaktionsträger, wie die Mittel der Karbon-Familie. Weil sie oft eine größere Muskelmasse haben, brauchen sie stärkere Reize, bis eine Reaktion auftritt. Sie reagieren kaum auf Nahrungsmittel und Umweltfaktoren. Sie scheinen Kräuter, Vitamine, Arzneimittel und Alkohol gut zu vertragen, obwohl diese Dinge auf lange Sicht zu Problemen führen können. Sie schränken ihre Ernährung normalerweise nicht ein, da sie grundsätzlich keine Unpässlichkeiten durch bestimmte Speisen erfahren; tatsächlich sind sie oft sehr gefräßig. Im Großen und Ganzen sind Menschen, die im Freien arbeiten und körperliche Arbeit verrichten, häufig weniger empfindlich als solche, die überwiegend in geschlossenen Räumen arbeiten oder eine sitzende Lebensweise führen. Kent stellte dies bei einem Vergleich von auf dem Land lebenden Menschen mit Stadtmenschen fest. Weniger empfindliche Typen neigen auch dazu, länger zu schlafen.

Potenzwahl bei chronischen Krankheiten		
Empfindlichkeit	Beispiele	Potenzen
700-1000 (höchster Grad)	• Nervös-sanguinisches Temperament/Konstitutionsmittel: *Phos, Ars, Merc, Kali-ars, Kali-p, Nat-p, Nat-ars, Arg-n, Acon, Mag-p* • Fortgeschrittene Pathologie: Diabetes, Krebs, Lupus, Leberzirrhose, Herzerkrankung, Gehirnatrophie etc. • Ältere Menschen mit geringer LK und Kinder bis zu 2 Jahren • Langdauernde Erkrankungen mit vielen Unterdrückungen • Hauterkrankungen, unterdrückt oder nicht*¹ • Patienten mit vielen Allergien/ Empfindlichkeiten (Nahrungsmittel, Umweltreize) • Patienten, die heftig auf eine Anästhesie reagieren • Allgemeine Überempfindlichkeit oder multiple Empfindlichkeiten auf Chemikalien	• C6 trocken oder in Wasser: 1 Globulus NB oder 1 TL NB • <u>C6 Split-dose:</u> 1 Globulus in eine Flasche mit 250 ml Wasser; 2 Schüttelschläge; 1 TL in eine Tasse mit 125 ml Wasser; 1 TL jeden 2. Abend • C30: 1 Globulus in eine Flasche mit 250 ml Wasser; 2 Schüttelschläge; 1 TL in eine Tasse mit 125 ml Wasser; 1 TL einmal pro Woche oder NB • Q1: 14-20 EL Wasser; 2 Schüttel-schläge; 1 TL in eine Tasse mit 125 ml Wasser; 1 TL NB in der 1. oder 2. Tasse. Weitere Feinanpassungen möglich. • Riechenlassen an 1 Globulus der C6, einmal pro Woche • Einreibung (s. Kap. 7 und 12)
400-700 (mittlerer Grad)	• Konstitutionsmittel: *Lyc, Sulph, Sil, Nat-c, Ign, Nat-m, Mag-c, Puls, Amm-c, Kali-c, Tarent, Sep, Nux-v, Nit-ac* • Mittelschwere Pathologie • Erkrankung nur auf der mentalen / emotionalen Ebene • Patienten mit guter LK • Mäßige Reaktionen auf Nahrungsmittel, minimale Allergien	• C6: 1 TL 2x oder 3x tgl. • C6 Split-dose: 1 Globulus in eine Flasche mit 125 ml Wasser; 6-8 Schüttelschläge; 1 TL in 125 ml Wasser; 1 TL NB • <u>Q1:</u> 2*² Globuli in 8 EL Wasser (nehmen Sie eine 125 ml-Flasche); 8 Schüttelschläge; 1 TL in der 1. 125 ml-Tasse NB • C200: 1 Globulus in 125 ml Wasser; je 1 TL morgens und abends bis zur positiven Reaktion; dann NB • C200 Split-dose: 1 Globulus in eine Flasche mit 125 ml Wasser; 8 Schüttelschläge; 1 TL in 125 ml Wasser; 1 TL jeden 2. Abend

Fortsetzung Seite 78

1-400 (niedriger Grad)	• Konstitutionsmittel: *Calc-c, Bar-c, Graph, Op, Gels* • Große Toleranz gegenüber Arzneimitteln / Anästhestika • Patienten, die Beruhigungsmittel / Antidepressiva nehmen • Palliation bei sterbenden Patienten • Krankheiten auf funktioneller Ebene, noch ohne organische Veränderungen • Verlangsamte mentale Reaktionszeit (was nicht bedeutet, dass sie unintelligent sind) • Das Fasergewebe kann verdickt sein, der Körperbau erscheint schwer oder dick (Karbon-Persönlichkeit) • Keine Reaktionen auf Nahrungsmittel oder Umweltfaktoren (Lärm, Licht, Gerüche etc.) • Allergien sind selten und diätetische Einschränkungen minimal	• C6: 1 TL 3x tgl. (1 Globulus in 125 ml Wasser) • C6 Split-dose: 1 Globulus in eine Flasche mit 125 ml Wasser; 12 Schüttelschläge; 1 TL in 125 ml Wasser; 3 TL pro Tag, jeden Tag bis zur positiven Reaktion; dann NB • <u>Q1:</u> 2*² Globuli in 8 EL Wasser (nehmen Sie eine 125 ml-Flasche); 12 Schüttelschläge; 1 TL in 125 ml Wasser, 1 EL pro Tag bis zur positiven Reaktion • 1M: 1 Globulus in 125 ml Wasser; je 1 TL morgens und abends • <u>1M Split-dose:</u> 1 Globulus in eine Flasche mit 125 ml Wasser; 12 Schüttelschläge; 1 TL in 125 ml Wasser; 1 TL jeden Abend bis zur positiven Reaktion; dann jeden 2. Abend aus der 1. Tasse

Index:

NB = nach Bedarf

TL = Teelöffel; EL = Esslöffel

<u>Unterstrichene Potenz:</u> Methode der ersten Wahl (bevorzugte Methode)

Erste oder zweite Tasse: gewöhnlich 125 ml

*¹: Bei akuten Hautkrankheiten (Herpes zoster, Urticaria, Vergiftung mit Giftsumach etc.) nehmen Sie eine Hochpotenz (C200 - 1M) als Split-dose aus der 1. Tasse.

Bei chronischen Hautkrankheiten (Ekzem, Psoriasis etc.) verwenden Sie eine C6 mit der Split-dose-Methode, wiederholen Sie nur sehr selten, nur NB.

*²: Anmerkung: Hahnemann gab zwei statt ein Globulus der Q-Potenz in seine Arzneivorratsflasche, um sicherzugehen, dass er nicht versehentlich ein "nicht-imprägniertes" (unarzneiliches) Kügelchen genommen hatte.

Teil 2: Management

Kapitel 6

Die Bedeutung von Nebensymptomen und damit verbundene Probleme

"Die Kranken verpflichten zu exaktem Wissen, nicht zu Ratespielen." – Kent

Nebensymptome und das Simillimum

Viele Schwierigkeiten beim Fallmanagement könnten vermieden werden, wenn die in den vorherigen Kapiteln erläuterten Regeln Hahnemanns bekannt wären und genau befolgt würden. Dies würde uns davon überzeugen, dass die natürliche Krankheit *ohne besondere Beschwerden beseitigt und ausgelöscht* werden kann, d.h. ohne zu viele zusätzliche Symptome (akzessorische oder Nebensymptome) oder Verschlimmerungen bzw., falls das Mittel falsch gewählt war, ohne eine unähnliche Krankheit hervorzurufen.

Org § 155: Denn beim Gebrauche dieser passendsten, homöopathischen Arznei sind bloß die, den Krankheits-Symptomen entsprechenden Arznei-Symptome des Heilmittels in Wirksamkeit; ... die oft sehr vielen übrigen Symptome der homöopathischen Arznei aber, welche in dem vorliegenden Krankheitsfalle keine Anwendung finden, schweigen dabei gänzlich. Es läßt sich in dem Befinden des sich stündlich bessernden Kranken fast nichts von ihnen bemerken, weil die, zum homöopathischen Gebrauche nur in so tiefer Verkleinerung nöthige Arznei-Gabe ihre übrigen, nicht zu den homöopathischen gehörenden Symptome, in den von der Krankheit freien Theilen des Körpers zu äußern viel zu schwach ist.

Wie erklärt sich das? Wir wissen, dass die erkrankten Körperteile eine gesteigerte Empfindlichkeit gegenüber dem angezeigten Arzneimittel aufweisen; deshalb führt die überaus kleine Gabe (so klein wie möglich) des Simillimum dazu, dass die Lebenskraft (LK) nur die ähnliche, aber stärkere Arzneikrankheit wahrnehmen kann. Die ursprüngliche natürliche Krankheit verschwindet dann. Dies ist bei der Mehrheit der Patienten der Fall, wenn wir in der Lage sind, die richtige Dosis oder Kleinheit des Arzneimittels auszuwählen und die fortgeschrittenen Potenzen gemäß der 5. und 6. Auflage des *Organon* anzuwenden (dies gilt für normal empfindliche Menschen)!

Org § 156: *Indessen giebt es selten ein, auch anscheinend passend gewähltes, homöopathisches Arzneimittel, welches, vorzüglich in zu wenig verkleinerter Gabe,* nicht eine, wenigstens kleine, *ungewohnte Beschwerde, ein kleines, neues Symptom während seiner Wirkungsdauer bei sehr reizbaren (den* Überempfindlichen: Anmerkung des Autors) *und feinfühlenden Kranken, zuwege bringen sollte, weil es fast unmöglich ist, daß Arznei und Krankheit in ihren Symptomen einander so genau decken sollten, wie zwei Triangel von gleichen Winkeln und gleichen Seiten.*

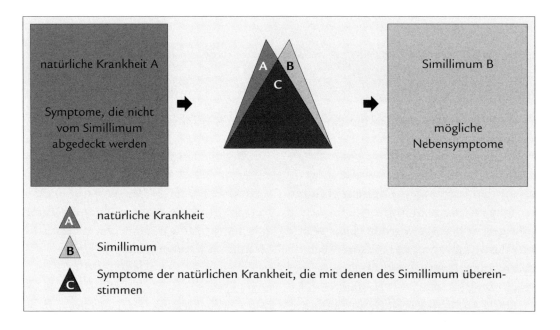

Hahnemann erklärt uns also, dass wir das Arzneimittel nicht wechseln sollen, wenn während der Behandlung ein unbedeutendes, diesem Fall nicht homöopathisch entsprechendes Symptom (bzw. Nebensymptom – welches auch als interkuratives Nebensymptom bezeichnet wird, Anm. d. Ü.) auftritt. Denn ihm zufolge ist es nahezu unmöglich, dass sich die Symptome des Arzneimittels und die der Krankheit vollkommen decken: wenn dies der Fall wäre, würden wir auch nicht mehr von *Ähnlichkeit*, sondern von *Gleichheit* sprechen. Das erinnert den Homöopathen daran, dass nicht alle Symptome der Arznei bei dem Patienten zu finden sein müssen, aber natürlich müssen ungewöhnliche und auffallende Symptome des Patienten den ungewöhnlichen Symptomen des Mittels entsprechen. In einem gut anbehandelten Fall, so Hahnemann, besiegt die LK diese unbedeutende Abweichung mit Leichtigkeit, sogar ohne dass der Patient irgendetwas davon bemerkt – außer wenn er überempfindlich ist.

Nebensymptome und akute Fälle

Wir müssen uns daran erinnern, dass das Szenario aus § 156 auch bei *akuten Krankheiten* auftreten kann. Hahnemann sagt, dass eine kleine Erstverschlimmerung oft bereits in der oder den ersten Stunden nach Einnahme der Arznei auftritt.

> ***Org § 157:*** *So gewiß es aber auch ist, daß ein homöopathisch gewähltes Heilmittel, seiner Angemessenheit und der Kleinheit der Gabe wegen, ohne Lautwerdung seiner übrigen, unhomöopathischen Symptome, das ist, ohne Erregung neuer, bedeutender Beschwerden, die ihm analoge, acute Krankheit ruhig aufhebt und vernichtet, so pflegt es doch (aber ebenfalls nur bei nicht gehörig verkleinerter Gabe) gleich nach der Einnahme – in der ersten, oder den ersten Stunden – eine Art kleiner Verschlimmerung zu bewirken (bei etwas zu großen Gaben aber eine mehre Stunden dauernde...*

Natürlich wird diese "kleine Verschlimmerung" länger dauern, wenn die verabreichte Gabe zu groß gewählt war. Diese Verschlimmerung, die natürlich den Symptomen der akuten Krankheit ähnelt, ist also die Folge der hervorgerufenen ähnlichen Arzneikrankheit und *keine Verschlimmerung der natürlichen Krankheit*. Da es *immer* eine stärkere ähnliche Krankheit ist, die wir entsprechend unseren Grundregeln hervorrufen, lässt sich diese Verschlimmerung nie völlig vermeiden. Es ist wichtig, sich dies in Erinnerung zu rufen! Deshalb sollten Sie nicht sofort (innerhalb von 30 Minuten) die Dosis steigern oder die Gabe wiederholen, wenn die Symptome der natürlichen Krankheit nach der Gabe Ihres sorgfältig ausgewählten Arzneimittels zunehmen. *Warten Sie mindestens zwei Stunden*, natürlich außer wenn sich am Krankheitsbild gar nichts verändert oder *neue* Symptome erscheinen; wenn die Verschlimmerung ähnlich ist, *warten Sie*!

Die einzige Ausnahme ist ein dringender, lebensbedrohlicher Akutfall, in dem die Gaben häufiger wiederholt werden müssen, manchmal sogar alle 15 Minuten. Während derlei Fälle zu Hahnemanns Zeit alltäglich gewesen sein mögen, werden heutzutage nur wenige Homöopathen mit solchen Situationen konfrontiert, es sei denn, sie arbeiten in einem Land der Dritten Welt oder sind Zeuge eines Unfalls, beispielsweise im Straßenverkehr.

Diese identische *ähnliche Verschlimmerung* tritt unter anderen Umständen ebenfalls immer auf. Beispielsweise habe ich bei der Akupunktur oft eine Verschlimmerung bestehender Symptome erlebt, meist einige Stunden lang am nächsten Tag. Tatsächlich sagte Hahnemann, dass in dem Fall, wenn diese kleine Verschlimmerung in der ersten Stunde auftritt, Sie höchstwahrscheinlich mit *nur einer Gabe* eine Heilung bewirken können.

Org § 158: Diese kleine homöopathische Verschlimmerung, *in den ersten Stunden – eine sehr gute Vorbedeutung, daß die* acute *Krankheit meist von der ersten Gabe beendigt sein wird – ist nicht selten...*

Natürlich ist es genauso wie in chronischen Fällen, dass je kleiner die Gabe des homöopathischen Arzneimittels ist, desto kleiner und kürzer auch die Verschlimmerung sein wird.

Nebensymptome und das "nahe Simile"

Die Bedeutung von Nebensymptomen ist im Falle eines Simile, insbesondere eines entfernten Simile, eine gänzlich andere! Bei einem Simile wird der natürlichen Krankheit mehr als nur ein Arzneisymptom hinzugefügt. Mit anderen Worten, der Symptomenkomplex kehrt verändert zurück, da sich die Arzneisymptome, die dem Fall nicht homöopathisch entsprechen, hinzugesellt haben. Hahnemann war sicher oft gezwungen, ein Simile zu verwenden, da es an geprüften Arzneien mangelte. Heutzutage verordnen Homöopathen jedoch oft ein Simile, ohne sich dessen bewusst zu sein, wobei auch das Simile eine gewisse Anzahl von Krankheitssymptomen positiv beeinflussen kann. Es stellt sich die Frage, in welchem Ausmaß das dadurch entstandene Bild verändert wird. Wenn es ein nahes Simile ist, verschwinden viele besondere Symptome des Patienten, während mäßige Nebenbeschwerden auftreten, die den Fortschritt des Patienten jedoch nicht behindern.

Org § 163: In diesem Falle läßt sich freilich von dieser Arznei keine vollständige, unbeschwerliche Heilung erwarten; denn es treten alsdann bei ihrem Gebrauche einige Zufälle hervor, welche früher in der Krankheit nicht zu finden waren, Nebensymptome von der nicht vollständig passenden Arznei. Diese hindern zwar nicht, daß ein beträchtlicher Theil des Uebels (die den Arznei-Symptomen ähnlichen Krankheits-Symptome) von dieser Arznei getilgt werde, und dadurch ein ziemlicher Anfang der Heilung entstehe, wiewohl nicht ohne jene Nebenbeschwerden, welche jedoch bei gehörig kleiner Arznei-Gabe nur mäßig sind.

Hahnemann sagt, dass mit dieser "nicht vollständig passenden" Arznei (d.h. dem nahen Simile) ein *beträchtlicher* Teil der natürlichen Krankheit positiv beeinflusst wird. Das bedeutet, dass, wenn der Patient beispielsweise zwölf eigentümliche Symptome hat, vielleicht acht positiv reagieren und nur zwei Nebensymptome dem Bild hinzugefügt werden. In diesem Fall kann der Homöopath mit dem nahen Simile fortfahren, indem er es angemessen in kleinsten Mengen wiederholt, *außer* natürlich, wenn er ein noch passenderes Simile (oder das Simillimum) findet. Auch hier ist es wichtig, das Symptomenbild des Patienten bei jeder weiteren Konsultation aufmerksam zu studieren, um Nebensymptome von wiederkehrenden, alten Symptomen der natürlichen Krankheit zu differenzieren. Solange unser "nicht vollständig passend" gewähltes Arzneimittel besondere Symptome aufweist, die jenen des Patienten entsprechen, wird eine Heilung in angemessener Zeit erreicht werden.

Org § 164: *Die geringe Zahl der, in der bestgewählten Arznei anzutreffenden, homöopathischen Symptome, thut der Heilung jedoch in dem Falle keinen Eintrag,* wenn diese wenigen Arznei-Symptome größtentheils nur von ungemeiner, die Krankheit besonders auszeichnender Art (charakteristisch) waren; *die Heilung erfolgt dann doch ohne sonderliche Beschwerde.*

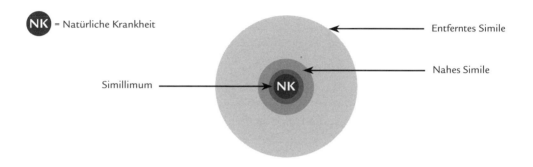

Nebensymptome und das "entfernte Simile"

Leider muss man sagen, dass der homöopathische Anfänger häufiger ein entferntes Simile anwenden wird, besonders wenn er das Arzneimittel irrtümlicherweise auf der Grundlage der mehr allgemeinen und gewöhnlichen Symptome des Patienten wählt. Er sucht sich nur zu oft eine Hauptbeschwerde aus, beispielsweise Uterusblutungen, Dysmenorrhoe, Migräne etc., und konzentriert sich allein auf dieses (für den/die Patienten/in) lästige Problem, ohne einen NGS (Niemals-gesund-seit-Faktor, Anm. d. Ü.) oder die Geistes- und Gemütsverfassung des Patienten zu berücksichtigen. Wir müssen uns daran erinnern, dass je gewöhnlicher das Symptom ist, welches zur allopathischen Diagnose führt, desto weniger nützlich wird es bei der Suche nach dem Simillimum sein. Mit anderen Worten, der unerfahrene Homöopath wählt die Arznei nicht entsprechend dem § 153 des *Organon* (d. h., er findet nicht die *"auffallendern, sonderlichen, ungewöhnlichen und eigenheitlichen (charakteristischen) Zeichen und Symptome"*). Was wird passieren?

Nachdem die erste Gabe ausgewirkt hat, wird der Homöopath bei der zweiten Konsultation feststellen, dass das Symptomenbild erheblich *verändert* zurückkehrt! Ja, vielleicht wurde die Hauptbeschwerde positiv beeinflusst, zur großen Freude des Patienten. Aber nun zeigt er neue Symptome, die zur gewählten Arznei gehören, dem Fall aber nicht homöopathisch entsprechen. Mit anderen Worten, von den zwölf bestehenden Symptomen wurden zwei zeitweilig behoben, aber fünf Nebensymptome traten neu auf und wurden der natürlichen Krankheit hinzugefügt!

> *Org § 165:* Ist aber von den auszeichnenden (charakteristischen), sonderlichen, ungemeinen Symptomen des Krankheitsfalles, unter den Symptomen der gewählten Arznei, nichts in genauer Aehnlichkeit vorhanden und entspricht sie der Krankheit nur in den allgemeinen, nicht näher bezeichneten, unbestimmten Zuständen (Uebelkeit, Mattigkeit, Kopfweh u.s.w.) und findet sich unter den gekannten Arzneien keine homöopathisch passendere, so hat der Heilkünstler sich keinen unmittelbar vortheilhaften Erfolg von der Anwendung dieser unhomöopathischen Arznei zu versprechen.

Keine "homöopathisch passendere Arznei" zu finden, mag für Hahnemann eine Entschuldigung gewesen sein, aber in Anbetracht der heute zur Verfügung stehenden Arzneimittel dient diese Begründung oft nur dazu, unsere Fehler zu vertuschen.

Was sollen wir also tun? Sollten wir ebenso wie in dem vorherigen Fall des nahen Simile fortfahren und das entfernte Simile wiederholen? Nein! Wir können uns gut vorstellen, dass mit jeder weiteren Wiederholung des entfernten Simile weitere zusätzliche Symptome des Arzneimittels zu den Symptomen der natürlichen Krankheit hinzugefügt werden, während nur einige wenige Symptome derselben verschwinden. Auf lange Sicht wird dies dazu führen, dass die ursprüngliche natürliche Krankheit durch eine neu erschaffene Arzneikrankheit ersetzt wird, welche aus vielen Nebensymptomen dieses Arzneimittels zusammengesetzt ist! Welch Tragödie. Der Patient und der unerfahrene Homöopath mögen glauben, dass die ursprüngliche Krankheit gebessert ist, während eine neue Krankheit aufgetaucht ist, die nichts mit dem Wirken des Homöopathen zu tun hat. Dies ist eine Täuschung des Homöopathen, welche auf seiner Unaufmerksamkeit beruht; **er** ist derjenige, der die **neue** Krankheit erschaffen hat.

Daher muss man bei der zweiten Konsultation dem wiederkehrenden klinischen Bild des Patienten besonders große Aufmerksamkeit schenken. Wenn ein entferntes Simile verabreicht wurde und sich nun ein stark verändertes klinisches Bild zeigt, sollten Sie die Wirkung dieses Simile so schnell wie möglich unterbrechen, wenn möglich, sogar bevor Sie den Patienten bei der Folgekonsultation sehen. Es zahlt sich aus, mit dem Patienten in engem Kontakt zu stehen und in E-Mails oder bei Telefonaten nach dem Symptomenbild zu fragen, das sich nach der ersten Arzneigabe herauskristallisiert hat.

> *Org § 167:* Entstehen nämlich beim Gebrauche dieser zuerst angewendeten, unvollkommen homöopathischen Arznei, Nebenbeschwerden von einiger Bedeutung, so läßt man bei acuten Krankheiten diese erste Gabe nicht völlig auswirken und überläßt den Kranken nicht der vollen Wirkungsdauer des Mittels, sondern untersucht den nun geänderten Krankheitszustand auf's Neue und bringt den Rest der ursprünglichen Symptome mit den neu entstandenen in Verbindung, zur Aufzeichnung eines neuen Krankheitsbildes.

Hahnemann erklärt uns also genau, wie wir vorgehen sollen. Ich habe selbst in der Praxis beobachtet, dass, wenn wir dieses veränderte Bild innerhalb der ersten Tage erfassen (Und durch die Anwendung der 5. oder 6. Auflage des *Organon* erfasst man es früh!), die Beendigung der Wirkung des Arzneimittels oft dazu führt, dass die LK des Patienten das ursprüngliche Bild unverändert oder nur leicht verändert wieder hervorbringt. Wir müssen den Fall dann *wieder aufnehmen*, in der Hoffnung, wenn schon nicht das Simillimum, so doch wenigstens ein näheres Simile zu finden. Sie können sich jedoch vorstellen, dass derjenige, der nach den Anweisungen der 4. Auflage des *Organon* vorgeht, drei bis vier Wochen wartet, bevor er den Patienten wiedersieht. Dadurch bleibt natürlich genügend Zeit, in der sich ein verändertes Bild entwickeln kann, ganz zu schweigen davon, dass einer Hochpotenz vielleicht auch noch als trockene Gabe verabreicht wurde. Dann haben wir keine andere Möglichkeit, als den Fall erneut aufzunehmen und die neu hinzugekommenen Nebensymptome zu den alten Symptomen der natürlichen Krankheit hinzuzufügen. Das macht unsere Arbeit natürlich nicht einfacher, und das Leiden des Patienten wird vergrößert, weil wir eine *komplexe* Krankheit erschaffen haben.

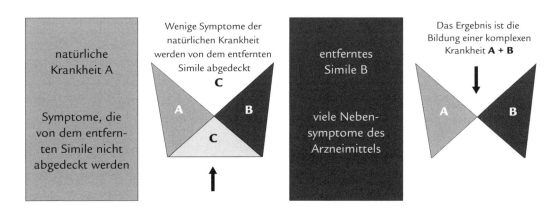

Bei dem Patienten zeigen sich zwei Similes

Wir stehen häufig vor dem Dilemma, dass wir zwei verschiedene Arzneimittel erkennen, die jeweils einen Teil des Krankheitsbildes abdecken. Mittel A deckt beispielsweise sechs der zwölf Symptome ab, während Mittel B mehr zu einem anderen Teil des Symptomenkomplexes passt. In diesem Fall müssen wir, oft nachdem wir beide Mittel in unserer Materia Medica nachgelesen haben (und sofern wir über die Miasmen Bescheid wissen, diese dementsprechend berücksichtigt haben), das aus miasmatischer Sicht passendere Mittel wählen – dasjenige, von dem wir glauben, dass es in diesem Fall homöopathisch übergeordnet ist. Wurde die gewählte Arznei verschrieben und so lange mit Bedacht wiederholt, bis keine weitere Heilwirkung mehr von ihr zu erwarten ist, wäre es ein großer Fehler, danach automatisch das andere Mittel zu geben. Denn erstaunlicherweise wird man oft feststellen, dass Mittel A den Symptomenkomplex in einem solchen Ausmaß verändert hat, dass Mittel B überhaupt nicht mehr angezeigt ist. Die Wiederaufnahme des Falles ist hier ein absolutes *Muss*, denn an diesem Punkt der Behandlung kann ein neues Mittel besser passen als das vorherige Mittel B! Natürlich kann, wenn sich bei der Wiederaufnahme des Falles zeigt, dass Mittel B immer noch passt, dieses mit großer Zuversicht verabreicht werden.

> **Org § 169:** *Wenn man bei der ersten Untersuchung einer Krankheit und der ersten Wahl der Arznei finden sollte, daß der Symptomen-Inbegriff der Krankheit nicht zureichend von den Krankheits-Elementen einer einzigen Arznei gedeckt werde – eben der unzureichenden Zahl gekannter Arzneien wegen, daß aber zwei Arzneien um den Vorzug ihrer Paßlichkeit streiten, deren eine mehr für den einen, die andere mehr für den andern Theil der Zeichen der Krankheit homöopathisch paßt, so läßt sich nicht anrathen, nach Gebrauch der vorzüglichern unter den beiden Arzneien, unbesehens die andre in Gebrauch zu ziehen, weil die sich als zweit-beste kundgegebne Arznei, bei indeß veränderten Umständen, nicht mehr für den Rest der dann noch übrig gebliebenen Symptome passen würde, in welchem Falle folglich, für den neu aufgenommenen Symptomen-Bestand ein andres, homöopathisch passenderes Arzneimittel an des zweiten Stelle zu wählen ist.*

Hahnemann sagt weiter, dass wir nach jeder Gabe sicher gehen sollten, dass dasselbe Arzneimittel immer noch angezeigt ist, und immer eine Arznei wählen sollten, die so passend wie möglich ist, bis die Gesundheit völlig wiederhergestellt ist (§ 168).

Ein verändertes Mittelbild in akuten und chronischen Fällen

Es versteht sich fast von selbst, dass bei den meisten nicht-venerischen chronischen Fällen mehr als ein Arzneimittel gebraucht wird, um den Patienten vollkommen zu heilen. Jedes Mittel wird dabei natürlich nach homöopathischen Gesichtspunkten entsprechend dem neu erschienenen klinischen Bild ausgewählt, welches sich zeigt, nachdem das vorherige Mittel in angemessenen Gaben wiederholt wurde und seine Wirkung vollendet hat. Dies entspricht natürlich nicht der Auffassung mancher Homöopathen, dass nur *ein einziges konstitutionelles Mittel* für die gesamte Lebenszeit des Patienten benötigt wird. Schauen wir, was Hahnemann dazu sagt:

Org § 171: *In den unvenerischen, folglich am gewöhnlichsten, aus Psora entstandenen, chronischen Krankheiten, bedarf man zur Heilung oft mehrer, nach einander anzuwendender, antipsorischer Heilmittel, doch so, daß jedes folgende dem Befunde der, nach vollendeter Wirkung des vorgängigen Mittels übrig gebliebenen Symptomen-Gruppe gemäß, homöopathisch gewählt werde.*

Hahnemann stellt ganz klar fest, dass man den Patienten nach der Gabe eines Arzneimittels oft erneut untersuchen muss, um festzustellen, ob sich ein neues, geändertes Bild zeigt, welches ein anderes Mittel erfordert. Wie kann, in Anlehnung an das, was wir in Kapitel 1 und 2 erfahren haben, der *Ein-Mittel-Verschreiber dasselbe* Mittel bei einem *veränderten* Bild rechtfertigen? Das widerspricht jeglichem gesunden Menschenverstand und missachtet unser erstes Gesetz, "Ähnliches heilt Ähnliches"!

Bei *akuten* Krankheiten ist es keine Seltenheit, dass sich die Symptome nach der Gabe eines Simillimum noch am selben Tag ändern und ein neues Mittel erforderlich machen, um den Fall voranzubringen und zu heilen. So hat beispielsweise ein Patient trockenen Husten, einen trockenen Mund, Durst auf große Mengen Wasser, er ist verstopft und hält beim Husten seinen Brustkorb. Hier ist *Bryonia* angezeigt. Diese eine, gut gewählte Gabe *Bryonia*, in Wasser verabreicht, kann die Krankheit nach außen treiben, von der Lunge in die Nase. Daraufhin hat der Patient eine laufende Nase mit wundmachender Absonderung und Durst auf kleine Schlucke kaltes Wasser, wobei er sehr unruhig ist und ungeduldig herumläuft. Nun ist *Arsenicum* angezeigt. Also wiederholen Sie das erste Mittel nicht *automatisch, außer wenn die Symptome unverändert zurückkehren!*

Kent hatte Recht, als er schrieb:

Wenn die erste Verschreibung das Simillimum war, werden die Symptome früher oder später zurückkehren und dasselbe Mittel benötigen. Wenn die Symptome nach angemessener Wartezeit unverändert wiederkehren, die Mittelwahl richtig war und dieselbe Potenz dann nicht mehr wirkt, wird eine höhere Potenz normalerweise genauso prompt wirken, wie es die niedrigere zuerst getan hat. (Kent 1994, S. 417-418)

Sie müssen den Patienten auch ausdrücklich darauf hinweisen, dass er Sie unverzüglich aufsuchen muss, wenn sich die Symptome ändern! Jedoch gilt es auch, eine Warnung von Kent zu beherzigen:

Es ist ein Irrtum, sofort an eine neue Arznei zu denken, wenn sich das Symptomenbild ändert. Der Arzt muss darauf warten, dass sich das Bild dauerhaft stabilisiert, bevor er die Verschreibung ändert. Solange alte Symptome erneut auftreten und wieder verschwinden, ist die Gewähr gegeben, dass man an keine Arznei denken sollte. (Kent 1994, S. 419)

Einige Homöopathen behaupten, dass selbst in akuten Krisen lediglich das konstitutionelle Mittel benötigt wird. § 38 des *Organon* erklärt, dass in diesem Fall die stärkere akute Krankheit das chronische Bild unterdrückt:

> **Org § 38:** *Oder die neue unähnliche (in diesem Fall akute) Krankheit ist stärker. Hier wird die, woran der Kranke bisher litt, als die schwächere (die chronische Krankheit), von der stärkern hinzutretenden Krankheit so lange aufgeschoben und suspendirt, bis die neue wieder verflossen oder geheilt ist, dann kommt die alte ungeheilt wieder hervor (Anmerkungen des Autors in Klammern).*

Die Verabreichung eines konstitutionellen Mittels während einer ernsthaften akuten Krise ist ein schwerer Fehler, da sie das Risiko birgt, das natürliche Symptomenmuster zu unterbrechen und damit zu unproduktiven Verschlimmerungen zu führen. Während einer akuten Krise ist das *akute interkurrente Mittel* das Mittel der Wahl. Es sollte anhand der veranlassenden Ursache und der aktiven Symptome ausgewählt werden, nicht aufgrund der chronischen Fallhistorie. Wenn die akute Krise vorbei ist, sollte der Homöopath immer prüfen, ob nicht ein bekanntes Komplementärmittel das chronische *Simillimum* des Akutmittels sein könnte. So sind beispielsweise *Rhus tox.* und *Belladonna* Akutmittel von *Calcium carbonicum*; und *Pulsatilla* ist das Akutmittel von *Silicea* (siehe auch Kapitel 11).

Symptomenarmut – die §§ 172-184

Wir beziehen uns dabei auf einen Mangel an "auffallendern, sonderlichen, ungewöhnlichen und eigenheitlichen" Symptomen, denn sie sind diejenigen, die bei der Auswahl des Simillimum berücksichtigt werden. Ein Mangel an sonderlichen Symptomen wird unausweichlich zu einer unvollkommenen Verschreibung führen. Hahnemann nennt solche Krankheiten *einseitig* (*Organon*, § 173), weil ein oder zwei Symptome herausstechen und das restliche Bild der natürlichen Krankheit verschleiern. Diese Krankheiten sind meist *chronisch*, da akute Erkrankungen normalerweise ein klares, gut gezeichnetes klinisches Bild abgeben. Die Hauptsymptome einer einseitigen Krankheit können sein (*Organon*, § 174):

- ein inneres Leiden wie langjährige Kopfschmerzen oder seit 25 Jahren bestehende Schlaflosigkeit
- eine mehr äußerliche Krankheit, auch als *Lokalkrankheit* bezeichnet (z. B. ein großer Kropf).

Innere einseitige Symptome:

In diesem Fall *scheint* die Krankheit gewöhnlich nur einseitig zu sein. Ein augenscheinlicher Mangel an inneren Symptomen ist hauptsächlich durch die Unaufmerksamkeit des Homöopathen bedingt, der lediglich eine unvollständige und flüchtige Untersuchung durchgeführt hat. Nur in sehr seltenen Fällen werden wir eine echte einseitige Krankheit vorfinden. Vielleicht ist der Patient nicht in der Lage oder willens, mehr Informationen preiszugeben (siehe auch Kapitel 9). Die einzige Chance für eine erfolgreiche Verschreibung besteht in solchen Fällen dann, wenn die erhobenen *Symptome dem § 153 entsprechen*, mit anderen Worten also besondere Symptome sind. Jedoch ist es wahrscheinlicher, dass eine unvollständige Verschreibung dabei herauskommt, die zusätzliche Beschwerden hervorrufen wird, wie wir zuvor bereits gesehen haben.

Beachten Sie, dass die Lebenskraft durch die Befreiung von einem Teil der natürlichen Krankheit infolge der Erstwirkung der unvollkommenen Arznei in der Lage ist, in der Nachwirkung weitere Symptome zu produzieren. Diese Symptome mögen dem Patienten neu erscheinen, sind aber in Wirklichkeit alle Teil des unterdrückten Krankheitsbildes und kommen durch die Mittelwirkung nun an die Oberfläche. Der Patient hat diese Symptome bisher nur selten und undeutlich gespürt. Dank der Zunahme an Symptomen wird unsere nächste Verschreibung besser gewählt sein und dem Patienten mehr Erleichterung verschaffen. Also halten Sie nach dieser Möglichkeit Ausschau, wenn der Patient mit *zahlreichen neuen* Symptomen zurückkommt. Verschreiben Sie so lange nichts, bis keine weiteren neuen Symptome mehr erscheinen, außer wenn Sie einen ernsthaften Fall haben, der sofortiges Handeln erfordert. Solch ein Fall tritt sehr selten auf, solange wir die Split-dose- oder Q-Methode mit den kleinstmöglichen Gaben gemäß der 5. und 6. Auflage des *Organon* anwenden.

Die obigen Gedanken finden sich in den §§ 180 bis 184:

Org §§180-183: *Da wird nun die ... homöopathische Arznei, bei ihrer Wirkung gegen die ihr nur zum Theil analoge Krankheit ... Nebenbeschwerden erregen, und mehre Zufälle aus ihrer eignen Symptomenreihe in das Befinden des Kranken einmischen, die aber doch zugleich, obschon bisher noch nicht oder selten gefühlten Beschwerden der Krankheit selbst sind ...*

Man werfe nicht ein, daß die jetzt erschienenen Nebenbeschwerden und neuen Symptome dieser Krankheit auf Rechnung des eben gebrauchten Arzneimittels kämen. Sie kommen von ihm; es sind aber doch immer nur solche Symptome, zu deren Erscheinung diese Krankheit und in diesem Körper auch für sich schon fähig ... Man hat mit einem Worte, den ganzen, jetzt sichtbar gewordenen Symptomen-Inbegriff für den, der Krankheit selbst zugehörigen, für den gegenwärtigen wahren Zustand anzunehmen und ihn hienach ferner zu behandeln.

So leistet die, wegen allzu geringer Zahl anwesender Symptome hier fast unvermeidlich unvollkommene Wahl des Arzneimittels, dennoch den Dienst einer Vervollständigung des Symptomen-Inhalts der Krankheit und erleichtert auf diese Weise die Auffindung einer zweiten, treffender passenden, homöopathischen Arznei.

Es muß also, sobald die Gabe der ersten Arznei nichts Vortheilhaftes mehr bewirkt, (wenn die neu entstandnen Beschwerden, ihrer Heftigkeit wegen, nicht eine schleunigere Hülfe heischen – was jedoch bei der Gaben-Kleinheit homöopathischer Arznei und in sehr langwierigen Krankheiten fast nie der Fall ist), wieder ein neuer Befund der Krankheit aufgenommen, ... und nach ihm ein zweites homöopathisches Mittel gewählt werden, was gerade auf den heutigen, auf den jetzigen Zustand paßt, welches um desto angemessener gefunden werden kann, da die Gruppe der Symptome zahlreicher und vollständiger geworden ist.

Wir sehen, dass selbst eine *unvollkommene* Verschreibung, welche in diesem Fall unvermeidlich war, unserem Patienten einen wertvollen Dienst erweist, indem sie das Bild vervollständigt. Dies natürlich nur, solange wir anhand der wenigen *ungewöhnlichen und eigenheitlichen Symptome* verschreiben und keine gewöhnlichen Symptome hinzufügen, die zu dem Krankheitsnamen gehören! Man muss den Patienten darauf hinweisen, dass Symptome wiederaufflackern können, die er bislang kaum bemerkt hat. Er könnte sonst womöglich denken, dass wir ihn nur noch *kränker* machen statt gesünder, weil wir das klinische Bild verstärken; dies bezieht sich aber gewöhnlich nur auf die Anzahl der erlebten Symptome, *nicht darauf, wie er sich im Allgemeinen fühlt*. An diesem Punkt werden wir natürlich den Fall erneut untersuchen, um das Simillimum zu finden.

Der Patient stellt sich beispielsweise mit chronischen Kopfschmerzen und sehr wenigen anderen Charakteristika vor. Das beste Mittel, das Sie finden können, ist *Bryonia*, da es sich um Kopfschmerzen handelt, bei denen der Patient absolute Ruhe, Dunkelheit und keine Erschütterungen haben möchte; selbst die Bewegung der Augen schmerzt. Nach dieser Verschreibung bekommt der Patient ein paar Bläschen, wird empfindlich gegenüber Sonnenlicht, er ist reizbar, möchte allein sein, lehnt Trost ab und grübelt über längst vergessene Ereignisse aus der Vergangenheit nach. Nun ist *Natrium muriaticum* angezeigt, und tatsächlich war es auf der ganzen Linie das wahre Simillimum.

Das wahre Simillimum

Das Auffinden des Simillimum, was an sich schon schwirig genug ist, ist nur der halbe Weg zur Heilung. Wir müssen wissen, wie wir den Fall korrekt weiterbehandeln, sonst verlieren wir den Faden. Wenn der Patient zur zweiten Konsultation kommt, müssen wir uns zuerst fragen: "Haben wir in diesem Fall das Simillimum verschrieben?" Ein oberflächliches, teilweises Simillimum oder Simile mag anfangs nutzbringend erscheinen. Mit der Zeit erscheinen aber immer mehr zusätzliche Symptome, wenn das Mittel wiederholt wird (weil wir irrtümlicherweise glauben, dass es das Simillimum ist!), und das Bild der natürlichen Krankheit entwickelt sich zu einer komplexen Krankheit. *Ein homöopathisches Arzneimittel, welches die Symptome des Patienten nur unwesentlich ändert, ist kein wahres Simillimum*. Wenn wir ein ziemlich entferntes Simile verabreicht haben, wird sich das Bild des Patienten ändern, und wir müssen den Fall neu aufrollen! Wenn wir glauben, das Simillimum gefunden zu haben, nur weil ein paar Symptome verschwinden, werden dem Krankheitsbild immer mehr akzessorische Symptome hinzugefügt, bis es schließlich fast vollständig von den Nebensymptomen des Arzneimittels *ersetzt* ist!

Wenn es nach Ihrer ersten Verschreibung zu einer Besserung kommt, kann diese entweder den Allgemeinzustand (hoffentlich!) oder nur ein paar Symptome betreffen. Wenn Sie tatsächlich das Simillimum gewählt haben und letzteres der Fall ist, kann es gut sein, dass es sich um einen *unheilbaren* Fall handelt, den wir nur palliativ behandeln können. Wenn auf die erste Verschreibung eine Besserung erfolgt, müssen wir uns also Folgendes fragen: Ist es wirklich eine Verbesserung des Allgemeinzustandes und der Vitalität des Patienten oder nur einiger weniger Symptome? Ist es eine echte Besserung oder nur Palliation? Um zu heilen, muss sowohl der mentale als auch der allgemeine Zustand beeinflusst werden. In unheilbaren Fällen mag es vielleicht zu einer Besserung von Symptomen kommen, aber die Vitalität kehrt nicht zurück. Und natürlich wollen wir nicht palliativ arbeiten, wenn eine Heilung möglich ist.

Woher wissen wir, ob unsere Verschreibung das Simillimum oder ein Simile ist?

War die erste Verschreibung tatsächlich das Simillimum, werden jedes Mal, wenn die Wirkung der einzelnen Gabe nachlässt, genau dieselben Symptome des Patienten wie zuvor wiederkehren und damit anzeigen, dass dasselbe Mittel noch benötigt wird! Wenn also mit anderen Worten die Symptome *unverändert* wieder auftreten, mit Ausnahme von einem oder mehreren nun fehlenden Symptomen, sollte das Mittel niemals gewechselt werden, solange nicht eine höhere Potenz ausprobiert wurde. (Wenn wir mit Q-Potenzen und nach der Split-dose-Methode arbeiten, erhöhen wir natürlich automatisch die Potenz bei jeder Gabe.) Kent wies zu Recht darauf hin, dass erst die ganze Bandbreite der Potenzen eines Mittels geprüft werden muss, bevor man das gesamte Wirkungsspektrum einer gut gewählten Arznei kennt. Hahnemann fand heraus, dass eine Reihe von leicht abgeänderten flüssigen Gaben von der LK sehr viel einfacher angenommen wird als die Wiederholung trockener Gaben (siehe auch Kapitel 4). Die trockene Gabe kann nur bei einem Rückfall der Symptome wiederholt werden, während die Wasserauflösung in angemessenen Intervallen erneut verabreicht werden kann, um die Heilung zu beschleunigen.

Wenn die Symptome *verändert* wiederkehren, ist diese Änderung des natürlichen Symptomenkomplexes ein Zeichen für ein partielles Simillimum (Simile). Dies ist nicht dasselbe wie das Wiederauftreten alter Symptome, nachdem die erste Schicht durch aufeinanderfolgende Potenzen und Gaben des ersten Simillimum vollständig entfernt wurde. Alte Symptome folgen der *Heringschen Regel* (beachten Sie, dass diese kein echtes Gesetz, sondern lediglich eine anhand von klinischen Beobachtungen aufgestellte Regel ist) und gehen mit einer Besserung der Geistes- und Gemütsverfassung einher. Wenn zu viele Similes angewendet werden, kann sich der Allgemeinzustand verschlechtern, und die Symptomatik kann sich solange ändern, bis das ursprüngliche Bild infolge der Unzahl an Nebensymptomen beinahe verschwunden ist.

Sogar bei den Q-Potenzen und den in Wasser aufgelösten Centesimalpotenzen bleibt oft die entscheidende Frage offen: *"Wann sollen wir das Mittel wechseln?"* Manchmal ist keine Mittelgabe (oder die Gabe eines Placebos) der beste Weg. Während des Abwartens und Beobachtens – seltener und natürlich nicht so lange wie in der 4. Auflage des *Organon* beschrieben – wird das klinische Bild oft klarer und zeigt völlig neue Symptome. *Es sind diese zum Schluss erscheinenden Symptome, die uns den Weg zur nächsten Verschreibung weisen sollten!* Aus Hahnemanns Pariser Krankenjournalen können wir ersehen, dass er selten eine Gabenabfolge länger als ein oder zwei Wochen verabreichte (meistens jeden zweiten Tag), ohne ein Placebo für einen gleich langen Zeitraum dazwischen zu schieben. Placebo wurde verabreicht, damit der Behandler die Symptomatik erfassen konnte, bevor er dasselbe Mittel wiederholte oder die Verschreibung änderte.

Ein häufig begangener Fehler sind übereilte Verordnungen, besonders bei schweren Pathologien, wobei dies häufiger die zweite als bei die erste Verschreibung betrifft. Wie Hahnemann sagte: "Viele Menschenleben sind durch Abwarten gerettet worden." Der Homöopath muss Geduld entwickeln, eine der am schwierigsten zu erlernenden Eigenschaften. Wechseln Sie das Mittel nicht, sofern sich die natürlichen Symptome nicht wirklich ändern. Wenn neue Symptome erscheinen, schlagen Sie in der Materia Medica nach, ob diese zu dem Arzneimittel gehören, dem vorliegenden Fall aber nicht homöopathisch entsprechen. Ist dies der Fall, so handelt es sich um Arzneinebensymptome, nicht um eine Änderung der natürlichen Symptome (sie gehören also nicht zu der Krankheit), die ein anderes Mittel erfordern würde.

Natürlich kann es sein, dass Sie das Mittel wechseln müssen, weil es wie bereits beschrieben ein sehr weit entferntes Mittel mit zu vielen Nebensymptomen war. Wenn sich die Symptome ständig ändern und viele Arzneimittel in kurzer Zeit gegeben wurden, kann dies daran liegen, dass zu viele nur *teilweise ähnliche* (oder falsche) Mittel verabreicht wurden. In Ausnahmefällen wird *Tuberculinum* angezeigt sein, da sich ständig ändernde Symptomenkomplexe einen Schlüssel für seine Verschreibung darstellen. Wenn der Patient mit zu vielen Arzneimitteln bombardiert wurde, müssen wir ihn oft auf Placebo setzen und warten, bis sich die Symptomatik beruhigt. Falls der künstlich erzeugte Krankheitszustand allerdings gefährlich oder dringend ist, sollten die Arzneisymptome mit jenen der natürlichen Krankheit kombiniert und so schnell wie möglich mit einer neuen Arznei behandelt werden. Es ist eine riskante Angelegenheit, jede Veränderung der Symptome bei jedweder Krankheit sofort mit Arzneien anzugehen, die lediglich in diesem Moment ähnlich zu den erkennbaren Symptomen zu sein scheinen.

Kapitel 7
Äußerliche Symptome oder Lokalkrankheiten – Das Problem der Unterdrückung

(Die Organon-§§ 185-203)

"Die Grundlagen lehren uns, Unterdrückung zu vermeiden." – Kent

Eine bisher nicht gelernte Lektion

Wenn Sie sich für eine weitergehende Erörterung zum Thema Unterdrückung interessieren, lade ich Sie ein, Kapitel 13 in meinem Buch *Hahnemann Revisited* (De Schepper 1999) zu lesen. Die alte ebenso wie die heutige medizinische Schule unterliegen der Vorstellung, dass eine lokale Erkrankung tatsächlich bloß *lokal ist, ohne Beteiligung des restlichen Organismus*. Hahnemann verurteilt diese Auffassung.

Org § 185: Unter den einseitigen Krankheiten nehmen die sogenannten Local-Uebel eine wichtige Stelle ein, worunter man, an den äußern Theilen des Körpers erscheinende Veränderungen und Beschwerden begreift, woran wie man bisher lehrte, diese Theile allein erkrankt seyn sollten, ohne daß der übrige Körper daran Theil nehme – eine theoretische, ungereimte Satzung, die zu der verderblichsten arzneilichen Behandlung verführt hat.

Die häufigsten und verderblichsten Beispiele finden wir bei allen Hautkrankheiten (Ausschläge, Warzen, Muttermale, Naevi, Leberflecken, Herpes etc.), die von den Dermatologen so behandelt werden, als sei die Haut eine separate in sich abgeschlossene Einheit ohne Verbindung zu anderen Organen. Bereits lange vor der Zeit der Homöopathie wies die Traditionelle Chinesische Medizin auf eine enge Beziehung zwischen den Organen der Metallgruppe, ihren Yin- (Lunge) und Yang-Anteilen (Dickdarm) hin. Traurigerweise scheinen die Praxen von Hautärzten überlaufen zu sein, ein Zeichen für das Problem, das viele Menschen mit ihrem Aussehen haben (z. B. Patienten, die darauf bestehen, ein Muttermal oder einen Ausschlag, den sie als entstellend empfinden, entfernen zu lassen), und ebenso beweist es die Tatsache, dass die Gefahr, die bei der Unterdrückung solcher Anzeichen für tiefer liegende Probleme besteht, ignoriert wird. Zu meinem Erstaunen werben Anzeigen pharmazeutischer Firmen für die Behandlung von *Herpes genitalis* mit dem Spruch: "Hier geht's um Unterdrückung!" Natürlich haben sie damit ausnahmsweise einmal völlig recht, obwohl sich bedauerlicherweise niemand von dem Wort "Unterdrückung" gestört zu fühlen scheint. Und nirgendwo ist die Rede von Heilung!

Verschiedene Arten von Lokalkrankheiten

Unerhebliche Lokalkrankheiten benötigen nur die Chirurgie, ausgedehntere zusätzlich Homöopathie. (s. *Organon*-§ 186)

Eine Gruppe von Lokalkrankheiten umfasst traumatische Schädigungen, aber nur solche von geringfügigem Ausmaß. Große externe Traumen betreffen immer den ganzen Organismus, mit Fieber, Schock, Flüssigkeitsverlust etc. und erfordern mehr als nur eine lokale Behandlung, um den Patienten vollständig zu heilen. Hahnemann hat keine Probleme mit der Allopathie, wenn es um gerechtfertigte chirurgische Eingriffe geht, wie bei mechanischen Obstruktionen, Frakturen, Drainage von Flüssigkeitsansammlungen, Wundnähten, der Unterbindung arterieller Blutungen, Entfernung von Fremdkörpern etc. Allopathische Ärzte betonen immer, "dass sie bei einem Verkehrsunfall lieber von einem Krankenwagen als von einem Pflanzenheilkundigen mitgenommen werden würden". Wie Sie sehen, würden Hahnemann und jeder vernünftige Homöopath hier zustimmen.

Nach der Stabilisierung der vitalen Zeichen hat sich die Homöopathie jedoch als sehr effektiv erwiesen – zur Beschleunigung der Wundheilung, Vermeidung von Infektionen, Behandlung des emotionalen Schocks, der mit einem Trauma einhergeht (*Aconitum* bei Angst; *Argentum nitricum* bei ängstlichen Vorahnungen etc.). Die Homöopathie zeichnet sich auch bei der Heilung des Körpers nach schwerem Blutverlust (niemals-gesund-seit – NGS – Flüssigkeitsverlust) und Narkose aus. Wir alle sind in unserer Praxis Patienten mit chronischer Erschöpfung begegnet, die nach einem Blutverlust trotz wiederholter Bluttransfusionen mit erfolgreicher Korrektur ihres Hämatokrit- und Hämoglobinwertes nie richtig gesund wurden.

Lokale Veränderungen, die NICHT traumatisch bedingt sind (s. *Organon*-§§ 189 und 190)

Diese lokalen Erscheinungen sind bei weitem die häufigsten. Wir beziehen uns hier auf Warzen, Zysten, lokale Tumoren, genitale Warzen, lokale Hauttumore, Fisteln, Fissuren etc. Diese "lokalen" Krankheiten werden nur von der Allopathie als "lokal" **bezeichnet** – mit schädlichen Konsequenzen. Warum? Weil diese äußerlichen Manifestationen ihren Ursprung in einem *inneren Leiden* haben und eine lokale

Behandlung demnach geradezu absurd ist, da sie nichts an der wahren inneren Ursache oder dem miasmatischen Zustand des Patienten – der wahren Wurzel des Problems – ändert. Nehmen Sie beispielsweise das rezidivierende Auftreten von Gerstenkörnern und das Blinzeln bei Patienten, die in Missbrauchssituationen stecken. Hier liegt kein Augenproblem vor, sondern es spiegelt sich darin eine viel tieferliegende in emotionalem Missbrauch begründete innere Krankheit wider. Solche Ausdrucksformen wurden und werden von der modernen allopathischen Schule immer noch *fälschlicherweise* als lokale Krankheiten angesehen, denn nach ihrer Vorstellung steht der restliche Organismus in *keiner* Verbindung mit diesen Manifestationen. Hahnemann korrigiert diese Fehlinformation:

> ***Org § 189:*** *Und dennoch ist schon bei geringem Nachdenken einleuchtend, daß kein (ohne sonderliche Beschädigung von außen entstandenes), äußeres Uebel ohne innere Ursachen, ohne Zuthun des ganzen (folglich kranken) Organisms entstehen und auf seiner Stelle verharren, oder wohl gar sich verschlimmern kann. ... Keinen Lippen-Ausschlag, kein Nagelgeschwür giebt es, ohne vorgängiges und gleichzeitiges inneres Uebelbefinden des Menschen.*

Und weiter:

> ***Org § 190:*** *Jede ächt ärztliche Behandlung eines, fast ohne Beschädigung von außen, an äußern Theilen des Körpers entstandenen Uebels, muß daher auf das Ganze, auf die Vernichtung und Heilung des allgemeinen Leidens, mittels innerer Heilmittel gerichtet seyn, wenn sie zweckmäßig, sicher, hülfreich und gründlich seyn soll.*

Jeder gute Homöopath hat schon solche Heilungen erzielt. Man kann zu Recht behaupten, dass 90% aller chirurgischen Eingriffe nicht notwendig sind, zum Beispiel bei Polypen, großen Zysten und Fisteln, bei denen die Allopathie unausweichlich zur Operation rät! Diese wiederholten unterdrückenden Eingriffe führen oft zu einer Verschlechterung des Allgemeinzustandes ebenso wie der lokalen Erscheinung. Ich habe oft gesehen, dass sich nach der wiederholten Entfernung von Zysten in der Brust Krebs entwickelte. Wenn man das zugrundeliegende sykotische Miasma behandelt, verschwindet nicht nur die lokale Ausdrucksform ohne zusätzliche äußerliche Anwendungen, sondern die allgemeine Vitalität und das gesamte System des Patienten bessern sich entscheidend.

Nicht einmal lokale Salben!

Im Gegensatz zu den immer noch üblichen Empfehlungen vieler Homöopathen finden wir bei Hahnemann die folgenden weisen Worte im Hinblick auf die Anwendung lokaler Salben wie der beliebten *Arnica-* und *Calendula*salbe:

Org § 194: Weder bei den schnell entstehenden, acuten Local-Leiden, noch bei den schon lange bestandenen örtlichen Uebeln, ist es dienlich, ein äußeres Mittel, und wäre es auch das specifische und, innerlich gebraucht, homöopathisch heilsame (wie Arnica: Anmerkung des Autors)*, äußerlich an die Stelle einzureiben oder aufzulegen, selbst dann nicht, wenn es innerlich zugleich angewendet würde.*

Die Einnahme des Arzneimittels ist alles, was nötig ist, und die natürliche Krankheit wird ihr immer weichen. Warum soll die lokale Behandlung ein Hindernis sein? Warum nicht beides anwenden; wäre das nicht das Beste? Ich habe homöopathische Ärzte sagen hören: "Ich möchte meinen Patienten das Beste aus beiden Welten geben." Um dies zu verstehen, muss man begreifen, was die lokale Ausdrucksform für den menschlichen Organismus bedeutet. § 201 des *Organon* ist dabei sehr wichtig. Hahnemann erklärt hier, das diese äußerliche Erscheinung eine Reaktion der Lebenskraft (LK) auf die chronische "innere" Krankheit ist und diese in einem äußeren Körperteil sichtbar macht – einem Körperteil, der, wie er uns erinnert, nicht lebenswichtig ist. Die Absicht der LK liegt in diesem Fall darin, Symptome der inneren Krankheit, welche lebensnotwendige Organe und damit das Leben des Patienten bedrohen, zu beschwichtigen, nicht zu heilen:

Org § 201: Offenbar entschließt sich (instinktartig) die menschliche Lebenskraft, wenn sie mit einer chronischen Krankheit beladen ist, die sie nicht durch eigne Kräfte überwältigen kann, zur Bildung eines Local-Uebels an irgend einem äußern Theile, bloß aus der Absicht, um, ... jenes außerdem die Lebensorgane zu vernichten und das Leben zu rauben drohende, innere Uebel zu beschwichtigen und, so zu sagen, auf ein stellvertretendes Local-Uebel überzutragen, es dahin gleichsam abzuleiten.

Die erste Aufgabe einer Zyste in der Brust, eines Tumors oder von genitalen Warzen ist deshalb, den Patienten und den Arzt darauf aufmerksam zu machen, dass eine tieferliegende innere Krankheit vorliegt, die behandelt werden muss, jedoch nicht durch eine lokale allopathische Behandlung, die für die Gesundheit des Patienten wahrlich sehr gefährlich ist.

Aber Hahnemann weist uns auch darauf hin (§ 201 des *Organon*), dass das Auftreten solcher äußerlichen Manifestationen die innere Krankheit lediglich *vorübergehend* beschwichtigt. Ohne angemessene und auf die innere Krankheit ausgerichtete homöopathische Behandlung wird das innere Leiden stetig zunehmen (langsamer, als wenn wir die Lokalkrankheit unterdrücken würden, aber zunehmen würde es trotzdem). Die Natur ist deshalb gezwungen, die Lokalsymptome immer weiter zu vergrößern – Warzen werden größer oder vermehren sich, alte Geschwüre werden schlimmer etc.

In einer Fußnote zu § 285 des *Organon* warnt Hahnemann uns vor der gefährlichen unterdrückenden Wirkung von mineralischen Bädern. Er nimmt an, dass ein oder zwei Patienten eine "zufällige" Heilung erfuhren, weil ihr Fall den Inhaltsstoffen der mineralischen Bäder homöopathisch entsprach. Dies reichte den Ärzten und Patienten gleichermaßen aus, um in Scharen zu diesen Bädern zu strömen, von deren Wirkung auf den gesunden menschlichen Körper man keine Ahnung hatte. Hahnemann verurteilt sie daher und zählt sie "unter die heftigsten, gefährlichsten Arzneimittel".

§ 285 *erlaubt* (und das steht nicht in Widerspruch zu § 194), das angezeigte Mittel, welches innerlich eingenommen wird, äußerlich einzureiben, solange Körperteile, die Schmerzen, Krämpfe oder Hautveränderungen aufweisen, ausgespart werden. Wie oben erwähnt: Keine *Arnica*-Salbe auf gequetschte Körperstellen; auf nicht geschädigte Stellen darf sie aufgetragen werden.

Wenn der "Wegweiser" für die Behandlung beseitigt wird

Äußerliche Manifestationen haben noch eine zweite und überaus wichtige Funktion. Sie liefern uns Hinweise auf die Dauer der innerlichen Behandlung – sie zeigen uns, dass die innere Krankheit noch nicht vollständig geheilt ist. Solange die Warze da ist, ist ihre Wurzel (das sykotische Miasma) noch nicht ausgerottet, und die innerliche Behandlung muss fortgesetzt werden. Deshalb verbietet Hahnemann die topische Anwendung von Salben auf äußerliche Erscheinungen – sie beraubt uns eines sehr klaren Symptoms, welches uns Aufschluss über die innere Krankheit gibt und sogar das beste Arzneimittel anzeigt.

Org § 197: ... denn die neben dem innern Gebrauche gleichzeitige, örtliche Anwendung des Heilmittels, bei Krankheiten welche ein stetiges Local-Uebel zum Hauptsymptome haben, *führt den großen Nachtheil herbei, daß durch eine solche örtliche Auflegung, dieses Hauptsymptom (Local-Uebel) gewöhnlich früher aus den Augen verschwindet, als die innere Krankheit vernichtet ist und uns nun mit dem Scheine einer völligen Heilung täuscht...*

Org § 198: ... *das Haupt-Symptom (das Local- Uebel) ist verschwunden und es sind nur noch die andern, unkenntlichern Symptome übrig, welche weniger stetig und bleibend, als das Local-Leiden und oft von zu weniger Eigenthümlichkeit und zu wenig charakteristisch sind, als daß sie noch ein Bild der Krankheit in deutlichem und vollständigem Umrisse darstellen sollten.*

Wenn beispielsweise die lokale Erscheinung durch Kauterisation oder die heute so beliebte Laserbehandlung ausgelöscht wird, ist die Krankheit weit schwieriger zu heilen. In unserer heutigen Zeit finden sich unzählige Beispiele. Obwohl Endometriose eine innerliche Angelegenheit ist, kann sie durch Laparaskopie festgestellt und als lokales äußerliches Symptom betrachtet werden. Dieser Zustand wird in der Allopathie häufig mit Laserchirurgie behandelt. Oft sagt die Patientin beinahe stolz: "Mein Arzt brauchte drei Mal, um es wegzubekommen!" Wenn sie nur wüssten, welch heldenhaften Kampf ihre LK ausficht, nur um die Schlacht dann gegen solch einen großen Feind der Gesundheit zu verlieren – den Laser.

Weitere Folgen dieser Unterdrückung

Zum Einen glauben der allopathische Arzt und der Patient irrtümlich, dass die Krankheit geheilt ist (vergessen Sie nicht, dass eine zu 100% unähnliche Krankheit erschaffen wird). Zum Zweiten wird die Natur darauf reagieren, indem sie das innere Leiden und die restlichen bereits bestehenden Symptome, die bislang unter der Oberfläche der Lokalkrankheit schlummerten, erweckt. Dies wird als "Erwcken eines latenten oder schlafenden Miasmas" bezeichnet. Unterdrückung führt immer zu einer Zunahme der Krankheit.

> *Org § 203:* ... diese bisher so allgewöhnliche, äußere, verderbliche Behandlung ist die allgemeinste Quelle aller der unzähligen, benannten und unbenannten, chronischen Leiden geworden, worüber die Menschheit so allgemein seufzet; sie ist eine der verbrecherischesten Handlungen, deren sich die ärztliche Zunft schuldig machen konnte ...

Ich frage mich, was Hahnemann sagen würde, wenn er heute wiederkäme!

All diese *überaus* wichtigen Paragraphen sollte der Homöopathieschüler in Erinnerung behalten: Wenn Sie ein Ekzem behandeln, versuchen Sie nicht, das Mittel auf Grundlage der Rubrik "Haut, Ekzem" auszuwählen. Menschen haben aus vielerlei Gründen Ekzeme, und die häufigsten Gründe sind innere (Stressoren) wie Entrüstung, Verlegenheit, Unterdrückung etc. Eine Ausnahme ist das Kontaktekzem (z.B. die Reaktion auf Metalle oder Reinigungsmittel), aber das ist offensichbar nur deswegen eine Ausnahme, weil der Patient aufgrund seiner psorischen Prädisposition zu solchen Reaktionen neigt.

Kapitel 8

Moderne homöopathische Mythen und falsche Auffassungen

"Die homöopathischen Prinzipien sind, wenn man sie kennt, schlicht, einfach und leicht zu verstehen. Sie stehen im Einklang mit allen Dingen, die als wahr bekannt sind." — Kent

Einleitung

Fast alle echten Homöopathen in der Welt, mit denen ich gesprochen habe, bezeichnen sich als "klassische" Homöopathen. Sie sind es in der Tat, da sie versuchen, die Regeln und Vorschriften, die Hahnemann im *Organon* aufgestellt hat, zu befolgen. Dennoch muss die Frage gestellt werden: "Klassisch gemäß *welcher Auflage des Organon?*" Sie kennen bereits die Antwort: 90% folgen der 4. Auflage. Dies hat zu einer großen Spaltung in der homöopathischen Welt geführt, welche 1828 begann, als Hahnemann seine Miasmentheorie veröffentlichte. Auch jetzt noch begreifen viele schlecht ausgebildete Homöopathen, die bei der 4. Auflage stehen geblieben sind, nicht die Entwicklung des *Organon* in sechs klar voneinander abgrenzbaren Phasen im Zeitraum von 1810 bis 1842. Die besonders Anmaßenden unter ihnen gehen sogar so weit, Hahnemann als "einen senilen alten Mann" zu bezeichnen.

Wir finden genügend gegenteilige Beweise in Briefen von Dr. Croserio[1] und anderen Ärzten, die Zeugen von Hahnemanns Leben und Arbeit in Paris waren. Sie bestätigen den großartigen Intellekt seiner späteren Lebensjahre. Heutzutage aber erzählen viele Homöopathen die schrecklichsten Dinge über den Begründer der Homöopathie (es sind dieselben Leute, die zweifelhafte Methoden anwenden) und behaupten: "Hahnemann hat es genauso gemacht." Wir wollen einige dieser falschen Behauptungen oder modernen Mythen näher betrachten.

---

1 *Lesen Sie das Kapitel "Hahnemanns Arzneigaben" in von Bönninghausens "Kleinen medizinischen Schriften", S. 357 ff sowie in Kapitel 5 dieses Buches "Moderne Mythen über die Q-Potenzen".*

1. Das Vermischen von Arzneimitteln

"Hahnemann hat es auch so gemacht!"

Das Vermischen von Arzneimitteln und die Verabreichung zahlreicher Mittel nacheinander innerhalb kürzester Zeit (z. B. in einer Woche) ist bei vielen Homöopathen sehr beliebt, sogar bei Homöopathie-Lehrern. Sie scheinen gute Argumente dafür zu haben. Zum Einen sagen sie, dass sich die heutige Zeit sehr von der Zeit Hahnemanns unterscheidet und es kompliziertere Krankheiten gibt, die (ihrer Meinung nach) eine Mischung oder Abfolge von Arzneimitteln erfordern, um Homöostase zu erreichen. Eine noch logischer erscheinende Begründung ist: "Hahnemann hat es auch so gemacht!" oder "Er war ein Polypharmazeut, der mit großem Erfolg Mittel in Kombination verwendete." Aber wann hat Hahnemann das getan, und was hatte er dazu zu sagen? Manche Neueinsteiger in die Homöopathie mögen sich durch die vielen falschen Darstellungen von unserer Wissenschaft täuschen lassen, nicht aber die Erfahrenen unter uns. Wir müssen das Bild zurechtrücken.

Die Doppelmittelmethode stammte von Dr. Karl Julius Aegidi (1794-1874), einem Schüler Hahnemanns und Leibarzt der Prinzessin Friederike von Preußen. In Fällen, in denen er nicht das den Symptomen entsprechende Mittel finden konnte (und vergessen Sie nicht, dass wir über Versuche in den Jahren um 1830 sprechen, als noch viel weniger Arzneien als heute zur Verfügung standen), kombinierte Aegidi zwei homöopathische Arzneimittel, die zu dem Fall passten. Dies teilte er Hahnemann mit, der seine eigenen Versuche dahingehend anstellte und am 15. Mai 1833 Dr. Aegidi folgendermaßen antwortete:

*Glauben Sie ja nicht, daß ich etwas Gutes verschmähe aus Vorurteil ... Mir ist es bloß um Wahrheit zu tun ... dass nur in dem Falle 2 Arzneisubstanzen (in feinster Gabe oder zum Riechen) zugleich eingegeben werden sollten, wenn beide gleich homöopathisch dem Fall angemessen scheinen, nur jede von einer anderen Seite. Dann ist das Verfahren so vollkommen unserer Kunst gemäß, daß nichts dagegen einzuwenden ist... Auch freut es mich, daß unser v. Boenninghausen einstimmig mit uns hierin denkt und handelt.... **Zugleich bitte ich dabei, gegen allen Mißbrauch nach leichtsinniger Wahl zweier Arzneien selbst zu protestieren und ernst zu warnen.*** (Betonung des Autors hinzugefügt.)

Wie Sie sehen, sprach Hahnemann auch, als er seine eigenen Versuche durchführte, nur von Mitteln, die dem Fall homöopathisch angemessen waren und so wie ich es verstehe, wurden sie niemals gleichzeitig, sondern im Wechsel gegeben.

Hahnemann hatte die Absicht, die Doppelmittelmethode in einer Fußnote in der 5. Auflage des *Organon* zu erwähnen, aber letztendlich entschied er sich doch dagegen – vor allem aus politischen Gründen. Er wollte der Allopathie keine Waffe an die Hand geben, mit der sie die Gesetze der Homöopathie hätte widerlegen können – "Sie sehen, dass Sie uns schon nachahmen müssen!" In einem persönlichen Brief an von Bönninghausen vom 16. Oktober 1833 schrieb Hahnemann:

Allein von mehren Versuchen dieser Art sind mir nur einer oder zwei gut gerathen, was zur apodiktischen Aufstellung eines neuen Lehrsatzes nicht hinreicht. ...daß dieß aber ein sehr schwieriges und bedenkliches Verfahren zu seyn scheine.

Seine Versuche mit Doppelmitteln hatten sich als Fehlschlag erwiesen, da sie nicht so gut wie Einzelmittel wirkten – nur in *einem oder zwei* Fällen war ein Erfolg festzustellen. Hören sich diese Versuche nun sehr erfolgreich an, wie manche behaupten? Hahnemann schrieb sowohl in der 5. als auch in der 6. Auflage des *Organon*:

Org § 273: *In keinem Falle von Heilung ist es nöthig und deßhalb allein schon unzulässig, mehr als eine einzige, einfache Arzneisubstanz auf einmal beim Kranken anzuwenden.*

Org § 274: *Da der wahre Heilkünstler bei ganz einfachen, einzeln und unvermischt angewendeten Arzneien schon findet, was er nur irgend wünschen kann...*

Dann führt er alle Gründe dafür auf, einschließlich der Tatsache, dass Einzelmittel ausführlich geprüft wurden. Selbst nach der Anwendung einer unpassend ausgewählten Arznei können wir – anhand der Nebensymptome oder der neuen Beschwerden, welche durch das ungenügend wirksame Mittel hervorgerufen wurden – die in der Arzneimittelprüfung aufgetretenen Symptome bestätigen. Mit anderen Worten, wir finden eine Bestätigung der Prüfungssymptome der Arznei.

Als sich Hahnemanns Versuche mit Doppelmitteln als Fehlschlag herausstellten, war er sich darüber klar, dass Pseudo-Homöopathen die Doppelmittel missbrauchen und Allopathen dies als Rückkehr zur Polypharmazie bezeichnen würden. Sogar Dr. Aegidi gab diese Idee sehr schnell wieder auf, obwohl er sie selbst eingebracht hatte.

Erinnern Sie sich an die Erst- und Nachwirkung

Das Vermischen mehrerer Arzneimittel widerspricht nicht nur den fundamentalen Prinzipien der Homöopathie, sondern verhindert auch, dass wir Kenntnis über die Wirkungsweise der Arzneien erlangen. Zwei Arzneimittel können nicht völlig gleich wirken, und unser Ziel ist, das angemessenste auszuwählen. Wenn dies gemacht wird, ist es ziemlich überflüssig, noch ein zweites Mittel zu verabreichen – eine weniger passende Arznei. Aber nehmen wir einmal an, dass zwei Mittel genau dieselbe Wirkungsweise hätten; der einzige Grund für die Gabe des zweiten Mittels wäre dann, die Kraft des ersten zu verstärken, eine kaum zu entschuldigende Vorgehensweise, wenn dasselbe durch *Erhöhung der Dosis/Potenz* des ersten Mittels erreicht werden könnte. Und so sollten wir genau wissen, welches Mittel die Heilung herbeigeführt hat.

Natürlich gibt es einen sehr logischen Grund für die Ablehnung jeglicher Mixturen von Arzneien. Wir müssen uns nur ins Gedächtnis rufen, was in Kapitel 2 über die Erst- und Nachwirkung gesagt wurde. Wird die LK der Erstwirkung einer einzigen Substanz ausgesetzt, erhält die Konstitution die Möglichkeit, ihr gesamtes Energiepotential auf eine große Nachwirkung zu fokussieren, welche die Heilung in Gang setzt. Kombinationspräparate zwingen die LK, *gleichzeitig* auf *mehrere* Erstwirkungen zu reagieren, wodurch sie sich sofort in verschiedene Richtungen ausbreiten muss. Das zerstreut die dynamische Antwort und verwirrt in vielen Fällen die LK, da viele Arzneimittel gegensätzliche medizinische Wirkungen haben. Diese Verwirrung wird noch gesteigert, wenn die Kombination eine Mischung aus "heißen" und "kalten" Mitteln enthält. Wie das? Für jede Erstwirkung einer Arznei gibt es eine entsprechende gegensätzliche Nachwirkung der LK. Wenn der Krankheitszustand eines Menschen Wärme produziert, und der Homöopath ein warmes Mittel verabreicht, wird die LK in der Nachwirkung Kälte hervorbringen, um Homöostase zu erreichen. Dies ist, wie wir wissen, die Grundlage jeder homöopathischen Heilung. Welche Botschaft erhält die LK, wenn wir gleichzeitig Wärme und Kälte produzierende Mittel geben? Wie kann sie unter diesen Umständen geordnet und vernünftig reagieren? Die Verwirrung wird überhand nehmen, und das Ergebnis für den Patienten wird katastrophal sein, mit antagonistischen Nachwirkungen und verlängerten Verschlimmerungen.

Prüfungen gehören zu den Grundlagen der Homöopathie

Der Gebrauch von Arzneimischungen kann nur zugelassen werden, wenn die reinen Wirkungen solcher Kombinationen von gesunden Prüfern festgestellt worden sind. Solche Prüfungen wurden tatsächlich durchgeführt und erbrachten keinerlei positive Resultate. Wie diese Prüfungen ergaben, war es unmöglich, von den bekannten Wirkungen zweier einfacher Arzneimittel auf die Wirkung der Kombination zu schließen. Das Vermischen ist eine gefährliche Neuerung, welche die Einzelmittelverschreibung Hahnemanns hinter sich lässt. Es existiert nicht der kleinste Beweis, der zeigen könnte, dass eine chemische Verbindung so wirkt wie die beiden Einzelsubstanzen, aus denen sie besteht.

Beispielsweise schlug Hering die Kombination von Arsenik (*Arsenicum album*) und Kalk (*Calcium carbonicum*) vor, aber *Calcium arsenicosum* spiegelt nicht die Summe der Charakteristika von *Calcium carbonicum* und *Arsenicum* wider; genauso wenig, wie *Mercurius iodatus* die Eigenschaften von Jod oder Quecksilber aufweist. Kent beging in seinem späteren Leben denselben Fehler und wurde zu Recht von seinen Kollegen gescholten, weil er bei bestimmten Salzen einfach die Symptome der Einzelbestandteile kombinierte, um das Arzneimittelbild zu beschreiben. Beispielsweise nahm er die Symptome von *Calcium carbonicum* und *Iodum*, um ein Bild von *Calcium iodatum* zu zeichnen, aber infolge der Proteste seiner Kollegen fügte er diese Symptome nicht seinem Repertorium hinzu. Wenn *Calcium iodatum* einmal vollständig geprüft sein wird, werden wir feststellen, dass es ein völlig unterschiedliches Symptomenspektrum hervorbringt, das weder bei *Calcium carbonicum* noch bei *Iodum* zu finden ist.

1860 verfasste Hering eine Satire über die Homöopathie, in der er über einen Lehrer schrieb, der einen Karton mit zerbrochenen Röhrchen erhielt, alle Kügelchen zusammenschüttete und seine Flasche mit der Aufschrift *"Universalinum"* versah. Er bezeichnete es als "Heilmittel, das alle Krankheiten abdeckt!" Für den Pseudo-Homöopathen ist das natürlich ein gefundenes Fressen!

Das Vermischen von Arzneien und Abwandlungen davon in der heutigen Zeit

Zahlreiche moderne Homöopathen haben diesen Fehler begangen, beispielsweise Jan Scholten (siehe sein Buch *Homöopathie und die Elemente*). Er versucht, seine Einführung dieser "neuen" Mittel zu rechtfertigen, indem er eine kurze Beschreibung eines Patienten gibt, dessen Zustand durch eine solche Verschreibung "gebessert" wurde. Aber was ist mit den hundert anderen Fällen, die keine Besserung erfuhren?

Auch die meisten der *Aurum*salze, die der norwegische Autor Terje Wulfsberg in seinem Buch *Three Pieces of Gold* beschrieben hat, müssen noch geprüft werden. Ich habe sein Buch gern gelesen, aber mir war klar, dass die Rubriken von *Aurum metallicum* und *Natrium muriaticum* lediglich kombiniert und als Rubriken von *Aurum muriaticum natronatum* ausgegeben wurden. Auch hier werden einige klinische Beispiele geliefert, um die Theorie zu untermauern, aber solange ich all diese Rubriken nicht in der Prüfung finden kann, die zu diesem Mittel in der Vergangenheit bereits durchgeführt wurde, habe ich größte Zweifel bei so einem Ansatz. Er hört sich verführerisch an, und ich bin mir sicher, dass der ein oder andere Fall damit zu lösen ist, aber die Mehrzahl der Fälle wird Sie in ein heilloses Durcheinander stürzen und Sie werden viel kostbare Zeit verlieren, in der Sie das wahre **Simillimum** finden könnten.

Heutzutage finden wir mehr als genug von diesem Unsinn. Ich habe von einem "homöopathischen" Arzneimittel gegen Schnarchen gelesen. Es enthält *Dioscorea* und *Zingiber* in Urtinktur und wird in China hergestellt. Natürlich handelt es sich hier in Wahrheit um Pflanzenpräparate, die in Form von Nasentropfen angewendet werden, um das Schnarchen zu verhindern. Kein Wunder, dass heute Verwirrung hinsichtlich der Unterscheidung zwischen pflanzlichen und homöopathischen Arzneimitteln herrscht! Selbst abgesehen von der Frage der Dosierung kann der Anspruch des Herstellers, dass das Produkt homöopathisch ist, nicht durch die homöopathische Literatur bestätigt werden. In den Prüfungen von *Dioscorea* (Yamswurzel) oder *Zingiber* (Ingwer) finden wir an keiner Stelle etwas zu "Schnarchen".

Ein weiteres trauriges Beispiel lieferte mir einer meiner Studenten, der mir einen kleinen Karton mit Tabletten namens *Homöopathische Tropfen für heiße Gefühle* zeigte. Der Name lässt bereits ahnen, wozu sie dienen sollen. Zu den Inhaltsstoffen zählen: *Acidum phosphoricum, Nux vomica, Sepia, Natrium muriaticum, Lycopodium, Pulsatilla, Calcium carbonicum, Phosphorus, Staphysagria, Argentum nitricum, Silicea* **und** *Conium*! Wer auch immer dieses Kombinationsmittel erfunden hat, hat seiner Mixtur ungefähr "jede Art von heißen Gefühlen", die er finden konnte, hinzugefügt, was bestätigt, dass er keine Ahnung von Homöopathie hat. Die einzigen Gefühlswallungen, die das Mittel in mir erregt hat, waren Ungläubigkeit, Traurigkeit und Empörung über solchen Mist!

Ein wahres homöopathisches Mittel kann nur solche Symptome heilen, die es in der Prüfung in einem gesunden Organismus hervorbringen kann. Wenn das Mittel diese Symptome in einer Prüfung nicht hervorrufen kann, kann es sie auch nicht heilen. Wie jeder Homöopath weiß, ist das eine Grundregel der Homöopathie. Alles andere ist nicht homöopathisch.

Sequentialtherapie

Eine besondere Gruppe von Therapeuten, welche homöopathische Arzneimittel missbrauchen, bilden die sogenannten *Sequentialtherapeuten*. Bei ihnen ist es gängige Praxis, Kombinationsmittel und Nosoden als C200, 1M und 10M an aufeinanderfolgenden Tagen zu verabreichen. Auf der Grundlage "getrennter" Ätiologien wird solch eine Dosis einer Hochpotenzmixtur einmal im Monat gegeben. Diese Therapeuten haben sicher wenig Vertrauen zu der Heilkraft der Einzelgabe oder des Einzelmittels.

Nach der Beseitigung der, wie er es nennt, "im Verlauf des Lebens erworbenen Blockaden" richtet der Sequentialtherapeut seine Aufmerksamkeit auf die Behandlung ererbter Miasmen. Er verwendet routinemäßig bei jedem Patienten Nosoden, "da jeder diese Miasmen in einem bestimmten Ausmaß in sich trägt". Das kann sein, aber vergessen Sie nicht, dass sie in einem aktiven, latenten oder schlummernden Zustand vorliegen können (siehe *Hahnemann Revisited*). Diese Miasmen zu behandeln, als ob sie in einer feststehenden Reihenfolge erscheinen würden, hieße zu weit gehen. Braucht jedes Kind *Psorinum*, dann *Tuberculinum* und schließlich *Medorrhinum*? Natürlich nicht! Das Kind kann genauso gut ein antisykotisches Mittel wie *Natrium sulphuricum* oder *Acidum nitricum* benötigen, anstatt einer Nosode!

Auch hier werden Hahnemanns Schriften zu Unrecht benutzt, um diese Annahmen zu rechtfertigen. Hahnemann gibt uns in seinen Ausführungen zur Sykose ein *Beispiel*, wie verschiedene miasmatische Zustände bei einem Patienten behandelt werden können, aber er schreibt dabei *keine feststehende Reihenfolge* vor.

CK (1), S. 117-118: *Nur zwei Fälle sind mir in meiner Praxis von dreifacher Komplikation der drei chronischen Miasmen, der Feigwarzen-Krankheit mit venerischem Schanker-Miasm und zugleich mit entwickelter Psora zu behandeln vorgekommen, welche nach gleichen Grundsätzen geheilt wurden, nämlich daß zuerst auf die Psora gewirkt ward, dann auf das unter den andern beiden chronischen Miasmen, dessen Symptome zu der Zeit am meisten hervorragten, dann auf das zweite noch übrige. Nochmals mußte dann der Rest der noch vorhandenen, psorischen Symptome mit den ihnen **angemessenen Arzneien bekämpft und dann erst vollends, was noch von Sykosis oder Syphilis übrig war, mit den jeder zugehörigen, oben angeführten Arzneien ausgetilgt werden.*** (Betonung des Autors hinzugefügt.)

Hahnemann *individualisierte* die Behandlung stets, denn das ist eine der Grundlagen seiner homöopathischen Philosophie. Er behandelte zuerst das Miasma, das bei der Konsultation am meisten aktiv war, zu seiner Zeit oft die Psora (in sieben von acht Fällen). Er erklärt dann in demselben Kapitel, dass *mehrere verschiedene* psorische Arzneien notwendig sein können, *bevor* ein anderes Miasma aktiviert wird. Dann suchte er nach dem nächsten aktiven Miasma, entweder Sykose oder Syphilis, und behandelte schließlich das am Ende übrig bleibende Miasma, *falls* es aktiv wurde.

Einige Sequentialtherapeuten behaupten, dass sie jedem Patienten *Psorinum* 10M geben und dabei herausgefunden haben, dass bei vielen die vielfältigen Symptome der Psora hervorgerufen wurden, auch wenn diese Patienten gar nicht psorisch waren! Was bedeutet das? *Symptome, die durch die Erstwirkung eines potenzierten Arzneimittels ausgelöst werden, sind kein Beweis dafür, dass die betreffende Person dieses Mittel braucht!* Ein solches Experiment zeigt nur, dass homöopathische Arzneien in der Lage sind, bei vielen Menschen Symptome hervorzubringen; mit anderen Worten, eine Prüfung! Sequentialtherapeuten reißen Dinge aus dem Zusammenhang, um ihre routinemäßige mechanische Anwendung von Hochpotenzen und Nosoden zu rechtfertigen.

Eine Behauptung dieser Sequentialtherapeuten ist, dass "die Kausalität der Symptomatik übergeordnet ist". Während ich selbst der Ätiologie einen sehr hohen Stellenwert einräume, (De Schepper 1999, S. 169), dürfen wir nicht die Tatsache aus den Augen verlieren, dass es nicht praktisch und auch nicht nützlich ist, Aktion oder Ursache von Reaktion oder Symptomatik zu trennen, da beides die zwei Hälften eines Ganzen bildet. Selbst wenn dieser Zusammenhang nicht immer klar ist, weist die Ursache in den meisten Fällen auf die Symptome hin und umgekehrt. Einer der Vorteile der Homöopathie gegenüber der orthodoxen Medizin ist die Tatsache, dass die Ätiologie nicht immer bekannt sein muss, um einen Fall erfolgreich zu behandeln.

Dies wurde beispielsweise in der Fernsehserie *Ärzte ohne Grenzen* demonstriert. Ein junger französischer Arzt mühte sich mit einer Frau ab, die an hohem Fieber litt, das schließlich zu Fieberkrämpfen führte. Sie zeigte eine Vielzahl mentaler/emotionaler Symptome: wildes Verhalten, gewalttätige Reaktionen, Herumschreien. Da der Doktor keine Diagnose hatte, machte er lediglich eine Spinalpunktion, die nichts ergab. Kein guter Homöopath würde mit dem Beginn der Behandlung warten, bis eine Diagnose vorliegt. Er könnte auf die vorliegenden Symptome hin verschreiben und eine schlimme Wendung des Falles verhindern – möglicherweise sogar den Tod wie im Fall dieser armen Frau.

Von der Bedeutung der Causa zu dem zu gelangen, was der Sequentialtherapeut macht, wenn er routinemäßig *Natrium muriaticum* als *spezifisches* Arzneimittel bei Kummer anwendet, ist ein stark vereinfachender und gefährlicher Schritt. Die Homöopathie forscht viel tiefer, indem sie fragt: "*Wer* leidet und *wie* leidet er?" Nachdem wir die Antworten darauf erhalten haben, verstehen wir, warum in der Rubrik "Gemüt, Beschwerden durch Kummer" so viele *verschiedene* Arzneimittel stehen. Gute homöopathische Arbeit wägt konstitutionelle Faktoren, miasmatische Faktoren, Ätiologie oder NGS und Symptome gegeneinander ab (die §§ 5 *und* 7 des *Organon* liefern die perfekte Vorschrift dafür; siehe De Schepper 1999, S. 196). Nicht jeder, der an Kummer leidet, braucht *Natrium muriaticum*, und nicht jeder gedemütigte Mensch schreit nach *Staphisagria*. Ich würde den Sequentialtherapeuten empfehlen, ihre Methoden zu verbessern, indem sie die Kardinalprinzipien der Homöopathie anwenden, damit ihre Patienten schnellere, sanftere und dauerhafte Heilungen erfahren. Ich sehe keinen Vorteil in der Anwendung einer einseitigen Ätiologie, in Kombinationsmitteln oder im unkontrollierten Gebrauch von tiefwirkenden Nosoden und in Behandlungsschemata, die zu verlängerten Verschlimmerungen führen.

2. Der abwechselnde Gebrauch von Arzneimitteln

Was lässt sich über den *abwechselnden* Gebrauch von Arzneimitteln und die Anwendung von *interkurrenten* Mitteln sagen, so wie dies in *Die chronischen Krankheiten* (1. Ausgabe 1828) und der 5. Auflage des *Organon* erörtert wird?

Der Gebrauch von interkurrenten Mitteln wird in diesen Werken bestätigt – ihre Wirkung unterstützt das Hauptmittel und beschleunigt die Heilung. Hahnemann empfiehlt, eine Gabe der hinsichtlich der Ähnlichkeit am ehesten passenden Arznei als interkurrentes Mittel zu verabreichen. So gab er beispielsweise, um die Psora seiner Zeit zu tilgen, mehrere Dosen *Sulphur* und *dazwischen*, nach jeder ersten, zweiten oder dritten Gabe, *eine Dosis einer anderen Arznei*, nämlich *Hepar sulphuris*. Er ließ diese acht oder neun Tage wirken, bevor er erneut eine Abfolge von drei Gaben *Sulphur* verordnete.

In der 5. Auflage des *Organon* schreibt er in einer Fußnote zu § 246:

> **Org (5) § 246, Fußnote:** *Wenn auch für andre grosse chronische Krankheiten, allem Ermessen nach, 8, 9, 10 Gaben Tinct. sulph. (zu X°) erforderlich geachtet würden, so ist's in solchem Falle doch vorzüglicher, statt sie in einer unmittelbaren Aufeinander-Folge zu reichen, nach jeder, oder jeden zwei, drei Gaben eine Gabe anderer, nächst dem Schwefel hier vorzüglich homöopathisch dienlicher Arznei (meist hep. sulph.) einzuschieben, und diese ebenfalls nur 8, 9, 12, 14 Tage wirken zu lassen, ehe man wieder eine Reihe von drei Gaben Schwefel anfängt.*

Eine weitere Indikation für den abwechselnden Gebrauch bestand *zu diesem Zeitpunkt in der Entwicklung seiner Theorie* dann, wenn ein antimiasmatisches Arzneimittel wiederholt werden musste, um die Heilung zu vervollkommnen, die Wiederholung aber zu mäßigen Verschlimmerungen führte. In diesem Fall wurde das interkurrente Mittel (Hahnemann nahm Tropfen der Urtinktur) genommen, um die Verschlimmerung zu besänftigen und die LK auf die Wiederholung des konstitutionellen Mittels vorzubereiten. Er empfahl, entweder *Nux vomica* (für die reizbare, aggressive Konstitution) oder *Pulsatilla* (für das nachgiebige, phlegmatische Temperament) zu verwenden.

In derselben Fußnote zu § 246 der 5. Auflage des *Organon* schreibt er:

Nicht selten sträubet sich jedoch die Lebenskraft, mehre Gaben Schwefel, so erforderlich sie auch für das chronische Uebel wären, selbst in den angegebenen Zwischenräumen, ruhig auf sich wirken zu lassen, und deutet dies Widerstreben durch einige, obschon mässige Schwefel-Symptome an, die sie in der Cur am Kranken laut werden lässt. Da ist es zuweilen rathsam, eine kleine Gabe Nux vom. X°, auf 8 bis 10 Tage Wirkung, zu reichen, um die Natur geneigt zu machen, den Schwefel in fortgesetzten Gaben wieder auf sich ruhig und mit gutem Erfolge wirken zu lassen. In geeigneten Fällen ist Puls. X° vorzuziehen.

Diese Methode hatte nicht lange Bestand und wurde 1835 aufgegeben.

Der abwechselnde Gebrauch von Arzneimitteln ist auch in *Die chronischen Krankheiten* zu finden:

CK (1), S. 158: *Indeß wird es nach Maßgabe einiger Abänderung der Symptome oft auch hier dienlich, zwischen den Gaben reinen Schwefels zuweilen eine kleine Gabe kalkichte Schwefelleber anzubringen, auch in verschiednen Potenz-Graden (wenn ihrer mehre von Zeit zu Zeit nöthig werden) und nicht selten, nach den Umständen, eine von Krähenaugen X, auch wohl Quecksilber (X) als Zwischenmittel.*

Ein weiteres Beispiel findet sich in einer Fußnote:

CK (1), S. 164, Fußnote: *... fand ich die epidemisch herumgehenden Wechsel-Fieber fast jedes Jahr in ihrem Charakter und in ihren Symptomen verschieden, daher auch fast jedes Jahr durch ein andres, verschiednes Arzneimittel specifisch heilbar; das eine Jahr mit Arsenik, ein andres, mit Belladonne, oder mit rohem Spießglanz, mit Spigelie, Akonit, mit Ipekakuanha abwechselnd Krähenaugen ...*

Ich empfehle Ihnen, das Kapitel *Class Room Talks* in Kents *Lesser Writings* (1994, S. 270) zu lesen, in welchem Kent die Anfeindungen von Homöopathen im Hinblick auf Hahnemanns abwechselnden Gebrauch von Arzneien widerlegt (diese Diskussion ist also mindestens 150 Jahre alt!). Kent erklärt, was Hahnemann meinte, als er über den "abwechselnden Gebrauch von *Rhus tox.* und *Bryonia*" schrieb (in diesem Fall, um Typhus zu heilen). Er gab nicht etwa *Rhus tox.* in ein Glas und verabreichte erst eine Dosis davon, um dann eine Gabe *Bryonia*, in einem weiteren Glas aufgelöst, folgen zu lassen. In diesem speziellen Beispiel zeigte sich vielmehr nach Ablauf der Wirkung von *Bryonia* als nächstes Mittel *Rhus tox.*, und dieses wurde dann gegeben. Nachdem *Rhus tox.* alles ihm Mögliche ausgerichtet hatte, erschienen wieder Symptome von *Bryonia*, welches darauf wiederholt wurde. Aber die Mittel wurden nie gleichzeitig gegeben und nur, wenn die Symptome für das jeweilige Mittel sprachen! Dasselbe gilt für den "abwechselnden Gebrauch" von *Thuja* und *Acidum nitricum* bei der Behandlung der Sykose. Wenn ein Mittel aufhörte zu wirken, wurde das andere verschrieben, aber nicht mechanisch – nur wenn die Symptomatik dem Mittel entsprach!

In den Pariser Krankenjournalen (1837-1843) bestand Hahnemanns abwechselnder Gebrauch von Mitteln lediglich in der Gabe von Placebo (*Sac. lac.*) als Wasserauflösung. Wie bei Kent wurde dieses zu Hahnemanns zweitliebstem *Simillimum*. Er setzte Placebos ein, um die Kraft der Q-Potenzen zu kontrollieren. In diesen Fällen ließ er die Q-Potenz oft 14 Tage einnehmen, im Wechsel mit *Sac. lac.* über einen gleich langen Zeitraum.

Weiterhin bespricht von Bönninghausen einen Brief, den er von Dr. Croserio erhalten hatte, welcher mit Hahnemanns Praxis in Paris sehr vertraut war, da er diesen fast täglich dort aufsuchte. In diesem Brief stellt Dr. Croserio ausdrücklich Folgendes fest:

Niemals verordnete er zwei verschiedene Mittel, um solche im Wechsel oder nach einander zu nehmen; er wollte jederzeit erst die Wirkung des einen Mittels kennen, ehe er ein anderes gab, selbst bei Kranken, die in einer Entfernung von 200 Stunden von ihm behandelt wurden. Auch wechselte er nicht. Selbst in acuten Krankheiten war es ein seltener Fall, daß er in 24 Stunden mehr als einmal einen Löffel voll nehmen ließ. Um die Kranken oder deren Angehörige zu beruhigen, ließ er dagegen öfters bloßen Milchzucker nehmen. (von Bönninghausen 1984, S. 359)

Ich denke, das oben Gesagte rückt den abwechselnden Gebrauch von Arzneimitteln in den richtigen Zusammenhang.

3. Weitere moderne "Innovationen"

Falsche Darstellungen

Wir müssen nun auf die Behauptungen eingehen, die selbst von "gut informierten" Historikern und führenden Therapeuten erhoben werden. Ich habe festgestellt, dass ihre Aussagen auf einem Mangel an Wissen hinsichtlich der verschiedenen Ausgaben von *Die chronischen Krankheiten* und der sechs unterschiedlichen Auflagen des *Organon* beruhen (man darf nicht vergessen, dass die letzte Auflage 1842 fertiggestellt wurde, kurz bevor Hahnemann starb). Wie Sie sehen werden, basieren die meisten ihrer Behauptungen auf der 4. Auflage, niemals auf der 5. oder 6. Auflage!

Lassen Sie uns einige Aussagen erörtern, die Sie auf Seminaren von "führenden" Homöopathen zu hören bekommen, die damit nur ihr Unwissen über das wichtigste Werk der Homöopathie preisgeben. Viele "New Age"-Homöopathen haben Hahnemann als Heuchler, Anführer eines Kults, Hardliner, übereifrig, dogmatisch, und das *Organon* als "homöopathische Bibel" bezeichnet.

Jan Scholten deutet an, dass alle, die dem *Organon* folgen, Dogmatiker sind, da sie einem alten, fehlerbehafteten Buch anhängen (Scholten 2002, *Homeopathic Links*, 15: 15-16). Er lässt sich jedoch nicht darüber aus, wo Hahnemanns Fehler in der Auflage, aus der er zitiert, zu finden sind (Scholten zitiert nicht die 6. Auflage des *Organon*). Er begeht im Gegenteil dieselben Fehler wie viele andere Homöopathen und zeigt dabei sein Unwissen über das Fortschreiten eines Werkes, das selbst noch die letzten Lebensjahre Hahnemanns beherrschte.

Sogar Rima Handley, die Autorin von *Auf den Spuren des späten Hahnemann* (das ich wirklich gerne gelesen habe und jedem nur empfehlen kann), macht bei der Erörterung der Potenzen Fehler. Im Kapitel *Versuche mit Dosierung und Potenz* (Handley 2001, S. 72) schreibt sie, dass Hahnemann zu der Zeit, als er begann, in Paris zu praktizieren, "aufgehört hatte, einzelne Gaben trockener Arzneien in großen Abständen zu verabreichen (die Art der Verschreibung, die im Haupttext der *fünften* Auflage des *Organon* noch empfohlen wird)." Nach der Lektüre des vorliegenden Buches wird der Leser sicher verstehen, dass sich Handley auf die 4. Auflage bezieht und nicht auf die fünfte.

Handley behauptet, dass Hahnemanns Abwendung von der trockenen Gabe "begonnen hatte, bevor er nach Paris zog". Dieser Wechsel hatte tatsächlich schon lange davor stattgefunden, und zwar begann er bereits 1828, kurz nachdem Hahnemann die 4. Auflage des *Organon* veröffentlicht hatte. Und die in der 5. Auflage von 1833 aufgestellten Regeln weisen natürlich auf modifizierte flüssige Gaben hin, wie wir bereits in Kapitel 4 dieses Buches besprochen haben.

Handley schreibt weiterhin über einen Fall Hahnemanns, in dem er versucht, die Gabe zu verkleinern, um die Verschlimmerung bei einem empfindlichen Patienten abzumildern oder zu vermeiden. Sie findet das merkwürdig, da Hahnemann ihrer Meinung nach seine Potenzen als nichtstofflich ansah, und die *Menge* der Dosis daher die Wirkung des Mittels nicht beeinflussen sollte. Es ist wirklich bedauerlich, dass diese falsche Vorstellung durch ihr Buch nur noch weiter verbreitet wird. (Siehe auch Kapitel 3 des vorliegenden Buches zur Bedeutung der Gabengröße.)

Handley begeht auch einen Fehler, als sie sich darüber auslässt, wie Hahnemann arzneiliche Wasserauflösungen aus Tropfen der C30 Verdünnung herstellte. Sie übersetzt Hahnemanns Niederschrift "./X in 7 EL als einen Tropfen der flüssigen Verdünnung der Potenz C30 auf 7 Esslöffel Wasser. Sie nimmt an, dass der Punkt (.) mit einem Tropfen gleichzusetzen ist (*Ibid.*, 2001, S. 75). Er bedeutet in Wirklichkeit allerdings die Gabe eines mohnsamengroßen (#10) Kügelchens auf sieben Esslöffel Wasser. Seit der Zeit der 4. Auflage des *Organon* stellte Hahnemann seine homöopathischen Arzneimittel her, indem er einen Tropfen der Grundpotenz auf 500 winzige unarzneiliche Kügelchen gab.

Eine andere Behauptung, die ich oft höre, ist die, dass Hahnemann ein vehementer Gegner von Hochpotenzen war und darüber jahrelang mit von Bönninghausen uneins war. Ich habe dies in Kapitel 4 erläutert. Weiter behaupten einige Homöopathen, dass diejenigen, die dem *Organon* folgen (ich bin mir sicher, dass ich in ihren Augen dazugehöre), extreme, dogmatische Hardliner sind, welche die "homöopathische Bibel" (*sic*) bei jeder Gelegenheit anwenden. Das Ziel solcher Behauptungen sollten wahrhaftig die starrsinnigen Verschreiber nach der 4. Auflage des *Organon* sein. Warum ignoriert man die 5. und 6. Auflage? Wer ist hier starrköpfig?

Eizayagas Behauptungen

Dr. Francisco Eizayaga schrieb in seinem Werk *Treatise on Homeopathic Medicine*:

> *Wir lehnen die Position Hahnemanns und Kents hinsichtlich der Gefahren bei der Gabenwiederholung ab, da sie ihre Gründe dafür nie durch Versuche, durch die Sammlung statistischer Daten oder die Erwähnung klinischer Experimente untermauert haben.* (Eizayaga 1991, S. 214)

Es ist schade, dass Eizayaga bereits verstorben ist, da ich ihn gerne gefragt hätte, wie er auf den Gedanken kam, dass Hahnemann niemals irgendwelche Versuche durchgeführt oder Daten zu seinen klinischen Methoden oder Erfahrungen gesammelt haben soll. Hahnemann erstellte detaillierte Fallsammlungen und Protokolle seiner zahllosen klinischen Versuche. Das *Organon* und *Die chronischen Krankheiten* sind voll von seinen klinischen Erfahrungen. Eizayaga ist nicht imstande, zwischen den verschiedenen Auflagen des *Organon* zu unterscheiden.

Ich habe einmal ein 3-Tages-Seminar von ihm in Santa Monica, Kalifornien, besucht. Eizayagas Lieblingspotenz in chronischen Fällen war die C6 in trockenen Gaben, die mehrmals täglich wiederholt wurden. Er behauptete, dass er kein Problem in einer mechanischen Wiederholung sah. Die "fortschreitend aufsteigende wiederholte Potenz", von der er in *Treatise on Homeopathic Medicine* (*Ibid.*, S. 216) schreibt, unterscheidet sich sehr von der gleichnamigen Methode, die von Hahnemann eingeführt wurde.

Wie in Kapitel 4 eingehend beschrieben, verwendete Hahnemann sehr kleine Gaben arzneilicher Wasserauflösungen, die jedes Mal verschüttelt wurden, *so dass der Patient niemals dieselbe Dosis in Folge erhielt*. Bei Hahnemann wurden Dosis und Wiederholung individualisiert; Eizayagas Wiederholung war mehr mechanischer Art. Ich erinnere mich noch an Eizayagas Wutanfall während des Seminars, als jemand das Thema Q-Potenzen ansprach, das er mit den Worten abtat: "Homöopathie ist keine Religion." Weiter äußerte er sich allerdings nicht zu den Q-Potenzen. Offensichtlich hatte er zu diesem Zeitpunkt (1993) die 6. Auflage von Hahnemanns *Organon* noch nicht verstanden, nicht einmal die 5. Auflage, da er nur trockene Gaben verabreichte, ohne Wasserauflösungen oder Schüttelschläge zur Abänderung jeder nachfolgenden Dosis einzusetzen.

Solche Behauptungen lassen mich an seinem guten Ruf als Wissenschaftler zweifeln. Einfach ausgedrückt, hat Eizayaga Hahnemanns Weiterentwicklung der Dosierungsmethoden nach 1829 nicht berücksichtigt. In seinem Lehrbuch wirft Eizayaga Kent und Hahnemann oft in einen Topf, ohne sich klar zu machen, dass Kent bei der 4. Auflage des *Organon* stehen geblieben war und niemals entsprechend der 5. Auflage (1833), die ihm eigentlich hätte bekannt sein müssen, praktizierte. Natürlich erkenne ich Eizayagas Veröffentlichungen zu den Miasmen, Schichten und Verletzungen an (*Ibid.*, 1991, S. 256). Jedoch basiert dies alles auf dem *Organon* und ist nicht seine Entdeckung.

Noch mehr Hybris

Einige Homöopathen bezeichnen sich selbst als "metaphysisch" und glauben ausschließlich an mentale oder spirituelle Homöopathie. Sie behaupten, dass das Wissen über homöopathische Pathologie völlig unnötig ist (siehe auch Kapitel 3 in *Hahnemann Revisited*, in dem ich solche Häresie widerlege). Wir verschreiben selten auf die Pathologie hin, aber sie spielt natürlich bei der Potenzwahl, Prognose (Heilung oder Palliation?) und, wenn Sie mit der Miasmentheorie vertraut sind, auch bei der Arzneimittelwahl eine Rolle!

Manche Homöopathen behaupten, dass sie nichts über Temperament, Konstitution, Ursache, Schichten und Heilungshindernisse wissen müssen. Sie glauben, dass manchmal nur ein einziges Gemütssymptom für die Verschreibung eines Arzneimittels erforderlich ist. Wir wissen jedoch, dass ein Fall nicht gelöst werden kann, wenn man sich allein auf mentale Symptome stützt – wir müssen auch die allgemeinen Symptome berücksichtigen. Hahnemann gab uns in § 153 des *Organon* genaue Anweisungen, indem er sagt, dass die außergewöhnlichen, seltenen und besonderen Symptome auf der Suche nach der homöopathischen Arznei die wichtigste Rolle spielen (siehe De Schepper 2003, S. 41-72).

Andere behaupten, dass alle Krankheiten allein durch den Geist verursacht werden. Ich empfehle ihnen, § 73 der 6. Auflage des *Organon* zu lesen, in welchem Hahnemann sich über die verschiedenen akuten Krankheiten und ihre Ursachen auslässt (siehe auch Kapitel 10 in diesem Buch). Haben diese Leute schon einmal etwas von Traumen, Erdbeben, Epidemien, Lebensmittelvergiftungen und Umweltreizen gehört?

Dann wieder sind einige Homöopathen davon überzeugt, dass es nicht wichtig ist, etwas über die verschiedenen Miasmen zu wissen. Sie sagen, dass sie auch ohne dieses Wissen erfolgreich sind. Dies wiederum hält der Erfahrung nicht stand. Die meisten großen homöopathischen Meister – wie Kent, Hering und von Bönninghausen – wiesen uns darauf hin, dass wir die Miasmen verstehen müssen, um nicht wie ein "Stehauf-Männchen", also immer nur ad hoc, zu praktizieren. Kent erklärt in seinen *Lesser Writings* (1994, S. 419), dass wir, wenn wir das zugrundeliegende Miasma nicht erkennen, vielleicht nur die gegenwärtigen Symptome lindern: "Das Miasma, welches das Kind für wiederkehrende Anfälle prädisponiert, muss korrigiert werden." Kents *Lesser writings* enthalten viele großartige Artikel zu den

Miasmen – zum Krebsmiasma, zur Sykose und zur Syphilinie. Lesen Sie die klinische Anwendung der Miasmen in *Hahnemann Revisited*, Teil 3, wo ich diesem Thema mehr als 100 Seiten widme.

Im *Townsend Letter* habe ich einen Artikel von Reichenberg-Ullman und Ullman zu Sankarans "neuem System" der Potenzwahl gelesen (Reichenberg-Ullman and Ullman, 2003, 235/236: 56-57). Entsprechend dieser neuen Theorie wird die Potenz anhand von sieben Ebenen ausgewählt, auf denen das Leben erfahren wird: Name, Wirklichkeit, Gefühl, Täuschung, Empfindung, Energie und die "nicht näher bezeichnete" Ebene 7. Gemäß dieser Theorie benötigt man beispielsweise für eine Empfindung, die wir sowohl physisch als auch mental erleben, automatisch eine 10M-Potenz! Dies wird durch § 281 des *Organon* widerlegt (siehe auch Kapitel 5, Anhang). Stellen Sie sich vor, wir haben einen sehr empfindlichen Patienten, der diese Empfindung beschreibt (und ich könnte mir vorstellen, dass ein empfindlicher *Phosphorus*-Patient sie besser beschreiben kann als ein schwerfälliger *Barium carbonicum*-Patient), und er bekommt automatisch eine trockene Gabe einer 10M. Ich würde zu gerne sehen, wie viele Erstverschlimmerungen wirklich in solchen Fällen auftreten. Diese Idee zur Dosierung scheint für Reichenberg-Ullman und Ullman einen Sinn zu ergeben, aber nicht für mich, wenn man die §§ 63 und 64 des *Organon* berücksichtigt (siehe auch Kapitel 1 und 2 in diesem Buch). Reichenberg-Ullman und Ullman sprechen über eine Hypothese – und mehr nicht! Ich sträube mich dagegen, Patienten durch Verschlimmerungen leiden zu lassen, wenn bereits eine bessere Lösung angeboten und viele Jahre lang von unzähligen Therapeuten gründlich ausprobiert worden ist.

Dieselben Autoren berichten in der Maiausgabe des *Townsend Letter* (Reichenberg-Ullman und Ullman, 2003, 238: 46-48) von der dramatischen Heilung einer Depression, bei der sie eine Einzeldosis von *Buteo jamaicensis* (Rotschwanzhabicht) verschrieben. Ihre Praxisangestellten verstanden die Verschreibung falsch und schickten das Mittel als 1M in flüssiger Verdünnung, die "geplussed" (ich schätze, sie meinten "verschüttelt" oder nur in Wasser umgerührt) und täglich eingenommen werden sollte. Sie entdeckten den Fehler erst bei der nächsten Konsultation (welche vermutlich erst nach drei oder vier Wochen stattfand, da sie nach der 4. Auflage des *Organon* verschreiben – über die dazwischenliegende Zeit wurde nicht berichtet). Ihre anfängliche Besorgnis wich der Freude, als sie erfuhren, wie gut es der Patientin ging. Seitdem hat das Reichenberg-Ullman-Team in Fällen mit schwerer psychischer Pathologie mit dieser besonderen "neuen" Methode "experimentiert" (wirklich so!). Jeder, der die ersten Kapitel dieses Buches gelesen hat, begreift, dass Reichenberg-Ullman und Ullman sich der Methode gemäß der 5. Auflage des *Organon* nähern. Sie scheinen, zumindest diesem Artikel nach, keine Ahnung zu haben, dass sie genau das tun. Sie glauben, dass sie neue Experimente durchführen, während Hahnemann diese Methode bereits 1833 eingeführt hatte!

In der Februar/März-Ausgabe des *Townsend Letter* schrieb ein indischer Homöopath namens Rajendra Prakash Upadhay einen Artikel über die "häufige

Notwendigkeit der Wiederholung einer Arznei in Hochpotenzen bei chronischen Fällen" (Upadhay, R.P., 2003, 238: 46-48). Er wollte die Erkenntnisse von Dr. Desai zu diesem Thema bestätigen. Zahlreiche Behauptungen in diesem Artikel scheinen irrig zu sein. Zunächst einmal schreibt Upadhay diesen Artikel so, als würden er und Dr. Desai diese "Hypothese" zum ersten Mal aufstellen. Die Leser dieses Buches wissen bereits, dass Hahnemann in den frühen 1830er Jahren ähnliche Versuche durchführte. Upadhay empfiehlt die *tägliche* Wiederholung der trockenen Gabe der *Hochpotenz* (CM) und behauptet, dass sie "niemals verschlimmerte, sondern sanft wirkte!" Das ist schwer zu glauben, denn Hahnemann machte (vor seiner Split-dose-Methode) Versuche, in denen er der Lösung mehr Kügelchen hinzufügte, um die Potenz jeder nachfolgenden Gabe zu steigern. Wie wir bereits gesehen haben, musste Hahnemann die Anzahl der Schüttelschläge von zehn auf zwei senken und hatte immer noch Erstverschlimmerungen. Und diese Gaben wurden in Wasser verabreicht! Alle praktizierenden Homöopathen, selbst die berühmtesten, haben Erstverschlimmerungen gesehen und hervorgerufen, vor allem aber die Verschreiber nach der 4. Auflage des *Organon*.

Die vorgeschlagene Methode von Upadhay liegt irgendwo zwischen der 4. und 5. Auflage, und doch behauptet er, dass er selbst bei den empfindlichsten Patienten keine Verschlimmerung gesehen hat? Bei allem Respekt würde ich seine Methode keinesfalls empfehlen. Weiterhin schreibt Upadhay, dass Hahnemann in der 6. Auflage des *Organon* "schließlich von der Einzeldosis Abstand nahm und häufige Wiederholungen empfahl". Was glaubt er, passierte in der 5. Auflage? Er wirft sogar noch mehr Fragen auf, wenn er Folgendes beobachtet: "Wenn ein Kügelchen aus Versehen in den Hals rutschte oder der Patient das Gesicht gen Himmel wandte (*sic*) oder sich zu viel bückte, kam es bei einigen wenigen empfindlichen Patienten zu einer kurzen Verschlimmerung. Aber wenn die nächste Gabe richtig eingenommen wurde (Anmerkung des Autors: Es gibt also eine richtige Haltung, um das Mittel einzunehmen?), wurden diese Verschlimmerungen gemildert." Das ist wirklich zu absurd, um es noch zu kommentieren.

Upadhay bringt das Beispiel von Vithoulkas, der – nach seiner Einschätzung – nach der ersten Gabe noch länger wartet als Kent. Wie ich bereits erwähnt habe, verschreibt Vithoulkas nach der 4. Auflage des *Organon*, so wie 90% aller Homöopathen. Upadhay bewegt sich auf noch schlüpfrigerem Grund, wenn er die häufige Wiederholung einer 1M empfiehlt, die er als "niedrigere" Potenz bezeichnet (sechs Gaben täglich!), wenn der Patient zu schwach oder die Pathologie zu weit fortgeschritten ist. Wie erklären wir das unter Berücksichtigung der §§ 63 und 64 des *Organon* und dessen, was wir in den ersten beiden Kapiteln dieses Buches gelesen haben? Das erinnert mich an Kents Bemerkung, dass er lieber in eine Schlangengrube geworfen würde, als in die Hände eines Anfängers in der Homöopathie zu fallen. Upadhay bestreitet, dass Q-Potenzen "milder als Centesimalpotenzen" sind. Ich habe diese Behauptung bereits anhand der Schriften von von Bönninghausen und Hahnemann widerlegt, in welchen sie erklären, dass sogar die Q1, die niedrigste Q-Potenz, stärker und tiefgreifender wirkt als eine C30.

Ich habe kein Problem mit der Tatsache, dass wir uns beständig darum bemühen müssen, bessere Wege zu finden, um die Homöopathie erfolgreich in der Praxis anzuwenden. Aber eine neuere und bessere Methode als jene, welche Hahnemann in den letzten beiden Auflagen des *Organon* herausgearbeitet hat, muss erst noch gefunden werden. Das Problem besteht darin, ich wiederhole es noch einmal mit Bedauern, dass 90% aller Homöopathen diese fortgeschrittenen Methoden nicht kennen oder nicht anwenden. Und einige glauben, dass sie etwas Neues erfunden haben, aber in Wirklichkeit wurde es bereits von Hahnemann ausprobiert und wieder fallengelassen oder in der 5. oder 6. Auflage beschrieben.

Kapitel 9

Die Lebensweise und andere Heilungshindernisse

"Nur durch beständige, sorgfältigste Arbeit können Sie Ihr Ansehen bewahren und Menschen heilen." – Kent

Wenn das angezeigte Arzneimittel nicht wirkt

Vielleicht denken Sie, dass Ihre Arbeit mit dem Auffinden des *Simillimum* bereits getan ist. Aber leider beginnt damit erst Ihre Mühsal. Wenn wir die Reihe möglicher Heilungshindernisse besprechen, erstaunt es, dass überhaupt irgendjemand geheilt werden kann. Hahnemann war sich der vielen möglichen Hindernisse, die der Heilung eines Patienten im Weg stehen können, sehr bewusst.

> *Org §252:* Fände man aber …, daß in der chronischen Krankheit die bestens homöopathisch gewählte Arznei, in der angemessenen (kleinsten) Gabe, die Besserung nicht förderte, so ist dieß ein gewisses Zeichen, daß die, die Krankheit unterhaltende Ursache noch fortwährt und daß sich in der Lebensordnung des Kranken oder in seinen Umgebungen, ein Umstand befindet welcher abgeschafft werden muß, wenn die Heilung dauerhaft zu Stande kommen soll.

Wir wollen überlegen, welche verschiedenen Formen diese "die Krankheit unterhaltende Ursache" annehmen kann.

Der Homöopath ist das erste Heilungshindernis

Ich sehe den praktizierenden Homöopathen als eines der größten und häufigsten Heilungshindernisse an. Ein Großteil des Erfolges der ersten Verschreibung hängt nicht nur von dem Wissen ab, das der Arzt hinsichtlich möglicher Hindernisse hat, sondern ebenso davon, wie gut informiert der Patient ist. In welchem Ausmaß ist er motiviert oder in der Lage, Hindernisse zu vermeiden? Wie gut haben Sie, der Homöopath, ihn informiert? Wie viel Vertrauen konnte der Patient Ihnen bereits bei seinem ersten Besuch entgegenbringen? Die Antworten auf diese Fragen hängen sehr stark von den Eigenschaften ab, die einen guten Behandler von einem durchschnittlichen unterscheiden.

Der erste Faktor ist *Mitgefühl*, welches

untrennbar mit der Liebe zur Menschheit verbunden ist. Ein Behandler, der mit dem Patienten als Person in Verbindung steht, kann viele Symptome entdecken, die ihm mit einer rein intellektuellen Einstellung entgehen würden. Mitgefühl ist mit *Intuition* verwandt, und *Instinkt ist Mitgefühl*: Wir nehmen vieles instinktiv auf, bevor wir es intellektuell erfassen. Ein Großteil der Verschreibungskunst besteht in der Qualität des Mitgefühls.

Ein zweiter Faktor ist *Achtsamkeit*. Wir untersuchen einen Fall oft eher nachlässig, anstatt ihn mit jeder Faser gespannt anzugehen; eifrig und energisch jeden Winkel zu erforschen – wie ein Spürhund auf der Fährte. Wir müssen unsere Stimmung an die Anforderungen der jeweiligen Gelegenheit anpassen, sonst werden uns Symptome von unschätzbarem Wert entgehen. Jeder hat bereits erlebt, dass er das Offensichtliche nicht wahrgenommen hat, weil er der Erzählung des Patienten nicht genügend Aufmerksamkeit geschenkt hat. Je achtsamer wir bei unserer Aufgabe sind, desto eher werden wir viele Dinge herausfinden.

Ein dritter Faktor ist die *Objektivität* gegenüber Ihrem Patienten, ebenso wie Ihnen selbst, dem Arzt, gegenüber. Ein objektiver Ausgangspunkt erlaubt die Beobachtung von einer höheren Warte und von außerhalb. Ohne Objektivität sind wir blind. Eine Untersuchung, die von unangebrachten Gefühlen wie Stolz und Egoismus geleitet wird, hindert uns daran, das "Warum und Weshalb" zu sehen. Der Behandler muss sich selbst ganz genau kennen. Um das zu erreichen, müssen wir uns von Emotionen befreien, die beständig an uns zerren, von unsichtbaren Fesseln, die uns an unpassende Begierden, Meinungen und Gedanken binden und uns wie der Gesang der Sirenen verführen. Unser Verstand muss kraftvoll und klar genug sein, um diesem Drang zu widerstehen und uns allmählich darüber zu erheben.

Der Homöopath muss noch weitere Eigenschaften aufweisen, wenn er nicht das erste Heilungshindernis werden soll. Die Ausübung jeder Kunst, und insbesondere einer so schwierigen und komplizierten Kunst wie der Homöopathie, erfordert *Disziplin*. Ich werde nie gut in etwas werden, wenn ich es nicht diszipliniert angehe. Alles, was ich nur tue, wenn ich "gerade in Stimmung dazu bin", mag ein schönes Hobby sein, aber ich werde nie ein Meister in dieser Kunst werden. Das bedeutet nicht nur, die Homöopathie täglich ein paar Stunden lang zu studieren und auszuüben, es bedeutet auch, völlig in dieser Heilkunst aufzugehen. Viele Menschen könnten als diszipliniert bezeichnet werden, wenn man damit einen Arbeitstag von acht Stunden meint. Tatsächlich fallen die meisten Menschen in diese Kategorie. Aber die modernen Menschen, und auch die meisten heutigen Homöopathen, zeigen außerhalb ihres Arbeitsbereiches nur wenig Selbstdisziplin. Wenn jemand nicht arbeitet, möchte er faulenzen oder, milder ausgedrückt, sich entspannen. Dieser Wunsch nach Faulheit ist zum großen Teil eine Reaktion auf das Gefühl, ein eingefahrenes Leben zu führen. Da die meisten Menschen in einer Situation gefangen sind, in der sie ihre Energie für Zwecke aufbringen, die nicht die ihren sind, für die Anforderungen einer Arbeit, die sie nicht mit ganzem Herzen ausüben, werden sie beinahe rebellisch.

Homöopath aber sollte jemand werden, weil er die Homöopathie und die Menschen liebt. Im Gegensatz zu den meisten anderen hat er die einzigartige Chance, sein Leben aufregend und frei von Routine zu gestalten. Denn jeder Patient ist ein Individuum für sich, ein neues Puzzle – neu und andersartig sogar bei jedem einzelnen Schritt seiner Behandlung. Es ist die besondere Aufgabe des Homöopathen, die Wahrheit ohne Kompromisse und ohne Rücksicht auf seine eigenen Interessen oder die von jemand anderem (pharmazeutische Unternehmen!) zu verbreiten. Diese Arbeit kann niemals langweilig sein. Wir stehen in Kontakt mit dem innersten Sein unserer Patienten, mit Emotionen, die tief in der Existenz des Menschen als menschliches Wesen wurzeln. Ohne Disziplin zerfällt das Leben in viele Einzelteile, es wird chaotisch und ein Mangel an Konzentration macht sich breit; aber Disziplin muss nicht "schmerzhaft" sein. Im Osten wurde schon vor langer Zeit erkannt, dass das, was dem Menschen wirklich gut tut – seinem Körper und seiner Seele – , angenehm sein und Spaß machen muss, auch wenn anfangs vielleicht ein gewisser Widerstand oder "Schmerz" überwunden werden muss.

Dass *Konzentration* eine notwendige Voraussetzung für die Beherrschung einer Kunst ist, dürfte außer Frage stehen. Dennoch ist die Fähigkeit zur Konzentration in unserer Kultur beinahe noch seltener zu finden als Selbstdisziplin. Jeder macht viele Dinge gleichzeitig: lesen, Essen zubereiten, fernsehen, reden, rauchen, Radio hören etc. Ein abgelenkter Homöopath lässt seine Gedanken zu anderen Bereichen seines Lebens abschweifen, anstatt sich wie ein guter Sherlock Holmes zu konzentrieren. Er macht sich Sorgen um seine Zukunft und seine Familie; er versucht, den Ärger über den Streit, den er gerade mit seiner Ehegattin hatte, zu unterdrücken; er grübelt über seine Geldanlagen nach, die seit dem Börsenfall nun viel weniger wert sind, etc. Dieser Mangel an Konzentration zeigt sich klar in unserem Unbehagen, wenn wir allein sind. Still zu sitzen – ohne zu reden, zu rauchen, zu lesen, fernzusehen oder etwas zu trinken – ist für die meisten Menschen beinahe unmöglich. Sie werden fahrig und nervös und müssen irgendetwas mit ihren Händen oder ihrem Mund machen – z. B. eine Zigarette anzünden, wodurch die Hände, der Mund, die Augen und die Nase beschäftigt sind. Jeder, der versucht, allein zu sein, wird feststellen, wie schwierig es ist. Man muss **lernen**, sich bei allem, was man tut, zu konzentrieren, und für den Homöopathen bedeutet dies, dass der Patient und der Behandler eins werden. Die volle Aufmerksamkeit des Arztes zu erhalten, ist häufig eine Offenbarung für den Patienten und führt zu Vertrauen, Wohlbehagen und der Preisgabe seiner Seele, seiner innersten Geheimnisse.

Ein weiterer Faktor ist *Geduld*. Jeder, der jemals versucht hat, eine Kunst zu meistern, weiß, dass große Geduld notwendig ist, um irgendetwas zu erreichen. Wenn Sie auf schnelle Erfolge aus sind, werden Sie nie ein Meister werden. Besonders der Homöopath steht vor einem zusätzlichen Hindernis, wenn es um Geduld geht. Zunächst einmal erwartet der Patient einen sofortigen Erfolg von Ihrer Behandlung, selbst in den langwierigsten Fällen. Warum? Weil er an die Erschaffung einer unähnlichen Krankheit oder, mit anderen Worten, an die sofortige Unterdrückung seiner Symptome gewöhnt ist. In einem Werbespot im Fernsehen zu *Herpes genitalis* heißt es triumphierend: "Hier geht's um Unterdrückung." Ja, in der Tat tut es das, aber niemand außer dem Homöopathen scheint sich an dem Wort "Unterdrückung" zu stoßen. Wo ist die versprochene gute altmodische Heilung?

Hier wird der Homöopath vor eine ungeheure Aufgabe gestellt. Er muss nicht nur die natürliche Krankheit aus der Unterdrückung herausholen, er muss auch, was noch viel schwieriger ist, den Patienten davon überzeugen, dass eine Wiederkehr alter Symptome und/oder eine zeitweilige Verschlimmerung bestehender Symptome zu begrüßen ist. Es ist der Druck von Seiten des Patienten, der den weniger selbstbewussten Homöopathen dazu verleitet, die Verschreibung zu ändern und planlos ein Mittel nach dem anderen zu geben. In Wahrheit **möchte** der Patient, dass Sie eine unähnliche Krankheit erzeugen, weil er genau daran gewöhnt ist! Trotzdem dürfen Homöopathen das Mittel erst wechseln, wenn sich die Symptome der natürlichen Krankheit ändern und in diesem veränderten Zustand bleiben, und das erfordert echte Geduld. Wir müssen uns daran erinnern, dass wir jedes Mal, wenn wir eine Arznei verabreichen, die missgestimmte Lebenskraft (LK) bitten, mit einer hoffentlich heilsamen Nachwirkung zu reagieren. Jedoch verwirren unsere fehlgeleiteten Behandlungen die LK oft nur. Schlimmer noch, wir riskieren, Arzneikrankheiten hervorzurufen, die zu komplexen Krankheiten führen können.

"So manches Leben wurde durch Abwarten und nochmals Abwarten gerettet." (Kent 1994, S. 420)

Für den Menschen der heutigen Zeit ist es genauso schwierig, sich in Geduld wie in Disziplin und Konzentration zu üben. Es ist eine Tatsache, dass unsere Welt genau das Gegenteil liebt und danach strebt. Es gibt Veröffentlichungen wie "Der Ein-Minuten-Chef", "Der Ein-Minuten-Tennislehrer" und "Der Ein-Minuten-Heiler". Letzteres bezieht sich auf die Wunderpille, die nach einem einminütigem Gespräch mit dem allopathischen Arzt verschrieben wird. Die Fallaufnahme ist aber nie ein Schlagabtausch oder eine einseitige Angelegenheit. Fallaufnahme bedeutet einen ernsthaften Austausch zwischen zwei Menschen, die an wahrer *Konversation* interessiert sind (das Wort basiert auf dem lateinischen *conversari* – sich wiederholt herumbewegen), bei der die Gelegenheit, eine Meinung zu äußern, von einem Gesprächspartner auf den anderen übergeht. Brillante Formulierungen führen nicht zum Durchbruch, sondern eher das Ansprechen dessen, was für beide Seiten von Bedeutung ist, das, was den Patienten wirklich betrifft.

Menschliche Werte scheinen heutzutage irgendwie von ökonomischen Regeln und Bedürfnissen bestimmt zu werden: "Ich habe so hohe Unkosten, deshalb muss ich so und so viele Patienten pro Tag haben." Ich hörte einige meiner Studenten sagen: "Dieser Arzt will mich einstellen, aber er erwartet, dass ich alle 15 Minuten einen neuen Patienten sehe!" Und dann ist da noch der Patient, der "von der Stelle kommen" möchte! Der moderne Mensch glaubt etwas zu verlieren, wenn die Dinge nicht schnell zum Abschluss gebracht werden; und doch scheint er nicht zu wissen, was er mit seiner freien Zeit anfangen soll – außer sie totzuschlagen.

Eine letzte Bedingung für jemanden, der ein guter Homöopath werden möchte, besteht darin, dass die Beherrschung der Kunst eine überragende Bedeutung für ihn haben muss. Wenn die Kunst in seinen Augen nichts Besonderes ist, wird der Anfänger sie nie lernen. Wir müssen uns nicht über die Bedeutung der Homöopathie als Heilsystem auslassen, da sie die mächtige Natur auf sanfte Weise nachahmt. Viele Homöopathen, die ihrer Kunst keine oberste Priorität in ihrem Leben einräumen, bleiben Anfänger, gute Dilettanten, werden aber niemals zu Meistern. Ich kenne Homöopathen, die seit 25 Jahren "praktizieren" und noch immer gegen die Kardinalprinzipien der Homöopathie verstoßen und damit Schande über unsere wundervolle Wissenschaft bringen.

Fehler in Diät und Lebensführung

Hahnemann beschäftigte sich mit den Problemen der Diät und des Lebenswandels, besonders im Hinblick auf chronisch Kranke, denn ihre Probleme werden durch Fehler in der Lebensweise verschlimmert. Er spricht einige Punkte dazu an.

Org § 77: *Uneigentlich werden diejenigen Krankheiten chronische benannt, welche Menschen erleiden, die sich fortwährend* vermeidbaren *Schädlichkeiten aussetzen,*
- *gewöhnlich schädliche Getränke oder Nahrungsmittel genießen;*
- *sich Ausschweifungen mancher Art hingeben, welche die Gesundheit untergraben* (Sex, zügelloses Leben);
- *zum Leben nöthige Bedürfnisse anhaltend entbehren* (Psorinum-Situationen wie Konzentrationslager, Menschen, die durch Krieg oder Naturkatastrophen ihre Heimat verloren haben, Obdachlose etc.);
- *in ungesunden, vorzüglich sumpfigen Gegenden sich aufhalten* (Patienten mit Idiosynkrasien);
- *nur in Kellern, feuchten Werkstätten oder andern verschlossenen Wohnungen hausen;*
- *Mangel an Bewegung oder freier Luft leiden* (unsere heutige Jugend mit ihrem Suchtverhalten im Hinblick auf Computerspiele und Fernsehen);
- *sich durch übermäßige Körper- oder Geistes-Anstrengungen um ihre Gesundheit bringen;*
- *in stetem Verdrusse leben, u.s.w.* (Anmerkungen des Autors hinzugefügt.)

In verschiedenen Artikeln, die im *Freund der Gesundheit* erschienen und in den *Kleinen medicinischen Schriften* veröffentlicht wurden (S. 119-149 und S. 171-200), lässt er sich weiter über Fragen zu Lebensführung, Hygiene und Umwelteinflüssen aus. Was hatte Hahnemann zu diätetischen Faktoren und zum Lebenswandel zu sagen?

Die Sache mit dem Kaffee

Wir müssen uns daran erinnern, dass Hahnemann sehr streng sein musste, als er seine neue Kunst prüfte, verbesserte und beständig veränderte, was auch bedeutete, dass keine diätetischen Faktoren die Wirkungen seiner Arzneien stören durften. In einer Fußnote zu § 259 des *Organon* schreibt er:

> **Org § 259, Fußnote:** Die sanftesten Flötentöne (die winzig kleine Gabe unserer homöopathischen Arznei), *die aus der Ferne, in stiller Mitternacht, ein weiches Herz zu überirdischen Gefühlen erheben und in religiöse Begeisterung hinschmelzen würden, werden unhörbar und vergeblich, unter fremdartigem Geschrei und Tags-Getöse* (unsere vielfältigen Heilungshindernisse). (Anmerkungen des Autors hinzugefügt.)

Dennoch stellte Hahnemann im Laufe der Behandlungen oft fest, dass sich der Patient nicht wie vorgeschrieben des Kaffees und der alkoholischen Getränke enthalten und sich trotzdem eine Besserung eingestellt hatte. Es hängt sehr viel von der Veranlagung des Patienten ab. Ich selbst habe diverse Situationen erlebt, in welchen Kaffee ein Arzneimittel antidotierte, vor allem in chronischen Fällen. Andererseits habe ich aber auch gewohnheitsmäßigen Kaffeetrinkern Arzneien mit großem Erfolg verabreicht, besonders wenn ich die Methoden gemäß der 5. und 6. Auflage des *Organon* anwandte. Nichtsdestotrotz ist es am besten, keinen Kaffee zu trinken, denn er ist ungesund und kann als Droge betrachtet werden.

Eine weitere Richtlinie für eine Situation, in der es unabdingbar ist, Kaffee oder Alkohol zu meiden, findet sich im Repertorium unter "Allgemeines, Speisen und Getränke, Kaffee oder alkoholische Getränke agg.". Wenn Sie eines der in diesen Rubriken aufgeführten Mittel geben müssen, beispielsweise *Nux vomica* oder *Sulphur*, ist es verständlicherweise sehr viel wichtiger, den Kaffee wegzulassen, da er die LK schwächt und das Missbefinden des Patienten im Allgemeinen noch steigert. Ich versuche immer, die Patienten dahingehend zu ermutigen, dass sie ihren Kaffeekonsum zumindest reduzieren, wenn sie ihn schon nicht völlig aufgeben.

Eine ähnliche Situation im Hinblick auf Tabak findet sich unter "Tabak agg.". Sie werden feststellen, dass *Ignatia* und *Nux vomica* hier im höchsten Grad aufgeführt sind.

Nach meiner Erfahrung stört schwarzer Tee die Arzneimittel nicht so häufig wie Kaffee, aber auch er kann ein Heilungshindernis darstellen. Für Individuen, die am sykotischen Miasma leiden, ist sowohl Tee als auch rotes Fleisch sehr schlecht, und beides kann die Heilung dieses hartnäckigen Miasmas behindern.

Einen ausgezeichneten Artikel zum Thema Kaffee können Sie in Hahnemanns *Kleinen medicinischen Schriften* lesen. Hier ordnet er Kaffee und Zigaretten den rein *medizinischen Substanzen* zu (d. h. den Drogen!), die keine nährende Wirkung haben, sondern stattdessen *den gesunden Zustand des Körpers verändern*. Ich schätze seine Ausführungen sehr:

> **KMS, S. 351:** *Niemand hat zum ersten Mahle in seinem Leben Tabak ohne Widerwillen geraucht; kein gesunder Mensch hat ungezuckerten, schwarzen Kaffee zum ersten Mahle in seinem Leben mit Wohlgeschmack getrunken – ein Wink der Natur, die erste Gelegenheit zur Uebertretung der Gesundheitsgesetze zu vermeiden. ... Beim fortgesetzten Gebrauche dieser arzneilichen Diätartikel ... löscht die Gewohnheit allmählig die widrigen Eindrücke aus, die sie Anfangs auf uns machten; sie werden uns sogar angenehm, ... und uns allmählig zum Bedürfnisse.*

Hahnemann erinnert uns daran, dass die Erstwirkung des Kaffees in der Stimulation aller Gewebe, besonders des Kreislaufs und der Nervenzentren, besteht:

> **KMS, S. 353:** *Seine Anfangswirkung ist im Allgemeinen eine mehr oder minder angenehme Erhöhung der Lebensthätigkeit; die thierischen, die natürlichen, und die Lebensverrichtungen (wie man sie nennt) werden durch ihn die ersten Stunden künstlich erhöht, und die nach mehrern Stunden allmählig entstehende Nachwirkung ist das Gegentheil – unangenehmes Gefühl unseres Daseyns, ein niedrer Grad von Leben, eine Art Lähmung der thierischen, natürlichen und vitalen Funktionen.*

Zuerst fühlt sich der Patient wärmer, angenehmer, und hat evtl. Herzklopfen; äußerlich fühlt er sich wärmer, aber das ist nie von Dauer. Geistesgegenwart, Klarheit und Aufmerksamkeit sind gesteigert und erzeugen einen unnatürlichen, unangemessen erregten Zustand. Diese angenehmen Erscheinungen machen Kaffee zum Gesellschaftsgetränk und erklären das "Starbucks®-Phänomen" (weltweit führende Kaffeefirma, Anm.d.Übers.). Aber je auffälliger die Erstwirkung ist, desto deutlicher und unangenehmer ist gewöhnlich auch der Zustand, der durch die Nachwirkung entsteht (die Aktion entspricht der gegensätzlichen Reaktion).

Wir können die weise Anordnung der Natur umstürzen, aber nicht, ohne uns dabei selbst zu schaden! Wir sollten uns daran erinnern, *dass im gesunden, sich selbst gelassenen, natürlichen Zustande des Menschen unangenehme mit angenehmen Empfindungen abwechseln müssen; dieß ist die weise Einrichtung unserer Natur* (Hahnemann, KMS, S. 353), und entspricht dem Wechsel von Yin und Yang in der Traditionellen Chinesischen Medizin. Unsere heutige Welt ist so empfindlich gegenüber (physischen und emotionalen) Schmerzen geworden, dass alles, was hilft, unangenehme Situation zu vermeiden, nur zu willig angenommen wird. Fernsehen, Film und Werbung für Drogen versprechen dem naiven Käufer eine trügerische Welt der Sinnesfreuden.

Nach einem anstrengenden Arbeitstag müssen wir uns entsprechend den Regeln der Natur faul, müde, manchmal sogar mürrisch und missgelaunt fühlen. Natürlich kann Kaffee diese Empfindungen auslöschen. Aber sollte man ein müdes Pferd mit der Peitsche antreiben? Schlimmer noch, echte Kaffeetrinker verspüren kaum oder gar keinen Hunger und Durst. So betrügen sie ihren Körper um die Nahrung. Jeder weiß, dass Kaffee als Diuretikum wirkt und den Körper wertvoller Flüssigkeiten beraubt. Es ist ganz natürlich, dass sich ein gesunder Mensch unwohl fühlt, wenn er sich gleich nach dem Essen körperlich oder auch nur geistig anstrengt. Nach dem Essen ist unser Verstand schwerfällig: Die Natur fordert uns damit auf, unserem Körper und Geist Ruhe zu gönnen, damit der wichtige Vorgang der Verdauung stattfinden kann. Kaffee beendet aber diese Mattigkeit von Geist und Körper ganz plötzlich. Je veredelter die "Feinschmecker"-Getränke sind, die wir nach dem Essen zu uns nehmen (denken Sie nur an die breite Vielfalt, die von den heutigen Kaffeehäusern angeboten wird), desto stärker ist die dadurch erzielte unnatürliche Wirkung. Wir werden fröhlich und fühlen uns leicht, so als hätten wir nichts oder nur sehr wenig im Magen.

Es ist auch ein notwendiger Teil unserer Natur, dass beim Stuhlgang ein wenig Anstrengung erforderlich ist. In den *Kleinen medicinischen Schriften* schreibt Hahnemann:

> **KMS, S. 355:** *Um die, der Ordnung der Dinge nach, mehrere Stunden bedürfende Zeit der Verdauung künstlich zu befördern und zu beschleunigen, ... finden unsere nach Genuß haschenden und widrige Gefühle kindisch scheuenden Zeitgenossen ihr Heil im Kaffee. Die durch Kaffee (während seiner Anfangswirkung) zur schneller auf einander folgenden wurmförmigen Bewegung angeregten Gedärme drücken ihren, auch nur halb verdauten Inhalt geschwinder nach dem After zu, und der Schwelger glaubt, ein köstliches Verdauungsmittel gefunden zu haben. Nun kann aber der flüssige, zur Nahrung dienende Saft des Speisebreies in dieser kurzen Zeit weder im Magen zweckmäßig verändert (verdauet), noch von den absorbirenden Gefäßen im Darmkanal hinlänglich aufgesogen werden; die Masse geht daher nun durch die mehr als natürlich bewegten Gedärme, ohne die volle Hälfte seiner Nahrungstheile dem Körper zu gute gehen zu lassen, noch halbflüssig bis zum Ausgange fort. ... und der Unrath geht dünn, fast ohne Anstrengung und öfterer fort, als bei gesunden, keinen Kaffee genießenden Menschen.*

Durch häufige Flugreisen kenne ich die üblen Folgen des Stillsitzens und Verkrampfens in diesem Silbervogel aus eigener Erfahrung. Und ich kann nicht umhin zu bemerken, dass der Starbucks®-Stand der bei weitem beliebteste auf Flughäfen ist. Die Menschen strömen dorthin und kommen mit einem Lächeln auf dem Gesicht und allen möglichen Feinschmeckervariationen in der Hand zurück. Ich nehme an, dass die Vorfreude auf die nächste Darmentleerung (ganz zu schweigen von dem magischen Energieschub) das Lächeln auf ihre Gesichter zaubert. Ich sehe schon Hahnemann vor mir, wie er an seinem nächsten Artikel über die "Gefahren, Versprechungen und Täuschungen des Kaffees" schreibt. Hier sind ein paar Hinweise: Die letztendlichen Auswirkungen von Kaffee können Verstopfung im Wechsel mit Durchfall, Frostigkeit, Flatulenz, Reizbarkeit und Streitsucht, unterdrückte Menstruation, Brustzysten, Osteoporose und Zahnkaries sein, um nur ein paar zu nennen. Tatsächlich führt kein Diätfehler zu mehr Zahnverfall als das Kaffeetrinken.

Und wussten Sie, dass Kaffee das verkappte Viagra® ist? Das sexuelle Verlangen wird durch die Erstwirkung von Kaffee stimuliert. Es kommt zu schneller Erregung mit wollüstigen Vorstellungen, die bereits bei mäßiger Stimulation vor dem inneren Auge erscheinen. Aber diese aphrodisierende Wirkung führt zu vorschneller Ejakulation. Das Ergebnis ist sexuelles Verlangen, das bereits in unreifem Alter zu schnell erregt wird (als ob Teenager irgendeine zusätzliche Hilfe bräuchten!) und frühzeitige Impotenz durch Überstimulation und häufige Ejakulation. Schließlich wirkt Kaffee natürlich wie jede andere allopathische Droge – um dasselbe Ergebnis zu erhalten, brauchen wir früher oder später mehr davon!

Wir sollten uns auch vor Augen halten, dass Kaffee überaus schädlich auf unsere Kinder wirkt. Je jünger sie sind, desto schlimmer sind die Folgen. Die anderen beiden Gruppen, auf die sich Kaffee besonders nachteilig auswirkt, sind gemäß Hahnemann das weibliche Geschlecht und gebildete Menschen mit einer sitzenden Beschäftigung. Hahnemann warnt uns, dass diese bösen Folgen durch große Aktivität und körperliche Anstrengung an frischer Luft gemildert, aber nicht dauerhaft beseitigt werden können.

Damit wir nun nicht unseren ganzen Kaffee wegwerfen, schreibt Hahnemann in seinen *Kleinen medicinischen Schriften* über bestimmte Umstände, in denen Kaffee (in homöopathischen Gaben) heilsam ist.

KMS, S. 363, Fußnote: *Z. B. wenn bei einer des Kaffees ungewohnten Person eine (selbst habituelle) Unpässlichkeit sich findet, zusammengesetzt aus einem öftern, unschmerzhaften Abgange weicher Exkremente und einem öftern Drange dazu, einer widernatürlichen Schlaflosigkeit, Ueberreiztheit und Agilität, und einem Mangel an Hunger und Durst, ...da wird, da muß der Kaffee binnen kurzem, gründlich helfen. So ist er in den oft gefährlichen Zufällen von einer plötzlichen, großen Freude das zuverlässigste, passendste, kurative Heilmittel, und in einer gewissen Art von Geburtsnachwehen, die mit der Anfangswirkung des Kaffees viel Aehnlichkeit haben.*

Hahnemann liefert weitere Beispiele für den *palliativen* Gebrauch von Kaffee bei Zuständen wie Seekrankheit (*Tabacum, Petroleum*), Opiumvergiftung (Schmerzmittel) und Scheintod durch Ertrinken (*Carbo vegetabilis*), aber vor allem in schweren Fällen von Erfrierungen (*Agaricus, Arsenicum*), "wie ich mehrmals mit Vergnügen erfahren habe". (KMS, S. 364)

Die nächsten Verwandten des Kaffees

Hahnemann empfiehlt, außer Kaffee auch feinen Chinesischen Tee (grünen oder schwarzen), Bier, Liköre, alkoholischen Punsch und viele Arten von Duftwässern und Parfümen zu meiden. Stark gewürzte Speisen, Gewürzkuchen, mit Kräutern zubereitetes Gemüse, alter Käse etc. standen auch auf der Verbotsliste. Diese ist zweifellos die Grundlage für die Beschwerden über jemanden, der nach der 4. Auflage des *Organon* verschreibt und seinen Patienten all das Genannte und noch viel mehr verbietet. Wir müssen uns daran erinnern, dass Hahnemann diese Regeln in der Frühzeit seiner homöopathischen Laufbahn aufstellte, und zwar im Hinblick auf die ungestörte Wirkung seiner Arzneien. Später fand er heraus, dass die Gefahr der Unterdrückung der Mittelwirkung bei Anwendung der fortschrittlichen Methoden der 5. und 6. Auflage weitaus geringer war.

Heutzutage trinken die Menschen gewohnheitsmäßig Kräutertees. Viele solcher Teemischungen enthalten Diuretika, Tonika, Sedativa etc. Noch schlimmer als diese Teezubereitungen sind solche, die hochwirksame Vitamine und Pflanzen enthalten. Um eine Steigerung der Energie sicherzustellen, etwas, wonach heute anscheinend jeder sucht, werden diese Produkte mit Substanzen wie Kolanuss (Koffein) und Ephedra (*Ma Huang*) angereichert und als sicher und natürlich angepriesen. In meiner Praxis habe ich entsetzliche Fälle gesehen, die man als chronische Vergiftungen mit *Ma Huang* bezeichnen könnte und deren Endergebnis für den Patienten genauso ruinös war wie bei jemandem, der von irgendeinem allopathischen Medikament abhängt.

Wir würden im Allgemeinen gut daran tun, auch heute noch Hahnemanns Rat hinsichtlich der Vermeidung von gewürzten Speisen, alkoholischen Getränken und Eiscreme zu befolgen, nicht so sehr, weil sie die Wirkung eines Arzneimittels aufheben, sondern weil sie die Miasmen widerspiegeln, die den Patienten veranlassen, genau die Dinge zu begehren, die ihm schaden. Diese Begierden können uns zum Simillimum führen, da sie den aktivsten miasmatischen Zustand zeigen. Auf der anderen Seite hebt gewöhnliche mentholhaltige Zahncreme die Mittelwirkung meist nicht auf; Zahnpasta mit Backpulver und/oder Peroxid ist aber qualitativ überlegen.

Hahnemann schreibt:

KMS, S. 351: *Von Zusätzen, die den Geschmack reitzen, hat man blos das Kochsalz, den Zucker und den Essig, alle drei in Kleinen, oder doch mäßigen Portionen für den menschlichen Körper unschädlich und zuträglich befunden.*

Und er fährt fort:

Der Wein war bei den Alten der einzige rein arzneiliche Trank, den aber wenigstens die weisen Griechen und Römer nie tranken, ohne ihn reichlich mit Wasser zu mischen. (S. 351)

Hahnemann musste sich dabei sicherlich nicht mit den heutigen Übeln wie dem Zusatz von Sulfit zu Rotwein (auf das viele Menschen eine veranlagungsbedingte Unverträglichkeit aufweisen) oder dem exzessiven Kaffeegenuss – einem legalen Weg, um "drogenabhängige" Menschen hervorzubringen – abgeben.

Schlussendlich kann jede Substanz mit möglichen arzneilichen Wirkungen die Dynamis von der erwünschten Heilreaktion abhalten. In diesem Zusammenhang sind die folgenden Faktoren von besonderer Bedeutung:

- *Vitalität des Patienten* – Geringe Vitalität bedeutet ein höheres Risiko für Störungen.;
- *Empfindlichkeit des Patienten* – Überempfindlichkeit ist ebenfalls mit einem höheren Risiko für Interferenzen gleichzusetzen (siehe auch Kapitel 5, Anhang und § 281 des *Organon*);
- *Der Zustand des Patient lässt eine besondere Empfindlichkeit vermuten* – Patienten in einem *Nux vomica*-Zustand werden besonders empfindlich gegenüber Alkohol, Zigaretten und Kaffee sein. Sehen Sie im Repertorium immer in der Abteilung "Allgemeines" unter Rubriken wie "Alkohol agg.", "Fette Speisen agg." etc. nach.
- *Menge und arzneiliche Kraft der störenden Substanz* – Es *macht* einen Unterschied, ob man eine oder 14 Tassen Kaffee pro Tag trinkt. Ein wenig Menthol in der Zahncreme sollte keine Auswirkungen haben.
- *Die Genauigkeit der Verschreibung* – Wir wissen, dass das Simillimum trotz allopathischer Unterdrückung durch Chemotherapie und Bestrahlung wirkt. Wir können nur annehmen, dass entfernte Similes eher durch andere Stoffe gestört werden.

Wie wir oben bereits festgestellt haben, täten wir besser daran, all diese medizinischen Stoffe zu meiden, weil sie *Arzneien* sind, aber nicht, weil sie grundsätzlich unsere homöopathische Behandlung unterdrücken.

Verschiedene Diätformen

Als praktizierender Arzt stehen Sie oft vor der Situation, dass eine Änderung der Diät entweder vom Patienten gewünscht oder von Ihnen als notwendig erachtet wird. Wie gehen wir damit um?

Wenn es zu Fragen hinsichtlich der Diät kam, zitierte die berühmte Homöopathin F.E. Gladwin, eine Schülerin von J.T. Kent, Ella Wheeler Wilcox, die sagte: *"So viele Überzeugungen, so viele Auffassungen, so viele verschlungene Pfade, wo doch die Kunst, freundlich zu sein, alles ist, was diese traurige Welt braucht."* Gladwins letztendlicher Ratschlag bestand darin, dem Patienten den Verzehr von unverträglichen Speisen strikt zu verbieten und ihn niemals zu zwingen, etwas zu essen, was er nicht mochte. Gladwin erwartete, dass das Simillimum den Zustand korrigieren würde, so dass der Patient alles in Maßen zu sich nehmen konnte. Als Homöopathen (und das gilt eigentlich für alle Behandler) sollten wir vorsichtig sein, wie viele diätetische Beschränkungen wir unseren Patienten auferlegen. "Mich deucht aber, die Aerzte unterscheiden bey dieser Klage nicht genug zwischen 1) den Diätsünden, die dem Kranken sein Uebel erzeugten und unterhielten, 2) zwischen der gewöhnlichen indifferenten Diät der Menschen und 3) zwischen der neuen, vom Arzt gemachten Diätordnung." (KMS, S. 255)

Diätfehler

Hahnemann stellt in seinen *Kleinen medicinischen Schriften* fest:

> **KMS, S. 255:** *Glaubt sich, was die erstern (die Abschaffung der Diätsünden) betrifft, der Arzt nicht so allgewaltig im Besitz seines Kranken zu seyn, daß leztrer keinen anderen Willen als Folgsamkeit übrig behält, so lasse er lieber den wankelmüthigen Kranken fahren – besser keine Kranken, als solche!*

Und im *Organon*:

> **Org § 259:** *Bei der so nöthigen als zweckmäßigen Kleinheit der Gaben, im homöopathischen Verfahren, ist es leicht begreiflich, daß in der Cur alles Uebrige aus der* Diät und Lebensordnung *entfernt werden müsse, was nur irgend arzneilich wirken könnte, damit die feine Gabe nicht durch fremdartig arzneilichen Reiz überstimmt und verlöscht, oder auch nur gestört werde.*

Ich bin mir sicher, dass wir alle schon Patienten hatten, die nur zu uns kamen, weil ihre Ehefrauen es von ihnen verlangten. Da sie nicht aus eigenem Antrieb gekommen sind, haben sie nicht die Absicht, auch nur einen einzigen unserer Ratschläge zu befolgen, insbesondere im Hinblick auf Rauchen, Ernährung und Alkohol. Schlimmer noch, sie verlangen vielleicht ein Arzneimittel, das ihnen mehr Energie liefert, so dass sie mit dem Missbrauch ihres Körpers fortfahren können. In einem anderen von Hahnemann gebrachten Beispiel zu Menschen mit einer solchen Mentalität geht es um eine Patientin mit einer nervösen Störung, die den Genuss von Kaffee und saurem Wein nicht aufgeben konnte, obwohl sie an einem Zustand litt, der durch sexuelle Exzesse verursacht worden war. Übernehmen Sie solche Menschen nicht als Patienten; es ist ein aussichtsloser Kampf, denn ihre ganze harte Arbeit wird zunichte gemacht, während der Patient Sie und Ihr "dämliches" Mittel für den Mangel an Fortschritt verantwortlich machen wird! Hahnemann fordert uns in den *Kleinen medicinischen Schriften* auf:

> **KMS, S. 256:** *Besteht er die Versuchung nicht – so lasse man ihn ziehen. Nun beschimpft er doch die Kunst nicht, verwirrt doch den Kalkul des jämmerlich getäuschten Arztes nicht.*

In der heutigen Zeit finden wir zahlreiche Beispiele für Diätfehler. Patienten mit einer interstitiellen Zystitis oder Blasentumoren sollten die zusätzliche Reizung durch Kaffee oder Tee vermeiden. Menschen, die an *Monilia* oder *Candida* leiden, tun gut daran, Produkte zu meiden, die das Wachstum von Hefen begünstigen – z.

B. fermentierte, gegorene oder aufgegangene Nahrungsmittel wie Brot, Früchte, Alkohol, Zucker etc. – während wir versuchen, ihren miasmatischen Hintergrund und den NGS (Niemals-gesund-seit-Faktor) oder den Auslöser anzugehen, wie in jedem klinischen Fall! Patienten, die an einer Ansammlung von Schleim leiden, sollten Milchprodukte meiden; Milch steigert die Schleimproduktion ganz besonders. Gichtpatienten müssen Wein, Anchovis und eiweißreiche Nahrungsmittel meiden; Herzpatienten gebratene und fettreiche Speisen; Prostatapatienten rotes Fleisch; Arthritispatienten rotes Fleisch und Nachtschattengewächse wie Auberginen, Tomaten, Kartoffeln etc. Im Allgemeinen verschlimmern Fleisch und Fett den aktiven psorischen und sykotischen Zustand. Der syphilitisch-miasmatisch belastete Patient hat eine Abneigung gegen Fleisch, aber die Psoriker und Sykotiker lechzen danach! Die chronischen Miasmen führen oft zu falschen Begierden, so dass die Menschen besonders nach den Dingen verlangen, die ihnen am meisten schaden. So wird die miasmatische Wurzel durch entsprechende Diätfehler genährt und es entsteht ein Teufelskreis. Obwohl sich die Allopathie nicht gerade durch die Verschreibung angemessener Diätvorschriften auszeichnet, kann das *Merck Manual of Medical Information* in gewisser Weise hilfreich sein.

Von Bönninghausen schreibt in *Die homöopathische Diät* (1833, S. 5) – und das klingt auch heute noch wahr – , dass die Feinde der Homöopathie deren Erfolge den von den Homöopathen auferlegten diätetischen Vorschriften zuschreiben. Er schreibt: "...daß in diesem Falle die Allöopathen unverantwortlich handeln, wenn sie nicht ebenfalls eine gleiche Strenge in der Diät üben." Er bemerkt auch, so wie Hahnemann, dass es den Ärzten dank der in der späteren Zeit der Homöopathie üblichen Hochpotenzen möglich war, die meisten Speisen wieder zu gestatten, welche anfangs verboten worden waren, um keinen Schaden anzurichten bzw. um die Erstwirkung der Arznei nicht auszulöschen. Ich hatte einige Patienten in meiner Praxis, die nur vier verschiedene Nahrungsmittel vertrugen. Wir müssen diese Einschränkungen nicht nur erkennen, es ist unsere Pflicht, sie mit Hilfe des Simillimum zu beseitigen, damit unsere Patienten ein gesundes, erfülltes Leben führen können. In *Die homöopathische Diät* äußert von Bönninghausen sich unnachgiebig über das Verbot von Kaffee, der "durch seine bedeutenden, bei weitem die meisten Arzneikräfte aufhebenden und mächtig auf den ganzen Organismus wirkenden Eigenschaften ... als durchaus verboten oben ansteht" (S. 15-16). Seine übrigen diätetischen Ratschläge entsprechen einfach dem gesunden Menschenverstand und haben heute noch dieselbe Gültigkeit wie zu seiner Zeit.

Die normale Diät

Was Hahnemanns zweite Kategorie, *die normale Diät*, angeht, sollten wir uns nicht verpflichtet fühlen, für jede akute oder chronische Krankheit eine unterschiedliche Diät zu verschreiben. Zu viele Ärzte zwingen ihren ahnungslosen Patienten solche künstlichen und komplizierten diätetischen Einschränkungen auf. Heutzutage kann das Thema der Ernährung auf die Unmengen von Vitaminen ausgeweitet werden, die kranken Menschen unter Umständen "verschrieben" werden. Wir müssen nur auf die letzten 30 Jahre zurückblicken, um zu sehen, dass die diätetischen Richtlinien, die von der medizinischen Denkfabrik offiziell eingeführt wurden, oft bereits nach wenigen Jahren von neuen Studien widerlegt wurden. "Eier sind schädlich" wird kurz darauf abgelöst von "Eier sind in Ordnung"; Wein war schlecht, aber jetzt ist Wein gut und kann Ihr Leben um Jahre verlängern – nach einer neueren Studie ist das tägliche Glas Alkohol geradezu großartig! Es gibt kein Universalheilmittel und genauso wenig gibt es eine Universaldiät, mag sie nun vegetarisch, makrobiotisch, eine Atkins® oder Beverly Hills Diät sein. Natürlich müssen wir unseren gesunden Menschenverstand einsetzen! Ich kenne eine Frau, die an Diabetes und Bluthochdruck leidet. Auf den Vorschlag ihres Arztes, sich vegetarisch zu ernähren, antwortete sie spöttisch: "Ich bin doch kein Kaninchen!" Zwei Jahre später hing sie an der Dialyse und verfiel zusehends.

Krebspatienten verspüren oft, nachdem die Krankheit bei ihnen festgestellt wurde, einen "automatischen Reflex", ihre Ernährung umzustellen, um diesen gewaltigen Gegner zu bekämpfen. Dies kann bedeuten, dass sie strenge Richtlinien befolgen, die ihnen von einem schlecht informierten Arzt auferlegt werden, der immer noch glaubt, dass eine Änderung der Diät Krebs heilen kann. Noch häufiger ist es so, dass der Patient nach dem vermeintlich letzten Strohhalm greift und nicht zögert, sich solche Beschränkungen selbst aufzuerlegen! Vielleicht sollten Sie sich klar machen, dass sowohl die Frau als auch die Tochter von Michio Kushi, der die makrobiotische Ernährung als Allheilmittel anpries, an Krebs starben. Es scheint, als ob die Miasmen eine größere Rolle spielen als die Diät! Wenn die Ursache einer Krankheit nicht in einem Diätfehler liegt, wird eine Umstellung der Ernährung keine Heilung bringen! So einfach ist das! Ich habe gesehen, wie die LK eines Patienten durch nutzlose diätetische Regeln geschwächt wurde. Gewichtsverlust beschleunigt oft die Zunahme der Schwäche, und der Patient erliegt seiner Krankheit schneller, weil er mangelernährt ist. Hier kann die Missachtung des Patienten gegenüber den diätetischen Reglementierungen das Ansehen des Arztes retten.

Iatrogene Diät

Eine dritte Art von diätetischen Einschränkungen, die der Arzt *ohne direkten Bezug zu der Krankheit des Patienten* verschreibt (also nicht beispielsweise eine zuckerfreie Diät bei Diabetikern), ist häufig noch mehr zu beanstanden als die gewohnte Diät des Patienten. Das Schlimmste, was man machen kann, ist, wie Hahnemann selbst in seine frühen Jahren erleben musste, dem Patienten etwas zu untersagen, was ihm durch lange Gewohnheit unverzichtbar geworden und dabei meist harmlos ist. In den *Kleinen medicinischen Schriften* schreibt Hahnemann über eine Landhebamme, die an gastrischem Fieber erkrankte, worauf er ihre Diät drastisch einschränkte, was auch das Verbot ihres täglichen Branntweins beinhaltete. Zu seiner Verzweiflung ging es der Patientin immer schlechter, bis man ihm eines Tages sagte, dass er nicht mehr zu kommen brauche. Ein paar Tage später sah er die Frau vollkommen genesen an seinem Haus vorübergehen. Er erfuhr später, dass man einen "Quacksalber" hinzugezogen hatte, der ihr seine Universalmedizin verabreicht hatte, welche Branntwein enthielt. Anstatt der verordneten Tropfen nahm sie die Arznei esslöffelweise ein und war nach einem erholsamen Schlaf völlig gesund.

Das erinnert mich an die Zeit vor 30 Jahren, als ich mit meiner allopathischen Praxis in Belgien begann und einen Hausbesuch bei einem 80jährigen Mann machte; seine erwachsenen Kinder sagten zu mir: "Herr Doktor, er trinkt jeden Abend ein Gläschen Likör. Sollte er nicht damit aufhören?" Obwohl ich noch nichts von der Homöopathie wusste, bin ich sehr froh, wenn ich zurückblicke und mich daran erinnere, dass ich genug gesunden Menschenverstand hatte, dieses harmlose Vergnügen nicht zu verbieten. Ich werde das dankbare Lächeln auf dem Gesicht des alten Mannes nie vergessen. Mäßigung ist das Schlüsselwort! Hahnemann fasst es in seinen *Kleinen medicinischen Schriften* folgendermaßen zusammen:

KMS, S. 258: *Seltner, als sich die meisten Aerzte einbilden, thut man bey chronischen Krankheiten wohl, eine beträchtliche Aenderung in der Diät zu machen, wenigstens in den gemeinsten Fällen; bey akuten Uebeln ist ohnehin der erwachte Instinkt der Kranken oft beträchtlich weiser, als der die Natur nicht befragende Arzt.*

Es ist natürlich zu beachten, dass Hahnemann von "gemeinsten Fällen" von chronischen Krankheiten spricht, nicht von fortgeschrittenen Fällen von Diabetes, Lupus oder Nierenkrankheiten, in denen die Änderung der Diät entscheidend sein kann.

Hahnemann macht auch eine Ausnahme bei Nahrungsverlangen in akuten Krankheiten. Wenn Ihr Kind akut krank ist, fragen Sie es, was es möchte und geben Sie es ihm, selbst wenn es Limonade ist. Hahnemann versichert uns, dass das Simillimum und die Nachwirkung darauf den durch diesen Diätfehler bedingten leichten Rückschritt überwinden werden, solange Mäßigung geübt wird. Natürlich ganz zu schweigen von dem Nutzen, den der Patient aus diesem zeitweiligen Trost zieht.

Org § 263: *Zwar geht das Verlangen des acut Kranken, an Genüssen und Getränken, größtentheils auf palliative Erleichterungsdinge; sie sind aber nicht eigentlich arzneilicher Art und bloß einem derzeitigen Bedürfniß angemessen. Die geringen Hindernisse, welche diese, in mäßigen Schranken gehaltene Befriedigung, etwa der gründlichen Entfernung der Krankheit in den Weg legen könnte, werden von der Kraft der homöopathisch passenden Arznei und des durch sie entfesselten Lebensprincips, so wie von der durch das sehnlich Verlangte erfolgten Erquickung reichlich wieder gut gemacht, ja überwogen.*

Hahnemann empfiehlt weiterhin, dass die Zufuhr von frischer Luft und die Zimmertemperatur durch den akut kranken Patienten bestimmt werden sollen. Auch geistige Anstrengungen und emotionale Erschütterungen sollen vermieden werden.

Im Allgemeinen können wir sagen, dass wir unseren gesunden Menschenverstand gebrauchen müssen und damit anfangen sollten, die Dinge zu entfernen, die für den Heilungsprozess des jeweiligen Individuums besonders hinderlich zu sein scheinen. Einige Homöopathen verlangen eine komplette Umstellung des Lebenswandels und der Gewohnheiten, was für den durchschnittlichen Menschen sehr schwer umzusetzen ist. Ein gut gewähltes Arzneimittel hat die Kraft, trotz der meisten herkömmlichen Speisen und Getränke sehr gut zu wirken. Die Arzneien wirken trotz Parfum, Zahnpasta, Tee und sogar allopathischer Medikamente, wenn diese nicht im Übermaß genommen werden. Sobald die Arzneimittel die LK in Richtung Gesundheit umstimmen, werden sich die Miasmen zurückziehen und die Begierden verschwinden. Es ist sogar so, dass der Patient beginnt, nach Dingen zu verlangen, die ihm gut tun. Hahnemann hatte wie gewöhnlich recht, als er in einer Fußnote zu § 260 des *Organon* schrieb:

Org § 260, Fußnote: *Einige meiner Nachahmer scheinen durch Verbieten noch weit mehrer, ziemlich gleichgültiger Dinge, die Diät des Kranken unnöthig zu erschweren, was nicht zu billigen ist.*

Lebenswandel

Hahnemann besprach dieses Thema in § 77 des *Organon*, und von Bönninghausen wiederholte es in *Die homöopathische Diät* (1833, S. 18) im Kapitel *Kleidung und Lebensweise*. Hahnemann sah die folgenden Merkmale als charakteristisch für einen "schädlichen" Lebenswandel an – sexuelle Ausschweifungen (unnatürliche Wollust oder sexuelle Abhängigkeit in der heutigen Zeit: *Acidum fluoricum, Medorrhinum*); Enthaltsamkeit oder Koitus interruptus; exzessive Masturbation; geistige/körperliche Überanstrengung, vor allem unmittelbar nach dem Essen. Er sagt, dass all diese Dinge so weit wie möglich vermieden werden müssen, um eine angemessene Heilung zu erzielen. Außerdem riet er seinen Patienten, Ärger, Kummer und Sorgen zu meiden, was natürlich leichter gesagt als getan ist. Emotionaler Stress ist sicherlich der am meisten verschlimmernde Faktor bei einer echten chronischen miasmatischen Krankheit (Fußnote zu § 78 des *Organon*). Wenn der Patient weiterhin in emotionalem Aufruhr lebt, hat es selbst das beste Mittel schwer zu wirken. Menschen, die sich standhaft weigern, an ihrem eigenen emotionalen und spirituellen Wohlergehen zu arbeiten, werden sogar von der Wirkung des Simillimum enttäuscht sein. Sie haben oft das Bedürfnis, eine Wahnidee aufrechtzuerhalten, die sie als positiv empfinden. Beispielsweise eine *Platina*-Patientin, die glaubt, anderen Menschen überlegen zu sein.

Org § 78: Die wahren natürlichen, chronischen Krankheiten sind die, von einem chronischen Miasm entstandenen, welche, sich selbst überlassen und ohne Gebrauch gegen sie specifischer Heilmittel, immerdar zunehmen und selbst bei dem besten, geistig und körperlich diätetischen Verhalten, dennoch steigen und den Menschen mit immerdar erhöhenden Leiden bis ans Ende des Lebens quälen.

Der Aufenthalt in ungelüfteten, überheizten Räumen ist ungesund. Wer gesund werden möchte, muss eine ungesunde Umgebung und sitzende Angewohnheiten vermeiden; er darf auch nicht die ganze Nacht aufbleiben und dafür tagsüber zu lange schlafen. Frische Luft, Sonnenlicht und körperliche Ertüchtigung spielen für die Heilung eine große Rolle. Hahnemann erwähnte auch "zu langes Stillen", womit er meinte, zu viele Babys zu haben und diese über eine langen Zeitraum zu stillen. Wir finden dies häufig in den Ländern der Dritten Welt, wo junge Mütter zu viele Kinder zu schnell nacheinander bekommen. Als ich in einem abgelegenen Dorf in Kenia arbeitete, stellte ich fest, dass Frauen sich oft in einem *Sepia*-Zustand befanden, weil sie vier bis acht kleine Kinder hatten und zusätzlich die ganze schwere Tagesarbeit bewältigen mussten. In einer Gegend mit negativen tellurischen Einflüssen (des Bodens oder der Atmosphäre) zu leben und zu arbeiten, kann mit schlechter Gesundheit in Zusammenhang stehen. Ich möchte Sie nur an den Toms River in New Jersey erinnern, wo eine ungewöhnlich große Anzahl von Kindern an Leukämie und Krebs erkrankte – was angeblich mit einer Firma der Gesellschaft Ciba-Geigy® (einem Pharma-Riesen) zusammenhing, die Farbstoffe produzierte und das Grundwasser verseuchte.

Der falsche Patient

Hahnemann warnt uns in seinen *Kleinen medicinischen Schriften* vor dem "falschen Patienten".

KMS, S. 255: Ich sahe Aerzte Kranke mit halbem Zutrauen in die Kur nehmen, an deren ganzem Benehmen ein Unbefangener sehen konnte, dass sie nicht aus reinem Verlangen, gesund zu werden, nicht mit festem Eifer, ihr Elend los zu werden, und nicht mit gleichsam enthusiastischer Vorliebe für den Arzt, den sie eben wählten, sich zur Kur angaben. Welche pünktliche Folgsamkeit konnte man sich von ihnen versprechen?

Das ist heute nicht anders. Ehemänner kommen, weil ihre Frauen ihnen mit Scheidung drohen, wenn sie sich nicht einer homöopathischen Behandlung unterziehen. Es dauert nicht lange, bis Sie das herausbekommen. Die Antwort auf die Frage "Was führt Sie hierher?" lautet: "Keine Ahnung, meine Frau besteht darauf." Glauben Sie nicht, dass diese Art von Patient alles tun wird, um Ihre Behandlung zu sabotieren, herabzusetzen und den Rest der Familie davon zu überzeugen, bloß nicht zu diesem "New Age Heiler" zu gehen? Dieser Patient weigert sich zu erkennen, dass irgendetwas mit ihm nicht stimmt. Warum sollte er auch? **Er** leidet ja nicht an seinem Verhalten; die anderen tun es! Dann gibt es noch diejenigen, die ihre verkehrte Lebensweise einfach nicht aufgeben wollen und Angst haben, dass es Ihnen vielleicht gelingen könnte, sie zu ändern. Ich erinnere mich an eine sykotische Jugendliche, die sagte: "Versprechen Sie mir, dass Sie mich nicht ändern, denn sonst werde ich diese Behandlung nicht mitmachen!" Einen Monat später starb sie mit drei anderen Teenagern spät nachts bei einem durch Alkohol verursachten Unfall. Leider hatte ich nicht die Gelegenheit gehabt, sie zu ändern!

Sie werden öfter auf Patienten treffen, die zu Ihnen sagen: "Sie werden mich überzeugen müssen, dass das hier wirkt.", oder "Ich gebe Ihnen zwei Wochen, um mich von dieser Krankheit zu befreien." Dieselben Patienten würden nicht im Traum daran denken, solche Forderungen an ihren Hausarzt zu stellen. Das soll nicht heißen, dass der Homöopath nicht in erster Linie vor allem eine erzieherische Aufgabe hat, aber Sie werden immer Patienten haben, die sich ernsthaft um ihr Wohlbefinden kümmern, und andere, die alles von der Arznei erwarten und dieser noch ihre Probleme zuschreiben. Sie hatten einen schlechten Tag, weil ihr Chef sie angeschrien hat, aber vielleicht hat ja das Mittel ihren Chef dazu gebracht, sie anzuschreien!

Manche Menschen sind so lange krank gewesen, dass sie Angst davor haben, in die normale Arbeitswelt zurückzukehren. Sie befürchten, dass es ihnen schwer fallen wird, sich an ein Umfeld anzupassen, das inzwischen sehr viel fordernder und strukturierter geworden ist. Solche Patienten nutzen das Sozialsystem oft bis zum Äußersten aus und sind nur daran interessiert, die notwendigen Papiere von Ihnen zu bekommen, und nicht etwa daran, Ihre Fähigkeiten zu nutzen, damit es ihnen besser geht.

Der Patient hält Informationen zurück

Dies ist nicht unbedingt mit Lügen gleichzusetzen, sondern entspricht eher einem "nicht die ganze Wahrheit sagen". Die Patienten füllen die Fragebögen nur allzu oft mit zu wenig Informationen aus. Sie sind im Allgemeinen nicht daran gewöhnt, sich umfassend zu äußern, schon gar nicht detailliert, da sie davon ausgehen, dass Sie in der Lage sind, genau wie ein allopathischer Arzt zu verschreiben. "Herr Doktor, ich habe Husten, geben Sie mir bitte etwas dafür." Sie reagieren erstaunt, wenn Sie fragen: "Was für einen Husten?" Und sie antworten: "Na, einen höllischen Husten." Aber "Husten, höllischer, ein" ist keine Rubrik und so bleiben uns ca. 2600 Arzneimittel, aus denen wir wählen können. Der uninformierte Patient kann nicht verstehen, dass Sie nicht einfach "eines von diesen Mitteln ausprobieren können und schauen, was passiert". Als ich in Kenia war, wurde ich gebeten, mir den zehn Jahre alten Sohn eines der angesehensten Ärzte in Nairobi anzuschauen. Der Junge litt an einem beständigen, erstickenden Husten. Er war bereits bei den besten Ärzten gewesen. Er war im Krankenhaus gewesen, der Brustkorb war zweimal geröntgt und eine Ultraschalluntersuchung der Leber gemacht worden, er hatte Antibiotika, etwas zum Inhalieren, Cortison und Valium bekommen – alles ohne Erfolg. Ich willigte ein, ihn aufzusuchen, entschied, dass es ein *"Ipecacuanha"*-Husten war, und zwei Gaben heilten ihn. Trotzdem verlangte sein Vater, der Arzt, eine allopathische "Diagnose" von mir.

Der heutige Patient und sein Arzt sind nicht daran gewöhnt zu beobachten, sie haben keine Geduld und blicken mit Verachtung auf jeden Arzt herab, der es nötig hat, zumindest ein paar Fragen zu stellen, bevor er einen "einfachen" Husten behandelt. Und dann muss der Homöopath noch, nachdem er seine Neugier befriedigt hat, sein großes schwarzes Buch aufschlagen – das Repertorium. Stellen Sie sich das einmal vor! Der Hausarzt des Patienten muss nie ein Buch aufschlagen! Wie viel schlauer muss er doch sein! Natürlich weiß der kluge Patient, dass er in der Vergangenheit trotz dauernder allopathischer Medikamente von wiederkehrendem oder chronischem Husten geplagt wurde. Und er hat den Homöopathen nur aufgesucht, weil sein Freund innerhalb von zwei Tagen von einer Grippe befreit wurde, wohingegen andere zwei oder drei Wochen lang krank waren, obwohl (oder besser weil) sie Antibiotika einnahmen. Aber der Homöopath muss schon ein komischer Kauz sein, denn seine letzte Frage ist: "Welche Gemütsveränderung ist mit diesem Husten einhergegangen?"

Es ist nicht so, dass der Patient nicht kooperieren möchte. Er ist einfach nur an die drei Minuten gewöhnt (oder sind es noch weniger?), die ihm der allopathische Arzt gewährt, und in der allopathischen Praxis können die meisten Fragen mit einem einfachen Ja oder Nein beantwortet werden. Aber es gibt auch Patienten, die sich bei jedweder "emotionalen" Frage in ihr Schneckenhaus zurückziehen. Die *Natrium*-Familie ist dafür berüchtigt, denn *Natrium* steht für Empfindsamkeit, Einsamkeit, Traurigkeit, Stille, Feststecken (in ihren Gedanken) und unterdrückte Gefühle. Wenn Sie in ihr Privatleben eindringen, fürchten sie, verletzt zu werden. Und ein bodenständiger *Sulphur* denkt vielleicht, dass Sie etwas abgehoben sind, wenn Sie ihn über seine Kindheit befragen, während Sie versuchen, ihn von seinen chronischen Kopfschmerzen zu befreien. Er möchte prompte und schnelle Ergebnisse, da es schließlich Arbeit gibt, die getan werden muss. Er möchte, dass sein Arzt so ist wie er (und wer möchte das nicht?): bestimmt und schnell im Finden von Lösungen. Außerdem wird er mit allen allopathischen Forschungsergebnissen bewaffnet, die er im Internet finden konnte, in Ihre Praxis kommen.

Die Befragung kann Gebiete betreffen, in die der Patient nicht eindringen möchte: was Politiker so treffend als "Jugendsünden" bezeichnen, wie Drogenmissbrauch ("Ich habe nicht geschnüffelt.") und Geschlechtskrankheiten ("Es wurde vollständig ausgeheilt."). Der Patient fragt, worin der Sinn liegt, all das wieder aufzuwerfen? Und *Medorrhinum* oder *Acidum fluoricum*, die sexuell Getriebenen, setzen sich selbst eher als lebhafte, leidenschaftliche und offene Charaktere ins Licht und verzaubern sogar den Arzt, der vor ihnen sitzt. Gleichzeitig erzählt *Medorrhinum* Ihnen nichts von seinen drei Anfällen von Tripper und seinen wollüstigen Gedanken, denn was könnte das wohl mit seinem chronischen Rheumatismus zu tun haben? Glauben Sie, dass Ihr Patient Ihnen bei der ersten Konsultation etwas von dem merkwürdigen Verlangen erzählt, das er beim Anblick eines Messers verspürt, und wie er es jemandem in den Rücken stoßen möchte, was Ihnen einen möglichen Hinweis auf *Mercurius* geben könnte?

Erwachsene können großartig kompensieren, um in der Gesellschaft akzeptiert zu werden und zu funktionieren. Sie können es sich nicht leisten, ihre Schattenseiten zu zeigen. Ein Kind wird Ihnen schon eher ein unverfälschtes Bild von seinem Charakter und seinen Gedanken zeigen; hier ist das, was Sie sehen, auch das, was Sie bekommen. Das ist sicherlich hilfreicher, um das Simillimum zu finden, als die halbherzigen Versuche der Mutter, den Arzt davon zu überzeugen, dass ihr Sohn "normalerweise ein Engel" ist, während er sich gerade in Ihrer Praxis daneben benimmt.

Der Patient *hat* nicht immer alle Informationen und häufig versucht er gar nicht absichtlich oder freiwillig, den Arzt in die Irre zu führen – wie es die Syphilitiker oder Sykotiker vielleicht tun. Dies bezieht sich auf Ereignisse in der frühen Kindheit oder sogar während der Schwangerschaft. Ich hatte Patienten, die nach 40 Jahren herausfanden, dass ihre Mutter verzweifelt versucht hatte, sie abzutreiben. Es wurde mir sogar erzählt, dass die Mutter eines Patienten bereits beim Gynäkologen war, um den Eingriff vornehmen zu lassen, als sie ihre Meinung änderte. Solch ein Ereignis wird beim Ungeborenen zwangsläufig ein Gefühl von Verlassenheit auslösen. Um es kurz zusammenzufassen, der Einfluss der Familie darf nicht vernachlässigt werden, wenn wir eine vollständige und korrekte Anamnese unseres Patienten erheben wollen, und die Mütter sind normalerweise eine gute Quelle für solche Informationen.

Wir müssen uns auch darüber im Klaren sein, dass es eine bestimmte Gruppe von Patienten gibt, die gewisse Gefühle einfach nicht wahrnehmen, wie die *Magnesium*-Familie, oder die alle Gemütssymptome unterdrücken. Das bedeutet, dass sie sich dieser Gefühle absolut nicht bewusst sind; sie kommen niemals an die Oberfläche, was noch tiefer reicht als eine Unterdrückung. Dann gibt es Patienten, die nur ungern eine Besserung eingestehen, beispielsweise Hypochonder wie *Calcium carbonicum*, *Acidum nitricum* und *Arsenicum*. Bei solchen Patienten müssen wir unsere sorgfältig geführten Aufzeichnungen von früheren Besuchen sichten, um ihnen und uns zu beweisen, dass eine Besserung erzielt wurde.

Der Patient liefert zu viele Informationen

Normalerweise sollten "zu viele Informationen" dem Homöopathen willkommen sein. Aber nicht immer! Manche Patienten fordern Ihre ganze Aufmerksamkeit, so als wären sie die einzigen, um die Sie sich kümmern müssten. Für solche Patienten müssen Sie Tag und Nacht erreichbar sein – sogar im Urlaub. Patienten erzählen Ihnen aus verschiedenen Gründen mehr, als Sie wissen müssen. *Phosphorus* lässt keine

Gelegenheit aus, neue Freunde zu gewinnen, und wird Ihnen bei der Erstanamnese alles erzählen, was Sie hören möchten, und noch mehr bei der Folgekonsultation. *Phosphorus* bewundert Ihre Geistesarbeit und möchte Sie nicht enttäuschen, wenn sich nichts verändert hat. Sie konzentrieren sich lieber auf eine kleine Einzelheit, die sich gebessert hat – ihre Nägel werden fester – , als auf ihre unveränderte Hauptbeschwerde, die seit 20 Jahren bestehenden Kopfschmerzen. Ein *Arsenicum* glaubt, das große Los gezogen zu haben, weil Sie ihm eine ganz Stunde zuhören, ein noch nie erlebter Luxus. Es wird ihm schwer fallen, von Ihnen zu lassen, solange Sie auf seine neuesten Symptome eingehen, die er aus einem schier unerschöpflichen Vorrat hervorzuholen scheint. Er *liebt* Ihre Einschränkungen (kein Kaffee, kein Menthol, keine Süßigkeiten, rein gar nichts), die Präzision der Dosierung (und er liebt wirklich das 13. Glas einer Q-Potenz!) und die niemals endenden, bohrenden Fragen, die Sie ihm stellen. "Welche Farbe hat Ihr Stuhl, welche Form und Konsistenz?" Ihm geht es wirklich niemals besser, da er in der Lage ist, immer wieder neue Symptome zu finden. Mein Mitleid sei Ihnen gewiss, wenn er die Materia Medica entdeckt: die Antwort auf seine Gebete, da sie mit ihren Arzneimitteln von A bis Z die Quelle aller Lösungen für seine Beschwerden ist. Mit Sicherheit erkennt er einen Teil seiner selbst in jedem einzelnen von diesen Mitteln.

Der *Carbonicum*-Mensch ist eine beschränkte Persönlichkeit (*Graphites, Calcium carbonicum*) und kann absolut keinen Zusammenhang zwischen seinen körperlichen Symptomen und psychologischen "Themen" erkennen; außerdem überhäuft er Sie mit den mitleiderregendsten Beschwerden. Wie Hahnemann sagte: "Er geht allen um ihn herum auf die Nerven." *Lithium carbonicum* braucht eine geradezu symbiotische Beziehung, da er ohne jemanden, der die Führungsrolle übernimmt, hoffnungslos verloren ist. Das zeigt sich sogar in einem Prüfungssymptom: "Sehen, Hemiopie, Verlust des rechten Gesichtsfeldes". Ohne eine andere Person, auf die er sich verlassen kann, ist er tatsächlich halbblind. Diese andere Person können Sie, der Arzt, sein, den er mit allen möglichen mitleiderregenden Klagen überhäuft, welchen er Faxe und stundenlange Telefongespräche folgen lässt. *Pulsatilla* hört natürlich nicht auf zu weinen, bevor sie nicht Ihre ganze Aufmerksamkeit erhält, und dann ist ihr Lachen nicht weit. Sie gibt Ihnen das Gefühl, dass Sie der beste Arzt weit und breit sind – bis sie Sie fragt, wohin Sie in Urlaub fahren.

Andere Verschreibungsfehler

Die Überbetonung eines einzelnen Symptoms, fehlende Übereinstimmung, das Stützen auf eine fiktive Ursache, die Überbetonung gesunder Symptome, die Verschreibung nach der Krankheitsbezeichnung und mangelnde Sorgfalt bei den Aufzeichnungen sind andere Fehler, die in der Praxis begangen werden. Sie werden ausführlich in Kapitel 14 in *Hahnemann Revisited* erläutert.

Kapitel 10

Akute interkurrente oder Zwischenmittel bei chronischen Krankheiten

"Wir müssen anderen nichts beweisen; unsere Aufgabe ist es, die Arbeit zu tun, die Grundsätze anzuwenden, so dass der Beweis für alle sichtbar wird." – Kent

Der Gebrauch von akuten interkurrenten Arzneimitteln

Homöopathen verstehen sich heutzutage nicht mehr darauf, wie man ein akutes interkurrentes Arzneimittel anwendet. Diese Mittel haben schon alle möglichen Bezeichnungen erhalten, angefangen von Drainagemitteln und Tandemmitteln bis hin zu unterstützenden und Verletzungsmitteln. Allzu viele sogenannte Meister, die von sich behaupten, konstitutionelle Verschreiber zu sein (Homöopathen, die sagen, dass sie anhand der chronischen "Schichten" verschreiben), verbieten völlig den Gebrauch akuter interkurrenter Mittel und verbreiten Fehlinformationen, indem sie sagen, dass die Verwendung akuter Mittel während einer Behandlung mit einem chronischen Mittel *unterdrückend* wirkt. Diese Leute versuchen immer, ein Mittel zu finden, das sich durch die gesamte chronische Fallhistorie zieht, ganz gleich, wie der gegenwärtige akute Krankheitszustand des Patienten sein mag. Sie setzen dieses "konstitutionelle" Mittel für *alles* ein, ohne Rücksicht darauf, welcher Krankheitszustand gerade zum Vorschein kommt! Diese begrenzte Sichtweise ist für den allgemeinen homöopathischen Praktiker zu extrem.

Warum funktioniert das nur sehr selten? Wir müssen uns nur auf die Informationen zu ähnlichen und unähnlichen Krankheiten aus Kapitel 1 und 2 besinnen. In § 38 des *Organon* erklärt Hahnemann, dass die stärkere und unähnliche akute Krankheit die alte chronische und schwächere Krankheit aufschiebt oder suspendiert. Daher ist die Verabreichung des konstitutionellen/chronischen Mittels in Notfallsituationen wie gefährlichen pathologischen Krisen, schweren Traumen, übermäßiger Sonnenbestrahlung, ernsthaften Verletzungen und virulenten akuten Miasmen ein großer Fehler, da hiermit das Risiko verbunden ist, das natürliche Symptomenmuster zu unterbrechen und *unproduktive Verschlimmerungen sowie zusätzliche Symptome des chronischen Mittels* hervorzurufen!

Während einer akuten Krise ist das akute interkurrente Mittel das Mittel der Wahl! Diese akute Erkrankung zeigt ein ganz *anderes* klinisches Bild als die chronische natürliche Krankheit. Wie könnte ein *unähnliches* Mittel diese Situation korrigieren? Das würde unserem heiligsten Prinzip völlig entgegenstehen: *Ähnliches heilt Ähnliches*. Ein Homöopath muss die Werkzeuge haben, um gefährlichen epidemischen Krankheiten vorzubeugen und sie zu heilen und um Notfälle, Krisen und akute virulente Miasmen zu behandeln. Das akute Mittel muss entsprechend der Causa oder veranlassenden Ursache und den aktiven Symptomen gewählt werden (von Bönninghausen-Methode (VB)), nicht anhand der chronischen Fallgeschichte! Der angestrebte Mittelpfad wird von den Homöopathen beschritten, die zwischen denjenigen, die anhand von Schichten behandeln, und jenen, welche bei allem die großen Konstitutionsmittel anwenden, einen Kompromiss anstreben. Bei diesem Thema absolute Standpunkte zu vertreten führt nur dazu, extremistische gegensätzliche Anschauungen zu schaffen.

Zweifellos wird die Wirkung des Mittels auf die Lebenskraft (LK) um so tiefgreifender und allumfassender sein, je näher das Arzneimittel dem Simillimum kommt. Dies ist ein sehr subtiler Aspekt des Einzelmittels und der kleinsten Gabe und etwas Wunderbares, wenn man ihn wahrnimmt. Das Ziel besteht immer darin, mit der kleinstmöglichen Anzahl von Mitteln, der kleinstmöglichen Arzneimenge und so wenig Wiederholungen wie möglich auszukommen. Da das Simillimum den Nährboden angreift, auf dem akute und chronische Krankheiten gedeihen, kann es manchmal sowohl akute als auch chronische Manifestationen heilen und zugleich zur Prophylaxe dienen. Besonders bei der Anwendung von Hahnemanns arzneilichen Auflösungen werden wir häufig feststellen, dass die Anpassung der Schüttelschläge oder der Gabengröße die Wirkung der Arznei aufrechterhält.

Der geschickte Gebrauch von interkurrenten Mitteln ist eine wesentliche Methode in der klassischen Homöopathie, ein Aspekt der gesamten Verlaufsbehandlung. Akute interkurrente Mittel werden bei zeitweiligen Unterbrechungen der chronischen Behandlung eingesetzt. Ein Beispiel ist "Magen-Verkältung mit Obst (geheilt) durch Riechen an *Arsenik*" (CK (1), S. 163). Diese Mittel werden aufgrund der veranlassenden Ursache und der aktiven Symptome gewählt, so dass sie nicht die tiefere Schicht angreifen, die mit einer *anderen* grundlegenden Ursache und der Konstitution zusammenhängt. Diese interkurrenten Mittel wirken hauptsächlich oberflächlich, so dass sie die komplementäre konstitutionelle Behandlung nicht stören. Sie sind spezialisierte Spezifika, die auf die Unterbrechung der chronischen Behandlung durch Gelegenheitsursachen, welche die Heilung verzögern würden, ausgerichtet sind.

Der Arzt kann mit seinem "chronischen Mittel für alle Lebenslagen" zeitweise recht erfolgreich sein (besonders jemand, der eine abgeschiedene psychosomatische Klinik in Kalifornien führt), aber diese Methode wird nicht funktionieren, wenn *starke* akute emotionale und physische Faktoren auftreten. Emotionaler Schock (Schreck, Kummer, der dazu führt, dass die Menstruation aufhört), Schädeltrauma, Sonnenstich, Lebensmittelvergiftung, Wurm- und Parasitenbefall, Meningitis, Cholera, Typhus – sind nur einige Beispiele, die akute interkurrente Mittel erfordern. Mit anderen Worten, wenn der Arzt in der Medizin an vorderster Front kämpft – und das nicht nur bei der Behandlung von Patienten in Südafrika oder Kenia.

Aufgrund der fortwährenden Unterdrückung chronischer miasmatischer Krankheiten in den modernen Industrieländern müssen wir wissen, wann wir akute interkurrente Mittel einsetzen. Wenn Sie die Werke der alten Meister lesen (z. B. die *Kleinen medizinischen Schriften* von von Bönninghausen), werden Sie feststellen, dass diese entsetzliche akute Situationen behandelten, die es auch heute noch gibt. Es hat sich nichts wirklich geändert, außer dass wir einige neue akute Krankheiten haben: SARS (Schweres akutes Respirationssyndrom), West-Nil-Fieber, hämorrhagisches Fieber (Hantavirus) etc.

Der Grund, warum manche Homöopathen davon reden, dass sie ihre chronischen Fälle mit akuten Mitteln durcheinander bringen, liegt darin, dass sie die Strategie nicht kennen, auf welcher der Gebrauch von interkurrenten Mitteln beruht. Wie bereits erwähnt, wird das interkurrente Mittel den chronischen Zustand nicht stören, wenn Sie Ihrer Arzneimittelwahl die veranlassende Ursache und die aktiven Symptome des akuten Syndroms zugrundelegen. Aber wenn der Homöopath während eines akuten Anfalls damit fortfährt, ein tiefer wirkendes chronisches Mittel zu verabreichen, welches die früheren tieferen und oft unterschiedlichen grundlegenden Ursachen umfasst, kann dies die natürlichen Symptomschichten zerreißen. Einfach gesagt, ist es so, dass eindimensionale konstitutionelle Verschreiber sich vor der Behandlung akuter Krankheiten fürchten, weil sie nicht wissen, wie sie es machen sollen.

Hahnemann und die akuten interkurrenten Mittel

Was hat Hahnemann zu den akuten interkurrenten Mitteln zu sagen? Er führte die Idee 1828 ein, indem er die folgenden Beispiele in *Die chronischen Krankheiten* gab:

CK (1), S. 163: Unter die Unfälle, welche die Kur nur überhingehend stören, rechne ich: Magen-Ueberladung (welche durch Hunger, d.i. durch Genuß nur weniger dünner Suppe, statt der Mahlzeit, und ein wenig Kaffee-Trank sich wieder bessern läßt), eine Magen-Verderbniß mit fettem, besonders Schweine-Fleische (durch Hunger und Pulsatille), eine Magen-Verderbniß, welche Aufstoßen nach dem Genossenen und vorzüglich Uebelkeit und Brecherlichkeit erzeugt (durch hoch potenzirten rohen Spießglanz). Magen-Verkältung mit Obst (durch Riechen an Arsenik), Beschwerden von geistigen Getränken (durch Krähenaugen), ... wenn auch Aergerniß mit dem Schrecke verbunden ist, durch Akonit, ist aber Betrübnis die Folge des Schrecks, durch Ignaz-Samen, Aergerniß, welche innern, stillen Verdruß, Gram oder Scham hervorbringt (durch Ignaz-Samen), ... unglückliche Liebe mit Eifersucht (durch Bilsen), ... Haut-Verbrennen (durch Umschlagen von Wasser, mit hoch potenzirter Arsenik-Auflösung gemischt...), ...Heimweh mit Backenröthe (durch Caps.).

Nach der Erläuterung der ersten Gruppe von akuten Krankheiten ermahnt Hahnemann uns, die chronische antipsorische Behandlung bei epidemischen oder intermediären Krankheiten nicht fortzusetzen, um nicht die Symptome der akuten Krise mit denen der chronischen Krankheit zu vermischen. Wenn man eine Arznei im Rahmen der Ersten Hilfe, einer akuten Krise oder des *Genus epidemicus* verabreichen muss, sollte das konstitutionelle chronische Mittel ausgesetzt werden, bis die Krise abflaut.

> **CK (1), S. 164:** *Doch wir bedürfen während der Heilung der chronischen Krankheiten durch antipsorische Arznei auch nicht gar selten des übrigen unantipsorischen Arznei-Vorraths in den Fällen, wo epidemische, oder auch nur sporadisch den Menschen befallende, gewöhnlich aus meteorischen oder tellurischen Ursachen entstandene Zwischenkrankheiten* **(morbi intercurrentes)** *unsre chronisch Kranken nicht unangetastet lassen und so die antipsorische Kur nicht bloß kurz stören, sondern oft längere Zeit* **unterbrechen**. *Hier tritt die übrige, bisher schon bekannte, homöopathische Hülfsleistung ein, weshalb ich hier nichts davon zu erwähnen habe, außer daß die antipsorische Kur* **gänzlich** *suspendirt werden muß, so lange die Heilung der herumgehenden, auch unsern (chronischen) Kranken befallenen Zwischenkrankheit dauert, wenn auch einige Wochen im schlimmsten Falle darauf hingingen. Doch auch hier ist, wenn die Erkrankung nicht allzu schwer war, die gedachte Anwendung der nöthigen Arzneien durch Riechen (Methode des Riechenlassens) an ein damit befeuchtetes Streukügelchen zur Hülfe oft hinreichend und kürzt die Kur der akuten Krankheit ungemein ab. (Betonung und Worte des Autors hingefügt.)*

Derselbe Gedanke, den gerade herrschenden miasmatischen Zustand bei akuten Ereignissen nicht zu berücksichtigen, spiegelt sich auch im *Organon* wider.

> **Org § 221:** *War jedoch aus dem gewöhnlichen, ruhigen Zustande plötzlich ein Wahnsinn oder eine Raserei (auf Veranlassung von Schreck, Aergerniß, geistigem Getränke u.s.w.) als eine acute Krankheit ausgebrochen, so kann, ob sie gleich fast ohne Ausnahme aus innerer Psora entsprang, (gleichsam als eine von ihr auflodernde Flamme) sie doch in diesem, ihrem acuten Anfange, nicht sogleich mit antipsorischen, sondern muß mit den hier angedeuteten Arzneien, aus der Classe der übrigen geprüften Heilmittel, z. B. Aconit, Belladonne, Stechapfel, Bilsen, Quecksilber u.s.w., gewählt, in hoch potenzirten, feinen, homöopathischen Gaben erst behandelt werden, um sie so weit zu beseitigen, daß die Psora in ihren vorigen, fast latenten Zustand vor der Hand wieder zurückkehre, in welchem der Kranke genesen erscheint.*

Hahnemann fordert uns auf, bei solchen akuten Ausbrüchen diese überaus spezifischen akuten Arzneimittel zu nehmen, ohne den dominanten miasmatischen Zustand zu berücksichtigen, wie wir es in einem chronischen Fall machen würden. Dies ist eine der wenigen Ausnahmen – ebenso wie die einseitigen Krankheiten

- die als ernste akute Situationen betrachtet werden können, in welchen die chronische miasmatische natürliche Krankheit suspendiert wird – bei denen wir die VB-Methode anwenden. Mit dieser Methode wählen Sie die Arznei entsprechend den Modalitäten, Orten, Empfindungen und Begleit- bzw. Nebensymptomen. Die LK braucht ein interkurrentes Mittel in hoher Potenz und kleiner bzw. kleinstmöglicher Dosis, um einen drohenden akuten Ausbruch zu überwinden.

In *Die chronischen Krankheiten* macht Hahnemann eine interessante Bemerkung über Malaria, an der heutzutage jährlich ca. drei Millionen Menschen sterben und die eine Ausdrucksform des tuberkulinischen Miasmas ist.

CK (1), S. 165, Fußnote: China paßt bloß für die in Sumpf-Gegenden endemischen Wechselfieber... Auch zu Anfange der Kur eines epidemischen Wechselfiebers giebt der homöopathische Arzt am sichersten zuerst jedesmal eine feine Gabe Schwefel oder in geeigneten Fällen, Schwefelleber in einem feinen Kügelchen oder mittels Riechens und wartet die Wirkung davon einige Tage ab, bis die Besserung davon still steht, und dann erst giebt er das für die dießjährige Epidemie passend homöopathisch befundene, unantipsorische Arzneimittel in einer oder zwei feinen Gaben (doch jedesmal nur nach Endigung des Anfalles). – Weil bei allen Wechselfieber-Kranken jeder Epidemie Psora hauptsächlich mit im Spiele ist, wird zu Anfange jeder Heilung eines epidemischen Wechselfiebers eine feine Gabe Schwefel oder Schwefelleber wesentlich nothwendig und so die Herstellung des Kranken desto sicherer und leichter.

Kent und die akuten interkurrenten Mittel

Kent setzte diese Diskussion in seinem Werk *Zur Theorie der Homöopathie* in Lektion 26, "*Die Untersuchung des Kranken*", fort.

Es kann vorkommen, dass zwei Krankheitsbilder gleichzeitig ein und denselben Organismus besetzt halten (das bedeutet aber nicht, dass beide gleichermaßen aktiv sind). Da muss man sich nicht verwirren lassen. So kann ein chronisch Kranker auch an einer interkurrenten akuten Krankheit erkranken, und der herbeigerufene Arzt mag denken, er müsse da eben auch die Totalität der Symptome erfassen. Tut er das aber bei einer solchen akuten Krankheit und mischt dabei chronische und akute Symptome zusammen, so kommt er in große Verwirrung und findet das rechte Mittel nicht. Die zwei Dinge müssen getrennt gehalten werden. Er braucht nur die Symptome der akuten Krankheit zur Verschreibung, das Erscheinungsbild der akuten Krankheit. Die chronischen Symptome schweigen übrigens während der Herrschaft der akuten Krankheit, da letztere sie unterdrückt oder suspendiert... Dieses Beispiel illustriert auch die Lehre, nicht zu gleicher Zeit für ein akutes und ein chronisches Miasma zu verschreiben... Nie bilden akute und chronische Krankheit einen Komplex; die akute unterdrückt die chronische während ihrer Herrschaft, aber eine Komplexbildung kommt nicht vor... Zuerst verschreibt man für die akute Krankheit nach den Symptomen, die zur akuten Krankheit gehören. Es ist aber wertvoll für den Arzt, auch alte Symptome chronischen Charakters, die der Patient hat, zu kennen, damit man weiß, was etwa zu erwarten ist, wenn die akute Krankheit ihrem Ende zugeht, wo alte Psoramanifestationen am ehesten zum Durchbruch kommen. Es kann aber auch sein, dass da eine vollkommen neue Gruppe von Symptomen erscheint. (Kent 2001, S. 283-286) (Anmerkung des Autors hinzugefügt.)

Wie Sie sehen können, folgt Kent hier Hahnemann und räumt mit den "modernen Mythen" auf, wonach akute Erkrankungen während der Behandlung einer chronischen Störung nicht behandelt werden dürfen. Er spricht hier von echten virulenten akuten Miasmen, nicht von sporadischen Ereignissen oder harmlosen Verschlimmerungen chronischer Miasmen. Nachdem die akute Krise beendet ist, kann der Homöopath die chronische Behandlung wieder aufnehmen.

Von Bönninghausen und die akuten interkurrenten Mittel

Dr. von Bönninghausen war ein weiterer Homöopath, der in dem ersten veröffentlichten homöopathischen Repertorium, dem *Systematisch-alphabetischen Repertorium der antipsorischen Arzneien* (1832), über akute interkurrente Mittel schrieb. In dem Unterkapitel *Unterbrechung der antipsorischen Kur* findet sich der Abschnitt *Interkurrente Arzneien während der chronischen Krankheit*. Dieser Abschnitt enthält eine Liste von akuten interkurrenten Mitteln und ihren Symptomen in Krisen während chronischer Behandlungen. Diese therapeutischen Hinweise sind charakteristische Keynotes der akuten interkurrenten Arzneimittel, und der Homöopath muss nun die Materia Medica zu Rate ziehen, um ein Mittel zu bestätigen und von anderen Arzneien zu differenzieren. Einige Beispiele sind:

Magen, Überladung des (Hauptrubrik) mit den Unterrubriken:

- In Unordnung, mit gastrischem Fieber, Frösteln und Kälte mit Aufstoßen, *Bry*.
- Und Neigung dazu, *Ant. crud*.
- Durch fette Speisen, *Puls*.
- Verkühlt wie von Obst, *Ars*.

Unter den von dem Baron aufgeführten Arzneimitteln finden sich nicht-miasmatische Arzneien wie *Aconitum, Antimonium crudum, Arnica, Bryonia, Chamomilla, Coffea, Ignatia, Ipecacuanha, Rhus tox*. etc. Sie werden bei akuten emotionalen Krisen, Unfällen, Erbrechen, Durchfall, Schwäche durch Flüssigkeitsverlust und akuten Miasmen wie Erkältungen und Grippe eingesetzt.

Warum findet sich auch ein tiefwirkendes Mittel wie *Arsenicum* unter diesen akuten interkurrenten Mitteln? Es steht in Hahnemanns und von Bönninghausens Liste von Akutmitteln für den Gebrauch bei Magenverstimmung – mit anderen Worten, bei einer akuten Beschwerde. Wenn *Arsenicum* eine tiefere Beziehung zu der individuellen Fallhistorie aufweist (Furcht, Todesangst, Angst, vergiftet zu werden, zwanghaftes Verhalten etc.), sollte es nicht während einer akuten Krise verwendet werden, da es die chronische Behandlung unterbrechen und die Heilung verzögern **könnte**. Hier muss ein anderes oberflächlicheres Simillimum gewählt werden. Die meisten interkurrenten Mittel sind nicht-miasmatische Arzneien, die keine Beziehung zu den tieferen Aspekten des Falles haben. Sie werden entsprechend dem Ort, den Empfindungen, Modalitäten und Neben- bzw. Begleitsymptomen (den *vollständigen Symptomen* nach von Bönninghausen) ausgewählt. Diese akuten interkurrenten Mittel wirken wie oberflächliche Arzneien, die zu der akuten Schicht von Symptomen, welche man beseitigen möchte, passen, richten sich aber nicht auf das zugrundeliegende Miasma oder die Konstitution. Das bedeutet auch, dass wir solche interkurrenten Mittel nur bei **ernsthaften** akuten Ereignissen nehmen sollten, also nur, wenn die Krise besondere Aufmerksamkeit erfordert, und nicht in jeder banalen Situation, wie es nur allzu häufig geschieht. Ein Homöopath sollte starke akute Miasmen, schmerzhafte Verschlimmerungen chronischer Zustände und bedrohliche Krisen wann immer nötig behandeln, da dies einer Verabreichung von allopathischen unähnlichen Medikamenten vorzuziehen ist.

Lassen Sie mich, um Ihnen ein Beispiel zu geben, erzählen, wie ich das richtige interkurrente Mittel für mich selbst ausgewählt habe, als ich von einem lästigen, langwierigen Husten geplagt wurde, während ich ein chronisches konstitutionelles Arzneimittel einnahm. Nachdem ich 14 Tage gewartet hatte und fand, dass der Husten schlimmer wurde, entschloss ich mich, ein interkurrentes Mittel zu nehmen. Die Rubriken umfassten:

- Husten, trocken
- Husten, mit Krämpfen
- Husten, mit Zusammenschnürung im Kehlkopf
- Husten, Reizung im Kehlkopf
- Kehlkopf/Luftröhre, Reizung Kehlgrube
- Brust, Bandgefühl
- Brust, Zusammenschürung
- Kehlkopf, Kitzeln, Kehlgrube
- Reizbarkeit, möchte allein gelassen werden
- Sehr durstig, normalerweise durstlos außer bei den Mahlzeiten

Phosphorus (als erstes) und *Cuprum* (als zweites) waren weit stärker vertreten als die übrigen Mittel, die hier auftauchten. Da *Phosphorus* ein tiefwirkendes antimiasmatisches Arzneimittel ist, beschloss ich, *Bryonia* C200 (das Akutmittel von *Phosphorus*) als Split-Dose in Wasserauflösung mit zwölf Schüttelschlägen, 1 Teelöffel nach Bedarf, zu nehmen. Nach einer Gabe war mein Husten bereits viel besser, und er verschwand am nächsten Tag völlig. Später wurde die chronische Behandlung wieder aufgenommen.

Ich habe die folgende Frage gestellt: *"Welche Veränderungen sind bei akuten Krankheiten von Bedeutung?"*

ALLE Symptome, die sich seit Beginn des Hustens geändert haben, gehören zu dem Husten – beispielsweise der große Durst, nachdem der Husten eingesetzt hat, wobei ich *normalerweise* nicht durstig bin. Dies wird dann sehr wichtig. Es wäre nicht bedeutsam, wenn ich immer durstig wäre, also auch vor dem Beginn des Hustens.

Ein weiterer *überaus* wichtiger Aspekt hinsichtlich der Veränderungen bei akuten Krankheiten ist die Veränderung der Gemüts- und Geistesverfassung: die mentalen und emotionalen Symptome während der akuten Erkrankung im Vergleich zum normalen Zustand sind Schlüsselfaktoren. Sie müssen unbedingt herausgefunden werden und spielen beim Auffinden der Arznei eine wichtige Rolle. Je drastischer diese Veränderungen sind, desto bedeutsamer sind sie auch. Das "Bedürfnis, allein gelassen zu werden" ist für mich äußerst ungewöhnlich, und *Bryonia*, das angezeigte Mittel, hat ganz sicher sowohl dieses Symptom als auch den übermäßigen Durst. Dies ähnelt natürlich der VB-Methode, bei der von Bönninghausen lediglich die mentalen/emotionalen Symptome hinzuzieht, um zwischen mehreren Mitteln, die in dem Fall ähnlich erscheinen, zu differenzieren. Hahnemann betont ebenfalls die Bedeutung emotionaler Veränderungen bei akuten Krankheiten.

Org §213: *Man wird daher nie naturgemäß, das ist nie homöopathisch heilen, wenn man nicht bei jedem, selbst acutem Krankheitsfalle, zugleich mit auf das Symptom der Geistes- und Gemüths-Veränderungen siehet und nicht zur Hülfe eine solche Krankheits-Potenz unter den Heilmitteln auswählt, welche nächst der Aehnlichkeit ihrer andern Symptome mit denen der Krankheit, auch einen ähnlichen Gemüths- oder Geistes-Zustand für sich zu erzeugen fähig ist.*

(Fußnote:) So wird bei einem stillen, gleichförmig gelassenen Gemüthe, der Napell-Sturmhut selten oder nie eine, weder schnelle noch dauerhafte Heilung bewirken, eben so wenig, als die Krähenaugen bei einem milden, phlegmatischen, die Pulsatille bei einem frohen, heitern und hartnäckigen, oder die Ignazbohne bei einem unwandelbaren, weder zu Schreck, noch zu Aerger geneigten Gemüthszustande.

Hahnemann vergleicht einige Unterschiede zwischen akuten und chronischen Krankheiten.

Org § 82: *... daß bei dieser Erforschung einiger Unterschied zu beobachten ist, ob das Leiden eine acute und schnell entstandne Krankheit oder eine chronische sey, da bei den acuten die Haupt-Symptome schneller auffallen und den Sinnen erkennbar werden und daher weit kürzere Zeit zur Aufzeichnung des Krankheits-Bildes erforderlich, auch weit weniger dabei zu fragen ist, (indem sich hier das Meiste von selbst darbietet) als bei den weit mühsamer aufzufindenden Symptomen einer schon mehrere Jahre allmälig vorgeschrittenen, chronischen Krankheit.*

Org § 99: *Im Ganzen wird dem Arzte die Erkundigung acuter, oder sonst seit Kurzem entstandner Krankheiten leichter, weil dem Kranken und den Angehörigen alle Zufälle und Abweichungen von der, nur unlängst erst verlorenen Gesundheit, noch in frischem Gedächtnisse, noch neu und auffallend geblieben sind. Der Arzt muß zwar auch hier alles wissen; er braucht aber weit weniger zu erforschen; man sagt ihm alles größtentheils von selbst.*

Die Fortsetzung der Behandlung nach dem Gebrauch eines akuten interkurrenten Arzneimittels

Auch dazu gibt uns Hahnemann in *Die chronischen Krankheiten* klare Anweisungen:

CK (1), S. 164: Der verständige homöopathische Arzt wird gar bald den Zeitpunkt inne werden, wo seine Mittel die Heilung der herumgehenden Zwischenkrankheit vollendet haben und der eigenthümliche Gang des chronischen (psorischen) Siechthums sich wieder fortsetzt.
*Man wird jedoch nach Heilung einer solchen herumgegangenen Zwischenkrankheit die Symptome der ursprünglichen, chronischen Krankheit **immer** um etwas verändert, ... antreffen, wo dann der homöopathische Arzt genau nach dem jetzt übrig gebliebnen Krankheits-Bilde sein Antipsorikum wählen wird, **nicht aber eins geradezu geben wollen, was er sich vor Eintritt der Zwischenkrankheit zu geben vorgenommen hatte.*** (Betonung des Autors hinzugefügt.)

Deshalb muss man nach dem akuten Ereignis (d. h., einem schwerwiegenden) den Fall *erneut aufnehmen* und dabei jedem neu erschienenen Symptom besondere Aufmerksamkeit schenken. Die jüngsten und bleibenden Symptome zeigen das nächste Arzneimittel an. Einige der *chronischen Symptome persistieren während* einer akuten Krise und erhalten damit einen größeren Wert für die Auswahl des Simillimum. Wenn dasselbe Mittel, das vor der akuten Krise nützlich war, wieder angezeigt ist, kann es wiederholt werden. Wenn sich das Symptomenbild geändert hat, müssen die neuen Symptome erforscht und zu den ganzen Daten, die vorher im Rahmen der chronischen Behandlung erhoben wurden, in Beziehung gesetzt werden.

Dies zeigt Ihnen, wie störend es ist, ein chronisches Mittel während einer akuten Krise weiter zu verabreichen! Nach der akuten Episode ist es auch ratsam zu schauen, ob sich der konstitutionelle Zustand ohne die Gabe einer Arznei deutlich verbessert. Lieber abwarten und beobachten und ein Placebo verabreichen, um den Patienten zufrieden zu stellen, bis die LK in der Lage ist, all die Symptome zu entwickeln, auf die hin Sie verschreiben müssen.

Hahnemann ermahnt uns in *Die chronischen Krankheiten* weiterhin, auf ein anderes Ereignis zu achten, das zu diesem Zeitpunkt eintreten kann, selbst wenn die akute Krankheit richtig behandelt wurde:

CK (1), S. 166: Hier ist der Ort, aufmerksam darauf zu machen, daß die großen epidemischen Krankheiten ..., wann sie ihren Lauf, vorzüglich ohne zweckmäßige, homöopathische Behandlung, vollenden, den Organismus so erschüttert und erregt hinterlassen, daß bei vielen, so weit Genesenen die in ihrem Innern schlummernde und latente Psora nunmehr schnell erwacht entweder zu krätzähnlichen Ausschlägen, oder zu andern chronischen Leiden, welche dann bald, wenn sie nicht gehörig antipsorisch behandelt werden, ... in kurzer Zeit einen hohen Grad erreichen, in welchem Falle dann von dem gewöhnlichen allöopathischen Arzte, wenn der Kranke nach allen seinen unpassenden Vorkehrungen, wie nicht selten, stirbt, bekannt gemacht wird, er sey an den Folgen des Keichhustens, der Masern u.s.w. gestorben.

Diese Folgen sind aber die bis jetzt nach ihrem Urgrunde unbekannt, folglich ungeheilt geblieben, unzählbaren chronischen Krankheiten in zahllosen Formen entwickelter Psora.

Wie oft sehen wir in der Praxis einen Patienten, der zu uns kommt und sagt: "Ich hatte bloß diesen Husten (oder die Grippe, eine unerhebliche Verletzung oder kleine Aufregung) und seitdem ging es mir nie wieder richtig gut." Diese Bemerkungen werden durch das obige Zitat erklärt: jenes "unschuldig-erscheinende Ereignis" hat das schlafende, oftmals psorische Miasma aktiviert und den Patienten in einem schlechteren Zustand zurückgelassen, als er jemals zuvor erlebt hat. Der Patient und sein allopathischer Arzt können das nicht verstehen, aber der gut ausgebildete Homöopath vermag leicht damit umzugehen.

Die Zuflucht zu allopathischen Mitteln

In einer Fußnote zu § 67 des *Organon* erläutert Hahnemann Situationen, in welchen allopathisches Eingreifen gerechtfertigt ist.

Org § 67, Fußnote: *Bloß in höchst dringenden Fällen, wo Lebensgefahr und Nähe des Todes einem homöopathischen Hülfsmittel zum Wirken keine Zeit, nicht Stunden, oft nicht einmal Viertelstunden und kaum Minuten verstattet, in plötzlich entstandnen Zufällen, bei vorher gesunden Menschen, z.B. bei Asphyxien, dem Scheintode vom Blitze, vom Ersticken, Erfrieren, Ertrinken u.s.w., ist es erlaubt und zweckmäßig, durch ein Palliativ, z.B. durch gelinde electrische Erschütterungen, durch Klystiere von starkem Caffee, durch ein excitirendes Riechmittel, allmälige Erwärmungen u.s.w., vorerst wenigstens die Reizbarkeit und Empfindung (das physische Leben) wieder aufzuregen...*

Abgesehen von den obigen Beispielen gilt, dass wir, wenn eine akute Situation gefährlich unkontrollierbar wird, eine palliative allopathische Behandlung nutzen können, um eine zweite Chance zu erhalten, die heilende homöopathische Arznei zu finden. Diese Situation ist eine Ausnahme – beispielsweise schwere Blutungen bei einem Patienten mit chronischer ulzerativer Kolitis – und ganz und gar nicht dasselbe wie die *Bevorzugung* von freiverkäuflichen Arzneimitteln oder Antibiotika als akute Zwischenmittel, aus Furcht, die chronische Behandlung zu stören. Diese Homöopathen kennen offensichtlich nicht die Grundprinzipien der Homöopathie. Sie sollten wissen, dass freiverkäufliche Arzneimittel (genau wie andere allopathische Medikamente) eine unähnliche Erkrankung und damit eine noch komplexere Krankheit verursachen, die noch schwieriger zu behandeln ist. Sie tun weder dem Patienten noch den anderen Homöopathen, die solche Fälle übernehmen, einen Gefallen. Und natürlich haben sie auch die Gelegenheit verpasst zu zeigen, wie gut die Homöopathie in akuten Fällen wirkt. Der Gebrauch von allopathischen Mitteln mag ein einfacher Weg für den faulen oder inkompetenten

Homöopathen sein, aber die Verlaufsbehandlung wird dadurch im Falle dieses Patienten erheblich schwieriger.

So können beispielsweise Antibiotika vielleicht eine akute Infektion überwinden, aber sie helfen dem Organismus nicht, zukünftige Infektionen zu bewältigen. Nach Antibiotika ist die Person zu einem gewissen Ausmaß sogar noch empfänglicher für Mikroorganismen. Die Nebenwirkungen von Antibiotika umfassen die Überwucherung mit Hefepilzen und die Zerstörung der normalen Keimflora. Die Homöopathie ist allen anderen Behandlungsmethoden, die es für infektiöse Krankheiten gibt, durchaus überlegen.

Welche akuten Ereignisse bedürfen eines interkurrenten Arzneimittels?

Eine akute Erkrankung überhaupt nicht zu behandeln ist ein Fehler. Entsprechend ihrer Natur entwickelt sich eine akute Krankheit in vier mögliche Richtungen: Der Patient kann ihr erliegen, sie suspendiert die chronische Krankheit, sie wird zu einem unabhängigen chronischen Zustand oder es bleiben einige Symptome der akuten Krankheit zurück, die sich mit der existierenden chronischen Erkrankung verbinden und zu einer komplexen chronischen Krankheit führen, die weitaus schwieriger zu behandeln ist (auch wenn Kent behauptete, dass akute und chronische Krankheiten nie einen Komplex bilden würden (Kent 1979, S. 174-176), so kann dies doch vorkommen). Der günstigste Ausgang ist der, dass die starke LK das akute Miasma ohne Folgeerscheinungen besiegt. Wie Voltaire sagte: "Der Arzt amüsiert den Patienten, während die Natur heilt." – aber das ist kein Grund, akute Krankheiten nicht zu behandeln!

Margaret Tyler schrieb in ihrem Buch *Homöopathische Arzneimittelbilder* (im Kapitel über *Natrium muriaticum*) über eine kritische Situation, in der sie einen chronischen *Natrium muriaticum*-Patienten mit schweren akuten Kopfschmerzen behandelte. Zu diesem Zeitpunkt rät sie von dem Gebrauch des chronischen konstitutionellen Mittels ab, da es zu einer ernsthaften Verschlimmerung führen könnte. Stattdessen schlägt sie zur Behandlung der akuten Krise die Verabreichung von *Bryonia*, dem Akutmittel von *Natrium muriaticum*, vor. Anschließend kehrt sie zu dem chronischen Mittel zurück, um die zugrundeliegende Ursache zu beseitigen. Dieser Rat entspringt jahrelanger praktischer Erfahrung und sollte nicht ignoriert werden. Dies bedeutet gleichzeitig, dass Sie *Bryonia* nicht weiter fortsetzen, sobald das akute Stadium vorüber ist, so wie ich es bei einigen Homöopathen erlebt habe.

Welche akute Krise erfordert eher ein akutes interkurrentes Mittel als eine Fortsetzung der chronischen konstitutionellen Arznei? Hahnemann gibt uns wie gewöhnlich genaue Richtlinien vor. In § 73 der 6. Auflage des *Organon* beschreibt er drei Arten von akuten Krankheiten: Gruppe 1 verbindet diejenigen, die mit der Lebensweise und Diät sowie mit der miasmatischen Prädisposition zusammenhängen. Gruppe 2 umfasst epidemische und akute Krankheiten, die auf einer Idiosynkrasie beruhen. Und Gruppe 3 beinhaltet akute Miasmen wie die Kinderkrankheiten.

Gruppe 1 der akuten Krankheiten

Gruppe 1 wird in drei Untergruppen eingeteilt.

A. *Akute Situationen, die durch die Lebensweise oder Diätfehler verursacht werden*

Org § 73: *Ausschweifungen in Genüssen, oder ihre Entbehrung, physische heftige Eindrücke, Erkältungen, Erhitzungen, Strapazen (durch schlechte Lebensbedingungen), Verheben u.s.w., oder psychische Erregungen (unser heutiges Fernsehen, Videospiele, Zeitschriften und der Einfluss des Internets), Affecte u.s.w., sind Veranlassung solcher acuten Fieber... (Anmerkungen des Autors hinzugefügt.)*

Diese Themen werden auch in § 77 des *Organon* erörtert (siehe Kapitel 9).

Org § 77: *Uneigentlich werden diejenigen Krankheiten chronische benannt, welche Menschen erleiden, die sich fortwährend vermeidbaren Schädlichkeiten aussetzen,*
- *gewöhnlich schädliche Getränke oder Nahrungsmittel genießen;*
- *sich Ausschweifungen mancher Art hingeben, welche die Gesundheit untergraben;*
- *zum Leben nöthige Bedürfnisse anhaltend entbehren;*
- *in ungesunden, vorzüglich sumpfigen Gegenden sich aufhalten;*
- *nur in Kellern, feuchten Werkstätten oder andern verschlossenen Wohnungen hausen;*
- *Mangel an Bewegung oder freier Luft leiden;*
- *sich durch übermäßige Körper- oder Geistes-Anstrengungen um ihre Gesundheit bringen;*
- *in stetem Verdrusse leben, u.s.w. ...*

Hahnemann bezeichnet diese Situationen auch als "falsche chronische Krankheiten", da sie durch fortgesetzten Missbrauch chronisch werden können, aber lediglich eine vernünftige Änderung ihrer Diät und/oder Lebensweise erfordern, um sie zu heilen. Er fährt fort:

Org § 77: *Diese sich selbst zugezogenen Ungesundheiten vergehen, (wenn nicht sonst ein chronisches Miasm im Körper liegt) bei gebesserter Lebensweise von selbst und können den Namen chronischer Krankheiten nicht führen.*

In all diesen Fällen wird *kein* Arzneimittel benötigt außer Placebo (wenn danach verlangt wird), um den Ansprüchen des medikamentenorientierten oder hypochondrischen Patienten zu genügen. Die beste Behandlung besteht in Ruhe, Schlaf, angemessener Diät und liebevoller Pflege.

B. *Akute Situationen mit einem klaren auslösenden Faktor und heftigen Symptomen*

Wenn die Verschlimmerung *mäßig bis stark* ist und eine klare Causa ersichtlich ist, ist es besser, entsprechend der VB-Methode ein akutes interkurrentes Mittel zu wählen, welches nur oberflächlich auf das chronische Miasma wirkt, statt ein tiefwirkendes Polychrest zu geben. Dadurch werden die Symptome für den Augenblick beruhigt, ohne zu tief auf den Fall einzuwirken. Nachdem die Krise verebbt ist, wird das komplementäre konstitutionelle Arzneimittel benötigt, um die zugrundeliegende Ursache zu beseitigen.

Die Causa kann beispielsweise sein:
- **Akutes physisches Trauma** – In diesen Fällen helfen Ihnen die Ätiologie und das betroffene Organ oder Gewebe, das Arzneimittel zu finden. Mit anderen Worten, wenn die Verletzung eine Stichwunde ist, wird sie im Vergleich zu einem Schlag oder Stoß (z.B. auf das Auge) nach einem anderen Mittel verlangen (*Ledum* und *Hypericum* gegenüber *Arnica* und *Ruta*).
- **Emotionales Trauma** – Sie müssen sich die Art des Traumas ebenso wie die Reaktion des Patienten darauf ansehen, welche durch den aktiven miasmatischen Zustand des Patienten bestimmt wird. Erinnern Sie sich, das Trauma kann das Miasma aufwecken! Das Kapitel "Gemüt" im Kentschen Repertorium gibt viele Beispiele für emotionale Ursachen. Die miasmatische Reaktion des Patienten auf diese Reize wird Ihnen dabei helfen, das angemessene Arzneimittel auszuwählen. So haben wir beispielsweise die tuberkulinische Eifersucht von *Pulsatilla*, die psorische von *Nux vomica*, die syphilitische von *Hyoscyamus* und die sykotische von *Lachesis*.
- **Vergiftungen und Impfungen** – Diese umfassen Fälle von Drogenmissbrauch, allopathischer Medikation, Lebensmittelvergiftung etc. Das beste Antidot ist nicht die gleiche oder isopathische Substanz, sondern die ähnlichste Arznei. Manchmal finden Sie etwas zu Vergiftungsfolgen, wenn Sie bei den "Arzneimittelbeziehungen" nachschlagen, welches Mittel die betreffende Arznei antidotiert. Diese Information grenzt die Gruppe von in Frage kommenden Mitteln näher ein.

C. *Akute Verschlimmerung eines chronischen Miasmas*

In dieser Situation hat sich der Patient beispielsweise aufgrund von Schlafmangel oder zu ausgiebigem Feiern eine Grippe zugezogen. In diesem Fall möchten wir die Wirkung der konstitutionellen Arznei nicht immer mit einem interkurrenten Mittel unterbrechen. Wenn keine offensichtliche veranlassende Ursache vorliegt, könnte es sich auch um eine durch das konstitutionelle chronische Arzneimittel ausgelöste Heilungskrise handeln. Ruhe, Massagen, und Anwendungen mit heißem bzw. kaltem Wasser (Hydrotherapie) können u. U. ausreichen, um das Wohlbefinden des Patienten soweit zu erhalten, bis die akute Verschlimmerung verebbt.

In den Ländern der Dritten Welt, beispielsweise Kenia, habe ich mich in Situationen befunden ähnlich jenen, vor denen die europäischen und amerikanischen Homöopathen zu Beginn des 20. Jahrhunderts standen. Viele Menschen suchten uns in einem "akuten" Zustand auf, welcher durch körperliche Überanstrengung (alle Frauen des Dorfes, in dem ich in Kenia arbeitete, hatten mindestens vier Kinder, wobei acht keine Seltenheit waren), Unterkühlung oder Überhitzung, den Verzehr unbekömmlicher Speisen, mentalen Stress etc. ausgelöst worden war. Wie viele dieser Fälle sind wirklich akut?

Wie Sie aus § 73 des *Organon* ersehen können, äußert Hahnemann die Ansicht, und die Erfahrung bestätigt dies, dass die meisten solcher Fälle akute Exazerbationen grundlegender chronischer Zustände und Miasmen sind, die durch veranlassende Ursachen aktiviert wurden. Wenn die Symptome nicht eine extreme Krise widerspiegeln, wird das Simillimum, das ihrer konstitutionellen Natur entspricht, oft die akuten Verschlimmerungen bereinigen und sich dann gegen die zugrundeliegenden chronischen Zustände richten. Das ist die Erhabenheit des wahren Simillimum. Dies mag den Behauptungen von Homöopathen wie Massimo Mangialavori zugrunde liegen, wonach es möglich sein soll, ein einziges Arzneimittel zu finden, um sowohl chronische als auch akute Erkrankungen erfolgreich zu behandeln. Wenn jedoch derselbe Autor äußert, dass "er nicht an Miasmen glaubt und überhaupt nichts von ihnen weiß", zweifle ich doch an der Richtigkeit seiner Behauptung. Schulden wir es nicht all unseren Patienten nachzuforschen, bevor wir das Konzept von den Miasmen ablehnen – oder schlimmer noch, uns aufgrund unserer reflexartigen negativen Gefühle gegenüber den Miasmen überhaupt nicht mit diesen auseinandersetzen? Lassen Sie uns nicht in allopathisches Denken verfallen, das auf Furcht vor und Feindseligkeit gegenüber einer der größten Entdeckungen in der Homöopathie fußt. Hahnemann sagt:

> **Org § 73:** *Was die acuten Krankheiten betrifft, so sind ... es meist nur überhingehende Auflöderungen latenter Psora, welche von selbst wieder in ihren Schlummer-Zustand zurückkehrt, wenn die acuten Krankheiten nicht allzuheftig waren und bald beseitigt wurden.*

Wenn die Verschlimmerung mäßig bis schwer ist, können wir mit einem interkurrenten Mittel eingreifen. Danach wenden wir das chronische antimiasmatische Arzneimittel an, um akuten Ausbrüchen vorzubeugen.

Kent beschreibt in seinen *Lesser Writings* dasselbe Szenario:

> *Die akuten Ausdrucksformen einer chronischen Krankheit erfordern ein anderes Vorgehen als akute Erkrankungen; so leidet ein Kind z. B. bei jedem Wetterwechsel an Bronchitis. Durch die Behandlung mit dem Mittel, das den akuten Symptomen entspricht, kann sich der Zustand u. U. verschlimmern.* **Das Miasma, aufgrund dessen das Kind zu wiederkeh-**

renden Anfällen neigt, muss berücksichtigt werden. (Kent 1994, S. 419) (Betonung des Autors hinzugefügt.)

Gruppe 2 der akuten Krankheiten

Org § 73: *Was die acuten Krankheiten betrifft, so sind sie theils solche, ... welche einige Menschen zugleich hie und dort* (sporadisch) *befallen, auf Veranlassung meteorischer oder tellurischer Einflüsse und Schädlichkeiten, wovon krankhaft erregt zu werden, nur einige Menschen, zu derselben Zeit, Empfänglichkeit besitzen.*

Dies wurde schon vor langer Zeit in der Traditionellen Chinesischen Medizin erkannt: Bestimmte klimatische Faktoren beeinflussen bekanntermaßen spezifische Organe, die eine Affinität zu solchen Bedingungen haben, wie z. B. die Nieren gegenüber Kälte, Milz und Magen gegenüber Feuchtigkeit, obwohl nur bestimmte Menschen eine hohe Empfänglichkeit gegenüber diesem besonderen klimatischen Faktor aufzuweisen scheinen. Diese Krankheiten bilden manchmal, aber nicht immer, akute Schichten, die das konstitutionelle Bild unterdrücken, bis sie ihren Lauf genommen haben oder durch homöopathische Arzneien beseitigt wurden. Diese akuten Störungen hängen so eng mit der chronischen Empfänglichkeit des Patienten zusammen, dass sie oft mit dem konstitutionellen Simillimum behandelt werden können. Nur in Notfällen wie Sonnenstich, Austrocknung, gravierender Kälteeinwirkung, anaphylaktischen Reaktionen, Vergiftungen und schweren physischen oder mentalen Traumen liegen echte akute Krisen vor. In solchen Ausnahmezuständen werden die Symptome ein Krisenmittel anzeigen. Bei den akuten Miasmen liegt eine andere Situation als bei den sporadischen Krankheiten vor, da ihnen infektiöse Ursachen zugrunde liegen.

Hahnemann erörtert eine zweite Art von sporadischen Krankheiten.

Org § 73: *... hieran gränzen jene, welche viele Menschen aus ähnlicher Ursache unter sehr ähnlichen Beschwerden* epidemisch *ergreifen, die dann gewöhnlich, wenn sie gedrängte Massen von Menschen überziehen, ansteckend* (contagiös) *zu werden pflegen. Da entstehen Fieber, jedesmal von eigner Natur, und weil die Krankheitsfälle gleichen Ursprungs sind, so versetzen sie auch stets die daran Erkrankten in einen gleichartigen Krankheits-Proceß, welcher jedoch, sich selbst überlassen, in einem mäßigen Zeiträume, zu Tod oder Genesung sich entscheidet. Kriegsnoth, Ueberschwemmungen und Hungersnoth sind ihre nicht seltenen Veranlassungen und Erzeugerinnen.*

Bei akuten Miasmen hängt die Empfänglichkeit eng mit erworbenen und vererbten Miasmen und familiären Belastungen zusammen. Aus diesem Grund kann das Arzneimittel für das akute Miasma auch das Mittel für den konstitutionellen Zustand des Patienten sein. Dies ist insbesondere häufig bei akuten Miasmen der Fall, welche einen *nicht-bedrohlichen* natürlichen Verlauf mit wenig oder keinen Komplikationen nehmen. Wenn die akute Krankheit aber von sehr *virulenter* Natur ist, kann der Fall anders liegen. Diese akuten Krankheiten suspendieren aufgrund ihrer Intensität die chronische Krankheit, und ein interkurrentes akutes Arzneimittel wird benötigt, um diese *neue akute* natürliche Krankheit zu behandeln. Sie weist ein neues Symptomenbild auf, das entweder seinen Lauf nimmt oder durch homöopathische Arzneien beseitigt wird.

Unter diesen Umständen ist eine akute interkurrente Arznei das Mittel der Wahl. Wir alle kennen Patienten, die seit einer bestimmten Krankheit niemals gesund waren (NGS-Faktor). Die akute NGS-Krankheit ist nun zu einer chronischen Erkrankung geworden, stärker als und unähnlich zu der vorher behandelten chronischen Krankheit, welche nun suspendiert ist. SARS ist ein gutes Beispiel.

Tiefwirkende komplementäre Mittel (konstitutionelle und antimiasmatische Behandlung) müssen die chronischen zugrundeliegenden Ursachen beseitigen, nachdem die akute Krise gebessert wurde. Lassen Sie sich von den konstitutionellen Faktoren, der Natur der Krankheit und der Totalität der Symptome (*Organon*, §§ 5, 6 und 7) zu der homöopathischen Arznei führen und Sie werden Erfolg haben. Folgen Sie den Enthüllungen der LK und sie wird durch Causa, Zeichen und Symptome zeigen, welches Mittel sie braucht. Vertrauen Sie der wiedererlangten LK, die Ihnen sagt, was Sie tun sollen!

Gruppe 3 der akuten Krankheiten

Hahnemann weist auch auf die dritte Art von akuten Krankheiten hin.

> ***Org § 73:*** *... theils sind es auf gleiche Art wiederkehrende, (daher unter einem hergebrachten Namen bekannte) eigenartige,* acute Miasmen, *die entweder den Menschen nur einmal im Leben befallen, wie die Menschenpocken, die Masern, der Keichhusten, ... Scharlach-Fieber ..., die Mumps u.s.w., oder das oft auf ziemlich ähnliche Weise wiederkehrende ... gelbe Fieber der Küstenländer, die ostindische Cholera u.s.w.*

Heutzutage sehen wir dasselbe: die Bubonenpest in Indien; Tuberkulose (TB) und Choleraepidemien in Südafrika; Malaria und TB in Kenia; Epidemien während des Krieges zwischen den Tutsi und Hutu in Ruanda und Burundi oder während der Bürgerkriege in Zaire; weltweite Grippeepidemien etc. Diese akuten Miasmen werden durch Mikroorganismen verursacht und sind selbstbegrenzend, aber sie neigen zu einer raschen Krise und enden entweder mit Komplikationen, evtl. sogar mit dem Tod, oder mit der Rekonvaleszenz (ein Mensch kann diesen Krankheiten mehr als einmal zum Opfer fallen). Im Gegensatz dazu führen die Krankheiten, die nur einmal im Leben auftreten, nach nur einmaliger Erkrankung zu dauerhafter Immunität.

All diese akuten Krankheiten sollten

mit Arzneien behandelt werden, die allein das Bild des akuten miasmatischen Zustandes widerspiegeln – des akuten *Genus epidemicus*. Im Anschluss ist eine Folgebehandlung mit konstitutionellen und antimiasmatischen Mitteln erforderlich, um die zugrundeliegende Empfänglichkeit zu beseitigen.

Hahnemann warnt uns davor, dem Namen der epidemischen Krankheit Beachtung zu schenken, wie der jährlichen Grippe in der heutigen Zeit.

Org § 100: Bei Erforschung des Symptomen-Inbegriffs der epidemischen Seuchen und sporadischen Krankheiten, ist es sehr gleichgültig, ob schon ehedem etwas Aehnliches unter diesem oder jenem Namen in der Welt vorgekommen sey. Die Neuheit oder Besonderheit einer solchen Seuche macht keinen Unterschied weder in ihrer Untersuchung, noch Heilung, da der Arzt ohnehin das reine Bild jeder gegenwärtig herrschenden Krankheit als neu und unbekannt voraussetzen und es von Grunde aus für sich erforschen muß, wenn er ein ächter, gründlicher Heilkünstler seyn will, der nie Vermuthung an die Stelle der Wahrnehmung setzen, nie einen, ihm zur Behandlung aufgetragenen Krankheitsfall weder ganz, noch zum Theile für bekannt annehmen darf, ohne ihn sorgfältig nach allen seinen Aeußerungen auszuspähen; und dieß hier um so mehr, da jede herrschende Seuche in vieler Hinsicht eine Erscheinung eigner Art ist und bei genauer Untersuchung sehr abweichend von allen ehemaligen, fälschlich mit gewissen Namen belegten Seuchen befunden wird; – wenn man die Epidemien von sich gleich bleibendem Ansteckungszunder, die Menschenpocken, die Masern u.s.w., ausnimmt.

Was für eine vernichtende Verurteilung der heutigen allopathischen Methoden, bei denen der diesjährige schwere Grippeausbruch – natürlich ohne Erfolg – durch eine Impfung mit dem letzten Erregerstamm behandelt wurde!

Quellen für Rubriken zu akuten interkurrenten Mitteln

Die Quellen für Rubriken zu psychischen Traumen und physischen Verletzungen können ebenso wie die für akute interkurrente Mittel in den Prüfungen und klinischen Bestätigungen gefunden werden. Lesen Sie beispielsweise Folgendes über *Arnica montana* in der *Reinen Arzneimittellehre*.

RAML (1), S. 470: Alles Uebelbefinden von starken Quetschungen und Zerreissungen der Faser hat, sich ziemlich gleich bleibende Symptomen und, siehe! diese sind, wie folgendes Verzeichniss darlegt, in den Befindens-Veränderungen, welche Arnica in gesunden Menschen hervor zu bringen pflegt, in auffallender Aehnlichkeit homöopathisch enthalten.

Daher reagieren die meisten Menschen aufgrund der heftigen *gemeinsamen* Ursache anfangs mit ähnlichen Symptomen, und aus diesem Grund ist *Arnica* ein *Spezifikum*.

Zusammenfassung

Wir können betonen, dass der *angemessene* Gebrauch eines akuten interkurrenten Mittels bei der Behandlung eines Patienten für die schnelle Heilung einer chronischen Krankheit unentbehrlich ist. *Wann* und *wo* diese akuten Mittel anzuwenden sind, sind ebenso wichtige Themen wie die Frage, wann die chronische Behandlung fortgesetzt werden soll, und besonders, wann der Homöopath erkennen sollte, wo die akute Manifestation nichts anderes ist als eine Ausdrucksform eines chronischen miasmatischen Zustandes. Homöopathen, die den unvorbereiteten Patienten wegen Banalitäten mit einem Akutmittel nach dem anderen bombardieren, machen sich ebenso eines Vergehens schuldig wie diejenigen, die sich unter allen Umständen weigern, akute interkurrente Mittel anzuwenden. Der einzige Wegweiser ist die Kenntnis von Hahnemanns Lehren!

Kapitel 11

Chronische interkurrente Mittel oder Nosoden bei chronischen Krankheiten

"Jemand, der nach Schlüsselsymptomen verschreibt, ist nichts als ein Verschreiber nach dem Gedächtnis: Er hat bloß etwas auswendig gelernt, es aber nicht in sein Verständnis aufgenommen. Solche Verschreiber sind so gut wie nutzlos, und unter ihnen finden wir die, welche "sündigen"." — Kent

Der Ursprung der Nosoden

Hahnemann erläuterte in der Einführung zu seiner Miasmentheorie in der ersten Ausgabe von *Die chronischen Krankheiten* im Jahre 1828 auch die Methoden zur Anwendung akuter und chronischer interkurrenter Arzneimittel. Wie Sie im vorherigen Kapitel gesehen haben, schaltete er während der chronischen Krankheit eines Patienten bei Bedarf akute interkurrente Mittel zwischen, um eine Krise abzumildern, und fuhr dann mit der komplementären chronischen Behandlung fort. Manchmal gab er zwischendurch auch ein *chronisches* interkurrentes Mittel als Einzelgabe im Rahmen einer antimiasmatischen Behandlung. Das chronische interkurrente Mittel ist bei der Behandlung von *miasmatischen Blockaden, Unterdrückungen und Heilungshindernissen* von großem Nutzen.

Eine der direkten Konsequenzen der ersten Ausgabe von *Die chronischen Krankheiten* 1828 bestand in der Entwicklung der Anwendung miasmatischer Substanzen als potenzierte homöopathische Arzneimittel zur Behandlung und Vorbeugung von Krankheiten. Kurz nachdem Hahnemann dieses Buch herausgegeben hatte, führte Constantin Hering (1830 an sich selbst) die erste Prüfung von *Lyssinum* durch, einem Mittel, das bei Tollwut vorgeschlagen wurde. Dies geschah 40 Jahre bevor die grobstofflichen Tollwutimpfstoffe von Pasteur Tausende von ahnungslosen Opfern töteten, worauf Pasteur die Menge des injizierten Toxins erheblich reduzierte. So kam also schon lange, bevor die Bakteriologie sich als wissenschaftlicher Forschungsbereich etablierte, Homöopathen wie den Dres. Samuel Swan (1814-1893) und Hering der Gedanke, dass die offensichtlichen Manifestationen toxischer Zustände (z. B. Hautausschläge und Absonderungen) Gifte enthalten könnten, welche auf der Grundlage der Symptomenähnlichkeit als Heilmittel Verwendung finden könnten.

Es wurden zahlreiche solcher Präparate hergestellt, und sie erwiesen sich als derartig erfolgreich, dass ihre Zahl beständig gestiegen ist. 1833 schrieb Hering einen langen begeisterten Artikel über die Wirksamkeit potenzierten "Krätzstoffs", den er *Psorinum* nannte. So war es eigentlich Herings Idee, miasmatische Substanzen als potenzierte Heilmittel anzuwenden. Das griechische Wort *nosos-* bedeutet "Krankheit", soll also die krankhafte Wurzel anzeigen. Dieser Begriff steht auch mit dem lateinischen Wort *noxa* in Zusammenhang, welches schädlich oder beschädigt bedeutet. Dies lässt auf potentiell gefährliche, schädliche Stoffe schließen und führt uns zu der Schlussfolgerung, dass diese Mittel aufgrund ihrer wahren Natur korrekt und *sparsam* eingesetzt werden müssen! Eine bedauerliche Folge ihrer Natur ist das Verbot der Anwendung von Nosoden in einigen Ländern wie Frankreich – eine Entwicklung, welche, wenn sie weltweit eintreten würde, das homöopathische Arsenal einer mächtigen Waffe berauben würde.

Hering erweiterte außerdem unsere Materia Medica, in dem er ihr sieben neue Kategorien von potenzierten Arzneimitteln hinzufügte, wie R. E. Dudgeon in *Lectures on the Theory and Practice of Homeopathy* (1990, S. 141-175) erläutert.

1. Der Gebrauch von Toxinen von Insekten, Schlangen (seine meisterhafte Prüfung von *Lachesis*!) und anderen Tiergiften.
2. Die Verwendung von Arzneimitteln aus miasmatischen Substanzen (Nosoden: "leukorrhoeische Absonderung als Heilmittel von Leukorrhoe, gonorrhoeischer Ausfluss von Gonorrhoe, *Phtisin* von Phtisis, *Ascaridin* von Wurmerkrankungen der Kinder". (*Ibid*, S. 146)
3. Die Einführung potenzierter miasmatischer Substanzen und krankhafter Absonderungen, welche dem Körper des Patienten direkt entnommen werden (Autonosoden oder Isopathie).
4. Die Anwendung von korrespondierenden Organen, Geweben und Sekreten (Sarkoden). Hering behauptet, dass er *sicher festgestellt* hat, dass "die Flüssigkeiten und festen Stoffe gesunder Individuen (natürlich vorschriftsmäßig potenziert) eine machtvolle arzneiliche Wirkung auf den Menschen haben." (*Ibid*, S. 145)
5. Der Gebrauch von potenzierten Nosoden zur Vorbeugung infektiöser Krankheiten (z. B. *Pertussinum*).
6. Die Verwendung von chemischen Elementen und ernährungsphysiologischen Bestandteilen, die dem menschlichen Organismus eigen sind (chemische und elementare Beziehung).
7. Die Anwendung von potenzierten Arten als Heil- und Vorbeugungsmittel für Individuen, Gruppen und Lebensräume. Hering schlug den Gebrauch von potenzierten Unkrautsamen oder gefährlichen Pflanzen zur Ausrottung und Vernichtung solcher Pflanzen, von potenzierten Insekten zur Verhinderung der Einnistung und zur Vernichtung gefährlicher Arten vor (*Ibid*, S. 144). Er frohlockt: "Als welch ein Segen wird sich diese Entdeckung für die Landwirte bei der Unkrautvernichtung und für Hausfrauen bei der Beseitigung von Würmern in ihren Häusern und bei ihren Kindern erweisen."

Nosoden sind krankhaftes Material, das pflanzlichen (z. B. *Secale cornutum*), tierischen (z. B. *Tuberculinum bovinum*) oder menschlichen Ursprungs sein kann (z. B. *Medorrhinum*).

Die Wiederbelebung der Isopathie

Die Bezeichnung Isopathie, die sich von *isos*, das Gleiche, und *pathos*, die Krankheit, ableitet, bezieht sich auf die Maxime *aequalia aequalibus* oder "Gleiches heilt Gleiches", und ist eine Erklärung dafür, wie Krankheiten geheilt werden können.

Dudgeon erklärt uns, dass es die Isopathie bereits so lange gibt, wie Medizin als Heilkunst praktiziert wird. Ein Skorpionstich wurde durch das Auflegen eines toten Skorpions auf die Wunde behandelt (ein Heilmittel, das bis vor Kurzem von Reisenden in Marokko angewendet wurde); die geröstete Leber eines tollwütigen Hundes wurde als eines der besten Mittel bei dem Biss angesehen; die Lunge des Fuchses wurde bei Asthma empfohlen etc. Daran erkennt man, dass die Doktrin von der Heilung von Krankheiten bestimmter Organe durch die korrespondierenden Organe anderer Lebewesen (Isopathie) eine althergebrachte Methode ist (Dioscorides und die alten Griechen). Aber es war Hering, der als erster den Gedanken hatte, die Isopathie zu modernisieren. 1830 schlug er vor, den Speichel eines tollwütigen Hundes (*Lyssinum* oder *Hydrophobinum*) zu nehmen, um Tollwut zu behandeln, Pockeneiterpusteln (*Variolinum*) zur Behandlung von Pocken und Krätzstoff (*Psorinum*), um Krätze zu behandeln (*Ibid*, S. 143). 1833 schrieb Hering einen ausgezeichneten Aufsatz über die Vorzüge von *Psorinum* oder *Psorin*, wie er es nannte.

*Aber er (Hering) gibt doch zu, dass all diese isopathischen Präparate nicht als absolute Spezifika angesehen werden können, sondern nur als chronische Zwischenmittel, die dazu dienen, die Krankheit gewissermaßen aufzurühren und die Reaktion auf die nachfolgend verabreichte angezeigte homöopathische Arznei dauerhafter und effektiver zu gestalten. 1836 wiederholt er diese Erklärung und stellt fest, dass es ihm niemals gelang, Krankheiten mit ihren eigenen krankhaften Produkten zu **heilen**, sondern nur, sie zu **lindern** (mit Ausnahme der Krätze) (Ibid, S. 146). (Betonung des Autors hinzugefügt.)*

Dies ist ein sehr wichtiges Prinzip für die Anwendung in der Praxis: Wenn ein Arzneimittel klar angezeigt ist, *hat es immer Vorrang* gegenüber der Nosode. Nur wenn sich in einem Fall kein klares Mittel zeigt, kann man die Verwendung einer Nosode in Erwägung ziehen, um die Lebenskraft (LK) von dem miasmatischen Gift zu "entlasten", so dass die LK weitere Symptome hervorbringen kann, nach denen Sie dann verschreiben können. Sie müssen diesen Gedanken immer in Erinnerung behalten: Eine Nosode kann den Zustand des Patienten außerordentlich verbessern, es kann sogar scheinen, als ob sie zu einer Heilung führt, aber nach einiger Zeit werden die Symptome unausweichlich zurückkehren, auch wenn sie dann weniger ausgeprägt sind. Dudgeon bemerkt dazu:

"So gab er (Hering) in einem Fall von versteckter (latenter) Syphilis, die nicht ordentlich herauskam, nach der erfolglosen Verabreichung von *Mercurius* (der angezeigten Arznei) *Syphilinum*, worauf erst ein Hautausschlag und danach ein normaler Schanker erschien, der mit *Mercurius* und *Lachesis* vollkommen geheilt wurde." (Ibid, S. 146). (Worte des Autors in Klammern hinzugefügt.)

Die absolute Grundregel ist die, dass potenzierte Krankheitssubstanzen oder Nosoden nur dann wahrhaft heilend sind, wenn sie auf der Grundlage der Totalität der charakteristischen Symptome angewendet werden, so *wie jedes andere Arzneimittel* auch. In diesem Fall werden sie natürlich zum konstitutionellen Simillimum (siehe Punkt 10 in diesem Kapitel).

Homöopathen, die für das Thema Isopathie eintreten

G. W. Gross war sehr von dieser neuen Theorie zur Isopathie eingenommen und begann, sein eigenes Blut zu potenzieren. Er nahm einen Tropfen seines Blutes, befeuchtete ein Kügelchen damit, tat dieses in eine Flasche mit 10.000 Globuli und schüttelte sie 15 Minuten lang. Dann gab er eins dieser Kügelchen zu 10.000 neuen Globuli und schüttelte diese wiederum 15 Minuten lang. Er verabreichte einer Dame, die an einem kongestiven Kopf- und Brustsyndrom litt, ein Kügelchen davon, und dieses hatte die wundersame (oder sollte ich besser sagen:" Er hatte einfach Glück!" – und zufällige) Wirkung, dass sie davon geheilt wurde. Gross war nicht der erste Homöopath, der dies machte, denn andere hatten bereits ähnliche Ergebnisse in homöopathischen Zeitschriften beschrieben.

Das Vorhaben, Krankheitsprodukte zuzubereiten und zu verabreichen, welches von Hering und Gross eingeführt wurde, fand einen neuen Anhänger in dem Leipziger Tierarzt Wilhelm Lux, der von vielen Homöopathen fälschlicherweise als der Vater der Isopathie angesehen wird. Er war sicher ein eifriger Verfechter dieser Theorie, und 1833 veröffentlichte er eine Arbeit mit dem Titel *Die Isopathie der Ansteckungsstoffe*. In dieser Schrift verkündete er das folgende Prinzip: *Alle ansteckenden Krankheiten enthalten in ihren Ansteckungsstoffen die Arznei, um sich selbst zu heilen*, und er nannte dieses System Isopathie. Lux ging sogar so weit, dass er für einen Hund, der menschliche Fäzes fraß, Menschenkot potenzierte. Er potenzierte Blasensteine, übel riechenden Fußschweiß, den Speichel von Epileptikern und viele andere Einzelsubstanzen. Stapf und Hering nahmen den armen Lux wegen der Einführung von solchen Produkten ungewisser Herkunft unter Beschuss. Stapf empfahl, dass Krankheitsstoffe, sofern sie für die Behandlung der Krankheiten genommen werden, denen sie entstammen, *wenn möglich, nur* für den Patienten verwendet werden *sollten*, von dem sie gewonnen wurden. Das wäre natürlich eine mühselige Angelegenheit.

Danach gibt es für diese Mittel also keinen "*universellen*" Anwendungsbereich.

Hahnemanns Reaktion

Natürlich zogen all diese Debatten Hahnemanns Aufmerksamkeit auf sich und er antwortete darauf in einer Fußnote in der Einführung seines *Organon*:

> ***Org (6), S. 55-56, Fußnote:*** *Auf diese Beispiele aus der Hausmittel-Praxis baut Hr. M. Lux seine sogenannte Heilart durch Gleiches und Idem, von ihm Isopathie genannt, ... So wird auch eine mit siedendem Wasser verbrannte Hand mit Isopathie durch Auflegen siedenden Wassers nicht hergestellt, sondern nur durch eine etwas geringere Hitze, z.B. wenn man sie in ein Geschirr mit einer Flüssigkeit hält, die bis 60° erhitzt ist, mit jeder Minute etwas minder heiß wird und endlich die Temperatur des Zimmers annimmt, worauf der verbrannte Theil durch Homöopathie wieder hergestellt ist.*

Die ganze Angelegenheit findet bei Hahnemann nur sehr wenig Unterstützung, obwohl er die Heilung bestimmter Krankheiten durch ihre eigenen Ansteckungsstoffe nicht verneint. Er bezeichnete Gross als undankbar, da dieser all seinen Ruhm und Reichtum dem *Similia similibus* und nicht der isopathischen Lehre verdankte. Hahnemann wiederholt diese Auffassung:

> ***CK (1), S. 188:*** *Die in folgenden Theilen abgehandelten antipsorischen Arzneien enthalten keine sogenannten isopathischen, da deren reine Wirkungen, selbst die vom potenzirten Krätz-Miasm (Psorin) noch lange nicht genug ausgeprüft sind, daß man sichern homöopathischen Gebrauch von ihnen machen könne. Ich sage, homöopathischen; denn idem bleibt er nicht, wenn man auch den zubereiteten Krätzstoff demselben Kranken eingäbe, von dem er genommen ist, indem er nur, wenn er ihm helfen sollte, in potenzirtem Zustande heilsam seyn könnte, weil roher Krätzstoff, den er ja schon an sich hat, als ein idem ohne Wirkung auf ihn ist. Die Kraft-Entwickelungs- (Potenzirungs-) Bereitung ändert ihn aber ab und modificirt ihn, so wie Blattgold nach seiner Potenzirung nicht mehr im menschlichen Körper unthätiges, rohes (Blatt-) Gold ist, sondern bei jeder Stufe von Potenzirung mehr und mehr modificirt und geändert wird.*
>
> *So potenzirt und modificirt, ist auch der einzugebende Krätzstoff (Psorin) nicht mehr idem mit dem rohen, ursprünglichen Krätzstoffe, sondern nur ein simillimum. Denn zwischen idem und simillimum giebt es für den, wer nachdenken kann, kein Zwischending; oder, mit andern Worten, zwischen idem und simile kann nur simillimum zwischen inne liegen. Isopathisch und aequale sind mißdeutliche Ausdrücke, die, wenn sie etwa Zuverlässiges bedeuten sollen, nur simillimum bedeuten können, weil sie kein idem (tautòn) sind.*

Hier bestätigt Hahnemann erneut, dass der Vorgang der Potenzierung das Produkt verändert und modifiziert, so dass das Produkt des Krätzstoffs nicht länger *idem*, sondern ein Simillimum ist. Derselbe Gedanke kommt in einer Fußnote zum Ausdruck:

> ***Org § 56, Fußnote:*** *Man möchte gern ein dritte Kurart durch Isopathie, wie man sie nennt, erschaffen, nämlich mit gleichem Miasm eine gleiche vorhandene Krankheit heilen. Aber, gesetzt auch, man vermöchte dieß, so würde, da sie das Miasm nur hoch potenzirt, und folglich, verändert dem Kranken reicht, sie dennoch nur durch ein, dem Simillimo entgegen gesetztes Simillimum die Heilung bewirken. Dieß Heilen Wollen aber durch eine ganz gleiche Krankheits-Potenz (per idem) widerspricht allem gesunden Menschen-Verstande und daher auch aller Erfahrung. Denen, welche zuerst die sogenannte Isopathie zur Sprache brachten, schwebte vermuthlich die Wohlthat vor Augen, welche die Menschheit durch Anwendung der Kuhpocken-Einimpfung erfuhr, daß dadurch der Eingeimpfte von aller künftigen Menschenpocken- Ansteckung frei erhalten, und gleichsam schon im voraus von letzterer geheilt ward. Aber beide, die Kuhpocken wie die Menschenpocke, sind nur sehr ähnliche, auf keine Weise ganz dieselbe Krankheit; sie sind in vieler Hinsicht von einander abweichend, namentlich auch durch den schnellern Verlauf und die Gelindigkeit der Kuhpocken, vorzüglich aber dadurch, daß diese nie durch ihre Nähe den Menschen anstecken, und so durch die allgemeine Verbreitung ihrer Einimpfung allen Epidemien jener tödlichen, fürchterlichen Menschenpocken dergestalt ein Ende gemacht haben, daß die jetzige Generation gar keine anschauliche Vorstellung von jener ehemaligen scheußlichen Menschenpocken-Pest mehr hat. So werden allerdings auch ferner einige, den Thieren eigne Krankheiten uns Arznei- und Heil-Potenzen für sehr ähnliche, wichtige Menschen-Krankheiten darreichen, und demnach unsern homöopathischen Arznei-Vorrath glücklich ergänzen. Aber mit einem menschlichen Krankheitsstoffe (z.B. einem Psorikum von Menschen-Krätze genommen, gleiche menschliche Krankheit, Menschen-Krätze oder davon entstandene Uebel) heilen wollen – das sei fern! Es erfolgt nichts davon als Unheil und Verschlimmerung der Krankheit.*

Wie Sie sehen, ist es die Transformation der arzneilichen Substanzen durch Potenzierung, welche die homöopathische Materia Medica für die Mittel öffnet, die in der überlieferten isopathischen Tradition verwendet wurden. Entsprechend Hahnemanns Logik *war der Gebrauch miasmatischer Stoffe ohne Potenzierung grobstoffliche Isopathie, wohingegen ihr Einsatz in Form von Potenzen in den Bereich der Homöopathie fällt.* Der Hauptunterschied zwischen einer Isode und einer homöopathischen Nosode besteht darin, dass ein homöopathisches Arzneimittel an *gesunden* Menschen geprüft wird, so dass sein Symptomenbild und sein Wirkungsspektrum um ein Vielfaches erweitert werden. Die *Idem*-Verschreibung kann nur im Rahmen der Heilung oder Vorbeugung desselben Zustandes, den es verursacht, Anwendung finden. Die Isopathie, ohne das Prinzip der potenzierten Arznei, ist eine außerordentlich gefährliche Methode. Sobald eine isopathische Substanz dynamisiert ist, wird sie zu einem rein homöopathischen Agens und muss entsprechend den Kardinalprinzipien der Homöopathie angewendet werden. Kurz gesagt, Nosoden sind nicht isopathisch, sondern homöopathisch, weil sie geprüft sind und auf die Totalität der Symptome hin verschrieben werden.

Dudgeons Schlussfolgerung

Nach all diesem zieht Dudgeon in seinen *Lectures on Theory and Practice of Materia Medica* die nachstehende Schlussfolgerung:

> *...Ich komme nicht umhin zuzugeben, dass sie (die Isopathie) bis zu einem gewissen Maß eine Behandlungsmethode ist; natürlich nicht in dem Maß, das ihre glühenden Verehrer wie Hering, Gross und Lux ihr zusprechen, ... aber immer noch wert, dass der Arzt sie in der Praxis in Erwägung zieht. Isopathische Stoffe sollten ... strikt auf wirklich infektiöse Krankheitsprodukte beschränkt werden, und wenn möglich, sollte bei dem Patienten der von ihm selbst produzierte Krankheitsstoff zur Anwendung kommen, aber wenn dieser nicht zu gewinnen ist, habe ich keine ernsthaften Einwände gegen die Verabreichung des Krankheitsprodukts, das von einem anderen Individuum stammt. (1990, S. 169)*

Dudgeon stellt eine interessante Frage: Sollten wir diese Isoden lieber oral geben oder am lokalen Sitz der Krankheit applizieren? (*Ibid*, S. 170-171). Er beschreibt den wunderbaren Fall eines 20jährigen Mädchens, das seit einer Masernerkrankung an einer chronischen Verdickung der Augenlider und einer beträchtlichen Eiterabsonderung aus den Augen litt (*Ibid*, S. 171-173); Dudgeon behandelte diese Patientin, bevor er Homöopath wurde! Die Kornea war stark vaskularisiert, und das Mädchen war fast blind. Bevor sie zu Dudgeon kam, hatte ein Homöopath sie bereits erfolglos behandelt.

Dudgeon machte den Vorschlag, dass dieses Mädchen seine Augen mit *Ophthalmia neonatorum* (von einem Neugeborenen) behandeln sollte, welches einen Zustand hervorruft, der ihrem sehr *ähnlich* war. Nachdem sie eine kleine Menge davon in ihre Augen getan hatte, litt sie eine Woche lang außerordentlich an einer noch stärkeren Eiterabsonderung. Als diese nachließ, wurde die Hornhaut kristallklar, und die Augen wurden und blieben vollkommen gesund, so dass das fast blinde Mädchen zu einem unabhängigen Menschen wurde.

Dies ist natürlich *kein* Fall von Isopathie, sondern eher von primitiver Homöopathie, da der Stoff einer *ähnlichen* Krankheit (*Ophthalmia neonatorum*) verwendet wurde. Dudgeon bezweifelt, dass er Erfolg gehabt hätte, wenn das Mittel oral verabreicht worden wäre, anstatt es direkt in die Augen zu geben.

Sie können aus den historischen Aufzeichnungen also ersehen, dass sich Hering immer über die begrenzte (*nicht heilende!*), aber dennoch wichtige Rolle im Klaren war, die das potenzierte *Idem* in der homöopathischen Methodik spielt. Pseudo-Homöopathen setzen interkurrente

Arzneimittel (die nicht selbst heilen können) auf isopathische Weise ein. Sie geben Nosoden rein mechanisch anhand allopathischer Konzepte zur Ätiologie und antidotären Medizin. Dies birgt immer das Risiko der Unterdrückung, Überdosierung und Zerstörung des natürlichen Krankheitsbildes. Hahnemann bestand auf einer echten Symptomentotalität, verbunden mit einer "time-line", so dass grundlegende Ursachen und Symptomenschichten verstanden werden.

Indikationen für ein chronisches interkurrentes Mittel

Hahnemann selbst beobachtete, dass eine konstitutionelle Behandlung gelegentlich durch die Verabreichung eines interkurrenten Mittels ergänzt werden muss, das dazu dienen soll, miasmatische Hindernisse und Unterdrückungen zu behandeln und damit Heilungshindernisse zu beseitigen. Die angemessene Anwendung des interkurrenten *Idem, falls und wenn notwendig*, ist eine Methode der klassischen Homöopathie – vorausgesetzt, das Prinzip des Einzelmittels und der minimalen Dosis wird streng respektiert – genau wie beim Gebrauch jedes anderen Mittels. Die mechanische Wiederholung hat hier keinen Platz – "Nehmen Sie täglich einen Teelöffel ein, bis die Flasche leer ist, und rufen Sie mich dann an." Die Anwendung einer potenzierten Nosode oder eines Impfstoffes ist homöopathisch, wenn sie in eine angemessene konstitutionelle Behandlung einbezogen wird. Dasselbe kann auch für den Gebrauch von Nosoden und homöopathischen Arzneien zur Prophylaxe gesagt werden.

Was bedeutet "falls und wenn notwendig"?

Lassen Sie uns zuerst *"falls notwendig"* betrachten. Die wahre und perfekte Verschreibung befolgt die §§ 5 und 7 des *Organon*, nach denen Sie die Symptomentotalität, die Konstitution, den miasmatischen Zustand, die Lebensweise und Gewohnheiten sowie den Niemals-gesund-seit-Faktor (NGS) bzw. die Ätiologie im Hinterkopf haben müssen. Wenn die Totalität der charakteristischen Symptome ganz klar auf ein gut geprüftes Arzneimittel hinweist, ist es ein absolutes Gebot, das Simillimum sofort zu geben. Unter solchen Bedingungen ist ein interkurrentes Mittel oder eine Nosode *nicht notwendig* und sogar kontraindiziert, da das natürliche Symptomenmuster dadurch gestört wird. **Einer sorgfältigen konstitutionellen Verschreibung den Vorrang gegenüber der angemessenen Nosode zu geben, ist ein Muss!** In einem Fall lediglich auf eine angenommene Ursache hin zu verschreiben, die mit dem *Idem* in Zusammenhang steht, ist ein schwerer Fehler und kontraproduktiv.

Nehmen wir an, dass der Patient jemand ist, der seit einer Penicillinspritze nie wieder gesund wurde. Wenn Sie nur diesen NGS-Faktor berücksichtigen und *Penicillin* C6 verschreiben, ignorieren Sie die anderen Elemente der Paragraphen 5 und 7: Sie achten nicht auf besondere mentale/emotionale Charakteristika, die Konstitution, den miasmatischen Zustand oder andere mögliche NGS-Szenarien. Diese Behandler sind im Worte Homöopathen, aber im Geiste Allopathen, und ihre Tätigkeit hat mit der wahren klassischen Homöopathie nichts gemeinsam

Welche besondere Rolle spielen die Nosoden als chronische interkurrente Mittel? Wann sind sie notwendig?

Um mehr Informationen zu diesem Thema zu erhalten, lesen Sie bitte Kapitel 17, S. 316, in *Hahnemann Revisited*. Sie können den Gebrauch von Nosoden in drei Situationen in Erwägung ziehen: zur Prophylaxe, bei akuten Zuständen und bei chronischen Krankheiten. Im Nachfolgenden werden alle Indikationen für die Anwendung von Nosoden beschrieben.

1. Wenn gut gewählte Arzneien nicht wirken oder ihre Wirkung nicht anhält oder wenn sich die Symptome ständig ändern.

Dies ist oft durch Unterdrückung chronischer Miasmen bedingt. Hier sieht man, wie wichtig das Verständnis der Miasmen ist, denn ohne diese Einsicht könnte der Behandler glauben, dass er die falschen Mittel wählt. So scheint beispielsweise *Graphites* das angezeigte Mittel zu sein, aber es stellt sich kein Ergebnis ein. Bei Betrachtung der Vorgeschichte des Patienten und seiner Familie steht aber das psorische Miasma im Vordergrund. Der Patient braucht vielleicht *Psorinum*, bevor *Graphites* wirken kann. Erinnern Sie sich an die Keynote von *Psorinum*, "Mangel an Reaktion", besonders bei denjenigen, die überempfindlich gegenüber Kälte sind, an profusen Schweißen leiden, eine schmutzig erscheinende Haut haben, unangenehm riechen und an ihrer Genesung verzweifeln (alles Charakteristika von *Psorinum*).

Ein anderes Beispiel liegt dann vor, wenn gut angezeigte Mittel fortwährend das klinische Bild ändern, besonders bei Patienten, die zu Erkältungen und Grippe, zu niedrigen Fiebern, und Abmagerung neigen, einen engen Brustkorb haben etc. In diesen Fällen wird eine Gabe *Tuberculinum* das Symptomenbild stabilisieren, so dass das angezeigte Mittel klar zutage tritt.

2. Wenn der Fortschritt unter einem konstitutionellen Mittel aufgrund einer miasmatischen Blockade nachlässt.

Nehmen wir zum Beispiel einen Patienten, dessen Befinden sich unter *Thuja* in steigenden Potenzen stetig bessert. Dann ist plötzlich keine Besserung mehr erkennbar, obwohl die Symptome immer noch *Thuja* anzeigen. Wenn die Symptomatik in der vergangenen medizinischen und familiären Vorgeschichte ein aktives sykotisches Miasma zeigt, muss der Homöopath an die Nosode *Medorrhinum* denken. Diese wird entweder den Fall voranbringen oder die Voraussetzungen für die Fortsetzung von *Thuja* schaffen. Wenn sich der Fall durch die Nosode bessert, sollte das Arzneimittel nicht gewechselt werden. Warten Sie wenigstens drei Wochen nach Einführung der Nosode, um zu sehen, welches Bild sich entwickelt. Wenn der Patient nach der Nosode nur wenig Veränderungen zeigt, nehmen Sie den Fall neu auf, und *wenn es immer noch angezeigt ist*, geben Sie das vorherige Mittel – in diesem Fall *Thuja*. Seien Sie nicht überrascht, wenn das miasmatische interkurrente Mittel oder die Nosode den Fall nicht radikal und sichtbar bessert, sondern lediglich dazu führt, dass das vorherige Arzneimittel von Neuem wirkt.

3. Das NGS-Syndrom.

Manchmal hat sich ein Mensch nie richtig von einer akuten miasmatischen Episode erholt, und nach der akuten Erkrankung folgt sofort eine chronische Krankheit. Die neue miasmatische Schicht hat die mentalen und körperlichen Allgemeinsymptome verändert und das ursprüngliche konstitutionelle Bild unterdrückt. So hat sich beispielsweise ein Patient nicht richtig von einer akuten Masernerkrankung erholt – "nie mehr richtig gesund seit den Masern". *Morbillinum* (Masernnosode) wird eine solche miasmatische Blockade beseitigen. Das akute Miasma hat eine störende Schicht gebildet, und eine neue unähnliche, stärkere Krankheit wurde zur beherrschenden Schicht und unterdrückt die älteren schwächeren Symptome. Dorothy Shepherd schreibt in *More Magic of the Minimum Dose*:

Vor Kurzem begegneten mir mehrere Kinder, die im Spätherbst und Winter des letzten Jahres die Masern gehabt hatten, und ganz ausgeprägt an Schwäche, Gewichtsverlust und Anämie litten, in einigen Fällen auch an Läsionen der Augen. Ich ergriff mit Freude die Gelegenheit, die Wirkung von Morbillinum zu beobachten, und ich muss sagen, dass ich über die damit erzielten Ergebnisse mehr als angenehm überrascht war. (1974, S. 206)

Dr. D. M. Foubister schreibt über solch einen Fall:

Mein erster Versuch mit Morbillinum beeindruckte mich über die Maßen. Ein neunjähriges Mädchen kam mit der Vorgeschichte eines seit zwei Jahren bestehenden Hustens, der sich im Anschluss an Masern entwickelt hatte. Es war die meiste Zeit in diesen zwei Jahren nicht zur Schule gegangen, verlor an Gewicht und war allgemein geschwächt. Da der Verdacht auf Tuberkulose bestand, wurde sie in einem bekannten Londoner Krankenhaus anhand von Röntgenaufnahmen, Hauttests und Untersuchung des Sputums gründlich untersucht, aber ohne Ergebnis. Drosera und Carbo vegetabilis hatten ihr geholfen, aber Morbillinum bewirkte ein Wunder. Innerhalb eines Monats ging sie wieder zur Schule, und in den letzten 14 Monaten hat sie die Schule regelmäßig besucht. Es gab zwei leichte Rückfälle, deretwegen sie aber nicht zu Hause bleiben musste. Morbillinum wurde sechs Monate nach der ersten Gabe einmal wiederholt. Sie hat zugenommen und sieht außerordentlich gesund aus. (Foubister, 1939, März: 282)

Eine zweite allgemeine Indikation für NGS findet man bei Patienten, die vor dem Beginn der chronischen Krankheit eine ganze Zeit bei guter Gesundheit waren, und vor diesem Zeitraum entweder eine schwere oder wiederholte akute Infektion hatten. So leidet zum Beispiel eine 80 Jahre alte Patientin mit einem sehr unregelmäßigen Puls seit 20 Jahren an einer Herzkrankheit. Die einzige akute Krankheit, an die sie sich erinnern konnte, waren die Masern, die sie als sehr schwer in Erinnerung hatte. *Morbillinum* C30 brachte den Puls innerhalb einer Woche zu einem normalen Rhythmus zurück und besserte ihre Vitalität erheblich. Viele *Streptococcinum*-Fälle haben eine Vorgeschichte von ausgeprägter akuter Krankheit, manchmal wiederholt. Nur durch sorgfältige Befragung des Patienten werden Sie in der Lage sein, seine Vorgeschichte richtig einzuschätzen.

4. Nosoden bei der Akutbehandlung.

Nosoden werden gewöhnlich nicht zur Behandlung akuter Krankheiten eingesetzt. Normalerweise werden Sie eher andere Mittel mit einer umfangreicheren Symptomatik in Erwägung ziehen wollen. Aber wenn eine Erkrankung schwer ist und es aufgrund einer schwachen LK *kaum angezeigte Mittel* gibt, kann sich eine Nosode als der benötigte Stimulus erweisen. Zu den akuten miasmatischen Zuständen, die dafür bekannt sind, dass sie die LK des Patienten unterdrücken können, zählen Influenza (*Influenzinum*), Diphtherie (*Diphtherinum*), Infektionen mit Streptokokken (*Streptococcinum*), Mononukleose (*Carcinosinum*) und Keuchhusten (*Pertussinum*).

Der große Nutzen der Nosoden von akuten Krankheiten liegt in zwei Bereichen.

- **Prophylaxe** – Bei jeder Epidemie kann die dazugehörige Nosode prophylaktisch gegeben werden und sie wird dann Schutz bieten. Im Allgemeinen wird eine Gabe einer C30 14 Tage lang schützen. So ist beispielsweise nach Foubister *Carcinosinum* C30 nahezu ein Spezifikum bei einem Ausbruch von Pfeifferschem Drüsenfieber (Mononukleose). J.H. Clarke wiederum zog es vor, *Pertussinum* bei den ersten Anzeichen von Keuchhusten zu geben, und behauptete, dass es entweder zur Heilung führen oder die Intensität der Symptome minimieren würde. Wenn diese Nosode nicht innerhalb weniger Tage half, ging er zu den symptomatischen Arzneien über, aber der Gebrauch von *Pertussinum* zu einem späteren Zeitpunkt der Behandlung scheint nur wenig Erwähnung zu finden.

- **Langsame Rekonvaleszenz oder Rückfallneigung** – Bei dieser zweiten Indikation für den Gebrauch einer Nosode bei einer akuten Krankheit wirkt eine Gabe der dazugehörigen Nosode bei dem Patienten geradezu Wunder. So kann zum Beispiel *Pneumococcinum* bei lobärer Pneumonie, welche sich nur langsam auflöst, eingesetzt werden oder *Morbillinum* bei einem Fall von Masern, wenn Symptome eines Brustkatarrhs zurückbleiben. In diesen Fällen gibt die Nosode dem Körper neuen, frischen Schwung zur Genesung. *Psorinum* eignet sich beispielsweise besonders bei Patienten, die nach akuten Krankheiten einen Reaktionsmangel aufweisen; so kehrt zum Beispiel der Appetit nicht zurück und der Patient leidet an ausgeprägter Schwäche.

Das akute Ereignis kann sich auch zu einer chronischen miasmatischen Blockade entwickeln. So hatte beispielsweise ein Patient (ein Fall aus meiner Praxis) im Alter von 18 Jahren akute Gonorrhoe. Er wurde mit antibiotischen Spritzen behandelt und als "geheilt" bezeichnet. Zehn Jahre später sonderte er plötzlich eine Tasse voll Eiter ab. Dies war eine nach außen gerichtete Ausdrucksform seiner LK, welche versuchte, die zuvor entstandene innere Krankheit zu mildern – einen sykotisch-miasmatischen Zustand. Zu diesem Zeitpunkt erfolgte keine Behandlung (Gott sei Dank, denn eine allopathische Therapie hätte eine Unterdrückung bedeutet), aber nach kurzer Zeit bekam er eine Prostatitis und Blasenpolypen. Natürlich entfernten die Allopathen die Polypen, welche *fünfmal* wiederkehrten (ein Zeugnis seiner starken LK!). Das nächste Ereignis war das Auftreten von Blasenkrebs im 4. Grad, die Folge all der Unterdrückungen über die ganzen Jahre hinweg. Wiederholte Behandlungen mit BCG-Injektionen hatten keinen Erfolg, und dann suchte er mich auf. Wohlüberlegt verabreichte Gaben von *Thuja* in der Q1 brachten nach einem Monat entsprechend der Heringschen Regel die Absonderung wieder zum Vorschein. Als die Wirkung von *Thuja* zum Stillstand kam, gab ich *Medorrhinum* als Zwischenmittel, so dass *Thuja* wieder beginnen konnte zu wirken. Nach zehn Monaten wurde erklärt, dass der Patient frei von Blasenkrebs sei, was von seinem Urologen bestätigt wurde. Ein Wunder? Nein, eine homöopathische Heilung, die der Natur folgt und mit ihr, nicht gegen sie arbeitet.

Ich muss noch einmal betonen, dass Sie nicht automatisch *Medorrhinum* geben, weil der Patient in der Vergangenheit an akuter Gonorrhoe gelitten hat. Sie verabreichen es nur, wenn Sie zum Zeitpunkt der Konsultation die Symptome von *Medorrhinum* erkennen können und das angezeigte Mittel nicht klar ist. *Ein angezeigtes Arzneimittel hat immer den Vorrang gegenüber der Nosode oder dem chronischen interkurrenten Mittel.* Natürlich können Sie bei der obigen Vorgeschichte beinahe davon ausgehen, dass Sie die Nosode einsetzen werden, um eine vollständige Heilung zu erzielen, da hier eine unterdrückende allopathische Behandlung stattgefunden hatte.

5. Der Mangel an Symptomen.

In manchen Fällen ist die LK so unterdrückt, dass sie keine Symptome in der Nachwirkung zum Ausdruck bringen kann. Dies ist oft ein einseitiger Fall, der eine starke Schicht bildet und die Fähigkeit der Konstitution, Symptome zu zeigen, unterdrückt. Wenn wir nur Zeichen haben, die der Pathologie entsprechen (*diejenigen, welche bei der Auswahl unseres Simillimum am wenigsten wertvoll sind*) und einige wenige miasmatische Symptome, dann haben wir meistens nicht genügend einzigartige Symptome, um ein konstitutionelles Mittel zu verschreiben. Zu den möglichen Gründen für solche einseitigen Krankheiten können wiederholte Unterdrückung, die Verschreibung unpassender Arzneien, die Verschreibung von zu vielen Similes innerhalb kurzer Zeit, Traumen und die Nebenwirkungen allopathischer Medikamente zählen. Wenn Sie ganz klar die Symptome der miasmatischen Nosode erkennen, können Sie diese einsetzen, um die LK von ihrer miasmatischen Unterdrückung zu befreien. Die LK kann nun mehr Symptome an die Oberfläche bringen, anhand derer verschrieben werden kann, da die suspendierten Schichten innerhalb der Konstitution aktiv werden. Seien Sie nicht überrascht, dass Patienten "kränker" werden, weil mehr Symptome auftauchen. Sie haben die richtigen Schritte auf dem Weg ihrer Heilung unternommen! Eine weitere Möglichkeit nach der Gabe einer Nosode besteht darin, dass sich die Symptome bessern, die Vitalität zunimmt und die Konstitution in Richtung Gesundheit fortschreitet. Hier lassen Sie die Nosode einfach wirken.

In seinen *Lectures on Materia Medica* schreibt Kent über den exakten Gebrauch von Nosoden und ihren Missbrauch.

Ich verwende Tuberculinum nicht bloß, weil es eine Nosode ist, oder mit der Vorstellung, die im Allgemeinen der Anwendung von Nosoden zugrunde liegt; und zwar, dass das Produkt einer Krankheit für die Krankheit und ihre Folgen genommen wird. Ich fürchte, dass dies zu sehr der vorherrschende Gedanke bei dem Gebrauch der Nosoden ist. An manchen Orten ist er weit verbreitet, und es wird gelehrt, dass alles, was mit Syphilis zusammenhängt, mit Syphilinum behandelt werden muss; alles, was mit Gonorrhoe zu tun hat, muss mit Medorrhinum behandelt werden ... und alles, was einen Bezug zu Tuberkulose hat, muss mit Tuberculinum behandelt werden. Das wird eines Tages aus der Mode kommen; es ist bloße Isopathie und eine falsche Doktrin. Es ist nicht etwa die bessere Vorstellung von Homöopathie. Es ist nicht auf vernünftigen Prinzipien begründet. ... Wenn das gut gewählte Arzneimittel ausgewirkt hat und die Konstitution die Tendenz zeigt zusammenzubrechen und wenn die Wirkung des gut gewählten Mittels aufgrund von schwacher Vitalität und tiefsitzenden Veranlagungen nicht anhält, dann passt dieses Mittel manchmal. Solch ein Fall liegt oft bei einer Veranlagung zu Tuberkulose vor, selbst wenn noch kein Anhaltspunkt für einen pathologischen Zustand vorliegt. (1990, S. 1001-1002)

Carcinosinum ist kein Heilmittel für Krebs, genauso wenig wie *Tuberculinum* bei homöopathischer Anwendung ein Heilmittel für Tuberkulose (TB) ist. Der größte Wert einer Nosode scheint in ihrer Fähigkeit zu liegen, den allgemeinen Gesundheitszustand von solchen Menschen zu verbessern, deren familiäre Vorgeschichte ebenso wie ihre eigene die Notwendigkeit einer Nosode anzeigt.

6. Wenn die Bilder zahlreicher konstitutioneller Mittel auftauchen, aber kein Mittel vollkommen dem Symptomenbild entspricht.

Auch hier ist die Kenntnis der Miasmen unerlässlich. Die Klassifizierung und Zuordnung der sichtbaren Symptome des Patienten anhand ihrer miasmatischen Charakteristika führt uns zum Bild des aktivsten miasmatischen Zustandes und seiner angezeigten Nosode. Die Verabreichung dieses interkurrenten Mittels wird häufig den Gesundheitszustand verbessern und das natürliche Symptomenmuster regulieren. Wenn die Nosode ausgewirkt hat, weist das Bild oft deutlich auf ein ganz besonderes konstitutionelles Mittel hin, welches nun erfolgreich verschrieben werden kann.

7. Die prophylaktische Verschreibung bei Epidemien.

Diese Art homöopathischer Immunisierung hat sich in klinischen Studien bei Epidemien als wirksam erwiesen. Dr. von Bönninghausen war der erste, der anregte, dass Nosoden eingesetzt werden könnten, um epidemischen Krankheiten vorzubeugen. Er war der Ansicht, dass *Thuja* und später *Variolinum* C200 der grobstofflichen Impfung gegen Pocken (welche zu dieser Zeit in Mode war) weit überlegen und absolut sicher waren (von Bönninghausen 1984, S. 393). Dr. Swan, neben Hering einer der Pioniere in der Anwendung von Nosoden, war medizinischer Vorsteher in einer Einrichtung mit 200 Insassen. Die Gesundheitsbehörde wollte gegen Pocken impfen, aber er beschloss, zwei Gaben *Variolinum* als Hochpotenz zu verabreichen, eine abends und die andere morgens. Innerhalb von fünf Tagen wurden 160 Insassen schwerkrank und zeigten die normalen Prodromalsymptome von Pocken. Später entwickelten 25 Insassen Pockenbläschen, die vergingen und keine Narben zurückließen. In allen 200 Fällen wurde volle Immunität erzielt (Foubister, 1939, März: 281).

Andere homöopathische Meister machten dieselbe Erfahrung. J. H. Clarke sagt in einer Bemerkung über *Malandrinum*: "Homöopathen ... haben in *Malandrinum* einen sehr wirksamen Schutz gegen die Infektion mit Pocken und gegen die Impfung gefunden" (Clarke, 1999, S. 390). Burnett, ein weiterer Wegbereiter der Nosoden, schreibt: "Wenn ich von mir selbst sprechen soll, so hatte ich in den letzten neun Jahren die Angewohnheit, die 30. homöopathische Centesimalpotenz des Impfstoffes immer dann einzusetzen, wenn die Pocken ausbrachen, und ich habe bis jetzt nicht erlebt, dass jemand, der so behandelt wurde, die Pocken bekommen hätte." (Chitkara, 1992, S. 70). Ein anderes Beispiel war die Verabreichung von *Diphtherinum* C200 als Einmalgabe, zur Vorbeugung von Diphtherie, eine Maßnahme, die mit Erfolg auf den Kinderstationen von Krankenhäusern durchgeführt wurde. Nicht ein Fall dieser entsetzlichen Krankheit kam zum Ausbruch.

8. Wenn die Nosode in isopathischer Beziehung zu dem Mikroorganismus steht.

Ein Beispiel dafür wäre der Einsatz von *Pertussinum* gegen Keuchhusten, wo es in vielen Fällen dieser Krankheit das Spezifikum sein kann. Dorothy Shepherd, um nur einen Namen zu nennen, hat es bei vielen Keuchhustenepidemien erfolgreich verwendet. Kinder, die *Pertussinum* genommen hatten, erholten sich innerhalb von 14 Tagen, wohingegen sich andere Kinder zur Genesung mehrere Monate lang am Meer aufhalten mussten. Shepherd gebrauchte es sowohl zur Prophylaxe als auch zur Heilung, sobald die Krankheit begonnen hatte. Sie sah nie irgendwelche Komplikationen wie Bronchopneumonie. In *Das Wunder der unsichtbaren Kraft* schreibt sie:

Der Krankheitsverlauf von Keuchhusten kann durch den Einsatz homöopathischer Mittel erheblich verkürzt werden. Ich selbst habe das schon oft beobachten können. Es treten keinerlei Komplikationen auf, und die Kinder sehen mit homöopathischer Behandlung nach den zwei bis drei Wochen, die der Keuchhusten dauert, kerngesund und frisch aus! Mit kleinen Gaben der homöopathischen Nosode oder Vakzine Pertussin oder Coqueluchinum, wie die französische Bezeichnung lautet, erzielt man außerordentlich gute Erfolge. Ich habe sie immer dann gegeben, ...wenn der Keuchhusten als solcher bereits diagnostiziert war. Ich habe diese Nosode als homöopathisch vorbeugende Maßnahme in den verschiedensten Einrichtungen eingesetzt, und es ist mir tatsächlich mehrere Male gelungen, die Ausbreitung der Krankheit auf die ersten ein oder zwei Fälle zu beschränken. (Shepherd 1995, S. 30)

Viele andere Mittel für Keuchhusten müssen ausgeschlossen werden (*Aconitum, Dosera, Antimonium tartaricum, Corallium rubrum* etc.), bevor man *Pertussinum* gibt. Ein weiteres Beispiel ist *Variolinum*, das Pocken heilen und prophylaktisch eingesetzt werden kann.

Durch eine Impfung hervorgerufene Komplikationen können den Gebrauch einer Nosode auf "isopathische" Weise anzeigen. Krämpfe nach einer DPT-Impfung sollen gemäß unseren Repertorien auf *Silicea* ansprechen. Aber wenn dieses nicht wirkt, kann der homöopathisch aufbereitete DPT-Impfstoff das Bild klären.

9. Pathologische Indikationen.

Jede akute Infektion wählt bestimmte Gewebe als Hauptangriffsort aus (organotrop). Keuchhusten wirkt vorrangig auf die Atemwege, und man sollte erwarten, dass sich seine Wirkungssphäre auf dieses System konzentriert. In der Praxis haben Asthmafälle ebenso wie paroxysmaler Husten wiederholt von einer Gabe *Pertussinum* profitiert, wenn die Wirkung anderer angezeigter Mittel versagte.

Ein weiteres Beispiel zeigt sich bei der Anwendung von *Diphtherinum*. Die allseits bekannte Affinität des Exotoxins von *Corynebacterium diphtheriae* zu Nerven und Muskeln, einschließlich des Herzmuskels, gibt uns den Schlüssel dazu. Ich habe ein paar Fälle von kardialer Dekompensation mit Präkordialschmerz bei Anstrengung gesehen, die aus *Diphtherinum* großen Nutzen zogen. Das Vorkommen von Diphtherieerregern in Wunden ist gut bekannt. Dokumentierte Fälle von derartig infizierten Wunden bei Krebs wurden mit einer Gabe der Nosode geheilt. Ein Fall von chronischem Husten nach Masern zeigt *Morbillinum* für den Atemwegskatarrh an.

Streptococcinum ist eine andere unterbewertete Nosode. Medizinische Lehrbücher besagen, dass die Toxine, die von Streptokokken produziert werden, ein breites Wirkungsspektrum haben. Bei einer akuten Infektion wird vor allem der Herzmuskel in Mitleidenschaft gezogen, ebenso wie die Synovialmembranen der Gelenke. In der Praxis wurde der Wert von *Streptococcinum* bei kardialen und rheumatischen Fällen voll und ganz bestätigt. Die häufigste allgemeine Indikation ist schwere oder wiederholte Tonsillitis. Darauf folgen die allseits bekannten Manifestationen von akutem Rheumatismus. Nach einer Infektion mit Streptokokken können wir in chronischen Fällen auch mentale Depression sehen. Foubister fand in mehr als der Hälfte solcher Fälle das Gemütssymptom "Weinen durch Mitleid". Wenn solch eine Patientin gefragt wurde: "Welche Wirkung hat Trost auf Sie?", antwortete sie sofort: "Er bringt mich zum Weinen."

10. Wenn eine Nosode "das" angezeigte Mittel ist, dann ist es das konstitutionelle Mittel.

Ein Patient, der beispielsweise *Medorrhinum* als Konstitutionsmittel braucht, zeigt ein Bild, das folgende Symptome enthalten kann: Lügen; Gedächtnisschwäche; ängstliche Vorahnungen; Gefühl, dass die Zeit zu langsam vergeht; Unfähigkeit, in einem Gespräch den Faden aufrechtzuerhalten; Schwierigkeiten, sich zu konzentrieren; Furcht, dass jemand hinter ihr ist; immer in großer Eile; sieht den Tod voraus; anhaltender ängstlicher Zustand; sagt Ereignisse vorher, die dann auch eintreten. Dies sind nur ein paar der charakteristischen Symptome von *Medorrhinum* – und sie würden den Gebrauch dieser Nosode ganz klar anzeigen.

Wir dürfen die Nützlichkeit von *Tuberculinum* nicht vergessen, wenn das Röcheln im Todeskampf sehr qualvoll ist. Es beendet das Röcheln und gestattet dem Patienten, in Frieden dahinzuscheiden. Oder die Verwendung von *Anthracinum*, um scheußlich schmerzhafte Karbunkel mit brennenden Schmerzen, schwarzblauer Verfärbung und Absonderung von übel riechendem Eiter zu heilen. Es wird auch die Neigung zu Beulen und Karbunkeln, an welchem Körperteil auch immer, hinwegnehmen. Und in Fällen schwerer Sepsis wird *Pyrogenium* dem Patienten oft Nutzen bringen, wenn es angezeigt ist.

Wie Nosoden verabreicht werden

Bei der Verabreichung von Nosoden gelten dieselben Regeln wie für andere Arzneimittel. Für diejenigen, die nach der 4. Auflage des *Organon* verschreiben, ist es einfach – eine trockene Gabe von drei Kügelchen der C30 oder C200 der Nosode mit einem angemessenen Zeitraum zum "Abwarten und Beobachten". Der fortgeschrittene Verschreiber (5. und 6. Auflage des *Organon*) kann die Heilung sogar mit einer Nosode beschleunigen. Im Grunde kann die Nosode, wenn der miasmatische Einfluss stark ist und der Patient nur langsam reagiert, gemäß der Split-dose-Methode angewendet werden, wobei die üblichen, sinnvollen Regeln angewendet werden, wie in Kapitel 4 beschrieben. Beginnen Sie bei empfindlichen Menschen mit einer C30 in Wasser aufgelöst; bei den anderen beginnen Sie mit einer C200 als Wasserauflösung. Geben Sie ein Kügelchen in eine Tasse mit 125 ml, lösen Sie es auf, rühren Sie gut um und geben Sie in den meisten Fällen nur einen Teelöffel (aus der Tasse) als Testdosis. Wenn die erste Gabe zu einer *auffallenden* Reaktion führt (Verschwinden der meisten Symptome auf der mentalen, emotionalen und körperlichen Ebene), warten Sie ab, bis Anzeichen für einen Rückfall auftreten (siehe § 246 des *Organon*). Wenn die wiederkehrenden Symptome "unverändert" sind, fahren Sie mit der flüssigen Split-dose oder der Q-Potenz fort, wie Sie es bei jedem anderen Mittel machen würden!

Auf die Verabreichung einer Nosode hin kann sich allerdings noch ein anderes auffallendes Szenario entwickeln. Erinnern Sie sich daran, dass nach Hering eine Nosode dazu dient, "die Krankheit aufzurühren und die Reaktion auf die nachfolgend verabreichte angezeigte homöopathische Arznei dauerhafter und effektiver zu gestalten" (Dudgeon, 1990, S. 146). Wenn nach der Anwendung einer oder weniger Gaben der Nosode mehr Symptome auftauchen oder Symptome, die kaum spürbar waren, auffallend zunehmen, setzen Sie die Nosode sofort ab und schauen Sie, ob diese Symptome nun ganz klar zu dem angezeigten Simillimum gehören.

Wenn der Fall *langsam* aber sicher *fortschreitet*, wiederholen Sie die Nosode in angemessenen Intervallen (nur Wasserauflösungen von C- oder Q-Potenzen), solange die Besserung anhält und keine neuen Symptome oder Verschlimmerungen alter Probleme auftreten (§ 246 des *Organon*). Sie müssen vielleicht eine gewisse Zeit abwarten und der LK die Gelegenheit geben, ihr gesamtes Symptomenmuster zu zeigen. Die Rolle der Nosode besteht darin, das Symptomenmuster auf eine Weise zu reorganisieren, dass die Symptome (durch Befreiung der LK von ihrem miasmatischen Gift) vollständig zum Ausdruck gebracht werden können. Sobald dies geschieht, nehmen Sie den Fall neu auf. Die LK zeigt Ihnen nun das konstitutionelle Mittel, dass sie benötigt, um die Wirkung des chronischen interkurrenten Mittels zu ergänzen – des Mittels, dass die miasmatischen Blockaden und andere Heilungshindernisse beseitigt hat.

Erinnern Sie sich daran, den Fortschritt des Patienten sorgfältig zu beobachten. In dem Augenblick, in dem sich das angezeigte Mittel zeigt, **hören Sie** mit der Nosode **auf** und geben das Simillimum. Dies kann nach jeder beliebigen Anzahl von Gaben der Nosoden passieren. Erinnern Sie sich daran, dass der Unterschied zwischen Nosoden und anderen Mitteln darin besteht, dass Nosoden tief und lang wirkende Mittel sind. Setzen Sie sie sparsam ein, als speziellen Schlüssel, der die Tür zu vielen schwierigen Fällen öffnen kann. Wiederholen Sie die Nosoden nicht ohne guten Grund. Die mechanische Wiederholung von Arzneien bringt nur Schwierigkeiten mit sich. Umsicht und Geduld sind beim Umgang mit diesen interkurrenten Mitteln ein Muss.

Der Verlust der Verfügbarkeit von Nosoden aufgrund von Maßnahmen der Regierung wäre ein großer Verlust für unsere homöopathische Heilmethode. In den langen Jahren meiner Praxis musste ich nie die XM einer Nosode einsetzen. Die rechtzeitige Wiederholung einer C200 oder 1M der Nosode als Wasserauflösung zeigt ausreichende Wirkung, um das klinische Bild anzufachen und das Simillimum des Falles anzuzeigen. Nehmen Sie den Fall unbedingt neu auf und suchen Sie nach dem angezeigten Mittel, nachdem Sie die Nosode mehrmals wiederholt haben.

In den nächsten Abschnitten werde ich zwei Nosoden erläutern, die zu wenig verschrieben und unterbewertet werden: *Carcinosinum* und *Streptococcinum*.

Bemerkungen zu dem sagenhaften Mittel *Carcinosinum*

Carcinosinum ist in den meisten Arzneimittellehren und Repertorien unterrepräsentiert. Dabei ist Krebs (und unterdrückende Behandlungen erzeugen das Krebsmiasma) die zweithäufigste Todesursache bei Mensch und Tier. Man geht davon aus, dass Krebs bis 2020 die Todesursache Nummer Eins wird. Es zahlt sich aus, den *Carcinosinum*-Zustand zu verstehen, der zweifellos auf dem besten Weg ist, großen Raum in der therapeutischen Praxis einzunehmen.

Die Essenz dieses Mittels ist ein schwaches Ego, geringe Selbstachtung und mangelndes Selbstvertrauen. Das schwache Ego bezieht sich auf die Mentalität des *Carcinosinum* - Menschen, der nicht auf seine eigenen Wünsche und Neigungen hört und damit destruktiven Prozessen den Weg ebnet. *Carcinosinum* erlaubt anderen, seine Sphäre zu verletzen, und hat nicht die Stärke zu sagen: "Genug ist genug!" Die zugrundeliegenden Ursachen haben ihren Ursprung oft in der Kindheit. Beschwerden durch zu frühe Übernahme von Verantwortung sowie durch elterliche Unterdrückung stechen hervor. Schwere Strafen, wenn ihm eine Unternehmung nicht gelingt, untergraben das Selbstvertrauen. Es werden großartige Dinge von ihm erwartet und *Carcinosinum* setzt sich dazu noch selber unter Druck. Was er auch tun mag, in den Augen seiner Eltern ist es nicht genug, selbst wenn es ihm gut gelungen ist. Dies führt zu ausgeprägter Erwartungsangst – einem feststehenden Merkmal von *Carcinosinum*. Um Streitigkeiten und Kritik zu vermeiden, stellt er keine Grenzen auf und gibt alles auf, was ihn selbst betrifft. In einem gewissen Sinne betrügt er sich selbst, indem er Behauptungen von sich gibt wie: "Ich kann nicht Nein sagen; ich hasse Auseinandersetzungen; ich fühle mich schuldig, wenn ich mir frei nehme; ich darf nicht versagen." Das führt auch zu sehr großem unterdrücktem Ärger und damit zu körperlicher Krankheit.

Es ist klar, dass *Carcinosinum*, genau wie *Staphisagria*, ein Komplementärmittel, nicht für sich selbst einsteht. Entsprechend seiner Konstitution kompensiert er eher auf andere Weise. Dies führt zu verschiedenen Erscheinungsformen, hinter denen Sie *Carcinosinum* erkennen werden. Sie müssen sich die wichtigste aller Fragen stellen: "Warum tut er das, was er tut, und zu welchem Zweck?"

Wenn der Mensch konstitutionell *Sulphur* ist, wird er versuchen, durch Brillanz und Belesenheit sein Image und Ego zu fördern. Er versucht, andere bei einer Konversation zu übertreffen, gerät aber aus der Fassung, wenn er Kritik oder Missbilligung hört. Betrachten Sie die Wahnideen von *Sulphur*: *Wahnidee, sich zu blamieren; herabgesetzt zu werden; dünn zu werden; eine herausragende Person zu sein; alte Lumpen sind fein wie Seide*. Sie alle spiegeln den Kampf mit seinem Ego und Image wider. Deshalb kritisiert er in einem *Carcinosinum*-Zustand andere, während er sich leicht angegriffen fühlt, wenn er selbst kritisiert wird. Er projiziert ein großes Ego nach außen, aber Schwäche nach innen. Er ist sehr fleißig, außer wenn er das Gefühl hat, dass er "arbeiten" muss, beispielsweise zu Hause, wo er ziemlich unordentlich sein kann. Aber in seinem *Sulphur-Carcinosinum*-Zustand passt er sich den Forderungen der anderen an, nur um ihre Zustimmung zu erhalten.

Eine *Phosphorus*-Person reagiert und kompensiert ganz anders, wenn sie die *Carcinosinum*-Welt betritt. Sie entflieht dieser unfreundlichen und vor allem fordernden Welt, indem sie Zuflucht in einer Traum- und Fantasiewelt sucht. Mit ihren übermäßig sensiblen Augen und ihrer Vorliebe für Schönheit besteht ihre Überlebensstrategie darin, sich in der Natur abzuschirmen, mit Tieren zu spielen oder in Musik und Tanz aufzugehen, wobei oft die Gefühle zum Ausdruck kommen, die in der Kindheit von dominanten Eltern unterdrückt wurden. Sie ist empfindlicher als ihr gut tut, denn "schreckliche" Dinge auf dieser Welt werfen sie oft aus der Bahn. Deshalb versucht sie, eine harmonische Fantasiewelt zu erschaffen und vermeidet Situationen, in denen sie sich eingeschlossen fühlt, beispielsweise in Menschenmengen und an engen oder hohen Orten.

Ein *Carbonicum*-Mensch braucht Unterstützung (Psora in ihrer extremen Form) durch eine erfolgreiche Person; jemanden, der große Dinge erreicht hat oder eine Führungsrolle einnimmt. Er weiß, dass er nie dieselben Eigenschaften annehmen wird wie diese Person, aber er fühlt sich wohl in dem Bewusstsein, dass er in guter Gesellschaft ist. Das reicht oft aus, um sein Ego zu stärken, aber es ähnelt in gewisser Weise auch dem Kompensationsmechanismus von jemandem, der Süßigkeiten isst, wenn er unglücklich ist.

Eine *Lycopodium-Carcinosinum*-Situation führt zu einem extremen Ausdruck von geringem Selbstbewusstsein, was er zu verbergen versucht, indem er alles ablehnt. Sein Motto ist: "Das kann ich nicht.", ohne es auch nur zu versuchen. Diese Kinder sind trotzig, ertragen keinen Widerspruch, sind aufsässig und empfindlich gegenüber Tadel. Ihre Erwartungsangst ist so groß, dass sie sehr furchtsam werden und Angst haben können, in der Öffentlichkeit aufzutreten. Dadurch sind sie zu Hause aggressiv, in der Schule aber nachgiebig und oft das Opfer von Schlägertypen.

Silicea-Carcinosinum versucht, die ganze Situation zu kontrollieren, indem er außerordentlich organisiert ist und dem kleinsten Detail Aufmerksamkeit schenkt. Sie bereiten alles übermäßig gut vor, was oft dazu führt, dass eine Arbeit nicht fertiggestellt wird, da sie äußerst selbstkritisch sind.

Synopse des *Carcinosinum*-Bildes

Die **Ursachen** können Beschwerden durch Grobheit, frühe Verantwortung, elterliche Unterdrückung, stillen Kummer, unterdrückten Ärger, Mangel an Anerkennung, übermäßige Kritik und die Menopause umfassen. In der Familiengeschichte finden Sie oft Leukämie, Krebs, TB und perniziöse Anämie. Aus der persönlichen Vorgeschichte können sich ergeben:

- Das Fehlen von Kinderkrankheiten
- Eine extrem schwere Kinderkrankheit
- Eine Kinderkrankheit nach der anderen in schneller Folge
- Eine Kinderkrankheit im späteren Leben oder mehr als einmal
- Pfeiffersches Drüsenfieber, Keuchhusten und / oder wiederholte Lungenentzündung

Zu den **mentalen und emotionalen Symptomen** können zählen: Erwartungsspannung, die sich manchmal bis zur Angst steigert; Mangel an Selbstvertrauen; leicht beleidigt; anspruchsvoll mit besonderem Augenmerk für Details oder peinliche Genauigkeit; Angst vor Auftritten; übermäßiges Pflichtbewusstsein; Angst vor Kritik, Krebs, engen Plätzen, Menschenmengen; Unfähigkeit, etwas abzulehnen; Arbeitstier; mitleidig gegenüber anderen (*Phosphorus*); schreckliche Dinge greifen sie sehr an; Wunsch nach Harmonie in der Welt und in ihrem eigenen Leben; geistig sehr beschäftigt; lang andauernde Angst und Unglücklichsein; empfindlich gegenüber Musik; liebt Tanzen und hat ein starkes Rhythmusgefühl (*Sepia*); Verlangen zu lesen und zu reisen; Dyslexie; liebt Tiere und/oder die Natur; liebt Gewitter (*Sepia*); Eigensinn. Beachten Sie, dass *Nux vomica* und *Carcinosinum* die einzigen Mittel in der Materia Medica sind, die sowohl anspruchsvoll als auch empfindlich gegenüber Musik sind.

Charakteristische körperliche Symptome umfassen Schlaflosigkeit bei kleinen Kindern; Schwierigkeiten einzuschlafen; braucht mehrere Stunden um einzuschlafen; Schlafen in Knie-Ellenbogen-Lage (*Medorrhinum*) oder mit den Armen über dem Kopf (*Pulsatilla*); Erschöpfung bei Überarbeitung; Nägelkauen; chronische Tonsillitis, Akne, Ovarialzysten, Warzen an den Fußsohlen; Besserung oder Verschlimmerung am Meer (*Medorrhinum*); Verlangen nach Suppen und Schokolade; kurze Nickerchen bessern. Die Erscheinung des Patienten kann einen weiteren Hinweis geben. Kinder haben blaue Skleren, einen Café-au-lait-Teint und zahlreiche Muttermale. All diese Symptome führen uns zu der möglichen Anwendung von *Carcinosinum*, wenn weitere Symptome übereinstimmen.

In der Praxis wird *Carcinosinum* leicht mit *Medorrhinum* verwechselt. Oft wird *Medorrhinum* verschrieben, wenn *Carcinosinum* die bessere Wahl gewesen wäre. Deshalb ist es nützlich, die beiden Arzneimittel zu vergleichen – ihre gemeinsamen Charakteristika ebenso wie ihre Unterschiede.

Gemeinsame Charakteristika von Carcinosinum und Medorrhinum

Leidenschaftliche Menschen

Introvertierte Menschen

Beschwerden durch Erwartungsspannung

Beschwerden durch geistige Arbeit

Beschwerden durch Tadel

Voller Sorgen

Kauen an den Fingern oder Fingernägeln

Liebt Musik und Tanz

Mitfühlend

Liebt Tiere

Wahnidee, dass vertraute Dinge seltsam erscheinen

Fürchtet Unglück

Empfindlich gegenüber Tadel

Weinen von Geburt an

Weinen beim Erzählen seiner Symptome

Liebt Farben

Mangel an Zuversicht

Schlechtes Konzentrationsvermögen beim Studieren

Unverträglichkeit von Widerspruch

Verwirrung hinsichtlich seiner Identität

Altkluge Kinder

Eifersucht unter Kindern

Abendliche Besserung

Besserung am Meer

Verlangen nach Süßigkeiten, Fett und Obst

Schläft auf dem Bauch oder in Knie-Ellbogen-Lage

Schlaflosigkeit bei Kindern

Frühzeitige Masturbation bei Kindern

Wiederkehrende Infektionen im Kindesalter

Dyslexie

Die Differenzierung von *Carcinosinum* und *Medorrhinum*	
Carcinosinum	*Medorrhinum*
Beschwerden durch stillen Kummer, Grobheit, frühzeitige Verantwortung, Menopause, Schädeltrauma, unterdrückten Ärger, langdauernde Unterdrückung	Beschwerden durch schlechte Nachrichten, Eifersucht, Argwohn, unterdrückte gonorrhoische Absonderungen
Nur Liebe zu Tieren – keine Gewalt	Grausamkeit; tritt Tiere; Gewalttätigkeit; Reizbarkeit; Wut; zieht an den Haaren – alle Verhaltensweisen, um sich Nervenkitzel zu verschaffen
Übertriebenes Verantwortungsbewusstsein; Unfähigkeit, Nein zu sagen; unterdrückt die eigenen Bedürfnisse	Kein Verantwortungsbewusstsein oder Abneigung dagegen; erfüllt zuerst die eigenen Wünsche
Verlangen nach Harmonie; Verbundenheit mit Leiden	Sucht Nervenkitzel
Abneigung zu antworten; antwortet einsilbig	Antwortet langsam, wiederholt zuerst die Frage
Neigt dazu, ständig ernst zu sein	Abendliche Fröhlichkeit
Verwirrung über Kleinigkeiten	Gewissenhaft in Kleinigkeiten
Trost bessert	Trost verschlimmert
Furcht vor Krebs; Angst um seine Gesundheit und die anderer; Furcht vor Fremden	Angst, nachts allein zu sein; dass jemand hinter ihm steht; vor der Dunkelheit
Furchtsames Auftreten; reserviert; Gefühl, ein Niemand zu sein	Kann ein Exhibitionist sein
Schreckliche Dinge nehmen sie sehr mit; kann keine Krimis sehen, erträgt nicht den Anblick von Grausamkeit, Operationen etc.	Grausamkeit; kann durch schreckliche Dinge erregt werden
Fleißig; Arbeitswut	Sein Motto ist "Genieße den Tag"
Hartnäckiger Gedankenzudrang	Vergehende Gedanken beim Reden
Träume: prophetisch; von Reisen; von Mord; von der Arbeit; von der Suche nach jemandem	Träume: vom Trinken; traurig und voll Reue im Zusammenhang mit vergangenen Ereignissen
Bedürfnis, rechtzeitig anzukommen	Die Zeit vergeht zu langsam
Verlangen nach Suppen und Schokolade	Verlangen nach Orangen und grünen, unreifen Äpfeln

Carcinosinum	Medorrhinum
NGS Mononukleose	NGS unterdrückte Gonorrhoe, Kondylome, genitale Warzen
Anspruchsvoll, mit besonderer Betonung von Ordnung; Perfektionismus als Kompensation; wiederholtes Überprüfen	Impulsiv; überprüft nicht
Liebt die Natur	Liebt Spannung, Partys, Extreme
Verlangen, Romane und Märchen zu lesen	Kein Verlangen zu lesen, außer Comics
Vorgeschichte von Unterdrückung auf der emotionalen Ebene	Vorgeschichte von Unterdrückung auf der körperlichen Ebene
Arbeitstier, besonders vor der Menstruation; pedantisch und bücherliebend	Liebt Partys und Spaß; kein Bücherwurm
Liebt Gewitter (fürchtet sie aber auch) wegen ihres Ausdrucks von Schönheit	Erregung durch Stürme aufgrund ihres Ausdrucks von Gewalt
Empfindlich gegenüber Musik; weint bei Musik	Musik verschlimmert, außer Rockmusik, die erregt
Mangel an Reaktion, kein Fieber	Hohes Fieber bei Kindern
Kinderkrankheiten oft nach der Pubertät	Frühzeitige Kinderkrankheiten
Einsames Individuum	Liebt Gesellschaft; findet leicht Seelengefährten
Selbstmordneigung durch Einsamkeit	Selbstmordneigung durch ungezügelte Leidenschaft
Mental stark; jemand der viel nachdenkt	Emotional überschießend; impulsiv
Vermeidet Auseinandersetzungen	Empfindlich gegenüber Tadel
Unterdrücktes sexuelles Verlangen	Bringt das sexuelle Verlangen übermäßig zum Ausdruck
Überempfindlich gegenüber den Gefühlen anderer, was zu Tics führt	Kann gegenüber den Gefühlen anderer völlig unempfindlich sein
Symptome und Modalitäten sind während der Konsultation oft nur schwer zu erkennen	Sehr ausdrucksvoll bei der Konsultation

Bemerkungen zu dem mächtigen Mittel Streptococcinum

Die Potenzen dieses Arzneimittels, die sich gewöhnlich im Gebrauch befinden, werden von Abstrichen bei schwerkranken Patienten oder von polyvalenten Vakzinen gewonnen. Beide Arten liefern bei den unten aufgeführten Indikationen zufriedenstellende Ergebnisse.

Allgemeine Indikationen

Verschiedenartige Herangehensweisen können Sie im Gebrauch von *Streptococcinum* bestätigen. Vorrangig sollten Sie nach akuten Streptokokkeninfektionen (normalerweise schwere oder wiederkehrende Manifestationen) in der Vorgeschichte des Patienten oder seiner Mutter während der Schwangerschaft forschen. Liegt solch ein Anhaltspunkt vor, kann diese Nosode helfen. Wie vorher erläutert, umfassen die Indikationen Fälle, in denen

- das angezeigte Arzneimittel nicht wirkt (z. B. bei rheumatoider Arthritis).
- der Patient zu Rückfällen neigt.
- der Patient nur teilweise Besserung erfährt.
- eine Streptokokkeninfektion einer chronischen Krankheit unmittelbar vorausgeht.
- eine Streptokokkeninfektion ein herausragendes Ereignis in der Vorgeschichte ist und von der derzeitigen Krankheit durch einen Zeitraum relativ guter Gesundheit getrennt ist.

Natürlich weisen Fälle, in denen mehrere dieser Aspekte vorkommen, stark auf *Streptococcinum* hin, besonders wenn es schwierig ist, ein ähnliches geprüftes Mittel zu finden.

Eine oft bestätigte und allgemeine Indikation ist schwere oder wiederholte Tonsillitis. Andere Anzeigen, welche diese Nosode nahe legen, umfassen akuten Rheumatismus; akute Nephritis; akutes rheumatisches Fieber mit seiner häufigen Metastasierung in das Endokard, was zu Mitralklappenstenose oder Regurgitation führen kann; Puerperalsepsis mit Beteiligung von Streptokokken. *Streptococcinum* kann in Fällen eingesetzt werden, wo Streptokokken eine Hauptrolle bei schwerer Grippe, Pneumonie, Bronchitis, Sinusitis oder Meningitis gespielt haben. Sogar eine intestinale Toxämie kann mit dem vermehrten Wachstum intestinaler Streptokokken in Verbindung gebracht werden, oft im Anschluss an eine Amöbendysenterie.

Der Zusammenhang zwischen Streptokokkeninfektion und chronischem Rheumatismus einschließlich Fibrositis (unsere heutige Fibromyalgie) und rheumatoider Arthritis ist allgemein anerkannt, und die klinische Erfahrung hat den Wert von *Streptococcinum* bei der Behandlung bestätigt.

Mentale und körperliche Symptome sichern die Wahl

Die mentale Depression, die häufig mit Streptokokkenmanifestationen in Verbindung gebracht wird, ist gut bekannt. Patienten, die auf *Streptococcinum* ansprechen, sind oft äußerst nervös und emotional mit einer ängstlichen Disposition.

Die Reaktion des *Streptococcinum*-Patienten auf Mitleid ist für die Bestätigung der Mittelwahl von großem Wert. Der Patient weint, wenn er bemitleidet wird (Weinen, Trost verschlimmert). Die alten Meister bestätigten dies in ungefähr 50% aller Fälle. Ein weiteres weniger bekanntes Charakteristikum ist die Besserung im Freien. Es ist leicht, *Streptococcinum* mit *Rhus tox.* zu verwechseln, da sie bestimmte rheumatische Symptome gemeinsam haben: schlechter bei feuchtem Wetter, schlechter bei beginnender Bewegung, besser durch fortgesetzte Bewegung.

Andere Mittel im Zusammenhang mit Streptokokkeninfektionen

In vielen Fällen von Streptokokkeninfektionen besteht ein Zusammenhang mit dem König der Antipsorika, mit *Sulphur* (ein trivalentes antimiasmatisches Mittel). Wir sollten darüber nicht überrascht sein, da Hahnemann rheumatisches Fieber den psorischen Manifestationen zuordnete. Die Beziehung zu *Pyrogenium*, welches eine Reihe von Streptokokkenstämmen enthält, wurde offensichtlich in einigen wenigen Fällen bestätigt, bei denen vor Beginn des eigentlichen Problems ein ganzer Mundvoll verfaulter Zähne entfernt worden war. Es hat sich in der Praxis bestätigt, dass diese Indikation, ebenso wie eine Vorgeschichte von Krankheit nach Abort oder Entbindung, wo keine Erkrankung des Beckens festzustellen war, Anzeigen für *Pyrogenium* sind. In seinem *Pocket Manual* legt Boericke den Vergleich mit *Streptococcinum* nahe. Er erwähnt auch den Zusammenhang von *Arnica* mit Streptokokkeninfektionen. Dieses hat eine lange klinische Geschichte von erfolgreicher Anwendung nach der Geburt und bei Herzkrankheiten. *Scarlatinum* klärt manche Fälle, die durch Scharlach entstanden sind, und wenn *Scarlatinum* versagt, führt *Streptococcinum* oft zum Erfolg (Foubister, 1939, März: 286).

Zusammenfassung

Ich rate Studenten, interkurrente Mittel in ihrer Praxis mit Vorsicht einzusetzen, wenn sie benötigt werden, um die Heilung zu unterstützen. Das isopathische Konzept ist so einfach und verführerisch, dass viele faszinierte Anfänger glauben, darin eine Abkürzung zur Praxis der Homöopathie gefunden zu haben, genau wie Dr. Heinrich Schüßler versuchte, die gesamte Homöopathie auf zwölf Zellsalze zu reduzieren. Andere neigen dazu, in allopathisches Denken zu verfallen und solche interkurrenten Nosoden auf ein einziges Symptom hin zu verschreiben, beispielsweise *Syphilinum* für nächtliche Kopfschmerzen. Die Verschreibung auf ein einzelnes Symptom ist ein allopathischer Ansatz und führt zum Missbrauch des potenzierten *Idem*. Schlimmer noch: Ich habe gesehen, wie Lehrer einem Patienten eine Q-Potenz von *Tuberculinum* gaben, und ihm sagten, dass er wiederkommen solle, wenn die Flasche leer sei. Sie begehen damit nicht nur die Sünde der mechanischen Wiederholung, sondern vergessen auch, dass sie mit sehr tiefwirkenden Krankheitsprodukten bei sehr tiefsitzenden konstitutionellen Zuständen arbeiten. Eine Nosode wirkt sehr lange und weitaus tiefer auf die Konstitution als die meisten anderen Mittel.

Lassen Sie mich noch einmal betonen, dass das *Idem* (das gleiche Mittel) oder die Nosode oft dazu dient, die Dinge aufzurühren und die Symptome in die richtige Richtung zu bewegen. Es ist ziemlicher Unsinn, sich in die Verabreichung einer ganzen Serie von Gaben des interkurrenten Mittels zu stürzen. Sie sollten eine einzige Testdosis geben. Wenn es allgemein eine klare Reaktion auf das chronisch interkurrente Mittel gibt, ist es am besten, den Dingen ihren Lauf zu lassen, da das Mittel das Symptomenmuster des Falles reorganisiert. Wenn das interkurrente Mittel zu einer langsamen Besserung führt, kann es in angemessenen Intervallen gemäß der Split-dose-Methode wiederholt werden, um die Heilung zu beschleunigen. *Aber wenn sich die Symptome ändern, sollte der Fall neu aufgenommen und ein Komplementärmittel gegeben werden.* Denken Sie daran, dass die LK des Patienten an diesem Punkt versucht, dem Homöopathen zu zeigen, was als Nächstes zu tun ist. Wiederholen Sie eine Nosode nicht ohne guten Grund. Aufgrund ihrer Natur erfordert die Arbeit mit den Nosoden Umsicht und Geduld. Ein chronisches interkurrentes Mittel bringt oft das Symptomenmuster zum Vorschein, daher ist es am besten abzuwarten, bis die Symptome vollständig zum Ausdruck gekommen sind, und dann die Totalität des Falles neu aufzunehmen. Die Methode des "Abwartens und Beobachtens" muss Sie bei der vorsichtigen Wiederholung des chronischen interkurrenten Mittels leiten. Wenn alte Krankheiten wieder auftauchen, setzen Sie das Mittel aus und warten Sie ab, um zu sehen, wie sich die Symptome entwickeln. Wenn sie ohne Probleme vergehen, fahren Sie mit der Wiederholung der angemessenen Dosis in immer längeren Zeitabständen fort. Manchmal ist die interkurrente Nosode sogar das wahre Simillimum und kann zu einer vollständigen Heilung führen (obwohl dies eher selten der Fall ist).

Am 29. September 2003 sah ich auf MSNBC eine Geschichte, die zeigt, wie blind die Allopathie immer noch in ihrem Ansatz feststeckt, obwohl sie behauptet, dass sie mit ihren Techniken Unmögliches vollbringt.

Es war die Geschichte einer Frau mit drei kleinen Kindern, bei der, nachdem sie einen Anfall erlitten hatte, ein Gehirntumor festgestellt wurde. Mit der Diagnose eines Glioms Klasse II unterzog sie sich in der Mayo-Klinik einer Chemo- und Strahlentherapie, worauf sie nach Hause geschickt wurde, "um ihr Leben zu leben", denn alles sah gut aus. Wir alle wissen, dass, wenn ihre LK stark war – und das war sie, denn sie strahlte großen Optimismus und Mut aus –, der Tumor wiederkehren würde. Tatsächlich zeigte ein Folge-MRT, das einige Monate später gemacht wurde, dass der Tumor nun noch größer war als zuvor. Das "Gesetz" der Unterdrückung lässt uns das erwarten; siehe Kapitel 7 zum Thema Unterdrückung.

Da die Patientin sich nicht noch einmal einer Chemo- und Strahlentherapie unterziehen konnte, wurde sie – als letzte Möglichkeit – zu einer Neurochirurgin nach Los Angeles geschickt, die eine äußerst riskante Operation durchführte, um den Tumor zu entfernen. Die Patientin musste während der ganzen Prozedur wach bleiben, damit sie der Chirurgin helfen konnte, eine Schädigung ihres Sprachzentrums zu vermeiden. Da der Tumor noch größer als erwartet war, entnahm die Ärztin Gewebe davon und stellte eine "experimentelle" Vakzine daraus her. Sie gab der Patientin drei Wochen lang eine Gabe dieser "Vakzine". Homöopathen würden dies als Herstellung einer experimentellen Nosode bezeichnen, natürlich abgesehen von der Tatsache, dass die Allopathie nicht die Regeln zur Prüfung einer Nosode befolgt – d. h., eine homöopathische Dosis (z. B. eine C30, mit anderen Worten einen potenzierten Stoff) an gesunden Menschen zu prüfen (ich würde die besagte Neurochirurgin vorschlagen), um zu sehen, was sie wirklich ausrichten kann. In diesem Fall gab es, während der ursprüngliche Tumor schrumpfte, zu ihrem Erstaunen wieder neue schlechte Nachrichten: Der Tumor erschien an einer anderen Lokalisation des Gehirns der Patientin.

Dies war der letzte Ausdruck der starken LK dieser Frau, entsprechend § 202 des *Organon*. Seit 200 Jahren warnen uns Hahnemanns Worte in den §§ 201 und 202 vor solchen Behandlungen, aber die Allopathie hat immer noch nichts aus dem gelernt, was Hering und seine Nachfolger mit ihren Nosoden erreicht haben! Die arme Frau starb nach ungefähr vier Jahren. Die Fernsehsendung endete mit der Aussage der Neurochirurgin, dass sie immer noch ihre Vakzine an Gehirntumoren "ausprobiert"! Wann wird die Allopathie der Homöopathie darin nachfolgen, Krankheiten auf wissenschaftlichere und menschlichere Weise zu behandeln? [1]

---

[1] *Schlussbemerkung: Eine exzellente Bezugsquelle für Nosoden ist die homöopathische Apotheke Nelson & Company, 73 Oake Street, Grosvenor Square, London, England, WIM 6BY, U.K.*

Kapitel 12

Die zweite Verschreibung –

verschiedene Szenarien für die zweite und für nachfolgende Verschreibungen bei der Verlaufsbehandlung chronischer Krankheiten

"Wenn alte Symptome wiederkehren, besteht Hoffnung. Das ist der Weg zur Heilung und kein anderer." – Kent

Einleitung: Verschlimmerungen und die natürliche Heilungsreaktion

In diesem Kapitel werden zwölf verschiedene Szenarien erläutert. Bei jedem Szenario werden mehrere Möglichkeiten erörtert, genau wie es der praktizierende Homöopath tun würde. Mit anderen Worten, die erste Option, die bei einem bestimmten Szenario genannt wird, sollte auch die erste Frage sein, die sich der behandelnde Homöopath stellen muss. Kent gibt oft nur eine einzige mögliche Erklärung ab, während hier mehrere unterschiedliche Optionen vorgeschlagen werden. Nicht jedes Szenario in diesem Buch passt zu denjenigen, die in Kapitel 36 in *Zur Theorie der Homöopathie* von Kent beschrieben werden. Wenn Sie das Buch *Die wissenschaftliche Homöopathie* von Vithoulkas lesen, werden Sie im Kapitel *Bestandsaufnahme nach vier bis sechs Wochen – zweite Konsultation* Szenarien finden, die denen bei Kent sehr ähneln; dies zeigt, dass selbst ein solch herausragender Homöopath wie Vithoulkas die 5. und 6. Auflage des *Organon* kaum kennt.

Wie bei Kent folgt auf die meisten Szenarien von Vithoulkas der therapeutische Rat "Abwarten und beobachten!".

Damit Sie in die Lage versetzt werden, chronische Krankheiten erfolgreich zu behandeln, muss ich, bevor ich die verschiedenen Szenarien beschreibe, erst die Begriffe *ähnliche und unähnliche Verschlimmerung, Heilungsreaktion* und *akzessorische Symptome* erklären. Die akzessorischen oder Nebensymptome wurden bereits in Kapitel 7 ausführlich abgehandelt.

Die erste Gabe jeder homöopathischen Arznei sollte eine einmalige Testdosis sein. Niemand kann die konstitutionelle Empfindlichkeit (siehe Kap. 5, Anhang) des Patienten in jedem Falle sicher einschätzen. Eine einmalige Gabe erlaubt dem Homöopathen, die Reaktionen auf das Mittel sorgfältig zu beobachten und entsprechend die Angemessenheit der Arznei, der Gabengröße, der Anzahl der Schüttelschläge und der Potenz zu beurteilen. Nach der ersten Testdosis stellen sich Fragen nach den verschiedenen Verschlimmerungsmöglichkeiten, akzessorischen Symptomen und natürlichen Heilungsreaktionen. War es das richtige Mittel oder das falsche? Sind arzneiabhängige Symptome aufgetreten? Kehren alte Symptome zurück? Um diese Fragen richtig beantworten zu können, werden wir erst die ähnliche und unähnliche Verschlimmerung sowie die natürliche Heilungsreaktion definieren.

Was ist eine *ähnliche Verschlimmerung*? Wie in den Kapiteln 3 bis 5 über die 4., 5. und 6. Auflage des *Organon* bereits erläutert wurde, ist die offensichtliche "Erhöhung" der bestehenden Symptome der natürlichen Krankheit nichts anderes als ein Ausdruck der stärkeren, ähnlichen, künstlichen Arzneikrankheit und *nicht* etwa eine Verschlimmerung der natürlichen Krankheit des Patienten. Eine solche Verschlimmerung der natürlichen Krankheit des Patienten kann bei falscher Behandlung auftreten, da sich die natürliche Krankheit dann im Laufe der Zeit weiterentwickeln kann. Jemand, der nach der 4. Auflage des *Organon* verschreibt, *wünscht* sich eine ähnliche Verschlimmerung. Diese wird bei einem Verschreiber nach der 5. Auflage weniger stark sein, und bei einem Verschreiber nach der 6. Auflage ist sie nur noch minimal und dauert höchstens noch wenige Stunden. Der Letztgenannte wird sie auch eher bei akuten als bei chronischen Krankheiten beobachten. Ein fähiger Homöopath, der nach der 6. Auflage des *Organon* arbeitet, versucht, ähnliche Verschlimmerungen zu vermeiden.

Org § 157: *... so pflegt es doch (aber ebenfalls nur bei nicht gehörig verkleinerter Gabe) gleich nach der Einnahme – in der ersten, oder den ersten Stunden – eine Art kleiner Verschlimmerung zu bewirken (bei etwas zu großen Gaben aber, eine mehre Stunden dauernde), welche so viel Aehnlichkeit mit der ursprünglichen Krankheit hat, daß sie dem Kranken eine Verschlimmerung seines eignen Uebels zu seyn scheint. Sie ist aber in der That nichts anderes, als eine, das ursprüngliche Uebel etwas an Stärke übersteigende, höchst ähnliche Arzneikrankheit.*

Org § 161: *Wenn ich die sogenannte homöopathische Verschlimmerung, oder vielmehr die, die Symptome der ursprünglichen Krankheit in etwas zu erhöhen scheinende Erstwirkung der homöopathischen Arznei, hier auf die erste oder auf die ersten Stunden setze, so ist dieß allerdings bei den mehr acuten, seit Kurzem entstandenen Uebeln der Fall; wo aber Arzneien von langer Wirkungsdauer ein altes oder sehr altes Siechthum zu bekämpfen haben, da dürfen keine dergleichen, anscheinende Erhöhungen der ursprünglichen Krankheit, während des Laufes der Cur sich zeigen...*

Die meisten der durch die Erstwirkung der Arznei hervorgerufenen ähnlichen Verschlimmerungen (Erstverschlimmerungen) sind ungefährlich, und unter diesen Umständen ist es am besten, abzuwarten und zu beobachten. Die heilende Nachwirkung auf das Arzneimittel sollte innerhalb angemessener Zeit erfolgen.

Die Verabreichung einer beliebigen Anzahl von Globuli (die UUPS-Methode) einer höheren Potenz führt zu sehr langen Erstverschlimmerungen und sollte unter allen Umständen vermieden werden. Die überschießende Erstreaktion unterdrückt die Nachwirkung der Lebenskraft (LK) und bringt arzneiliche Symptome zum Vorschein. In Kapitel 1 und 2 wurde erläutert, dass solche übermäßigen Dosen zu einer Arzneikrankheit führen können, indem sie Symptome des Arzneimittels auf die natürliche Krankheit aufpfropfen. Eine ähnliche Verschlimmerung weist darauf hin, dass das richtige Mittel in einer zu großen Gabe und/oder zu hohen Potenz verabreicht wurde. Es liegt auf der Hand, dass die nächste Gabe zu einem angemessenen Zeitpunkt wiederholt werden muss (wenn die Verschlimmerung vorüber und kein weiterer Fortschritt festzustellen ist), dieses Mal aber in einer niedrigeren Potenz und/oder mit weniger Schüttelschlägen oder einer kleineren Dosis in weniger häufigen Abständen. Sie geben das Arzneimittel weiterhin gemäß § 246 – wiederholt in sorgfältig ausgewählten Abständen.

Im Falle einer *unähnlichen Verschlimmerung* treten *neue und beschwerliche* Symptome, welche nicht zu der behandelten Krankheit gehören, auf. Sie sind Anzeichen für ein *falsches* Arzneimittel. Der mentale Zustand, die Vitalität und Gesundheit des Patienten verschlechtern sich und die Hauptbeschwerde erfährt keine Besserung. Wenn die unähnliche Verschlimmerung eine Gefahr für den Patienten darstellt, müssen Sie die Arzneiwirkung sofort mit Kampfer oder dem korrespondierenden dynamischen Antidot des Mittels aufheben[1]. Wählen Sie als Antidot ein Mittel, dessen Symptomatik der des Patienten am ähnlichsten ist, und es wird die Situation schnell beruhigen. Wenn die unähnliche Verschlimmerung nicht bedrohlich ist, muss der Fall unter Zusammenfassung der natürlichen und arzneilichen Symptome erneut aufgenommen werden; verwenden Sie diese Symptome für die Auswahl der ausgleichenden Arznei. Der Homöopath muss die Entwicklung der Symptome sorgfältig beobachten, bis er sich sicher ist, dass das neue Bild klar auf ein Mittel hinweist, welches die LK regulieren und den Fall vorwärts bringen wird. Eine überstürzte Verschreibung führt in solchen Fällen nur zu noch größerer Verwirrung. (Mehr zu gefährlichen Verschlimmerungen siehe Teil 3.)

> **Org § 249:** *Jede für den Krankheits-Fall verordnete Arznei, welche im Verlaufe ihrer Wirkung neue, der zu heilenden Krankheit nicht eigenthümliche und zwar beschwerliche Symptome hervorbringt, ist nicht vermögend wahre Besserung zu erzeugen und nicht für homöopathisch gewählt zu halten; sie muß daher sobald als möglich, entweder wenn diese Verschlimmerung bedeutend war, erst durch ein Antidot zum Theil ausgelöscht werden, ehe man das, genauer nach Wirkungs-Aehnlichkeit gewählte, nächste Mittel giebt, oder bei nicht allzu heftigen widrigen Symptomen muß letzteres sogleich gereicht werden, um die Stelle jenes unrichtig gewählten zu ersetzen.*

---

1 *Eine ausgezeichnete Liste von Antidoten findet sich in* Arzneimittelbeziehungen *von Thomas Blasig-Jäger und Peter Vint.*

Dies bedeutet nicht, dass ein falsches Arzneimittel *automatisch* neue Symptome bei dem Patienten hervorrufen wird. Es hängt vom Individuum ab – empfindliche Menschen werden wie Prüfer reagieren und bei jedem Mittel, das sie einnehmen, zahlreiche Symptome desselben entwickeln. Wenn die Gabe in einer angemessen kleinen Menge und herkömmlichen Potenz verabreicht wurde, zeigt das falsche Mittel bei einem durchschnittlichen Patienten oft überhaupt keine Wirkung. Erinnern Sie sich an § 276, in welchem Hahnemann erklärt, dass die zu große Gabe einer homöopathisch richtig gewählten Arznei der LK des Patienten mehr Schaden zufügt als eine *gleichermaßen* große Dosis eines Mittels, welches allopathisch zu der Krankheit ist! Dies hängt natürlich mit der erhöhten Empfindlichkeit des erkrankten Organismus gegenüber dem richtig gewählten homöopathischen Arzneimittel zusammen.

Eine *natürliche Heilungsreaktion* wird von der kurativen Nachwirkung der LK kontrolliert, während eine homöopathische Verschlimmerung durch die Erstwirkung der Arznei hervorgerufen wird. Daher ist solch eine natürliche Krise weder übermäßig lang noch gefährdet sie die Gesundheit des Patienten. Eine echte und natürliche Heilungskrise führt zur Wiederkehr alter Symptome (Heringsche Regel) und unterdrückter Krankheitszeichen, ebenso wie zum Auftreten von stellvertretenden Absonderungen (siehe Szenario #12). Sie führt immer zu einem Empfinden von besserer Gesundheit und gesteigerter Vitalität. Wenn die Rückkehr alter Symptome verlängert oder stärker ist als die ursprüngliche Beschwerde, ist dies ein Zeichen für eine ähnliche homöopathische Verschlimmerung und ein Hinweis darauf, dass die anfängliche Gabe zu groß, die Potenz zu hoch war oder das Mittel zu früh wiederholt wurde. Es ist überaus wichtig, dass der Homöopath Verschlimmerungen nicht mit einer Heilungsreaktion verwechselt, wie es häufig der Fall ist. Die meisten Verschlimmerungen, die zu Beginn der Behandlung auftreten, sind echte Verschlimmerungen und keine Heilungsreaktionen!

Die verschiedenen Szenarien der zweiten Verschreibung

An dieser Stelle wird sich der Leser bereits darüber im Klaren sein, dass sich das Patientenmanagement für den Verschreiber gemäß der 5. und 6. Auflage des *Organon* einfacher gestalten wird. Kent, der nach der 4. Auflage arbeitete, stellte in seinen *Lesser Writings* nach der ersten Verschreibung zahlreiche Fragen:

Wie lange soll ich warten? Dies ist eine häufig gestellte, aber selten beantwortete Frage. Wirkt die Arznei noch? Wird die Lebenskraft immer noch durch den Impuls der Arznei berührt? Wenn die Symptome wiederkehren, wie lange soll ich warten, bevor ich eine weitere Gabe des Mittels verabreichen kann? Warum ist die zweite Verschreibung so viel schwieriger als die erste? Wie erklärt es sich, dass es so vielen Patienten nach ihrem ersten Besuch beim Homöopathen besser geht, sie anschließend aber keinen weiteren Nutzen daraus ziehen? Ist die Krankheit akut oder chronisch? (1994, S. 415)

Seine Standardantwort war: "Wir haben oft zu früh gehandelt, aber nie zu lang gewartet." 90 % der modernen Homöopathen müssen sich immer noch diese Fragen stellen und haben dabei oft große Schwierigkeiten. Die folgenden Szenarien vergleichen den Homöopathen, der nach der 4. Auflage arbeitet, mit demjenigen, welcher der 5. und 6. Auflage folgt, und sie sollten jeden dazu ermutigen, die 4. Auflage aufzugeben und zu der 5. und 6. Auflage des *Organon* überzugehen.

Schlüssel zu den Szenarien

R = Zeitpunkt, an dem die Arznei verabreicht wurde, dargestellt durch ■, ● oder ▲

N = Nosode

■ = Methode nach der 4. Auflage

● = Methode nach der 5. Auflage

▲ = Methode nach der 6. Auflage

······ = Fortschritt mit der Methode nach der 4. Auflage

—— = Fortschritt mit der Methode nach der 5. Auflage

—— = Fortschritt mit der Methode nach der 6. Auflage

····· = verstrichene Zeit

siehe Anhang A

Bei jedem Szenario gibt es drei Punkte, die von Anfang an berücksichtigt werden müssen. *Ist das Arzneimittel das echte Simillimum? Ist es ein falsches Mittel? Ist es nur teilweise ein Simillimum?*

Bei den meisten Szenarien werden alle drei Auflagen des Organon *angegeben, aber wenn die 6. Auflage nicht dargestellt wird, nimmt sie immer denselben Verlauf wie die 5. Auflage, allerdings mit schnellerer Reaktion.*

Szenario #1

Sofortige Besserung auf der mentalen, emotionalen und körperlichen Ebene ohne sichtbare ähnliche oder unähnliche Verschlimmerung

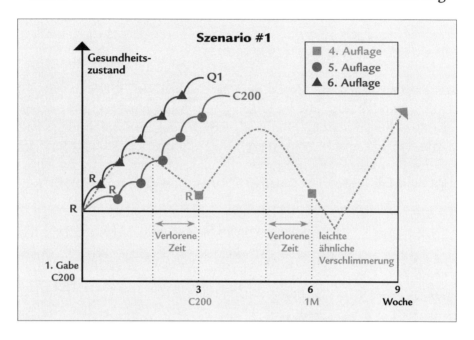

#1 Das wahre Simillimum

Haben Sie das richtige Mittel gegeben? Ja, denn der Patient hat eine Besserung auf allen Ebenen erfahren. Dies kann man beispielsweise nicht behaupten, wenn sich zwar ein körperliches Symptom bessert, etwaigen verschlechterten mentalen und emotionalen Faktoren aber keine Aufmerksamkeit geschenkt wird (siehe die weiteren Szenarien). Gehen Sie nicht in diese Falle! Folgende Tatsache muss ich nochmals betonen: Wenn auf die erste Testdosis eines homöopathischen Arzneimittels eine Besserung folgt, muss die Natur dieser Besserung untersucht werden. Betrifft sie den allgemeinen Gesundheitszustand und die Vitalität? Ist es eine echte Besserung oder nur eine Palliation von Symptomen? Bei einer echten Heilung muss der Heilungsprozess sowohl den mentalen **als auch** den allgemeinen Zustand betreffen. Wenn sich nur einige wenige lokale oder körperliche Symptome bessern, der allgemeine Gesundheitszustand aber insgesamt eher schlechter ist, ist das Mittel seiner Natur nach nur palliativ. Ist Heilung möglich, so stellt eine Palliation eine unterdrückende Therapie dar, unabhängig davon, ob Sie allopathische oder homöopathische Arzneimittel verwenden, um sie zu erzielen!

Szenario #1 bedeutet nicht notwendigerweise, dass alle Symptome rasch verschwinden. Weitaus häufiger tritt eine Besserung *zuerst* auf der mentalen/emotionalen Ebene auf, während die körperliche Hauptbeschwerde wie z. B. Kopfschmerzen unverändert bleibt oder sich, zumindest zeitweise, sogar *verschlimmert*. Die Heringsche Regel ist oft zu beobachten und sollte berücksichtigt werden (siehe Szenario #11).

Szenario #1 ist keine Utopie, sondern etwas, was Sie immer anstreben sollten. Was bedeutet das? Es bedeutet, dass das Arzneimittel eine perfekte ähnliche und etwas stärkere künstliche Krankheit erzeugt hat, und dessen Erstwirkung nun in passiver, sanfter Weise von der LK aufgenommen werden kann. Die LK hat keine Schwierigkeiten, mit einer kurativen Nachwirkung ohne sichtbare ähnliche Verschlimmerung darauf zu reagieren. Ihr Ziel als Behandler besteht darin, eine *stärkere* ähnliche Krankheit zu erzeugen, die häufig zu einer *leichten zeitweiligen Verschlimmerung* führen wird, da nicht jeder Winkel der beiden ähnlichen "Dreiecke" – der künstlichen Arzneikrankheit und der natürlichen Krankheit – exakt übereinstimmt. Wenn Sie jedoch einen Volltreffer gelandet haben (was mit der fortgeschrittenen Methode nach Hahnemann häufiger geschieht), wird der Patient diese ähnliche Verschlimmerung sehr oft überhaupt nicht spüren. Die LK kann nun geschwind mit ihrer kurativen Nachwirkung auf die Erstwirkung reagieren, was von dem Patienten in erster Linie als allgemeine Besserung erlebt wird, häufig aber auch die Erleichterung einer schweren Hauptbeschwerde beinhaltet.

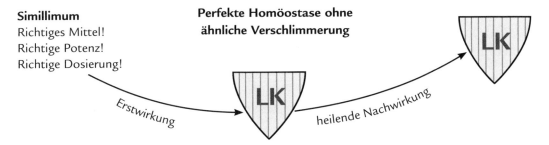

Theoretisch kommt es *immer* zu einer ähnlichen Verschlimmerung, aber in der Praxis ist es wie in diesem Fall möglich, dass der Patient sie gar nicht bemerkt. In einer Fußnote zu § 253 des *Organon* schreibt Hahnemann:

Org § 253, Fußnote: Die Besserungszeichen am Gemüthe und Geiste lassen sich aber nur dann bald nach dem Einnehmen der Arznei erwarten, wenn die Gabe gehörig (d.i. möglichst) klein war; eine unnöthig größere, selbst der homöopathisch passendsten Arznei, wirkt zu heftig und stört Geist und Gemüth anfänglich allzu sehr und allzu anhaltend, als daß man an dem Kranken die Besserung bald gewahr werden könnte; anderer Nachtheile (§276[2]) allzu großer Gaben hier zu geschweigen.

---

2 Org § 276: *"Aus diesem Grunde schadet eine Arznei ... um so mehr, je homöopathischer und in je höherer Potenz sie gewählt war, und zwar weit mehr als jede eben so große Gabe einer unhomöopathischen, für den Krankheitszustand in keiner Beziehung passenden (allöopathischen) Arznei."*

Jedem, der in der Praxis arbeitet, ist klar, dass Szenario #1 bei der Methode nach der 4. Auflage des *Organon* seltener ist, als wenn nach der 5./6. Auflage verschrieben wird. Diese fortgeschrittenen Methoden bieten Ihnen mehr Möglichkeiten zur Anpassung der Potenz und Gabengröße an die Natur der Krankheit, der Arznei und des Patienten (siehe auch Kapitel 5, Anhang, und § 281 des *Organon*).

Kent schreibt in seinem Buch *Zur Theorie der Homöopathie*, dass er eine anfängliche kurze, *heftige* ähnliche Verschlimmerung gefolgt von einer raschen Reaktion sehen möchte. Er argumentiert, dass die Besserung anhaltend sein soll, da alles an dem Arzneimittel stimmt – die Mittelwahl und die Vitalität befinden sich in einem ausgewogenen Zustand. Ich wünschte, er hätte die 5. Auflage des *Organon* verwendet (welche ihm zugänglich war!), da allseits bekannt ist, dass die Patienten von Kent häufig unter schrecklichen Verschlimmerungen litten.

In diesem Szenario mit der angemessen kleinen Gabe wird der Patient einen tieferen Schlaf haben, ausgeruht sein, Wohlbefinden verspüren, eine optimistischere Ausstrahlung und ein Gefühl von gesteigerter Stärke haben. Selbst der Inhalt der Träume kann sich von schrecklichen, gewalttätigen Träumen zu friedlicheren hin verändern. Dies ist oft das erste Zeichen für eine korrekt verschriebene Arznei, und Sie können dann davon ausgehen, dass Sie *das richtige Mittel, die richtige Potenz und die richtige Dosierung* gewählt haben! All diese Faktoren sind entscheidend, um das angestrebte Szenario #1 zu erzielen.

Wenn Sie an dieser Stelle eine **auffallende** positive Reaktion beobachten, dürfen Sie das Mittel (entsprechend § 246 der 6. Auflage des *Organon*) *nicht wiederholen*, bis die *Symptome unverändert zurückkehren* und nach *demselben* Mittel verlangen! Erst dann darf eine zweite Gabe verabreicht werden. Leider!

§ 246 erläutert, dass Fälle mit einer auffallenden positiven Reaktion *selten* sind und Sie die Gabe mit den Methoden nach der 5. und 6. Auflage täglich wiederholen können, um die Heilung zu beschleunigen. Jemand, der nach der 4. Auflage verschreibt, kann das niemals machen, da er befürchtet, eine ähnliche Verschlimmerung zu verursachen. Dadurch geht wertvolle Zeit verloren, denn er muss vor der Gabe einer zweiten Dosis warten, bis er sich sicher ist, dass die vorher bestehenden Symptome sich wieder verschlechtert haben. Noch schlimmer, wenn er bei der zweiten oder dritten Verschreibung zu einer höheren Potenz übergeht – was er spätestens bei der dritten Verschreibung tun muss – riskiert er durch den Potenzsprung (von C200 zu 1M) eine ähnliche Verschlimmerung. Der Patient, dem es vorher viel besser ging, fühlt sich anfangs nun wieder schlechter, was in psychologischer Hinsicht für den uninformierten Patienten nur schwer zu ertragen ist und oft dazu führt, dass die Behandlung abgebrochen wird oder zumindest Angst vor einer neuerlichen Gabe derselben "gemeinen" Arznei aufkommt.

Lassen Sie uns die 5. und 6. Auflage des *Organon* hinzuziehen, wenn Sie keine auffallende Reaktion feststellen! Entsprechend § 246 in der 5. und 6. Auflage (siehe Kapitel 4 und 5) können Sie die gut gewählte Arznei nun ohne weitere Verzögerung in angemessenen Zeitabständen wiederholen und damit die Aussichten auf eine rasche Heilung erhöhen. Es ist klar, dass selbst ein meisterhafter Verschreiber wie Hahnemann nur selten einen Fall hatte, in dem es zu so einer spektakulären Reaktion kam, dass sich eine Wiederholung der Arznei vom selbst verbot. Eine Ausnahme stellen akute Fälle dar, bei denen die Krankheit oft durch eine einzige Gabe des Simillimum zum Stillstand gebracht wird. Nach vielen Jahren der Praxis haben wir alle hier und da derartige spektakuläre Ergebnisse nach der Verabreichung einer einzigen Gabe gesehen. Weitaus häufiger kommt es jedoch zu einer langsamen Besserung, die aber erfreulicherweise durch die Anwendung der 5. und 6. Auflage des *Organon* beschleunigt werden kann (siehe die Abbildung zu Szenario #1). Wenn ein Meister wie Hahnemann diese Erfahrungen gemacht hat, ist es dann nicht möglich, dass alle Homöopathen dieselben Probleme in ihrer Praxis haben?

Bitte beachten Sie: Dies bedeutet **nicht**, dass Sie *dieselbe* Dosis zweimal täglich wiederholen können (bei der Anwendung des Simillimum in chronischen Fällen), nur weil die Wirkung der ersten Gabe nicht so lange angehalten hat, wie Sie erwartet haben. Wenn die Besserung nur einen halben Tag gedauert hat, glauben manche Homöopathen, dass es "ein genialer Einfall" sei, die Gabe am selben Tag zu wiederholen. Dies wird zum Auftreten von akzessorischen Symptomen der Arznei oder, noch schlimmer, zu einer ähnlichen Verschlimmerung führen und die heilende Nachwirkung der LK aus der Bahn werfen. Um eine stärkere und anhaltendere Wirkung zu erzielen, können Sie immer die Methoden der 5. und 6. Auflage anwenden, indem Sie die Anzahl der Schüttelschläge oder die Arzneimenge aus der Flasche oder Tasse erhöhen.

#1 Ein Fall mit begrenzter Pathologie

Szenario #1 spiegelt auch das Fehlen einer fortgeschrittenen Pathologie wider; tatsächlich besteht in diesem Fall keine Tendenz zu einer organischen Erkrankung. Die Prognose hinsichtlich einer völligen Wiederherstellung ist sehr gut – Sie wissen das, obwohl der Patient nie einen allopathischen Arzt aufgesucht hat. Mit sorgfältig angepassten Gaben sollte es zu einer schnellen Genesung kommen, da der chronische Zustand, auf den die gewählte Arznei passt, nicht von größerer Schwere oder Tiefe ist. Laboruntersuchungen fallen in diesem Stadium gewöhnlich negativ aus; selbst wenn bereits leichte Gewebsveränderungen vorliegen, sind diese selbst durch spezifische Untersuchungsmethoden nicht zu entdecken. In solchen Fällen möchte der allopathische Arzt, dass der Patient weitere sechs Monate abwartet, um dann erneut hinsichtlich etwaiger krankhafter Veränderungen untersucht zu werden. Die Laborergebnisse könnten auch von der Norm abweichen, und der Patient täte gut daran, die Untersuchungen zu einem späteren Zeitpunkt oder sogar sofort noch einmal wiederholen zu lassen (denn es wäre nicht das erste Mal, dass ein Labortest ein falsch positives Ergebnis zeigt). Aber selbst in einem Fall mit tatsächlich positiven Laborergebnissen wäre die Prognose immer noch recht gut.

In Szenario #1 findet sich der Homöopath, der nach der 4. Auflage arbeitet, in einem großen Dilemma wieder: "Wann wiederhole ich?", insbesondere wenn der Patient den schweren Fehler begeht (was nur allzu oft geschieht, wenn er Zugriff auf die Arznei hat), die Gabe zu schnell zu wiederholen. Er ist von der Besserung seiner Krankheit so begeistert, dass er den Grundsatz befolgt, der unserer Gesellschaft so lange Zeit indoktriniert wurde: "Wenn Sie sich wohl fühlen, vergessen Sie Ihre Arznei nicht." Nun verstehen wir, dass der Homöopath die Potenz der Arznei für jeden Patiententyp mit Bedacht auswählen muss. Eine einzelne Gabe könnte einen ganzen Monat lang wirken (obwohl dies eher selten der Fall ist) und, wie wir bereits erfahren haben, warnt Hahnemann uns davor, *die Gabe zu wiederholen, solange wir eine auffallende Besserung sehen* (mehr als 50% Besserung). Aber wenn wir das Arzneimittel beispielsweise einem unausgeglichenen *Sulphur* gegeben haben, wird er ihre Anweisungen nicht befolgen und sich selbst überdosieren! Durch ein zeitnahes Follow-up, das bei den Verschreibern nach der 5. und 6. Auflage weitaus häufiger vorkommt, werden solche Fehler vermieden und die Heilung beschleunigt.

#1 Größeres Schlafbedürfnis

Oft tritt eine sichtbare Veränderung ein, die den Patienten zuerst verunsichern kann. Nach der Einnahme des Simillimum besteht häufig *ein größeres Schlafbedürfnis*, vor allem, wenn bereits leichte krankhafte Veränderungen vorliegen. In dieser Zeit arbeitet die durch das Simillimum angeregte LK hart daran, etwaige Schäden zu reparieren. Der Körper wird in eine Art Winterschlaf versetzt, so dass alle Kräfte der LK auf diese Reparatur verwendet werden können. Ich habe diesen verlängerten Schlaf sogar in Fällen mit fortgeschrittener Pathologie gesehen. Ich erinnere mich an einen Hund mit Osteosarkom der Vorderbeine in der Praxis eines meiner tierärztlichen Studenten. Der Hund sollte eingeschläfert werden, aber als letzte Möglichkeit wurde noch ein Arzneimittel verschrieben. Zu unserem großen Erstaunen schlief der Hund eine Woche lang ohne Unterbrechung, was bei dem Besitzer natürlich Bestürzung hervorrief. Nach diesem verlängerten Nickerchen war der Hund in einem besseren Zustand als jemals zuvor. Er lebte fast schmerzfrei noch ein weiteres Jahr. Ich habe das Gleiche auch bei Patienten erlebt, die sich in großen emotionalen Nöten befanden. An jede Gabe schloss sich prompt ein erholsamer Schlaf an, so als ob sie Schlaftabletten genommen hätten. Die Macht des Simillimum scheint den Körper in einer solchen Phase vor Überarbeitung zu schützen, um die LK vor weiterem Schaden zu bewahren.

Szenario #2

Keine Reaktion auf irgendeiner Ebene (mental, emotional oder körperlich) – Ein absoluter Status quo

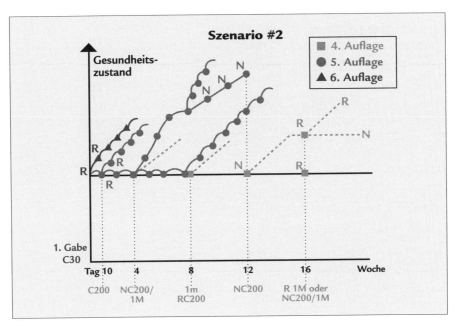

Müssen Sie den Fall neu aufnehmen? Dies ist allzu oft die Schlussfolgerung, die ein Pseudo-Homöopath oder ein Anfänger (und manche bleiben ihr Leben lang Anfänger!) ziehen wird und die nur zu noch mehr Arbeit und oft zu den falschen Schlüssen führt! Nichts an Szenario #2 sollte Sie dazu bewegen, einen neuerlichen Blick auf den Patienten zu werfen. Die folgenden logischen Ausführungen belegen das. *Besteht hier ein Hinweis darauf, dass die Mittelwahl falsch war?* Nein, denn in diesem Fall würden Sie neue, bisher nie erlebte Symptome sehen. Die einzige Ausnahme läge dann vor, wenn eine kleine Gabe eines falschen Mittels oder entfernten Similes einem *hyposensitiven* Patienten verabreicht worden wäre (§ 281). Ein solcher Patient würde natürlich nach drei Wochen oder einem Monat noch keine Veränderung seiner bestehenden Symptomatik zeigen. Dies ist jedoch eher die Ausnahme als die Regel. Wenn Sie bei der Auswahl der Potenz und Gabengröße entsprechende Sorgfalt walten lassen und den Patienten bei der ersten Konsultation in die richtige Empfindlichkeitsstufe eingeordnet haben, werden Sie tatsächlich nur in 10% Ihrer Fälle von einer unerwartet geringen Empfindlichkeit überrascht werden. Einen solchen Fall *müssen Sie erneut aufnehmen*. Ich muss jedoch zugeben, dass diese 10% eine besondere Herausforderung für jeden Praktiker darstellen – denn solch eine Ausnahmesituation wird natürlich am allerwenigsten erwartet und kann von den anderen Möglichkeiten in Szenario #2 nicht unterschieden werden. Sie sollten immer auf neue Symptome achten, denn diese können zu jedem Zeitpunkt während der Behandlung des Patienten auftreten. Dies zeigt, wie wichtig es ist, die Empfindlichkeit des Patienten von vornherein richtig einzuschätzen, um derartige Fallgruben zu umgehen.

Ist Szenario #2 die Folge einer Verschlimmerung? Nein, denn der Patient hat keine Verschlimmerung erlebt, weder eine ähnliche noch eine unähnliche! Anders ausgedrückt, der Symptomenkomplex ist *unverändert* geblieben! *Schlussfolgerung*: Es war *kein* falsches Mittel; es war eine "ähnliche" Verschreibung, aber wie ähnlich? Wenn das Arzneimittel nur teilweise ähnlich zu den oberflächlichen Symptomen wäre (z. B. der körperlichen Hauptbeschwerde), würde es die Totalität des wiederkehrenden Symptomenkomplexes verändern, welcher nach einem anderen Mittel verlangen würde. Das ist immer eine missliche Angelegenheit, denn nun muss der Fall erneut aufgenommen und alle Symptome (der arzneibedingten und der natürlichen Krankheit) müssen dabei berücksichtigt werden. Dies ist hier aber nicht der Fall, da die Gesamtheit der Symptome unverändert geblieben ist! Wir wissen, dass es nicht das Simillimum (die richtige Arznei, Potenz und Gabengröße) war, aber ein ziemlich nahes Simile, so dass Sie den Fall nicht neu aufnehmen müssen.

Woher wissen Sie, dass es kein entferntes Simile war? Wenn es ein entferntes Simile bei angemessener Gabengröße und normaler oder übermäßiger Empfindlichkeit des Patienten gewesen wäre, hätte das Mittel akzessorische Symptome hinzugefügt und damit die wiederkehrende Symptomatik verändert. Welche Möglichkeiten bleiben also übrig?

#2 Eine höhere Potenz wird benötigt

Man sollte *zuerst* einmal davon ausgehen, dass die durch das Mittel hervorgerufene ähnliche arzneiliche Kunstkrankheit schwächer war als die natürliche Krankheit. Diese hält ihren großen Einfluss auf die LK aufrecht, welche nicht mit einer kurativen Nachwirkung reagieren kann, da die ältere, stärkere ähnliche Krankheit die schwächere, jüngere (das Arzneimittel) zurückdrängt – § 36 des *Organon*. Die logische Konsequenz sollte daher sein, als nächstes die Potenz und/oder Gabengröße zu erhöhen, *bevor man an irgendetwas anderes denkt*.

Die meisten Homöopathen, die der 4. Auflage des *Organon* folgen, versuchen, diese Situation zu umgehen, indem sie eine ähnliche Verschlimmerung provozieren, mit anderen Worten absichtlich eine ähnliche Arzneikrankheit erzeugen, welche viel stärker als erforderlich ist. Wie Kent schrieb, wollte er eine kurze, rasch eintretende und doch *heftige* ähnliche Verschlimmerung sehen (Kent, 2001, S. 378). Leider! Die trockene Einzelgabe erweist sich oft als ungeeignet in Fällen, in denen der Alterungsprozess, organpathologische Veränderungen, akute und chronische Miasmen und eine geschwächte Vitalität sich zu chronischen degenerativen Erkrankungen verbunden haben. Viele dieser Fälle werden durch die trockene Einzelgabe einer hohen Centesimalpotenz verschlimmert und durch die trockene Gabe einer niedrigen Potenz lediglich gelindert. Angesichts dieses Problems werden unsichere und mangelhaft ausgebildete Verschreiber nun leider das Mittel wechseln. Die herausragenden Verschreiber müssen hingegen entsprechend den Vorschriften der 4. Auflage des *Organon* immer noch abwarten. Auch der Verschreiber, welcher der 4. Auflage folgt und eine zu niedrige Potenz verabreicht hat (d. h., er war übermäßig vorsichtig, um den Zustand seines Patienten nicht zu sehr zu verschlimmern), muss zu lange abwarten, bevor er die Dosis/Potenz bei der zweiten Konsultation anpassen kann.

Wenn Sie die alten Meister und insbesondere Kent lesen, werden Sie feststellen, dass im Falle von Szenario #2 ihre erste (und richtige) Antwort war: *"Erhöhen Sie die Potenz!"* Aber es wird dabei auch klar, wie viel Zeit verloren gehen kann, wenn man abwartet, um sicher zu sein, dass es zu keiner Reaktion kommt, da die meisten Homöopathen, die nach der 4. Auflage arbeiten, immer und ewig mit der Frage kämpfen: *"Wann soll ich die Gabe wiederholen?"* Aus Furcht vor starken ähnlichen Verschlimmerungen und zusätzlichen Symptomen können sie nicht zu früh wiederholen. Sie werden keine zweite Gabe einer C200 oder erste Gabe einer 1M verabreichen, wenn die vorherige Gabe erst vor einer Woche erfolgt ist.

Für Homöopathen, die mit der Splitdose-Methode der 5. Auflage und den Q-Potenzen der 6. Auflage des *Organon* vertraut sind, wird Szenario #2 ein geringeres Problem darstellen, da jede weitere Gabe aufgrund der *vor der Verabreichung* zugeführten Schüttelschläge automatisch stärker ist als die vorherige. Auf diese Weise wird die LK jedes Mal sehr sanft ein wenig stärker angeregt. Sie nimmt diese veränderten aufeinanderfolgenden Dosen erst sehr leicht, fast passiv, auf und reagiert dann sanft mit einer kurativen Nachwirkung, um eine schöne Homöostase herbeizuführen.

Org § 247: *Ganz die selbe, unabgeänderte Gabe Arznei, selbst nur einmal, geschweige viele Male nach einander* (wie ich es bei vielen berühmten Homöopathen sehe) *(und, wenn die Cur nicht verzögert werden soll, in kurzen Zeiträumen) zu wiederholen, bleibt ein unausführbares Vorhaben. Das Lebensprincip nimmt solche ganz gleiche Gaben nicht ohne Widerstreben an, das ist, nicht ohne andere Symptome der Arznei (akzessorische Symptome) laut werden zu lassen als die, der zu heilenden Krankheit ähnlichen, weil die vorige Gabe schon die von ihr zu erwartende Umstimmung des Lebensprinzips vollführt hatte, eine zweite, an Dynamisation ganz gleiche, unveränderte Gabe derselben Arznei daher ganz dasselbe auf das Lebensprinzip nicht mehr auszuführen vorfindet. Nun kann der Kranke durch eine solche unabgeänderte Gabe nur noch anders krank, im Grunde nur kränker werden als er schon war, indem jetzt nur diejenigen Symptome derselben Arznei zur Wirkung übrig bleiben, welche für die ursprüngliche Krankheit nicht homöopathisch sind, also kann auch kein Schritt vorwärts zur Heilung, sondern nur wahre Verschlimmerung des Kranken erfolgen. Sobald man aber die folgende Gabe jedesmal in ihrer Potenz um etwas abändert, das ist, etwas höher dynamisirt, (§. 269. 270) so läßt das kranke Lebensprinzip sich unbeschwert ferner durch dieselbe Arznei umstimmen (sein Gefühl von der natürlichen Krankheit ferner vermindern) und so der Heilung näher bringen. (Worte des Autors hinzugefügt.)*

Dieser Paragraph sollte all jenen Homöopathen eine Warnung sein, die es sich zur Gewohnheit gemacht haben, beispielsweise eine 1M Potenz monatlich über ein ganzes Jahr zu verschreiben, und die behaupten, dass aus einer solchen Behandlung keine negativen Konsequenzen erwachsen würden! Sehen sie in ihrer Praxis nicht Hahnemanns Vorhersagen bestätigt, dass durch die Wiederholung einer unabgeänderten Gabe, selbst wenn es sich um das *Simillimum* handelt, die ursprüngliche natürliche Krankheit des Patienten durch eine *neue künstlich erschaffene Arzneikrankheit* (die aus den akzessorischen und zu dem Fall unhomöopathischen Symptomen des Arzneimittels besteht) ersetzt wird oder dass die ursprüngliche Krankheit häufig in eine noch komplexere Erkrankung verwandelt wird?

Hahnemann erteilt uns in der 5. und 6. Auflage des *Organon* die entsprechenden, vor jeder Verabreichung des Arzneimittels anzuwendenden Anweisungen:

Org § 248: *Zu dieser Absicht wird die Arznei-Auflösung vor jedem Male Einnehmen (mit etwa 8, 10, 12 Schüttel-Schlägen der Flasche) von Neuem potenzirt, wovon man den Kranken Einen, oder (steigend) mehrere Kaffee- oder Thee-Löffelchen einnehmen läßt, in langwierigen Krankheiten täglich, oder jeden zweiten Tag, in acuten aber, alle 6, 4, 3, 2 Stunden, in den dringendsten Fällen, alle Stunden und öfter.*

Es leuchtet ein, dass jeder Fall individuell entsprechend der Natur der Krankheit, des Patienten (seiner Konstitution) und der Arznei bewertet werden muss. Wir wissen, dass es hypo-, normo- und hypersensitive Patienten gibt (siehe § 281 des *Organon* und Kapitel 5, Anhang). Sie können den Patienten in Abhängigkeit von seiner Reaktion auf die Testgabe einer dieser Kategorien zuordnen und die Dosis nach Bedarf anpassen. Hahnemann schreibt im *Organon* ganz klar, dass bei Anwendung dieser fortgeschrittenen Methoden eine Heilung in ungefähr der Hälfte, evtl. sogar einem Viertel der Zeit, die sonst mit trockenen Gaben der Centesimalpotenzen benötigt wird, zu erwarten ist (§ 246). Wir können uns sicher sein, dass wir mit der Split-dose-Methode oder den Q-Potenzen *niemals* eine zweite *unabgeänderte* Dosis geben. Deshalb existiert die erste Möglichkeit (= die erste Gabe führt zu keiner Reaktion) *in* dem zweiten Szenario für Verschreiber nach der 5. und 6. Auflage nicht. Selbst wenn Sie die Empfindlichkeit des Patienten falsch eingeschätzt haben, wird das Arzneimittel schließlich durch die Gabe von jedes Mal abgeänderten und höheren Potenzstufen eine stärkere Arzneikrankheit erzeugen und damit die natürlich Krankheit überwältigen.

2 Heilungshindernisse

Sollte die vorherige Antwort nicht die Lösung sein, muss der Homöopath seine Aufmerksamkeit möglichen Heilungshindernissen zuwenden. Etwas in der Lebensweise oder Diät des Patienten könnte dazwischen gekommen sein oder der Patient kann bestimmte Gewohnheiten nicht aufgeben, welche die Wirkung der Arznei aufheben (siehe Kapitel 9).

Vergessen Sie nie, zu Beginn sofort die Frage zu stellen: *"Wie haben Sie Ihre Arznei eingenommen?"* Sie können die unglaublichsten Antworten erwarten, von "Ich habe das ganze Glas (oder die ganze Flasche) ausgetrunken." bis hin zu "Ich habe sie direkt aus der Flasche eingenommen." Sie können Dinge hören wie: "Ich habe sie genau wie meine anderen (allopathischen) Medikamente dreimal wiederholt." oder "Ich habe die Flasche auf den Fernseher gestellt und angeschaut." Ich habe während meiner Praxistätigkeit all diese Antworten zu hören bekommen. Ich sollte darauf hinweisen, dass diese Frage bei all den verschiedenen Szenarien (#1-12) gestellt werden sollte, bevor man *irgendetwas anderes macht*! Ich erkläre dem Patienten die Anwendung immer persönlich und gebe ihm außerdem präzise schriftliche Anweisungen mit (siehe Anhang B). Das hält manche Patienten dennoch nicht davon ab, sich eine Methode auszusuchen, die *sie* "logischer" oder einfacher finden! Leider sind ihre Methoden falsch und haben nichts mit Hahnemannischer Homöopathie gemeinsam.

Selbst wenn ein Heilungshindernis vorliegt (siehe weiter unten), wird der Homöopath, der nach den fortgeschrittenen Methoden verschreibt, viel schneller eingreifen und die Heilung des dankbaren Patienten beschleunigen.

#2 Eine neue akute Krankheit

Man sollte niemals vergessen zu fragen, ob dem Patienten zwischen der ersten und zweiten (oder jeder nachfolgenden) Konsultation irgendetwas *Neues* widerfahren ist. Vielleicht ist aufgrund eines neuen "Niemals-gesund-seit-Faktors" (NGS) eine neue Schicht entstanden, was zu einer stärkeren unähnlichen akuten Erkrankung geführt und die natürliche Krankheit, die Sie mit dem chronischen Mittel behandelt haben, suspendiert hat. Nehmen wir an, Sie behandeln jemanden beispielsweise wegen eines chronischen Schädeltraumas und haben ihm *Natrium sulphuricum* Q1 gegeben, aber zwei Tage nach der Konsultation wird er bei der Arbeit schwer beleidigt oder in große Verlegenheit gestürzt. Diese heftige Emotion bzw. das akute Ereignis kann zu einer unähnlichen Krankheit führen und die ältere Erkrankung aufschieben (§ 38). Jetzt braucht er vielleicht *Sulphur* oder *Ambra grisea* als *akutes interkurrentes* Mittel (siehe Kapitel 11). Die Wiederholung des vorher verabreichten chronischen Mittels zur Bekämpfung eines heftigen unähnlichen akuten Geschehens stürzt die LK in noch größere Unordnung und Verwirrung, da die akute, zu der vorherigen chronischen Behandlung unähnliche Krankheit das ihr angemessene akute interkurrente Mittel benötigt. Außergewöhnlich heftige emotionale Ereignisse wie Verrat, großer Kummer, Empörung oder schlechte Nachrichten erfordern **zuerst** eine neue akute Verschreibung, da die chronische unähnliche Krankheit dadurch suspendiert oder aufgeschoben wird. Denken Sie an Ärzte, die manchmal "schlechte Nachrichten" auf eine aufdringliche Art und Weise mitteilen, und den Patienten damit beinahe in den Wahnsinn treiben – seine LK benötigt sofortige Hilfe! Physische Ereignisse können die chronische natürliche Krankheit ebenfalls suspendieren, beispielsweise eine schwere Lebensmittelvergiftung, Sonnenstich, ein Gichtanfall, eine Verbrennung etc., die sich auf gleiche Weise auswirken.

Etwas Unvermeidbares wie beispielsweise ein Zahnarztbesuch (mit Betäubung) könnte bei empfindlicheren Patienten die Wirkung des Arzneimittels aufheben. Auch hier besteht für die Einzelgabe nach der 4. Auflage ein größeres Risiko, und die Wartezeit bis zur nächsten Konsultation ist lang. Daher kann es Wochen dauern, bis der Homöopath von einem möglichen heftigen Ereignis erfährt. Und selbst wenn er davon hört, wie viele Verschreiber nach der 4. Auflage würden mit einem akuten interkurrenten Mittel eingreifen? Nur wenige, da dies eine der am wenigsten anerkannten und viel zu wenig gebrauchten Methoden in der Homöopathie ist. Bei den Methoden nach der 5. und 6. Auflage geht keine Zeit verloren, da die Gaben häufiger wiederholt werden können – wenn nicht täglich, so doch wenigstens wenn angezeigt. Diese Technik mag ausreichen, um ein nicht zu heftiges oder zu langdauerndes neues Ereignis zu beseitigen. Aber der fortgeschrittene Verschreiber bleibt mit seinem Patienten auch zumindest wöchentlich in Kontakt, so dass ein schweres akutes Ereignis unverzüglich behandelt werden kann, sofern es stärker ist als die ursprüngliche natürliche Krankheit. Und nein, ein kleiner Sturz auf Ihren Allerwertesten wird weder die Wirkung Ihres chronischen Mittels aufheben noch *Arnica* erforderlich machen! Vergessen Sie nicht, dass Sie den Patienten bei seinem ersten Besuch von all diesen möglichen Heilungshindernissen in Kenntnis setzen müssen.

#2 Miasmatische Blockade

Wenn das angezeigte Mittel nicht anschlägt, obwohl die vorher erwähnten störenden Faktoren fehlen, müssen Sie den Verdacht schöpfen, dass eine miasmatische Blockade vorliegt. Wenn diese sehr stark ist, wird die Symptomatik des Patienten oft so durcheinander gebracht, dass sie kein einziges Mittel mehr klar erkennen können, entweder weil ein Mangel an eigentümlichen Symptomen besteht, oder weil zahlreiche Mittel durchscheinen, aber keines klar hervorsticht. Diese Möglichkeiten liegen in Szenario #2 nicht vor, da Sie hier eine Arznei aufgrund der von Ihnen wahrgenommenen Symptomentotalität verschrieben haben. In diesem Fall kann die miasmatische Bürde so stark sein, dass das angezeigte Mittel nicht auf die LK einwirken kann, die von der Verschmutzung durch das aktive Miasma überwältigt wurde. Dies kann dann auftreten, wenn ein sehr starker familiärer miasmatischer Einfluss vorliegt, der oft bei beiden Elternteilen zu finden ist. Wenn beispielsweise beide Elternteile starke Ausdrucksformen des syphilitischen Miasmas zum Ausdruck bringen (Alkoholismus, Geisteskrankheit, Selbstmordneigung, kaltherziges Naturell etc.), wäre es nahezu ein Wunder (obwohl es möglich *ist*!), wenn ihr Kind nicht auf irgendeiner Ebene von dem syphilitisch-miasmatischen Gift betroffen wäre.

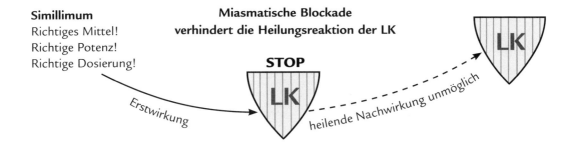

Ein miasmatischer Zustand könnte auch durch ein heftiges akutes Ereignis entstanden sein, z. B. durch NGS einer virulenten Kinderkrankheit, Mononukleose (*Carcinosinum*) oder einer ansteckenden Krankheit wie Influenza (*Influenzinum*). Wenn diese akute Krankheit nicht sofort geheilt wird, kann sie in einen chronischen Zustand übergehen und die LK schließlich überfordern. Denken wir an die Vielzahl von Impfungen (mindestens 20!), die ein Kind in den Vereinigten Staaten innerhalb der ersten zwei Lebensjahre erhält – und welche möglicherweise eine sykotische miasmatische Blockade erzeugen. Diese Umstände erfordern die Anwendung einer Nosode (*eines chronischen interkurrenten Mittels*), um das Bild zu klären, bevor die angezeigte Arznei die Chance erhalten kann zu wirken! Lesen Sie mehr über die Indikationen für Nosoden in *Hahnemann Revisited*, Kapitel 17 und in Kapitel 10 des vorliegenden Buches.

Was ist nach der Verabreichung der Nosode zu tun? Es gibt zahlreiche Möglichkeiten.

Erste Möglichkeit – Die erste Dosis der Nosode (welche Potenz auch immer verwendet wird) verbessert den Gesundheitszustand des Patienten. Diese auffallende Reaktion schließt jede Wiederholung der Nosode aus, wie in § 246 deutlich herausgestellt wird. Oder die erste Gabe der Nosode bringt ein anderes klar angezeigtes Arzneimittel zum Vorschein oder es treten weitere Symptome des vormals wirksamen *Simillimum* auf, was *gleichermaßen* als auffallende Reaktion gewertet wird. In diesem Fall hat die angezeigte Arznei stets den Vorrang gegenüber der angezeigten Nosode und ist unverzüglich anzuwenden.

Zweite Möglichkeit – Wenn ein Arzneimittel immer noch nicht klar angezeigt ist, tut man gut daran, die Nosode zu wiederholen, als Split-dose oder Q-Potenz, jeden zweiten Tag (1 TL aus einem 125 ml-Glas, zwei Schüttelschläge, wodurch die Potenz mit jeder nachfolgenden Gabe gesteigert wird), bis das Mittel sichtbar wird. So wie bei jedem anderen Mittel können Sie weitere flüssige Gaben der Nosode verabreichen, *während* der Patient eine Besserung erfährt.

Dritte Möglichkeit – Wenn sich nach der Einnahme der Nosode über einen Zeitraum von drei Wochen immer noch überhaupt keine Reaktion einstellt, können Sie immer die vorherige Arznei ausprobieren, sofern sie noch angezeigt ist. Ich kann mich nicht daran erinnern, dass ich eine Nosode als Q-Potenz oder

Split-dose jemals länger als drei Wochen geben musste, bevor das angezeigte Mittel sichtbar wurde. Deshalb würde ich mir eher die folgenden Fragen stellen: "Habe ich die Empfindlichkeit des Patienten überschätzt und war der Reiz deshalb zu schwach? Gibt es etwas, womit der Patient beständig die Mittelwirkung aufhebt (Lebensweise, Kaffee etc.) und wovon er mir nichts erzählt hat (bei sykotischen und syphilitischen Patienten)? Ist es die falsche Nosode? Wenn Sie die Miasmentheorie gut kennen, halte ich es für schwierig, die bekannten Nosoden zu verwechseln, beispielsweise die "großen Fünf": *Psorinum*, *Medorrhinum*, *Syphilinum*, *Tuberculinum* und *Carcinosinum* (obwohl es möglich ist, *Carcinosinum* und *Medorrhinum* miteinander zu verwechseln, siehe Kapitel 11). Auch wenn die Nosode scheinbar keine besondere Wirkung gezeigt hat, da der Patient Ihnen erzählt, dass er "keine Veränderung" seiner Symptome bemerkt hat, so wurde durch die aufeinanderfolgenden abgeänderten Gaben der Nosode doch erhebliche Arbeit geleistet, um die LK von dem "Abfall" der miasmatischen Bürde zu befreien. Höchstwahrscheinlich zeigt der Patient nun noch mehr Symptome, die im Hintergrund verborgen waren, oder seine Krankheitssymptome sind noch stärker und dauerhafter. Ich muss die Bedeutung des Verständnisses von latenten und aktiven miasmatischen Ausdrucksformen betonen. Ich frage mich, wie diejenigen Homöopathen, die nicht an die Miasmentheorie "glauben" und sie auch nicht "hinterfragen", mit solchen Situationen umgehen können?

Wenn die Nosode ihre Arbeit geleistet hat, kann die Arznei die LK, welche nun von dem miasmatischen Gift befreit ist, bei ihrer kurativen Nachwirkung unterstützen. Auch hier erkennen Sie wieder den gewaltigen Vorteil des Verschreibers nach der 5. und 6. Auflage des *Organon* gegenüber der trockenen Einzelgabe nach der 4. Auflage, wo "Abwarten und Beobachten" die Regel darstellen muss.

#2 Psychologische Blockade

Das Heilungshindernis kann auch ganz anderer Natur sein, nämlich psychologischer. Viele Patienten erwarten *alles* von Ihrer Arznei, sogar dass sie ihnen hilft, richtig von falsch zu unterscheiden, besonders wenn Kinder betroffen sind. In den Augen mancher Mütter soll das Mittel nicht nur die Beschwerde heilen, sondern auch die Rolle einer Erziehungsperson und eines Babysitters übernehmen. Ich erinnere mich an einen Teenager, der in meine Praxis kam und seine Füße auf meinen Schreibtisch legte, worauf seine Mutter sanftmütig bemerkte: "Dr. Luc, er fühlt sich schon ganz wie zu Hause." In diesem Fall kann die Arznei dem jungen Mann kein erzieherischer Halt sein.

Der Patient kann auch eine derart herablassende, überhebliche Art haben, dass sich seine Einstellung nicht bessert oder dass er weiterhin völlig verdrängt, was er anderen antut. In einem solchen Fall wird ein Mittel, das ohnehin schon sehr langsam wirkt (z. B. *Platinum*), manchmal noch viel langsamer wirken. Patienten, die eine Innenschau ablehnen und sich selbst gegenüber nicht aufrichtig sind ("Erkenne Dich selbst!"), sind nicht willens, sich zu ändern, – und hemmen ihre eigene Genesung entscheidend. Dies ist gar nicht ungewöhnlich, da viele Leute in ihren Illusionen leben. Ich kenne jemanden, der in einer Polsterei arbeitet und sich ein ungeheuer teures Handy gekauft hat, wobei er überhaupt keine Skrupel hatte, eine Rate für das Haus ausfallen zu lassen und damit das Wohlergehen seiner Frau und Kinder aufs Spiel zu setzen. Für ihn ist es wichtig, seinem Ego Auftrieb zu verleihen, das Gefühl zu haben, "jemand zu sein" oder wenigstens diesen Anschein zu erwecken. Für diesen Patienten ist es nicht leicht, eine solche Haltung abzulegen. Vielleicht sieht er kein Problem darin – seine Wahnidee bringt ihm höchstwahrscheinlich Nutzen und schürt seine Zwangsvorstellungen.

So wird beispielsweise *Platinum* mit ihren Wahnideen, dass "ihr jeder geistig und körperlich unterlegen ist" oder "dass jeder im Raum kleiner ist, während sie groß und erhöht ist", an keinen besonderen Folgen zu leiden haben, solange sie ihre Stellung als Herrscherin bewahren kann. Aber wenn sie die Mittel dazu verliert – Geld, Ansehen, Ruhm, den großzügigen Ehemann oder die Stellung –, um diesen Größenwahnsinn aufrechtzuerhalten, wird sie von ihrem Thron stürzen und auf der tiefsten körperlichen Ebene erkranken. Für *Platinum* typische Beschwerden sind beispielsweise solche des Nervensystems, wie Taubheit des Gesichts, MS oder Lähmungen. Es ist wichtig zu wissen, dass *Natrium muriaticum*-Fälle leicht mit *Platinum* verwechselt werden, da sie ähnliche Ätiologien und Symptome haben (Beschwerden durch Kummer und wiederkehrenden Gram, Taubheitsgefühl und MS). Diese Beschwerden sind düstere Vorläufer von dem, was auf der mentalen und emotionalen Ebene zu erwarten ist – große Angst vor dem Tod, ein Gefühl von völliger Isolation, Neigung zu weinen, Depression, Trägheit und ausgeprägte Geistesabwesenheit bei schwerfälligem Geist. Man kann nur hoffen, dass die kleinstmögliche Dosis der angezeigten Arznei bei einem solchen Menschen fähig ist, die LK in ihren Bemühungen um eine kurative Nachwirkung zu unterstützen. Dennoch kann eine Heilung weiterhin schwierig sein, wenn die Patientin kein Entgegenkommen zeigt und mit jeder Faser darauf beharrt, dass alles mit ihr in Ordnung ist. Natürlich wäre es ein Fehler, die Patientin aufzufordern, ihr Mittel nachzulesen; sie wird ihren "Charakter", wie Sie als Homöopath ihn wahrnehmen, rundum verneinen. Leider müssen Sie oft warten, bis sich schließlich eine körperliche Pathologie manifestiert, bevor Sie eingreifen können.

Der Umgang mit einer psychologische Blockade gestaltet sich noch schwieriger, wenn der Patient etwas über Homöopathie weiß oder selber Homöopath ist. Sie können ein Mittel wie *Syphilinum*, *Barium carbonicum* oder *Lycopodium* oft nicht akzeptieren, weil sie sich auf die negativen Charakteristika des Mittels konzentrieren. Sie schreien auf: "So kann ich doch unmöglich sein! Was müssen Sie bloß von mir denken?" Aber es gibt keine "guten" oder "schlechten" Mittel, nur das Mittel, das jemand zu einem bestimmten Zeitpunkt seines Lebens braucht!

Andere schwierige Patienten können diejenigen sein, die aufgrund ihrer überwältigenden Ängstlichkeit und ihrem Pessimismus *Arsenicum album* oder *Nitricum acidum* brauchen oder auch *Sulphur* mit ihrem übermächtigem Bedürfnis nach

Kontrolle, wobei sie von ihrer eigenen intellektuellen Überlegenheit überzeugt sind (Größenwahn). Siehe auch Kapitel 9, *Der falsche Patient*.

Auch hier besteht mit den Verschreibungsmethoden nach der 5. und 6. Auflage eine größere Chance, dieses psychologische Bollwerk zu durchdringen, da durch häufige Wiederholung der Gabe, jedes Mal in einer etwas höheren Potenz, ein sanfter, aber beständiger Druck auf diese renitenten Wahnideen oder Zwangsvorstellungen ausgeübt wird. Die starken, unbezwingbaren Mauern der Überheblichkeit werden tatsächlich eher einem konstanten Bohren nachgeben als einem heftigen Stoß – der Methode nach der 4. Auflage des *Organon* mit ihrer trockenen Einzelgabe und "Abwarten und Beobachten"-Mentalität.

#2 Hyposensitive Patienten

Was, wenn der Patient hyposensitiv ist (zwischen 1 und 100 auf Hahnemanns Empfindlichkeitsskala, siehe § 281 und Kapitel 5, *Anhang*) und nur zögernd auf das Arzneimittel reagiert? Noch schlimmer, es könnte sein, dass Sie ein ohnehin schon langsam wirkendes Mittel bei einem Menschen anwenden, der langsam reagiert (z. B. *Lycopodium* bei einem *Barium carbonicum*-Menschen). Der fähige Homöopath sollte dieses Problem bereits bei der ersten Konsultation erkennen, aber manchmal können die Reaktionen des Patienten selbst den besten Homöopathen überraschen. Auch dies stellt mit den Methoden nach der 5. und 6. Auflage ein geringeres Problem dar. Wenn Sie erkennen, dass es sich um einen hyposensitiven Patienten handelt, können Sie die Potenz und Dosis von der ersten Gabe an anpassen (siehe Kapitel 5, *Anhang*). Da jede nachfolgende Dosis stärker ist, wird schließlich ein Punkt erreicht, an dem die LK des Patienten genügend Unterstützung erhält, um mit ihrer kurativen Tätigkeit zu beginnen. Mit der Methode der 4. Auflage geht viel Zeit verloren, bevor die zweite Gabe angepasst wird. Wenn Sie beispielsweise eine C200 trocken gegeben hätten, würden Sie vielleicht einen Monat warten, bevor Sie bereit wären, eine Änderung vorzunehmen.

Wenn man die obigen Antworten betrachtet, kann man nicht genug betonen, dass Homöopathen, welche die fortgeschrittenen Methoden Hahnemanns nicht studieren und nur wenig, wenn überhaupt irgendetwas, über den miasmatischen Ansatz wissen, sich selbst und ihren Patienten einen sehr schlechten Dienst erweisen. Schauen Sie sich nur Szenario #2 an, um den dramatischen Zeitvorteil zu erkennen, den Verschreiber nach der 5. und 6. Auflage bei der erfolgreichen Heilung ihrer Patienten erzielen können. Viele Patienten sind aufgrund der Verschreibung nach der 4. Auflage des *Organon* für die Homöopathie verloren, selbst wenn die richtigen Mittel gegeben wurden. In den Vereinigten Staaten werden die Patienten oft ungeduldig, wenn sich nicht sofort Ergebnisse einstellen, ebenso aber auch in Fällen, wo selbst das geringste Leiden unerträglich und inakzeptabel ist.

Szenario #3

Anfängliche Besserung auf allen Ebenen, dann Rückkehr unveränderter Symptome – kurzdauernde Erleichterung

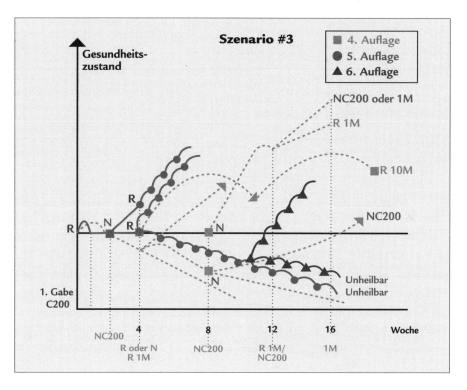

Liegt hier eine falsche Verschreibung vor? Müssen Sie den Fall neu aufnehmen? Mit Sicherheit nicht, da keine Anzeichen für das Auftreten neuer Symptome oder einer ähnlichen Verschlimmerung vorliegen und eine anfängliche Besserung stattgefunden hat. War die Potenz *zu* stark? Nein, denn es gab keine anfängliche ähnliche Verschlimmerung. War es das Simillimum? Offensichtlich hält die Besserung nach dem Simillimum nicht lange genug an, zumindest nicht so lange, wie wir es von der verwendeten Potenz erwarten würden. Müssen Sie den Patienten zu weiteren Untersuchungen schicken? Dies wäre eine Möglichkeit, besonders wenn noch nicht genügend Untersuchungen durchgeführt wurden. Der Homöopath ist jedoch mit größter Wahrscheinlichkeit die letzte Person, die aufgesucht wird, so dass vorher meist bereits eine umfassende schulmedizinische Diagnostik stattgefunden hat. Bitten Sie den Patienten immer, alle Untersuchungsergebnisse zur ersten Konsultation mitzubringen, und fertigen Sie Kopien davon an! Wenn weitere Untersuchungen erforderlich sind, überweisen Sie den Patienten an einen allopathischen

Arzt, insbesondere wenn die homöopathische Behandlung keine längerfristige Besserung erbracht hat, wie bereits erläutert wurde. Der Homöopath muss misstrauisch werden, wenn wiederholte Gaben der wohl angezeigten Arznei nicht wirken oder zu keiner anhaltenden Besserung führen.

#3 Die Potenz war nicht stark genug

Wenn es auf allen Ebenen zu einer anfänglichen Besserung gekommen ist, wissen Sie, dass das Arzneimittel eine ähnliche künstliche Krankheit erzeugt hat, die stärker war als die ursprüngliche natürliche Krankheit. Die Mittelwahl ist richtig, denn die Symptome sind *unverändert* zurückgekehrt, nur schneller, als Sie sich gewünscht hätten! Der Patient zeigt keine neuen Symptome, und es ist kein Übermaß an akzessorischen Symptomen aufgetreten! Bei einem Homöopathen, der nach der 4. Auflage arbeitet, kann die Wirkung einer Arznei, die als einmalige Gabe verabreicht wurde, durch eine stärkere natürliche Krankheit übertrumpft werden, sobald der positive Reiz des Mittels auf die LK erlischt. Nun bittet die LK verzweifelt um eine neuerliche und *abgeänderte (stärkere)* Gabe, um die stärkere natürliche Krankheit besiegen zu können. Es ist so, als hätte das Mittel ein Loch in den Panzer der natürlichen Krankheit gerissen, aber um die Besserung fortzuführen, wird nicht nur eine Wiederholung, sondern eine zunehmend stärkere Kraft benötigt, die ihre Erstwirkung walten lässt. Nur dann wird sich die LK ausreichend unterstützt fühlen, um eine *anhaltende* kurative Nachwirkung hervorzubringen. Ein einziger kraftvoller Anstoß genügt selten, um der LK die Fortsetzung einer positiven Reaktion zu gestatten.

Darüber hinaus besteht das Risiko, dass der Patient zu lange bis zur Folgekonsultation wartet, so dass die natürliche Krankheit, sofern sie aggressiv ist, die LK überwältigen kann, lange bevor der Patient das nächste Mal beim Homöopathen erscheint. Dies zeigt die Bedeutung einer zeitnahen Folgekonsultation, auf die in der 5. und 6. Auflage des *Organon* auch ausdrücklich hingewiesen wird. Eine lange Wartezeit erschwert Ihre Aufgabe noch mehr, denn die LK kämpft nun gegen eine noch stärkere natürliche Krankheit sowie gegen neue Erscheinungsformen dieser Krankheit. Natürlich wird die Einzelgabe nach der 4. Auflage bei einer aggressiven (Beteiligung der Sykose!) natürlichen Krankheit schnell aufgezehrt sein. Die hinzukommenden *natürlichen* Symptome der schnell fortschreitenden chronischen Krankheit stürzen den Homöopathen möglicherweise in Verwirrung, und er denkt nun, dass seine erste Verschreibung falsch war, weil "neue" Symptome aufgetaucht sind! Was er nicht erkennt, ist, dass diese Erscheinungen zu der natürlichen Krankheit gehören und nicht zu einer unähnlichen Arznei.

Es könnte aber auch sein, dass der Patient von einer solch kurzen Besserung entmutigt ist und die homöopathische Behandlung abbricht, vielleicht für immer. Im besten Falle (bei dem vor allem die Psora beteiligt ist) bleiben die Symptome des Patienten unverändert und kehren zum anfänglichen Ausgangspunkt zurück. Der Verschreiber nach der 4. Auflage wird, nachdem er abgewartet hat (oder sollte ich lieber sagen, die Zeit des Patienten vergeudet hat), bei der zweiten Konsultation eine stärkere Einzelgabe verabreichen, in der Hoffnung, damit eine längere positive Antwort zu erzielen. Zu diesem Zeitpunkt kann er nicht wissen, ob dies wirklich die richtige Vorgehensweise ist, denn aus seiner Sicht (dadurch gerechtfertigt, dass zuerst ein stärkerer Reiz gegeben werden muss) ist es einfach der nächste Schritt, der zu tun ist! Leider könnte bereits eine schwere Pathologie vorliegen, so dass der Homöopath mit der Gabe einer erneuten **und** stärkeren Potenz die LK des Patienten erheblich schädigen und diesen damit einen Schritt näher in Richtung Grab bringen könnte!

Hier können die Split-dose und die Q-Potenzen uns retten, da der Patient die Potenz jeder Gabe automatisch durch die Verschüttelung steigern und die Arznei häufig einnehmen kann, sogar täglich, wenn es angezeigt ist, ohne eine ähnliche Verschlimmerung befürchten zu müssen! Denken Sie daran, dass dies zeitnahe Folgekonsultationen erfordert, zumindest anfangs täglich, bis sich ein Schema etabliert hat. Diese Methode gewährleistet eine sanfte, beständige Unterstützung der LK und versetzt sie damit in die Lage, die natürliche Krankheit auf gleichmäßige und fortschreitende Weise zu überwinden. Denken Sie auch daran, dass die erste Gabe bei der 5. und 6. Auflage rasch korrigiert wird, *solange die LK ausreichend reagieren kann*, da automatisch eine stärkere Gabe verabreicht wird. Und denken Sie weiter daran, wie viel Zeit die Verschreiber mit der Methode des "Abwartens und Beobachtens" nach der 4. Auflage verlieren, und auf welch zahlreiche weitere Schwierigkeiten sie zusteuern! Es ist so, als würden sie jemandem in der Wüste einen Schluck Wasser verweigern, weil sie glauben, dass dieser durstige Mensch es noch einen weiteren Tag aushalten kann, bevor sie ihm widerstrebend etwas zu trinken geben – wobei sie das Wasser die ganze Zeit dabei hatten! Diese Art der Behandlung nach der 4. Auflage des *Organon* ist grausam und unnötig, und Hahnemann selbst hat sie als "barbarisch" bezeichnet.

Warnung! Was ich in Kapitel 6 erläutert habe, muss wiederholt werden. Bei der Bewertung der Rückkehr dieser "vorher bestehenden Symptome" muss man große Vorsicht walten lassen. Ja, Sie mögen nach der anfänglichen Besserung vielleicht alle ursprünglichen Symptome wiederkehren sehen, aber schenken Sie dem Auftreten von einem oder mehreren Nebensymptomen, die der Arznei angehören, auch genug Aufmerksamkeit? Dies wird in der Überschrift zu Szenario #3 nicht direkt angedeutet (obwohl ich den Begriff "unverändert" verwendet habe). In Wirklichkeit denken sowohl der Arzt als auch der Patient vielleicht, dass dieses Szenario vorliegt, *wenn* der Arzt *nicht* gründlich nachfragt (was er tun sollte!), welcher *Art* die zurückkehrenden Symptome sind. Manch ein unerfahrener Homöopath könnte auch glauben, dass solche Änderungen in der Symptomatik Teile alter Schichten sind, welche der Patient vergessen hat, oder noch schlimmer, dass es sich um neue Symptome handelt, die zu der Wahl eines neuen Mittels führen. Sie können sich nicht immer auf die genaue Beobachtung oder das Gedächtnis des Patienten verlassen. Er konzentriert sich häufig nur auf seine Hauptbeschwerde und schenkt dem

Auftreten kleinerer akzessorischer Symptome, die zu dem Arzneimittel gehören, weniger Aufmerksamkeit. Der Arzt muss eine sorgfältige Bewertung vornehmen und sich fragen: "Erkenne ich irgendwelche neuen Symptome, die der verabreichten Arznei angehören?"

Je mehr akzessorische Symptome auftreten, desto weiter entfernt war Ihr *Simile* (beachten Sie, dass ich hier nicht einmal mehr vom *Simillimum* spreche!). Es besteht die Gefahr, dass Sie durch zu häufige Wiederholung eines entfernten Similes die alte natürliche Krankheit durch eine neue künstliche Arzneikrankheit ersetzen, die von der Summe der akzessorischen Symptome Ihres wiederholt verabreichten Similes erzeugt wird. Dieses entfernte Simile hat vielleicht eine kurze Besserung des allgemeinen Wohlbefindens und der Hauptbeschwerde des Patienten bewirkt (so wie ein Streichholz, das im Dunkeln angezündet wird, hell aufflammt), aber dann ist sozusagen kein weiteres Licht zu sehen. Die Lösung besteht hier darin, **den Fall neu aufzunehmen**, und *nicht, dieses Simile zu wiederholen*! Mit anderen Worten, die Anwesenheit von zu zahlreichen und zu dem Fall unhomöopathischen akzessorischen Symptomen verlangsamt die kurative Nachwirkung der LK und behindert die Heilung der natürlichen Krankheit. So stellt sich die folgende Frage: "Ja, es sind alte Symptome zurückgekehrt, aber haben sich dem Bild auch viele akzessorische Symptome hinzugesellt?"

#3 Lebensweise

Überprüfen Sie die Lebensweise des Patienten! Sie werden es nicht glauben, in welchem Ausmaß Patienten ihren gesunden Menschenverstand vergessen, sobald sie mehr Energie verspüren. Es ist so, als hätten sie ein neues Leben erhalten und könnten ihren Körper erneut missbrauchen. So verständlich und menschlich dies auch erscheinen mag, ein menschlicher Körper, dem es lange Zeit an positiver Unterstützung mangelte, braucht Zeit, sich an das neue Wohlbefinden zu gewöhnen. Bevor Sie aus einem Brunnen trinken können, müssen Sie zulassen, dass er sich bis zu einem bestimmten Maß füllt! Die angestrebte Homöostase muss sich sanft und dauerhaft entwickeln dürfen. Auch diesem Problem werden die Verschreiber nach der 4. Auflage häufiger gegenüberstehen als diejenigen, welche sich nach der 5. und 6. Auflage richten. Der Homöopath, der nach der 4. Auflage arbeitet, wird erst beim nächsten Besuch vier Wochen später von dem Unheil erfahren, das der Patient angerichtet hat. Selbst wenn der Patient vorher anruft, wird er dem Homöopathen dann von seinen "Missetaten" berichten, und gesetzt den Fall, er tut es, wird der Behandler dann beschließen, die trockene Gabe zu wiederholen? Höchstwahrscheinlich nicht – aus Furcht vor einer ähnlichen Verschlimmerung! Der fortgeschrittene Verschreiber hat dieses Problem nicht, da der Patient mit der Einnahme der Arznei fortfährt (nicht mechanisch, sondern in sorgfältig angemessenen Dosen!), und er wird die Handlungen, welche die Wirkungen der Arznei aufheben, hoffentlich einzuschränken wissen. Ein trauriges Beispiel für die körperliche Fehlanpassung der Lebensweise sind die zahllosen Kriegsgefangenen, die nach ihrer Befreiung starben, weil ihre ausgehungerten Körper nicht in der Lage waren, sich der plötzlichen unbeschränkten Nahrungsaufnahme anzupassen.

#3 Schwere Pathologie

Ein finsterer und bedrückender Grund für die absolut negative Entwicklung in Szenario #3 läge darin, dass der innerliche Schaden/die Pathologie bereits so weit fortgeschritten ist, dass eine Heilung unmöglich geworden ist! Organe sind bereits zerstört oder im Zerstörungsprozess begriffen, oder sie befinden sich zumindest in einem bedenklichen Zustand. In diesem Fall sehen Sie eine kurze Erholung der Gesundheit, welcher eine Abnahme der LK bis zu *einem niedrigeren Grad als vorher* folgt – obwohl dies möglicherweise erst bei folgenden Besuchen deutlich wird! Die Pathologie ist anfangs – bei der zweiten Konsultation – vielleicht noch nicht aggressiv genug, um die LK zu überwältigen und bereits einen weniger vitalen Zustand zu erzeugen. Hier muss wiederholt werden, dass der Homöopath bei dem Verdacht auf eine fortgeschrittene Pathologie unbedingt mit der kleinstmöglichen Potenz – normalerweise einer C6 – beginnen und sich bis zu einer Q-Potenz hocharbeiten sollte. Natürlich kennt der Arzt das Ausmaß der Pathologie nicht immer im Voraus. Ich habe Patienten erlebt, die innerhalb eines Monats an disseminiertem (metastasiertem) Krebs starben, obwohl sie bei ihrem ersten Besuch keinerlei Anzeichen für die Schwere der Erkrankung zeigten. Der erfahrene Homöopath kann anhand der Reaktion des Patienten auf das angezeigte Mittel zumindest den Verdacht auf eine schwere Pathologie hegen, und diese Reaktion kann ihn bei der Prognose und der weiteren Behandlung leiten (siehe die folgenden Szenarien).

Oftmals lauert eine verborgene Krankheit im Hintergrund, besonders bei Menschen mit einem aktiven syphilitischen Miasma, das die LK wie ein trojanisches Pferd heimlich, aber stetig unterminiert. Ein japanisches Sprichwort besagt: "Du kannst keinen Patienten heilen, dem es bestimmt ist zu sterben." Das bedeutet, dass Palliation manchmal die einzig mögliche Lösung darstellt. Mit Hahnemanns fortgeschrittenen Methoden ist diese Möglichkeit leichter zu entdecken, und Sie sollten den Patienten dann falls nötig zu weiteren schulmedizinischen Untersuchungen schicken. Indem Sie höhere Potenzen als die C30 vermeiden, unterstützen Sie die geschwächte LK, so dass der Patient die verbleibende Zeit seines Lebens angenehmer verbringen kann. (Dies bedeutet auch, dass Q-Potenzen nicht immer angezeigt sind – die einzelne, niedrigste Dosis einer Q1 ist stärker und beansprucht die LK des Patienten mehr als eine C30!) Wenn es um echte Palliation geht, ist die Homöopathie auf jeden Fall unschlagbar in ihrer Wirksamkeit!

Wenn das Ausmaß der Pathologie sehr schwer ist, müssen Sie Zuflucht zu einer C6 Potenz nehmen, aber wie viele Verschreiber nach der 4. Auflage wissen das? Wie viele von ihnen beginnen ihre chronischen Fälle mit der trockenen Gabe einer C6 – den Argentinier Dr. Francisco Eizayaga einmal ausgenommen? Aus dem zu schließen, was ich Zeitschriften und Seminaren entnehmen kann, sind es nur sehr wenige! Und selbst wenn sie es tun, so sind sie doch auf trockene Gaben beschränkt, welche natürlich dem Grad der Pathologie weitaus schwieriger anzupassen sind. Mit der Methode nach der 5. Auflage sind Sie in der Lage, den Patienten individuell nach Bedarf zu unterstützen, und damit das Fortschreiten der Krankheit zu verlangsamen und das Leiden des Patienten zu begrenzen. Mit der Methode des "Abwartens und Beobachtens" nach der Einzelgabe einer Hochpotenz gemäß der 4. Auflage (obwohl die Potenz in Szenario #3 nicht hoch genug war, um eine ähnliche Verschlimmerung hervorzurufen), gerät der Patient oft in einen noch schlimmeren Zustand, in welchem er neue Symptome und/oder eine Intensivierung alter Symptome erfährt. Natürlich wird sich sein Zustand auch schneller verschlechtern als bei Anwendung der fortgeschrittenen Methoden Hahnemanns.

Eine weitere Möglichkeit – der Patient befand sich am Rande der Unheilbarkeit, aber durch sanfte Unterstützung der LK mit ansteigenden Potenzen (C6, C12, C18, C24, C30) gemäß der 5. Auflage und anschließende Anwendung der Q-Potenzen können Sie den Patienten oft dem Tode entreißen. Dies sind die wundersamsten Heilungen, welche nur von den gewissenhaftesten und erfahrensten Homöopathen und nur durch die Einführung der Q-Potenzen im richtigen Augenblick vollbracht werden – genau wie Hahnemann es gemacht hat! Hahnemann hat bei sehr empfindsamen Patienten auch die Riechmethode angewendet, häufig als wöchentliche Gabe in seiner Praxis, und damit Heilungen erzielt, die niemand sonst erreichen konnte.

Ich möchte nicht, dass die *Arsenicum*-Persönlichkeiten unter meinen Lesern in Panik geraten und glauben, dass bei ihnen eine schwere Pathologie vorliegt. *Arsenicum*-Menschen sind immer davon überzeugt, unheilbar zu sein (*Wahnidee, dass seine Zeit zu sterben gekommen sei*). Diese Patienten neigen dazu, von einer lediglich minimalen oder überhaupt keiner Besserung zu berichten, da sie sich auf den Rest ihrer bestehenden oder empfundenen Symptome konzentrieren. *"Durchschauen Sie Ihren Patienten"* ist obligatorisch – das Leben von *Arsenicum*-Menschen besteht aus einem einzigen inneren Aufruhr und Sorgen. Dennoch muss sich der Homöopath darüber im Klaren sein, dass sein Patient unheilbar sein könnte, so sehr er auch hoffen mag, dass sich dies nicht bewahrheiten wird.

#3 Bewerten Sie die Intensität und den Zeitpunkt des Auftretens wiederkehrender Symptome

Der Homöopath muss auch auf den Zeitpunkt achten, *wann* ihm der Patient von seiner Reaktion berichtet. Ruft er Sie am dritten Tag an und sagt, dass er sich zwei Tage lang großartig, beinahe unglaublich gut gefühlt hat (aber *nicht* die berühmte "auffallende" Reaktion nach § 246 – welche eine Wiederholung der Arznei ausschließt), sich jetzt aber weniger gut fühlt? Der Patient ist wie eine vernachlässigte Pflanze, die nach Wasser dürstet. Die ersten Tropfen werden wie ein Wunder empfunden, aber fortgesetzte "Dosen" sind dann nicht mehr ganz so erfrischend! Wiederholt der Homöopath, der nach der 4. Auflage arbeitet, wenn ihn der Patient so frühzeitig während der Behandlung darauf aufmerksam macht? Ich bin mir sicher, dass er dies nicht tun wird, da er eine Todesangst vor Verschlimmerungen hat; aber selbst Homöopathen, die sich nach der 5. und 6. Auflage richten und die Gabe angemessen *wiederholen*, kann dieses Szenario widerfahren, aus dem einfachen Grund, dass die Nachwirkung der LK in *Zyklen oder Wellen* erfolgen kann. Sie stellt nie eine Gerade dar – wir könnten sie mit den von Augenblick zu Augenblick erfolgenden Anpassungen unseres endokrinen und Immunsystems vergleichen, die sich im Laufe eines jeden Tages Myriaden von Änderungen anpassen. *Aber achten Sie darauf, dass der Patient äußert, dass er sich immer noch besser als vor Einnahme der ersten Gabe fühlt!*

Kleine Ereignisse – kleine Rückschläge bei der Arbeit oder in Beziehungen – rütteln an dem Fortschritt, den Ihr Arzneimittel erzielt. Die Beseitigung solcher Hindernisse am nächsten Tag erlaubt der LK, sich in eine mehr positive Richtung weiterzubewegen. Selbst Verschreibern nach den fortgeschrittenen Methoden muss nachdrücklich in Erinnerung gerufen werden, dass *jede auffallende positive Reaktion jegliche Verabreichung einer zweiten Gabe ausschließt, bis die Wirkung abgeflaut ist* (§ 246). Wenn der Patient das Mittel jetzt wiederholt, wird er zweifellos eine ähnliche Verschlimmerung auslösen. Lieber den Fehler begehen, einen Tag zu lange zu warten als einen Tag zu früh zu handeln. In den meisten Fällen kann der fortgeschrittene Verschreiber die Gabe jedoch wiederholen, selbst wenn es dem Patienten immer noch besser als zuvor geht, und sogar *während* der Besserung – so lange es sich nicht um die von Hahnemann beschriebene auffallende Besserung handelt.

Haben Sie keine Angst! Die auffallende Besserung kam selbst bei Hahnemann selten vor; machen Sie sich nicht vor, dass Sie selbst jeden Tag solches Glück haben!

Beachten Sie, dass Sie, wie oben erläutert, an einen unheilbaren Fall denken müssen, wenn die wiederkehrenden Symptome heftiger sind als vor der ersten Gabe.

#3 Miasmatische Blockade

Wenn keine der bisherigen Erörterungen zutrifft, ist es an der Zeit, an eine miasmatische Blockade zu denken. Die Arznei war trotz aufsteigender Gaben nach Hahnemanns fortgeschrittenen Methoden nicht in der Lage, die miasmatische Blockade zu beseitigen. Zumindest finden Sie dies eher heraus als mit der Einzelgabe einer Hochpotenz und der Abwarten-und-Beobachten-Methode. Die LK wird von der Schwere des miasmatischen Einflusses überwältigt. Eine dem Fall zugehörige Nosode muss das Terrain bereinigen, bevor das angezeigte chronische Mittel wirken kann. Hering schrieb, dass "die Nosode die Krankheit aufrührt und die Reaktion auf das angezeigte Arznei dauerhafter und wirksamer gestaltet", siehe auch Kapitel 11. Sie können ähnliche Reaktionen auf die Nosode erwarten wie bei Szenario #2 beschrieben.

Anmerkung – Ich möchte in Szenario #3 gern die *rasch fortschreitenden akuten Krankheiten* einschließen, bei denen die LK den wiederholten abgeänderten Reiz des Arzneimittels in weitaus kürzeren Abständen braucht als bei chronischen Krankheiten, da die Arznei in dem Gefecht zwischen dem Eindringling und der LK sehr viel schneller verbraucht wird. In solchen Fällen können häufigere Wiederholungen, stärker abgeänderte Potenzen und größere Dosen erforderlich sein, je nach Virulenz und Intensität des Geschehens. Auf der anderen Seite kann die einmalige Gabe des *Simillimum* die akute Krankheit manchmal augenblicklich auslöschen! Das ist die Magie der kleinsten Gabe! Hahnemann erklärt eindrücklich, dass wir, wenn wir bei einer akuten Krankheit nach einer einmaligen Gabe eine anfängliche ähnliche Verschlimmerung sehen, davon ausgehen können, dass diese Einzelgabe die gesamte akute Krankheit heilen wird. Deshalb verabreichen Sie in einem solchen Fall eine zweite Gabe nicht vor Ablauf von mindestens zwei Stunden und nur, wenn die Symptome dann unverändert wiederkehren (was unwahrscheinlich ist)!

Szenario #4

Rasche, kurze Erstverschlimmerung gefolgt von Besserung und Zunahme der Stärke des Patienten

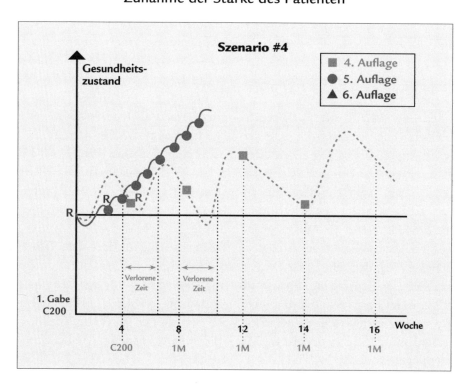

Ist es das richtige Mittel? Ja, denn der Patient hatte eine ähnliche Verschlimmerung. *Müssen Sie den Fall neu aufnehmen?* Nein, denn die Arzneiwahl ist richtig. Müssen Sie überhaupt etwas tun? Das hängt von der Methode ab, die Sie anwenden!

Was ist in diesem Szenario passiert? Das Mittel hat eine ähnliche künstliche

Arzneikrankheit erzeugt, welche für die LK zu stark war, so dass diese von der anfänglichen "Auseinandersetzung" überwältigt wurde. Aber in diesem besonderen Fall muss die LK die Kraft gehabt haben, sich nach einer anfänglichen Verschlimmerung wieder zu sammeln und nun mit einer sekundären kurativen Nachwirkung zu reagieren, welche lang anhalten kann (*es lag keine weit fortgeschrittene Pathologie vor*, sonst hätte der Patient nicht so rasch reagiert). Sofern in diesem Fall eine körperliche Pathologie bestand, so betraf sie eine oberflächliche Ebene (z. B. Abszesse, vergrößerte Drüsen, Gelenksymptome etc.), und wäre von Hahnemann als Weg zur Beschwichtigung der schwelenden inneren Krankheit bezeichnet worden. Die Organebene – die zweite unserer körperlichen Ebenen – war von der Pathologie noch nicht erreicht worden (siehe das folgende Diagramm).

Ebenen der Unterdrückung
Haut   Gelenke
Organe
ZNS
Eifersucht, Verlassenheitsgefühl, Ärger etc.
Selbstmordgedanken
Schlechtes Kurzzeitgedächtnis, Verwirrung
Schlechtes Langzeitgedächtnis
Wahnideen

Die Dosis und/oder Potenz kann auch nicht gar zu groß gewesen sein, sonst hätte die LK mehr Zeit zur Erholung gebraucht. Daher war die unähnliche" Krankheit, welche von dem nahen Simile hervorgerufen wurde, nicht heftig und stark genug, um als wirklich "unähnlich" bezeichnet zu werden. In diesem Fall war die gewählte Potenz und/oder Dosis des Mittels ein wenig zu hoch und führte zu einer anfänglichen ähnlichen Verschlimmerung für die Dauer von wenigen Stunden oder Tagen. Dies unterscheidet sich von Szenario #1, wo es zwar immer zu einer ähnlichen Verschlimmerung kommt, diese aber so minimal ist, dass der Patient sie gar nicht wahrnimmt. Hier wird die Verschlimmerung deutlich gefühlt, sie ist aber nicht so heftig, dass die LK sie nicht rasch überwinden kann.

Szenario #4 ist das, was Kent in *Zur Theorie der Homöopathie* als "erwünschte" Reaktion bezeichnet: "Eine rasch eintretende, kurze und **heftige** Verschlimmerung ist das, was wir uns wünschen" (2001, S. 378) (*Betonung des Autors hinzugefügt*.). Verschreiber nach der 4. Auflage behaupten, dass "eine heftige ähnliche Verschlimmerung auftreten muss, denn dann können wir uns sicher sein, das Simillimum gefunden zu haben". Wie wir sahen, vertrat Hahnemann diese Auffassung sogar noch in der 5. Auflage des *Organon*, aber in der 6. Auflage sieht er diese ähnliche Verschlimmerung nicht mehr als zwingend notwendigen Bestandteil einer erfolgreichen Verschreibung an. Sie müssen sich fragen: "Wie lange hat diese ähnliche Verschlimmerung gedauert? War sie kurz? Hat sie wenige Stunden oder mehrere Tage, vielleicht sogar eine Woche gedauert?" Die Verschreiber nach der 4. Auflage halten eine ähnliche Verschlimmerung von ein paar Tagen für annehmbar. Es besteht keine Notwendigkeit, die Dosis/Potenz anzupassen, wenn die Verschlimmerung nur wenige Stunden, vielleicht sogar einen Tag angehalten hat, da dies Szenario #1 ähnelt. Falls es jedoch zu längeren ähnlichen Verschlimmerungen kommt, können und sollten wir es besser machen, zumindest indem wir die Methoden der 5. und 6. Auflage und nicht die der 4. Auflage anwenden! Die "Wartezeit" der 5. und 6. Auflage ist viel kürzer als bei den Homöopathen, die nach der 4. Auflage arbeiten, wie Sie auch in dem Diagramm zur Veranschaulichung von Szenario #4 erkennen können. Wenn Sie die Methode der 4. Auflage anwenden, geht nach jeder weiteren Gabe Zeit verloren, während mit den Methoden der 5. und 6. Auflage nach der ersten ähnlichen Verschlimmerung nur eine kurze Wartezeit erforderlich ist, und Sie dann sofortige Anpassungen vornehmen können. Ein guter Homöopath kann mit fein abgestimmten Anpassungen *alle zukünftigen* Wartezeiten vermeiden, und eine Heilung ist in einem Bruchteil der Zeit zu erreichen!

Nachdem die "rasch eintretende" ähnliche Verschlimmerung vorüber ist, können Sie eine der folgenden Anpassungen vornehmen:

- Verringern Sie die Anzahl der Schüttelschläge.
- Verringern Sie die Menge der verabreichten Arznei – Teelöffel, Esslöffel etc. (1 TL = 5 ml; 1 EL = 15 ml).
- Verringern Sie die Häufigkeit der Gabe (jeden 3. Tag, einmal die Woche etc.).
- Lösen Sie die Arznei in einer größeren Menge Wasser auf – erstes Glas, zweites Glas etc.
- Vergrößern Sie das Volumen der Arzneivorratsflasche (AVF) von 125 ml auf 250 ml.

Auch hier sehen wir wieder die Flexibilität der Split-dose-Methode und der Q-Potenzen gegenüber der starren Einmalgabe gemäß der 4. Auflage, bei der Sie nur hoffen können, dass die Verschlimmerung schnell vorübergeht. Egal wie kurz eine Verschlimmerung ist, sie verzögert immer die Heilung und stellt die Geduld sowohl des Homöopathen als auch des Patienten auf die Probe. Während dieser Wartezeit besteht immer das Risiko, dass der Patient zu unterdrückenden Maßnahmen greift, um unangenehme Symptome zu lindern. Nach der Anpassung der zweiten Dosis, die oft durch Verringerung der Anzahl der Schüttelschläge erzielt wird, sollten die folgenden Gaben des Arzneimittels ruhig von der LK aufgenommen werden, die sich nun mit Leichtigkeit in Richtung Homöostase und heilender Nachwirkung bewegt. Und sogar während der Patient eine Besserung erfährt, können sorgfältig angemessene Wiederholungen die Heilung auf die Hälfte oder ein Drittel der ursprünglich benötigten Zeit verkürzen! Dagegen müssen sich Verschreiber nach der 4. Auflage bei der Verabreichung der zweiten Dosis auf eine erneute ähnliche Verschlimmerung gefasst machen, *insbesondere* wenn sie die zweite Gabe zu früh reichen oder die Potenz steigern, was immer einen großen Sprung von der C200 zur 1M, der 1M zur 10M etc. bedeutet. Es ist kein Wunder, wenn Patienten sagen: "Bei der Homöopathie muss sich dein Zustand erst verschlechtern, bevor es dir besser gehen kann." Sollte dies wirklich unser bleibendes Erbe sein? Nicht, wenn alle Homöopathen die Methoden der 5. und 6. Auflage anwenden würden!

Szenario #5

Langdauernde ähnliche Verschlimmerung mit nachfolgendem, aber langsamem Fortschritt in Richtung Besserung

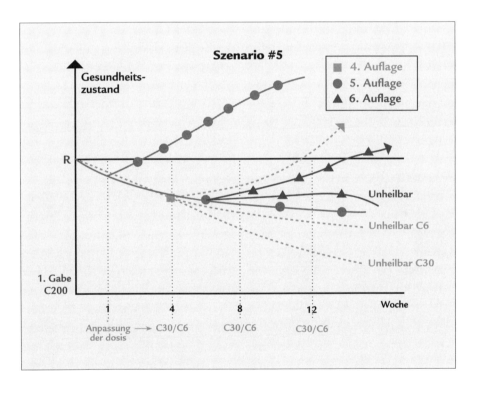

Ist es das falsche Mittel? Müssen Sie den Fall neu aufnehmen? Nein, denn der Patient hatte eine *ähnliche*, wenn auch langdauernde Verschlimmerung. Es sind keine neuen Symptome aufgetreten, obwohl es dem Patienten recht lange schlechter gegangen zu sein scheint; die Symptome sind unverändert geblieben; nur die Intensität hat sich zum Schlechteren gewendet. *Müssen Sie die Potenz oder Dosierung ändern?* Ja, denn die ähnliche Verschlimmerung hat zu lange gedauert und die LK beinahe überwältigt. Wann kommt es demnach zu Szenario #5?

#5 Zu hohe Potenz – Unerkannte hypersensitive Patienten

Die erste Möglichkeit, an die Sie denken müssen, ist die, dass die Arznei eine ähnliche künstliche Krankheit erzeugt hat, die stärker als nötig war, um die natürliche Krankheit zu übertreffen. Höchstwahrscheinlich haben Sie das richtige Mittel in einer zu hohen Potenz und/oder zu großen Menge verschrieben, so dass die LK es anfangs nicht ruhig annehmen konnte; die erste Begegnung ähnelte eher einem groben Schock. Der Arzt hat beinahe eine ausgeprägte Arzneikrankheit *an der Grenze zur unähnlichen Krankheit* hervorgerufen, aber die LK war schließlich doch in der Lage, mit der anfänglichen brutalen Auseinandersetzung fertig zu werden. Nach einem langen Kampf erholt sich das Lebensprinzip nun langsam wieder und schlägt die richtige, heilende Richtung ein. Dies ist eine Steigerung von Szenario #4, wo das Arzneimittel auch beinahe ein Volltreffer war. Hier hat es die LK aber weitaus mehr Anstrengung gekostet, um den "Erstschlag" zu überwinden und den Weg in Richtung Homöostase einzuschlagen. Diese Möglichkeit kann auch dann auftreten, wenn ein sorgloser Behandler nicht die Empfindlichkeit des Patienten berücksichtigt (was gemäß § 281 *immer* bei der ersten Konsultation zu geschehen hat) oder sich nicht über den Schweregrad der bereits bestehenden Pathologie im Klaren war.

Weitere Gaben und Potenzen müssen unverzüglich nach unten hin angepasst werden (wie immer wird dies viel schneller bei den Methoden nach der 5. und 6. Auflage erkannt), was wiederum zwar leicht, aber nur mit unseren fortgeschrittenen Verschreibungsmethoden zu erreichen ist. Sie könnten auch mehr Zeit zwischen den einzelnen Gaben verstreichen lassen, aber damit verlieren Sie den enormen Vorteil der häufigen Gabenwiederholung, welche die Heilung beschleunigt. Es ist besser, die Schüttelschläge und die Dosis anzupassen, und bei der Anwendung der Split-dose-Methode die Potenz des Arzneimittels in der AVF zu verringern (dies alles wird die Verschlimmerung vermindern oder beenden). Mit der 6. Auflage verfügen Sie sogar über noch mehr Anpassungsmöglichkeiten (siehe Kapitel 5), wohingegen die armen Patienten der Verschreiber nach der 4. Auflage dazu verdammt sind, eine lange, sorgenvolle Wartezeit zu überstehen, sofern der Homöopath nicht genügend Kenntnisse besitzt, um die Verschlimmerung durch die Anwendung einer niedrigeren Potenz desselben Mittels oder andere bewährte Methoden zu mildern (siehe auch Teil 3). Selbst dann wird der Behandler noch lange abwarten, bevor er die zweite Gabe verabreicht! Wie viele Patienten hat der Homöopath bei einem solchen Verlauf bereits verloren? Und wie viele Patienten werden bei dem Gedanken daran, diese "entsetzliche" Arznei erneut einzunehmen, schaudern? Wie wollen Sie eine Anpassung vornehmen, wenn Sie der 4. Auflage folgen? Es bleiben nicht viele Möglichkeiten übrig. Wenn Sie mit der Trockengabe der C6 begonnen haben, müssen Sie auf die Riechmethode oder gar die Einreibung in die Haut zurückgreifen und dann versuchen, anhand der Reaktion des Patienten zu bestimmen, wie oft Sie das Mittel wiederholen können. Und vergessen Sie nicht, dass der Homöopath, der nach der 4. Auflage arbeitet, die Mittel trocken und nicht in Wasser aufgelöst anwendet, wodurch die Wahrscheinlichkeit für ähnliche Verschlimmerungen zunimmt.

Hahnemann erläutert die Gefahr, die von einer unangemessenen Dosierung ausgeht:

> ***Org § 276:*** *Aus diesem Grunde schadet eine Arznei, wenn sie dem Krankheitsfalle auch homöopathisch angemessen war, in jeder allzu großen Gabe und in starken Dosen um so mehr, je homöopathischer und in je höherer Potenz sie gewählt war, und zwar weit mehr als jede eben so große Gabe einer unhomöopathischen, für den Krankheitszustand in keiner Beziehung passenden (allöopathischen) Arznei. Allzu große Gaben einer treffend homöopathisch gewählten Arznei und vorzüglich eine öftere Wiederholung derselben, richten in der Regel großes Unglück an.*

#5 Ausgeprägte Pathologie

Eine ausgeprägte Pathologie kann ein Zeichen dafür sein, dass sich die Krankheit an der *Grenze zur Unheilbarkeit* befindet, besonders wenn Sie die Empfindlichkeit des Patienten und das Ausmaß krankhafter Veränderungen berücksichtigen, Gegebenheiten, die ein guter Homöopath anfangs immer zu bestimmen versuchen würde! Bei einer langdauernden Verschlimmerung liegt mit großer Wahrscheinlichkeit bereits eine schwere Pathologie vor, welche Ihnen und dem Patienten vielleicht sogar schon bekannt ist. Vielleicht ist diese Möglichkeit aber auch das erste Anzeichen für eine bislang noch nicht entdeckte und dokumentierte Pathologie. Ein gut ausgebildeter Homöopath wird vorsichtig genug sein, sehr tiefe Potenzen in sorgfältig bemessenen Dosen zu verabreichen, um diese Art von Szenario zu vermeiden, besonders wenn das Ausmaß der Pathologie bereits bekannt ist. Manchmal kann es jedoch vorkommen, dass Sie niemals in Betracht ziehen würden, dass der Fall unheilbar oder der Patient überempfindlich sein könnte, bevor Sie die anfängliche Reaktion auf die Testgabe sehen. Stellen Sie sicher, dass Sie den Fall zu weiteren Untersuchungen an einen Schulmediziner überweisen, wenn Sie annehmen, dass eine bislang unerkannte Pathologie vorliegt, oder wenn der Patient in der letzten Zeit nicht gründlich schulmedizinisch untersucht wurde.

Was können Sie in der Zwischenzeit tun? Wenn Sie nach der 4. Auflage arbeiten, können Sie die Verschlimmerung lediglich mit einer tieferen Potenz, welche Sie sofort geben sollten, mildern. Es wird schwierig sein festzulegen, wie oft Sie diese Gabe bei einem ängstlichen Patienten wiederholen können. Wenn Sie die fortgeschrittenen Methoden anwenden, können Sie eine tiefere Potenz mit weniger Schüttelschlägen und/oder eine abgeschwächte Dosis (erstes Glas, zweites Glas etc.) wählen. Wenn das Wohlbefinden des Patienten dann zurückkehrt, können Sie die Heilung mit häufigeren Gaben beschleunigen. Wenn die Besserung stagniert, kann eine größere Dosis (2, 3 oder 4 Teelöffel) ohne die Gefahr einer Verschlimmerung gegeben werden. Nach einer C6 Split-dose können Sie sich mit ansteigenden Potenzen von der C12 über die C18 und C24 bis zur C30 hocharbeiten. Mit jeder Steigerung unterstützen Sie die LK des Patienten und stellen eine sanfte kurative Nachwirkung sicher. An diesem Punkt können Sie zu den Q-Potenzen übergehen und die Heilung noch weiter beschleunigen, so wie es Hahnemann ganz hervorragend in seinen Pariser Jahren gelungen ist. So kann die Homöopathie die Patienten den Fängen des Todes entreißen. Leider kann es auch bei der allerbesten Methode geschehen, dass Sie es mit einem unheilbaren Fall zu tun bekommen. Aber selbst dann werden Sie den Verfall des Patienten mit diesen fortgeschrittenen Methoden verlangsamen und weitaus effektiver palliativ behandeln als es die trockene Einzelgabe gemäß der 4. Auflage jemals könnte.

#5 Unerkannte einseitige Krankheit

Wenn sich eine fortgeschrittene Pathologie entwickelt, wird sie oft zur aktiven Schicht des Falles: Sie "wird" sogar zum Fall selbst. Dies wird als einseitige Krankheit bezeichnet und steht mit den fortgeschrittenen Stadien chronischer Miasmen in Zusammenhang. So kann beispielsweise eine fortgeschrittene Nierenerkrankung bei Lupus die LK überwältigen und die chronische natürliche Krankheit in den Hintergrund drängen, da die unähnliche, natürliche, stärkere Krankheit die ältere, schwächere suspendiert und das Leben des Patienten bedroht. Sie bildet die hauptsächlich aktive Schicht und erfordert unbedingt eine sofortige Behandlung anhand einer an den Organschäden orientierten Verschreibung. Die organische Pathologie des Falles ist so weit fortgeschritten, dass sie die Symptomatik der LK unter ihre Kontrolle gebracht hat und damit zur *Schicht der krankhaften Veränderungen* geworden ist. Der fähige Homöopath muss hier *zuerst* die von-Bönninghausen-Methode (VB) anwenden (siehe das nebenstehende Diagramm) und ein Arzneimittel anhand des Ortes, der Empfindungen, Modalitäten und Begleit- bzw. Nebensymptome, also *nicht* nach miasmatischen Gesichtspunkten auswählen. Andere Beispiele umfassen drohendes Leberversagen mit hepatischem Koma bei Zirrhose oder Tuberkulose mit offenen Kavernen, wo tiefwirkende, miasmatisch ausgewählte Polychreste den Tod des Patienten nur beschleunigen würden. Nur wenn die einseitige Krankheit zurückgedrängt wird, möglichst durch die Methoden der 5. und 6. Auflage, wird die aufgeschobene, ältere chronische Krankheit wieder erscheinen. Nun kann sie sogar (und vorzugsweise) mit einem nach miasmatischen Gesichtspunkten ausgewählten Arzneimittel behandelt werden. Die vorrangige Beseitigung einer stärkeren, natürlichen, "lokalen" Krankheit durch eine Verschreibung anhand der Organschäden erlaubt der Lebenskraft des Patienten, sich bis zu einem solchen Grad zu erholen, dass sie in einer sekundären Phase in der Lage ist, die tiefer wirkenden Arzneien zu tolerieren und ihnen mit einer positiven kurativen Reaktion zu begegnen. Setzen Sie in dieser zweiten Phase immer tiefe Potenzen und niedrige Dosen ein. Die Auflösung solcher Fälle, in welchen der Patient am Rande des Todes schwebte, erscheint wirklich wie ein Wunder, eines, das nur durch die Homöopathie und vielleicht noch durch inbrünstige Gruppengebete möglich wird.

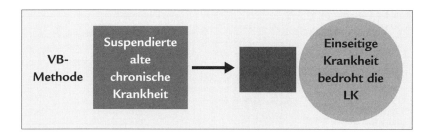

Szenario #6

Verlängerte ähnliche Verschlimmerung gefolgt von langsamer kontinuierlicher Verschlechterung

Ist es das richtige Mittel? Ja, denn es kam zu einer *ähnlichen* Verschlimmerung. Aber ganz offensichtlich ist dieser Verschlimmerung keine Besserung gefolgt und die Gesundheit des Patienten verfällt weiter. Die LK scheint nicht in der Lage zu sein, sich aufzuraffen und diesen Abwärtstrend zu verhindern. Unmittelbar nach der Gabe des Arzneimittels sind *keine neuen* Symptome aufgetreten, aber in der Praxis kann es im Laufe der Zeit schwierig werden, zwischen einer ähnlichen und unähnlichen Verschlimmerung zu unterscheiden. Wenn die natürliche Krankheit weiter fortschreitet, erscheinen oft aufgrund der zunehmenden Zerrüttung der Gesundheit des Patienten neue Symptome (Symptome, die dem Krankheitsnamen und der Pathologie angehören). Diese werden der Symptomatik des Patienten hinzugefügt, und doch war das Mittel ähnlich. Dies ist der natürliche Verlauf der natürlichen Krankheit.

Was ist als Nächstes zu tun? Wie die folgenden Beispiele zeigen, haben wir es hier mit einem äußerst kritischen Szenario zu tun. Aber eins ist sicher. Sobald Sie dieses Szenario erkennen, arbeiten Sie *immer* mit der **C6** als Split-dose und wiederholen Sie Ihre Gaben in sorgfältig abgemessenen Dosen, während Sie sich langsam bis zur **C30** hocharbeiten. Dann gehen Sie, falls und sobald es möglich ist, zu den Q-Potenzen über, um den Verfall zu verzögern und palliativ zu agieren oder um noch effektiver zu heilen (falls dies noch möglich ist).

#6 Unerkannte hypersensitive Patienten

Die erste Möglichkeit ist die, dass Sie es mit einem wirklich hypersensitiven Patienten zu tun haben (um die 1000 auf der Empfindlichkeitsskala), dem Sie eine viel zu hohe Potenz und Dosis der Arznei verabreicht haben. Besonders in einem solchen Fall könnte eine trockene Gabe eine verlängerte ähnliche Verschlimmerung auslösen (siehe auch Szenario #5, § 276). Meine Studenten sollten eigentlich nicht in diese Falle tappen, da sie wissen, dass sie ein Mittel entsprechend *der Natur des Patienten, der Natur des Falles und der Natur des Arzneimittels* (§ 281) auswählen müssen. Pseudo- und inkompetente Homöopathen können dagegen eine gefährliche Situation heraufbeschwören, da sie genau wie die allopathischen Ärzte nicht die Empfindlichkeit des Patienten berücksichtigen. Wenn Sie in einer solchen Situation hinzugezogen würden, könnten Sie die Mittelwirkung entweder mit Kampfer oder dem entsprechenden korrespondierenden Antidot aufheben oder das Mittel, falls Sie es für das Simillimum halten, in einer tieferen Potenz gemäß der Splitdose-Methode geben und nach Bedarf wiederholen. Dieser Fall ist immer noch heilbar und diese Möglichkeit tritt leider häufiger auf, als Sie vielleicht annehmen würden. Die echte Gefahr besteht darin, dass ein inkompetenter Behandler immer noch nicht den Grad der Empfindlichkeit des Patienten erkennt und glaubt, das "falsche" Mittel zu haben – ja, Sie wären überrascht, wie oft dies passiert! – selbst wenn keine neuen Symptome vorliegen. Den Rest können Sie sich denken. Der Patient wird im besten Falle mit entfernten Similes und im schlechtesten Falle mit falschen Mitteln bombardiert und ist rettungslos verloren, da eine noch komplexere Krankheit erzeugt wird. Der besser ausgebildete Homöopath, der nach der 4. Auflage arbeitet, kann die Verschlimmerung abschwächen, so gut es ihm mit seiner Methode möglich ist, indem er trockene Gaben verabreicht und das Mittel nur wiederholt, wenn die Symptome unverändert wiederkehren und kein weiterer Fortschritt sichtbar ist. Auch hier erkennen wir wieder die Schwierigkeiten des Verschreibers nach der 4. Auflage. Ist der Fall noch heilbar, wird die Erholung sehr viel langsamer vonstatten gehen als mit den Methoden der 5. und 6. Auflage, und Sie verlieren vielleicht einen ungeduldigen Patienten!

#6 Unheilbare Fälle

Das Mittel war gut gewählt (in Dosis und Potenz), was bedeutet, dass die natürliche Krankheit die LK in einem solchen Ausmaß überwältigt hat, dass diese nicht mehr die Kraft hat, auf eine stärkere künstliche Arzneikrankheit zu reagieren, auch wenn diese ähnlich und angemessen sanft ist!

Die LK ist nicht in der Lage, Symptome hervorzubringen, was bei *fortgeschrittener und finaler Pathologie* der Fall sein kann. Sie können dies mit der Situation einer vollkommen erschöpften *Sepia*-Frau vergleichen, die selbst die kleinste Aufgabe nicht mehr bewältigen kann, ohne sich in ihr eigenes Grab zu wünschen! Sie hat einfach keine Energie mehr übrig! Dieser Fall ist leider unheilbar, und es bleibt nur noch die *Palliation*. Dieses Szenario zeigt sich auch, wenn es nach der Einnahme eines Arzneimittels zu einer Verschlechterung des Patienten und seiner Krankheit kommt. Nun ist es erforderlich, in einem Zickzack-Kurs entsprechend der Methode der 5. Auflage zu verschreiben; Sie löschen die Feuer, die gerade aufflammen. Nehmen Sie vorzugsweise pflanzliche Mittel, da ihre Wirkung weniger tief ist und die LK daher leichter mit ihnen zurechtkommt als mit tierischen oder mineralischen Arzneien. Wie Sie dem Diagramm zu Szenario #5 entnehmen können, geht der Verfall des Patienten erheblich langsamer vonstatten als mit der Methode nach der 4. Auflage. Es ist tatsächlich so, dass eine einzelne trockene Gabe einer zu hohen Potenz die Reaktionsfähigkeit des Patienten überbeanspruchen und seinen Zusammenbruch beschleunigen kann. Eine Wiederholung des Arzneimittels ist nicht möglich, außer bei dem Versuch, mit einer niedrigeren Potenz die Verschlimmerung abzuschwächen. Seien Sie immer darauf gefasst, dass Sie das Mittel antidotieren müssen, sobald der Verlauf in die falsche Richtung geht, sonst könnten Sie Ihren Patienten womöglich noch schneller unter die Erde bringen.

#6 Unerkannte einseitige Krankheit

Siehe die letzte Möglichkeit bei Szenario #5.

Szenario #7

Ähnliche Verschlimmerung nach jeder Gabe auch bei noch so tiefer Potenz

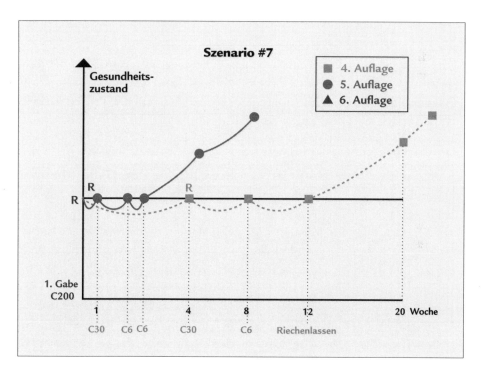

#7 Hypersensitive Patienten

Auch hier stellt sich nicht die Frage nach einem falschen Mittel, sondern es hat den Anschein, als ob die LK des Patienten bei jeder erneuten Verabreichung der Arznei unfähig ist, mit einer kurativen Nachwirkung zu reagieren.

Leider sind diese Fälle nicht mehr so selten. Wir finden mehr extrem hypersensitive Patienten als jemals zuvor, gemeinhin bekannt als multiple chemische Reagenten oder *universelle* Reagenten. Bei jeder

Gabe eines Mittels zeigt der Patient nicht nur eine Verschlimmerung, sondern es treten zusätzlich zahlreiche *akzessorische* Symptome der Arznei auf, so als ob er das Mittel immer wieder prüfen würde. Der Patient zeigt auf alles eine idiosynkratische Reaktion. Kent sagt dazu in *Zur Theorie der Homöopathie*: "Solche Patienten machen uns viel Mühe." (2001, S. 384). Es besteht die Gefahr, dass entweder eine Arzneikrankheit die natürliche Krankheit ersetzt oder – noch schlimmer – dass sich die natürliche Krankheit in eine komplexe Erkrankung verwandelt. Natürlich sind solche Patienten im Hinblick auf homöopathische Prüfungen eine wertvolle Informationsquelle und daher sehr willkommen. In den schlimmsten Fällen werden selbst die Q-Potenzen und die Split-dose-Methode am Anfang nicht greifen, weil das Mittel zu tief wirkt. Hier kann die *Riechmethode*[3] mit einer C6-Potenz angewendet werden (aber nur selten, meistens einmal pro Woche, manchmal einmal im Monat), oder Sie können auf die *Einreibung* zurückgreifen, wobei Sie das Mittel auf der *gesunden* Haut auftragen. Eine weitere Möglichkeit ist der Gebrauch von Mikro-Auflösungen oder Miniatur-Arzneiauflösungen, wie in Kapitel 4 beschrieben. Diese "tropfenweise" Dosis kann bei hypersensitiven Patienten besonders angezeigt sein. Später, nach Einsetzen einer allmählichen Besserung, wird die LK des Patienten ausreichend gekräftigt sein, um Split-Dosen von Centesimalpotenzen und anschließend Q-Potenzen zu verkraften – genauso ist Hahnemann in seinen Pariser Jahren vorgegangen! Aber viele dieser Fälle werden Ihr ganzes Geschick auf die Probe stellen, da der Patient bereits die Grenze zur Unheilbarkeit erreicht hat. Mit den trockenen Gaben entsprechend der 4. Auflage hat der Homöopath praktisch keine Aussicht auf Erfolg. Wie selbst Kent feststellte: "Solche Menschen sind leider oft unheilbar." (*Ibid*, S. 384). Und dieses Problem bestand bereits zu Kents Zeit, als Umweltverschmutzung und Unterdrückung zweifellos von geringerer Bedeutung waren als heutzutage!

Diese Patienten müssen oft damit beginnen, ihre LK bis zu dem Punkt zu stärken, wo sie auf die Primärwirkung des Arzneimittels auf sanfte, homöostatische Weise reagieren können. Ich möchte hier einen Vergleich mit der Traditionellen Chinesischen Medizin (TCM) anbringen, wo bei manchen Patienten zuerst die Moxibustion[4] eingesetzt wird, da die Anwendung von Nadeln dem ohnehin erschöpften Patienten zu viel *Qi* entzieht. Solche Patienten müssen in ihrem Alltag alle toxischen Einflüsse vermeiden und ihre LK durch *Qi Gong* oder *Tai Chi* anheben. Offensichtlich benötigen diese Patienten auch alle erdenkliche Hilfe, die sie aus einer "reinen" Diät (makrobiotisch oder vegetarisch) ziehen können, sowie Ergänzungsmittel, *sofern* sie diese vertragen. In manchen Fällen können auch weniger tief wirkende Arzneien wie Bachblüten versucht werden.

---

3 Siehe *Hahnemann Revisited, S. 71*
4 *Der Rauch und die Hitze von Moxa oder Beifuß, wie er in der TCM angewendet wird, erzeugt Temperaturen bis zu 150 °C, direkt oder indirekt. Es gibt zwei Methoden: 1) die Moxa-Rolle wird ein Stück von dem Akupunkturpunkt entfernt aufgelegt; 2) eine Schale mit Moxa wird direkt auf die eingeführte Akupunkturnadel plaziert.*

#7 "Hysterische" Patienten

Sie müssen sich darüber im Klaren sein, dass diese Möglichkeit auch einen ernsten Fall von unbefriedigten emotionalen Bedürfnissen darstellen kann (Hysterie, emotionaler Missbrauch, Münchhausen-Syndrom etc.). Ein Arzneimittel, welches mit "einer Art von Münchhausen-Syndrom" in Zusammenhang steht, ist beispielsweise *Tarentula* mit seinen "Beschwerden durch unerwiderte Liebe". Es könnte eine Möglichkeit für die Patientin bedeuten, Aufmerksamkeit zu erhalten (die fälschlich als "Liebe" aufgefasst wird), wenn sie sich 65 unnötigen Operationen unterzieht, wie ich es einmal im Fernsehen erlebt habe.

Dieses Szenario kann auch bei sehr bedürftigen Patienten wie *Arsenicum album*, *Pulsatilla*, *Hyoscyamus* oder *Lithium carbonicum*[5] auftreten oder bei Mitteln, die unter Hypochondrie aufgeführt sind (mit den Hauptmitteln *Arsenicum album*, *Calcium carbonicum*, *Nitricum acidum* und *Cannabis indica*). Diese Patienten möchten sich der beständigen Aufmerksamkeit ihres Arztes versichern und tun alles, um diese zu erhalten. Um diese Fälle zu klären, ist es hilfreich, andere Familienmitglieder zu befragen. Daneben besteht die Möglichkeit, dass Sie einen extremen *Thuja*-Fall vor sich haben, der die fixe Idee oder Wahnvorstellung hat, dass "sein Körper zu zerbrechlich sei". Geben Sie all diesen Patienten Placebo (die zweitbeste Verschreibung!), um sie zu beruhigen, bis entweder eine Wiederholung des Simillimum angezeigt ist oder Sie den wahren emotionalen Zustand erkennen und auf diesen verschreiben können, sofern er noch nicht klar war. Wenn Sie in einem solchen Fall die fortschrittlichen Methoden anwenden, sollten Sie nach der Wahl des richtigen Mittels sicherstellen, dass eine andere Person (nicht der Patient) es exakt entsprechend Ihren Anweisungen verabreicht. Ein Patient, der sich in einem Zustand wie oben beschrieben befindet, kann kaum verstehen, wie (und wie oft) er sein Mittel einzunehmen hat. Hier könnte man sich die einzige Situation vorstellen, in welcher die Einzelgabe einer hohen Potenz eventuell vorzuziehen wäre (sofern keine körperliche Pathologie vorliegt), und zwar dann, wenn sich der Patient das Mittel selbst verabreichen muss; anschließend können Sie ihm erlauben, täglich *Sac. lac.* zu nehmen.

---

[5] *Diese Mittel verlangen aus verschiedenen Gründen nach Aufmerksamkeit, was häufig in ihren zentralen Wahnideen oder mentalen und emotionalen Symptomen zum Ausdruck kommt.* Hyoscyamus *und* Lithium carbonicum *brauchen beide symbiotische Beziehungen, da sie sich davor fürchten, der Welt alleine gegenüberzutreten. Sie fühlen sich schnell im Stich gelassen oder ungeliebt von der Person, von der sie abhängig sind.* Arsenicum *braucht Menschen, um über seine Ängste vor Krankheiten, Tod und Einbrechern zu reden (Wahnidee, sie würde alles verunreinigen, was sie berührt; Wahnidee, Diebe seien unter dem Bett). Er mag keine Menschen, aber er* **braucht** *sie!* Pulsatilla *wird von Eifersucht und einem Gefühl der Verlassenheit getrieben, von dem Gefühl, "völlig allein auf der Welt zu sein", ganz egal, wie viel Aufmerksamkeit Sie ihr schenken!*

Szenario #8

Isolierte Besserung körperlicher Symptome ohne allgemeine Erleichterung und ohne besondere Steigerung des Wohlbefindens des Patienten oder Änderung seines mentalen/emotionalen Zustandes

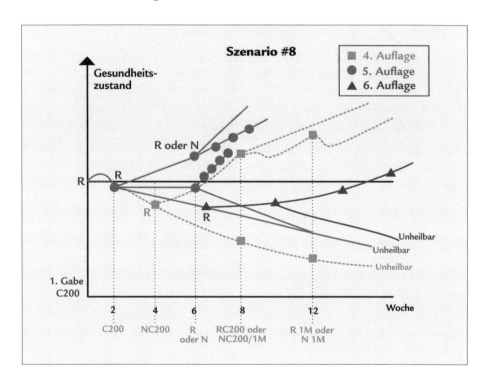

Liegt hier eine falsche oder eine richtige Verschreibung vor? Zuerst einmal scheint es nicht das falsche Mittel zu sein, da offensichtlich keine neuen Symptome aufgetaucht sind. Dennoch hat das Mittel keine Steigerung des Wohlbefindens des Patienten, also eines mehr allgemeinen Symptoms, bewirkt. Wenn es keine "falsche" Verschreibung ist, was ist es dann? Es ist nicht das Simillimum. Diese Verschreibung grenzt an ein entferntes Simile/eine falsche Arznei.

#8 Entferntes Simile und/oder unterdrücktes Symptom

Ihr erster Gedanke sollte sein, dass Sie dem Patienten *im besten Falle* ein sehr entferntes Simile gegeben haben, mit anderen Worten, das Simillimum ist noch nicht gefunden worden – oder ist bisher vielleicht noch nicht geprüft worden, was jedoch selten der Fall ist! Höchstwahrscheinlich ist es einfach eine schlechte Mittelwahl.

Was ist passiert? Innerhalb des gesamten Symptomenkomplexes haben sich lediglich ein oder wenige körperliche Symptome gebessert, aber es kam zu keiner allgemeinen mentalen/emotionalen Besserung, zumindest zu keiner lang anhaltenden und dauerhaften. Der Patient mag angesichts des Verschwindens eines lästigen körperlichen Symptoms überglücklich sein und dadurch eine unabsichtliche Besserung auf der mentalen/emotionalen Ebene zeigen, besonders, wenn sich beispielsweise ein unablässig juckendes Ekzem, unangenehm lautes Aufstoßen alle 30 Minuten, schwere Dysmenorrhoe oder ein "unästhetisches" Symptom (z. B. ein Ausschlag oder eine Warze) gebessert hat.

Aber seine Freude wird nur von kurzer Dauer sein, da sich der wahre chronische miasmatische Zustand weiter verschlechtert, weil die Arznei nicht zu einer kurativen Nachwirkung geführt, sondern die äußerliche Manifestation der Krankheit unterdrückt und nicht an der Wurzel bzw. auf der miasmatischen Ebene angesetzt hat. Wenn der beschwichtigende Einfluss des einzelnen körperlichen Symptoms, das in Wahrheit einfach nur ein Ausdruck oder Warnsignal der echten chronischen inneren Krankheit ist, blockiert wird, hat der Homöopath lediglich einer weiteren, andersartigen Ausdrucksform desselben Miasmas den Weg bereitet.

Org § 201: Offenbar entschließt sich (instinktartig) die menschliche Lebenskraft, wenn sie mit einer chronischen Krankheit beladen ist, die sie nicht durch eigne Kräfte überwältigen kann, zur Bildung eines Local-Uebels an irgend einem äußern Theile, bloß aus der Absicht, ... jenes außerdem die Lebensorgane zu vernichten und das Leben zu rauben drohende, innere Uebel zu beschwichtigen ... Die Anwesenheit des Local-Uebels, bringt auf diese Art die innere Krankheit vor der Hand zum Schweigen, ohne sie jedoch weder heilen, noch wesentlich vermindern zu können.

Org § 202: Wird nun von dem Arzte der bisherigen Schule, in der Meinung er heile dadurch die ganze Krankheit, das Local-Symptom durch äußere Mittel örtlich vernichtet, so ersetzt es die Natur durch Erweckung des innern Leidens und der vorher schon neben dem Local- Uebel bestandenen, bisher noch schlummernden übrigen Symptome, das ist, durch Erhöhung der innern Krankheit — in welchem Falle man dann unrichtig zu sagen pflegt, das Local-Uebel sey durch die äußern Mittel *zurück* in den Körper oder auf die Nerven getrieben *worden.*

Die wahrscheinlichste Erklärung für diese Möglichkeit ist die, dass Sie das lokale körperliche Symptom tatsächlich unterdrückt haben, was auf eine sehr oberflächliche Verschreibung schließen lässt, welche sich einzig auf die körperlichen Symptome, insbesondere die Hauptbeschwerde, gestützt hat, oder vermuten lässt, dass Sie auf ein einziges Schlüsselsymptom hin verschrieben haben. Dies wird als Palliation bezeichnet, wenn eine Heilung noch möglich wäre. Ein überaus "erfolgreicher" Homöopath stellte einen Ekzemfall vor, in welchem der Ausschlag an demselben Tag verschwand, an dem das Mittel verordnet wurde. Niemand im Auditorium sagte ein Wort, und alle schienen zu denken: "Was für eine brillante Verschreibung!" Misstrauen ist hier mehr als angebracht, denn Sie sollten *zuerst* eine äußerliche Verschlimmerung sehen, bevor solch ein Hautsymptom verschwindet, während der Patient gleichzeitig eine Besserung der mentalen und emotionalen Symptome und des allgemeinen Wohlbefindens verspüren sollte. Im Falle einer Unterdrückung ist eine noch komplexere und weitaus schwieriger zu heilende Krankheit erzeugt worden. Ein Jahr später traf ich den achtjährigen Patienten, dessen Ausschlag den Aussagen des oben erwähnten Homöopathen zufolge auf solch wundersame Weise "geheilt" worden war. Ich erfuhr, dass der Homöopath seine "erfolgreiche" Verschreibung mit einer noch höheren Potenz wiederholt hatte. Zu diesem Zeitpunkt befand sich das Kind in einem voll ausgebildeten *Tuberculinum*-Zustand mit dessen bekannten heftigen mentalen und emotionalen Symptomen wie Treten, Beißen und Unzufriedenheit.

Nur ein Anfänger oder ein schlecht ausgebildeter Homöopath wird in die Falle tappen, dass er allein auf die körperliche Hauptbeschwerde hin verschreibt. Wie Sie gesehen haben, führt die Verordnung und unnötige Wiederholung eines entfernten Similes zum Auftreten zahlreicher akzessorischer der Arznei zugehöriger Symptome – je mehr akzessorische Symptome, desto entfernter das Simile – welche sich mit den Symptomen der fortschreitenden natürlichen Krankheit verbinden. Wenn der Arzt mit der Wiederholung der Arznei fortfährt, vor allem in höheren trockenen Gaben, kann die Situation sehr schnell tragisch enden. Beim zweiten Besuch verlieren Arzt und Patient gleichermaßen ihren gesunden Menschenverstand, wenn sie sich in der "erfolgreichen Beseitigung" dieses einen quälenden Symptoms sonnen und den weniger lästigen, akzessorischen Symptomen, welche bereits erkennbar sind, keine Aufmerksamkeit schenken.

In gewisser Weise kann man diese Möglichkeit als "falsche" Verschreibung bezeichnen und *die Wiederaufnahme des Falles ist obligatorisch*, unabhängig von der Erklärung!

#8 Lebensweise und begleitende Behandlungen

Halten Sie nach einem möglichen Heilungshindernis in Form einer anhaltend schädlichen Lebensweise Ausschau, wodurch die Arznei lediglich auf einer oberflächlichen körperlichen Ebene wirken kann, ohne eine beginnende oder gar anhaltende Besserung der mentalen und emotionalen Symptome anzuregen. Was ist zum Beispiel, wenn *Nux vomica* verschrieben wurde und der Patient nun nicht mehr über seine Gastritis klagt? Hat er das Mittel überhaupt genommen? Oder vielleicht auf die falsche Weise? Er hat es vielleicht wie ein allopathisches Antazidum oder ein Katermittel genommen und dem mentalen bzw. emotionalen Bild keine Aufmerksamkeit geschenkt. Die alleinige körperliche Besserung könnte auch einem Placebo-Effekt zuzuschreiben sein, oder vielleicht hat der Patient einfach nur den Wunsch, seinen Arzt zu erfreuen (*Phosphorus, Pulsatilla*). Hat er zur gleichen Zeit ein allopathisches Arzneimittel oder andere Heilverfahren angewendet? So viele freiverkäufliche Mittel sind der Öffentlichkeit zugänglich! Und Sie können sicher sein, dass die meisten Patienten es Ihnen nicht erzählen werden, wenn sie solche Mittel nehmen. Vielleicht haben sie eine chiropraktische Korrektur, eine Akupunkturbehandlung, Massage oder Vitamine erhalten oder sind einfach nur befördert worden? Vielleicht haben sie ein Übungsprogramm begonnen oder ihre Diät geändert. Es könnte sein, dass Ihr Mittel in Wahrheit gar nichts ausgerichtet hat! Lassen Sie sich nicht täuschen!

#8 Miasmatische Blockade

Wenn bei Ihrem Patienten nichts davon der Fall ist, dann könnte eine miasmatische Blockade vorliegen. Eine chronische interkurrente Nosode ist erforderlich, um das miasmatische Gift "auszuräumen" und der gut gewählten Arznei eine Einwirkung auf die LK zu ermöglichen. Eine Gabe der Nosode kann das Bild bereits klären (eine "auffallende" Reaktion), und entweder wird das vorher angezeigte Mittel noch klarer zutage treten oder es zeigt sich eine neue Arznei. Wenn sich keine auffallende Reaktion einstellt, wiederholen Sie die Nosode in sorgfältig angepassten Dosen, bis die angezeigte Arznei deutlich zum Vorschein kommt. Wenn "nichts geschehen ist", nachdem die Nosode ungefähr drei Wochen eingenommen wurde, ist es möglich, dass das vorher angezeigte Mittel trotzdem wirkt, denn die LK ist nun von der Masse des miasmatischen Giftes erleichtert und befreit. Split-dose- und Q-Potenzen sind der beste Weg, um bei unterdrückten und stark miasmatischen Fällen zu helfen, da Sie die Gabe häufiger wiederholen können, jedes Mal mit einer abgeänderten und stärkeren Potenz. Der Verschreiber nach der 4. Auflage muss die Nosode zu seiner eigenen Enttäuschung vielleicht wiederholen, nachdem er durch die Verabreichung der trockenen Einmalgabe, die noch nicht stark genug war, um der LK bei der Überwindung des miasmatischen Hindernisses zu helfen, Zeit verloren hat. Die Anwendung der fortgeschrittenen Methoden hilft Ihnen, die Notwendigkeit einer Nosode schneller zu erkennen, wie in dem Diagramm zu Szenario #8 deutlich dargestellt ist.

#8 Ausgeprägte manifeste Pathologie

Dies ist die schlimmstmögliche Situation! Auch hier kann ein *unheilbarer* Fall vorliegen. Nur ein Bruchteil der gesamten Krankheit ist durch die Arznei beeinflusst worden. Schließlich treten im Rahmen der Weiterentwicklung der natürlichen Krankheit neue Symptome auf. Hier ist die Palliation ("Zickzack"-Verschreibung) angezeigt, insbesondere mit homöopathischen Arzneien, da Sie bei gewissen Patienten nur auf diese Weise etwas erreichen können. Eine Patientin mit Lungenfibrose als Folge chronischen Rauchens kann ihren Zustand nur bis zu einem bestimmten Punkt verbessern. Ihre Symptome werden sich von Zeit zu Zeit durch Mittel wie *Carbo vegetabilis* oder *Stannum* bessern, aber sie ist nur in einem gewissen Ausmaß "heilbar". Sie wird nie über diesen Zustand hinauskommen und höchstwahrscheinlich niemals frei von Symptomen sein. Die chronische natürliche Krankheit, die durch akute Exazerbationen des zugehörigen chronischen Miasmas kompliziert wird (§ 73, Kapitel 10), wird die LK überwältigen. Das Arzneimittel war anfangs gut gewählt, aber der Patient ist nicht heilbar und kann während akuter Ausbrüche lediglich palliativ behandelt werden. Auch hier wird die Palliation einfacher durch die fortschrittlichen Methoden erzielt, da Sie die Potenzen und Dosen auf den Gesundheitszustand des Patienten zuschneiden können und damit ähnliche Verschlimmerungen, akzessorische Symptome und komplexere Krankheiten vermeiden.

Szenario #9

Sofortige, jedoch nur kurzfristige Besserung auf allen Ebenen, gefolgt von langdauernder ähnlicher Verschlimmerung

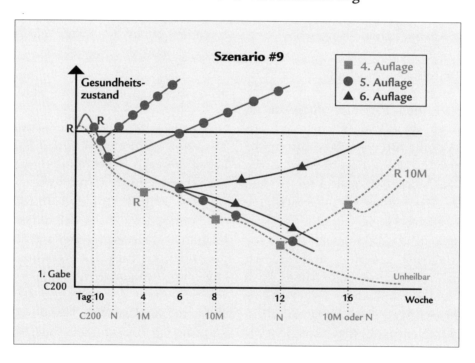

Zumindest wissen Sie, dass das Arzneimittel in gewisser Weise ähnlich ist, denn sonst hätte der Patient keine Besserung auf allen Ebenen erfahren. *Müssen Sie den Fall neu aufnehmen?* Die Antwort kann Ja oder Nein lauten, je nachdem, welche Schlussfolgerung Sie nach Abklärung der nachfolgend aufgeführten Möglichkeiten ziehen. Beachten Sie, dass hier nicht derselbe Fall vorliegt wie in Szenario #3. In Szenario #3 erfährt der Patient eine kurze Besserung von Symptomen *ohne* langdauernde Verschlimmerung und die Symptome kehren unverändert zurück. In Szenario #9 haben Sie keine zu große Anfangsdosis verabreicht, denn sonst hätte der Patient zu Beginn keine Besserung erlebt.

#9 Entferntes Simile

Der Patient kann sehr krank sein, erzählt Ihnen aber, dass er sich sofort nach Einnahme des Mittels drei oder vier Tage lang viel besser gefühlt hat. Wenn er nach ungefähr einer Woche (sofern Sie nach den Methoden der 5. und 6. Auflage arbeiten) oder einem Monat (4. Auflage) wiederkommt, sind seine Symptome *schlimmer* als bei seinem ersten Besuch.

Diese Situation ist gewöhnlich ungünstig. Im besten Falle war das Mittel vielleicht nur oberflächlich und hat palliativ gewirkt und die Stimmung des Patienten zeitweilig angehoben. Es könnte sogar ein *Placebo* gewesen sein und aufgrund einer vorübergehenden mentalen/emotionalen Besserung den Eindruck erwecken, dass Sie das Simillimum gegeben haben. Der Verschreiber nach der 5./6. Auflage entdeckt dies sehr schnell, da die Gaben in ansteigernder Potenz "nach Bedarf" verabreicht wurden.

Natürlich geht bei der Methode nach der 4. Auflage viel Zeit verloren. Bei der zweiten Konsultation nach einem Monat wird der erste Impuls des Verschreibers logischerweise und nachvollziehbar zu einer Steigerung der Potenz und *nicht* zu einer erneuten Fallaufnahme führen! Aber was, wenn dies nicht der richtige Weg ist? Wenn der Patient nach der zweiten Gabe wieder nur eine vorübergehende Besserung erfährt, beschließt der mittelmäßige Homöopath vielleicht, das Mittel in einer noch höheren Potenz zu wiederholen. Was für ein Zeitverlust! Die einzige sinnvolle Lösung besteht darin, *den Fall neu aufzunehmen* – sofern die Mittelwirkung nicht vollständig aufgehoben wurde (siehe den nächsten Abschnitt)! Wir sind uns über die Gefahren bei der Wiederholung eines entfernten Similes im Klaren. Mit der Zeit werden sich viele akzessorische Symptome des Arzneimittels zu der natürlichen Krankheit gesellen, wodurch eine komplexe und noch schwieriger zu heilende Krankheit entsteht.

Das gewählte Arzneimittel mag zu der Hauptbeschwerde ähnlich gewesen sein (also ähnlich wie in Szenario #8), es hat aber nicht den ganzen Fall abgedeckt. Das bedeutet, dass ein ziemlich entferntes Simile gewählt wurde, obwohl es dem Volltreffer näher lag als in Szenario #8. Der Homöopath wird durch die zeitweilige mentale/emotionale Besserung getäuscht. Eine erneute Aufnahme des Falles ist erforderlich, vielleicht auch eine Aufhebung der Mittelwirkung, wenn die akzessorischen Symptome zu lästig sind. Wenn Sie die fortgeschrittenen Methoden anwenden, geht weniger Zeit verloren. In *Zur Theorie der Homöopathie* sagt Kent:

> ...wenn die Symptome ... genau so zurückkehren, wie sie vorher waren, aber sehr oft kommen sie verändert zurück, und dann müssen Sie äußerst unangenehmes Leiden abwarten ... und der Patient wartet geduldiger, wenn der Arzt sogleich gesteht, dass die Wahl nicht ganz treffend war, und er hofft, es beim nächsten Mal besser zu machen (1979, S. 230, bzw. 2001, S. 381). (Betonung des Autors hinzugefügt.)

Lieber Dr. Kent, ich wünschte, Sie hätten Hahnemanns Anweisungen in der 5. Auflage befolgt, die Ihnen zugänglich war!

#9 Die Aufhebung der Mittelwirkung

Hat der Patient die Mittelwirkung kurz nach der Einnahme zunichte gemacht? Dies stellt für den Verschreiber nach der 4. Auflage ein größeres Problem dar, da er eine bestimmte Zeit abwarten muss, bevor er das Mittel wiederholt und überhaupt von der Aufhebung erfährt – vielleicht ungefähr drei Wochen nach der ersten Konsultation. Daher ist es kein Wunder, dass er geradezu eine Paranoia hinsichtlich relativ harmloser Dinge entwickelt, welche für die Aufhebung der Mittelwirkung verantwortlich sein könnten – angefangen von Kaffee bis hin zu mentholhaltiger Zahnpasta. Auch hier werden die fortschrittlichen Methoden eine Aufhebung rasch beseitigen, denn der Patient nimmt häufiger wiederholte Gaben in ansteigender Potenz ein – außer wenn er die Mittelwirkung kontinuierlich zunichte macht (z. B. ein Tennisspieler mit einer Sportverletzung, sagen wir einem abdominalen Muskelriss, der weiterhin Tennis spielt, vielleicht sogar an einem Turnier teilnimmt). Dies widerspricht natürlich jeglichem gesunden Menschenverstand; augenscheinlich hat das Mittel dann "nicht gewirkt".

Wenn keine Aufhebung der Mittelwirkung durch den Patienten erfolgt ist, ist die Prognose eher ungünstig. Die Verabreichung eines Arzneimittels, welches eigentlich länger wirken sollte, wird den Homöopathen zu Recht misstrauisch machen.

#9 Verzögerte ähnliche Verschlimmerung

Bei manchen Mitteln, wie z. B. *Phosphorus*, kommt es zu einer *verzögerten Verschlimmerung (bis zu 12 Tage später)*. Ändern Sie Ihre Verschreibung daher nicht zu schnell – das ist niemals ein guter Einfall.

#9 Miasmatische Blockade

Forschen Sie nach, ob eine miasmatische Blockade vorliegt, welche die anfängliche Besserung durch das angezeigte Mittel zum Stillstand gebracht hat. Wenn der Patient zwischen seinen Besuchen aber nicht zu lange wartet, wird es eher zur Rückkehr unveränderter Symptome kommen (Szenario #3) als zu einem weiteren Verfall der Gesundheit. Wenn er natürlich zu lange wartet (z. B. im Falle unseres Verschreibers nach der 4. Auflage) oder überhaupt nicht noch einmal zum Homöopathen kommt, kann das Miasma oder die innere Krankheit weiter angefacht werden und die LK überwältigen, sogar mit neuen Symptomen. Wenn, um die ganze Sache noch schlimmer zu machen, der Patient zu einem allopathischen Arzt geht, wird sein Ende noch schneller nahen, da äußere Beschwichtigungswege unterdrückt werden, wodurch die innere Krankheit aktiviert wird (§§ 190-203, 6. Auflage *Organon*).

Im Falle einer miasmatischen Blockade wird das gut gewählte chronische interkurrente Mittel oder die Nosode die vitalen Kräfte soweit anregen können, dass das vorher gut gewählte Mittel erneut wirken kann, unter der Voraussetzung, dass die Krankheit heilbar ist. Wenn das

Arzneimittel nach der ersten Gabe der angezeigten Nosode noch nicht sichtbar wird, kann die Nosode durch Anwendung der Split-dose-Methode oder als Q-Potenz in einer höheren Potenz wiederholt werden.

#9 Grenze der Heilbarkeit

Wenn alles fehlschlägt oder wenn beispielsweise ein Verschreiber nach der 4. Auflage feststellt, dass ein Mittel, welches eigentlich über Monate wirken sollte (z. B. eine CM), lediglich eine Woche lang wirkt, stellt sich die Frage: "Schwebt der Patient am Rande der Unheilbarkeit?" Höchstwahrscheinlich ja. Die LK eines Patienten, der in diese Kategorie fällt, kann durch die Methoden der 5. und 6. Auflage unterstützt werden, denn die Dosis und Potenz können dem gefährdeten vitalen Zustand des Patienten angepasst werden und diesen entweder dem unheilbaren Zustand entreißen oder im schlimmsten Falle effektiv palliativ wirken. Der Verschreiber nach der 4. Auflage wird Mühe haben, eine Potenz zu finden, die den Bedürfnissen eines Patienten mit begrenzter Heilbarkeit angemessen ist. Sein bestes Werkzeug, eine trockene Potenz, benötigt lange Zeit, um die LK effizient zu unterstützen, bzw. wird es in den meisten Fällen gar nicht schaffen, womit ein Patient an den Bereich der unheilbaren Krankheiten verloren ist – wenn er nicht schon von vornherein unheilbar war.

Der Fall mag von Anfang an unheilbar gewesen sein, und das gut gewählte Arzneimittel war gerade nahe genug, um die LK sehr kurzzeitig zu aktivieren. Sie werden bei einer *Neuaufnahme* des Falles herausfinden, dass sich nur einige wenige Symptome des Patienten gebessert haben (aber mehr als in Szenario #8). In Szenario #9 besteht die Möglichkeit, dass es zu keiner dauerhaften Besserung der mentalen/emotionalen Ebene gekommen ist. Die Gemütslage des Patienten wurde sehr oft allein durch die Linderung körperlicher Symptome vorübergehend angehoben. Sie werden dies aber wie immer schneller mit Hilfe der fortgeschrittenen Methoden herausfinden. Der Abwärtstrend der unheilbaren natürlichen Krankheit wird bei dem Verschreiber nach der 4. Auflage definitiv sehr viel schneller vonstatten gehen als bei der Anwendung der fortgeschrittenen Methoden.

Wenn der Fall tatsächlich nicht heilbar ist, *verändern* sich die wiederkehrenden Symptome gewöhnlich mit der Zeit, da die natürliche Krankheit fortschreitet und weitere Symptome der Pathologie hinzukommen. Hier liegt der beste Ansatz in der *Palliation*, was bedeutet, dass man jede dringliche Situation bei ihrem Erscheinen angeht. Probleme sind oft emotionaler Natur, wenn der Patient extreme Sorgen oder Angst hinsichtlich seiner Krankheit oder seines bevorstehenden Ablebens hat. Möglicherweise verzweifelt er hinsichtlich seiner Genesung und hat Selbstmordgedanken oder er macht sich Sorgen um seine Familie bzw. hat Schuldgefühle, weil er sie verlässt. All diesem muss man sich widmen. In anderen Fällen zielt eine Notfallbehandlung auf körperliche Symptome wie unerträgliche Übelkeit mit Verminderung der Nahrungsaufnahme, chronischen Durchfall mit Erschöpfung der LK oder Kurzatmigkeit mit Ringen um Luft bei jedem Schritt, den der Patient macht, ab. In solchen Fällen wird die VB-Methode sehr hilfreich sein (siehe De Schepper, *Homeopathy and the Periodic Table, Volume 1*).

Szenario #10

Langdauernde Besserung über Wochen oder Monate, dann plötzliche ähnliche Verschlimmerung

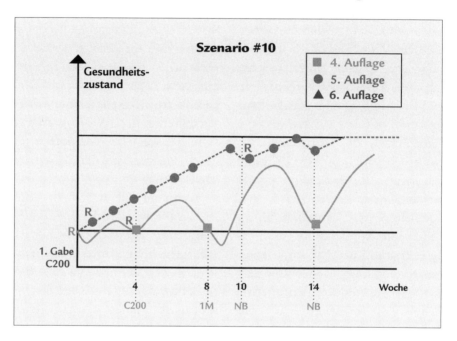

Ist es das richtige Mittel? Ja. *Müssen Sie den Fall neu aufnehmen?* Nein, betrachten Sie die folgenden Möglichkeiten für Szenario #10.

#10 Akzessorische Symptome zeigen die Heilung einer Schicht an

Dieses Szenario resultiert aus der Verabreichung des Simillimum in angemessen wiederholten Gaben, ein Umstand, der mit den Methoden nach der 4. Auflage schwer zu erzielen ist. Das plötzliche Auftreten einer ähnlichen Verschlimmerung nach einer langdauernden Besserung auf allen Ebenen schließt die Wiederholung dieses Arzneimittels aus. Die LK braucht keinen weiteren Anstoß durch dieses Mittel, um mit ihrer kurativen Nachwirkung fortzufahren. Eine erneute Gabe zu einem Zeitpunkt, an dem die natürliche Krankheit beinahe geheilt ist, wird zu viele akzessorische Symptome der Arznei hervorrufen und das Bild verzerren. Wenn Sie dies nicht erkennen, werden viele solcher Symptome dem Bild des

Patienten hinzugefügt, vielleicht sogar zu einer Arzneikrankheit führen und sowohl Sie als auch den Patienten in Verwirrung stürzen.

Bei der Methode nach der 4. Auflage akzeptiert oder wünscht sich der Homöopath sogar, selbst in seinem besten Fall, dass bereits bei der ersten Gabe und mit jeder Wiederholung der Arznei eine kürzere oder längere ähnliche Verschlimmerung auftritt. Für ihn ist dies die langdauernde Besserung, auf die er gewartet hat, und nichts wird seine Meinung ändern; damit verzögert er unbewusst die Heilung seines Patienten. Unabhängig davon, welchen Weg der Verschreiber nach der 5. und 6. Auflage einschlägt, er wird eine Heilung in zumindest der Hälfte der Zeit erreichen (§ 246, 6. Auflage *Organon*). Mit seiner letzten Gabe hat der Homöopath, der nach der 4. Auflage arbeitet, eine stärkere ähnliche Verschlimmerung erzeugt als derjenige, der nach den fortschrittlichen Methoden verschreibt. In psychologischer Hinsicht ist dies für den Patienten schwer zu ertragen, da er über einen so langen Zeitraum eine Besserung erfahren hat und nun einem heftigen Ausbruch seiner alten Symptome ausgesetzt ist, trotz Ihrer Versicherung, dass alles in Ordnung kommt und er beinahe geheilt ist! Patienten haben nicht dasselbe Verständnis wie der Arzt, der gut daran tut, eine schwere ähnliche Verschlimmerung zu vermeiden!

Szenario #10 tritt immer dann auf, wenn die Q-Potenzen und die Split-dose-Methode richtig angewendet werden; hier findet die ähnliche Verschlimmerung eher am Ende der Behandlung statt, im Gegensatz zu der frühen Verschlimmerung beim Gebrauch trockener Gaben (welche von den Verschreibern nach der 4. Auflage gewünscht wird). Welch ein wichtiger Unterschied! Bei den fortgeschrittenen Methoden findet die ähnliche Verschlimmerung statt, wenn die LK des Patienten fast völlig wiederhergestellt und der Zustand des Patienten viel besser ist als zu Beginn der Behandlung. Die LK nimmt die leicht modifizierten wiederholten Dosen mit Leichtigkeit an, und wenn es zu einer ähnlichen Verschlimmerung kommt, so wird diese nur klein sein und schnell überwunden. An diesem Punkt wird der fortschrittliche Verschreiber (und der nach der 4. Auflage) *eine Gabe nur nach Bedarf verabreichen* (oft gar keine), d. h., wenn die Symptome des Patienten *unverändert* wiederkehren. Hier kommt es selbst bei den fortschrittlichen Methoden zu einer gewissen Zeit des "Abwartens und Beobachtens". Wenn die Symptome verändert zurückkehren und nicht mehr dem Mittel angehören, muss eine neue behandlungsbedürftige Schicht in Erwägung gezogen werden. Vergleichen Sie dies mit den Prinzipien der 4. Auflage, wo es von der ersten Gabe an zu einer ähnlichen Verschlimmerung kommt, wenn die Krankheitsintensität am größten und die LK am schwächsten ist, wodurch der verwirrte Patient großes Unbehagen erfährt.

Szenario #11

Symptome, die der Heringschen Regel folgen[6]

> **Heringsche Regel**
>
> Die Heilung findet von innen nach außen statt;
>
> von den wichtigeren Organen zu den weniger wichtigen;
>
> von oben nach unten;
>
> in der umgekehrten Reihenfolge ihres Erscheinens.

Die erste Beobachtung, "Heilung von innen nach außen", entspricht einer der Acht Bedingungen[7] der TCM, und wird hier als "vom Inneren zum Äußeren" bzw. von den überaus wichtigen verdichteten Yin-Organen zu den weniger wichtigen, hohlen Yang-Organen gehend bezeichnet. Dies zeigt sich auch, wenn sich die mentalen und emotionalen Symptome nach der Einnahme des Simillimum als Erstes bessern, während sich die körperlichen Symptome aufgrund der Erstwirkung des Mittels sogar *zeitweilig verschlimmern* können. Sobald die kurative Nachwirkung voll eingesetzt hat, werden auch die physischen Symptome verschwinden. Ich frage mich oft, ob Hahnemann, der alle möglichen Arten althergebrachter Medizin wissbegierig studierte, auch die TCM studiert hat, und wenn ja, inwieweit sie ihn beeinflusste.[8]

Dieses Szenario stürzt den Patienten in große Verwirrung, stellt für den Homöopathen aber einen Grund zu großer Freude dar, da er nun weiß, dass eine echte Heilung in Gang gesetzt wurde. Alte und möglicherweise in Vergessenheit geratene Symptome (die derselben oder der nächsttieferen Schicht angehören) kehren unter der Voraussetzung, dass früher keine zu starke Unterdrückung stattgefunden hat, in demselben Ausmaß wieder, allerdings meist weniger heftig. Die Krankheit ist heilbar, befindet sich sogar schon im Heilungsprozess, und die Prognose ist überaus günstig. Die Symptome waren nur verschwunden, weil neue und unähnliche aufgetaucht waren und die älteren suspendiert hatten. *Solange der Patient eine Besserung erfährt, wechseln Sie nicht das Arzneimittel, selbst wenn "neue" Symptome auftreten.* Solange diese Symptome der vorliegenden Schicht (und der verabreichten Arznei) angehören, befindet sich der Patient im Heilungsprozess. *Fahren Sie mit dem Mittel fort, solange die Besserung anhält.*

---

6 *Weitere Informationen finden Sie in* Hahnemann Revisited, *Kapitel 3, S. 40-42.*
7 *Andere "Bedingungen" umfassen Kälte-Hitze; Yin-Yang; Völle-Leere.*
8 *Einen Vergleich zwischen Homöopathie und TCM finden Sie in Kapitel 25 in* Hahnemann Revisited.

CK (1), S. 155: *Grundregel bei Behandlung chronischer Krankheiten in dieser Hinsicht bleibt es: die Gabe der treffend homöopathisch für den sorgfältig nach seinen Symptomen ausgeforschten Krankheits-Fall gewählten Arznei ungestört auswirken zu lassen, so lange sie sichtbar die Heilung befördert und die Besserung des Uebels merklich zunimmt – ein Vorgang, der jede neue Verordnung, jede Unterbrechung durch eine andre Arznei, und eben so sehr die unmittelbare Wiederholung desselben Mittels verbietet.* (Anmerkung des Autors: Letzteres bezieht sich auf eine "auffallende" Reaktion.)

Wenn Sie eine Schicht auflösen, die sich in der jüngeren Krankengeschichte des Patienten entwickelt hat, verschwinden alte Symptome *ohne einen Wechsel* und ohne Wiederholung des Arzneimittels, solange die kurative Reaktion der LK andauert.

> Es ist eine allgemein gültige Regel, dass man ein wirksames Mittel nicht aufgibt, bevor es nicht all das Gute, das es tun kann, getan hat.

Auf der anderen Seite müssen Sie das Mittel wechseln, wenn sich die Symptomatik aufgrund eines völlig neuen klinischen Bildes, das zu einer älteren, früheren Schicht gehört, geändert hat.

Mit den Methoden der 5. und 6. Auflage können Sie zur Beschleunigung der Heilung die angezeigte Arznei wiederholen, während die Besserung des Patienten fortschreitet. Der Homöopath, der nach der 4. Auflage arbeitet, wird das Mittel nicht wiederholen, solange es noch wirkt. Gehen Sie sicher, dass alle Beobachtungen Herings zutreffen. Denken Sie daran, dass Sie nicht möchten, dass ein Ekzem verschwindet, nur damit Asthma an seine Stelle tritt, da dies der natürlichen Heilungsrichtung zuwiderläuft – obwohl diese Entwicklung in der Schulmedizin als völlig normal angesehen wird! In diesem Fall *würden die Symptome* infolge einer medikamentösen Unterdrückung *in die falsche Richtung gehen*. Ein anderes Beispiel für die falsche Richtung wäre, wenn auf die Linderung von arthritischen Schmerzen (oberflächliche körperliche Ebene) **nie zuvor erlebte** und überaus quälende Herzprobleme folgen würden – ein Problem auf einer tieferen körperlichen Organebene. In einem solchen Fall muss die Mittelwirkung *sofort* aufgehoben bzw. antidotiert werden, um strukturelle Schäden zu verhindern, die auftreten könnten, während sich die Arzneikrankheit der natürlichen Krankheit aufpfropft.

#11 Hahnemanns Rolle

Obwohl die Heringsche Regel Herings Namen trägt, war es Hahnemann, der als Erster die umgekehrte Reihenfolge im Rahmen der Heilung beobachtete, als er versuchte, das Rätsel der chronischen miasmatischen Krankheiten zu lösen. Die Ergebnisse dieses 12 Jahre dauernden Unterfangens wurden 1828 in der ersten Ausgabe von *Die chronischen Krankheiten* veröffentlicht. Da Hahnemann mit seinen Resultaten bei der Behandlung von chronischen Krankheiten nicht zufrieden war, führte er zahllose klinische Versuche mit tiefwirkenden Pflanzen und mineralischen Arzneimitteln durch. In vielen Fällen stellte er fest, dass die Heilung der Symptome bis zu einem alten unterdrückten Ausschlag zurückführte.

CK (1), S. 8: ... *als ich ... wahrnahm, daß die Verhinderung der Heilung ... mancherlei Krankheitsfälle ... in den meisten Fällen, in einem, nicht selten geständigen, vormaligen Krätz-Ausschlage nur gar zu oft zu liegen schien; ... Zudem hatte sich ... nach meiner sorgfältigen Nachforschung dennoch gemeiniglich ausgewiesen, daß sich kleine Spuren davon (einzelne Krätzbläschen, Flechten u.s.w.) bei ihnen von Zeit zu Zeit ... gezeigt hatten, als untrügliche Zeichen der ehemaligen Ansteckung dieser Art.*

Weiterhin führt er aus:

CK (1), S. 168: Die neuerlichst hinzugekommenen Symptome einer sich selbst überlassen gebliebenen (nicht durch ärztliche Pfuscherei verhudelten) chronischen Krankheit weichen in der antipsorischen Kur am ersten, die ältesten und immer am beständigsten und unverändertsten gebliebenen Uebel aber, worunter die ständigen Lokal-Uebel gehören, am spätesten und nur, nachdem alle übrigen Beschwerden schon verschwunden und die Gesundheit in jeder andern Rücksicht fast völlig wiedergekehrt ist.

Hahnemann weist uns aber auch darauf hin, dass bestimmte *einseitige Erkrankungen*, Unterdrückungen und alte Lokalkrankheiten der Umkehrung der Zeitlinie unter Umständen *nicht* folgen. Sie lassen sich nicht beseitigen, solange die Vitalität nicht ausreichend wiederhergestellt ist und die Heilung ihrem Ende näherrückt. Mit anderen Worten, es gibt Fälle, in welchen sich die Heilung ihren Weg rückwärts durch verschiedene alte Schichten bahnen kann, während eine krankhafte Veränderung, die sich erst in der letzten Zeit entwickelt hat, ungeheilt bleibt, bis die Vitalität ausreicht, um diese lokale Schädigung zu heilen. Dies wird bei der modernen Interpretation der Heringschen Regel oft vergessen. Um solche einseitigen Krankheiten zu heilen, verabreichte Hahnemann oft größere Dosen des *Simillimum* in häufigeren Wiederholungen und erreichte damit letztendlich das Verschwinden auch der ersten und ältesten Ausdrucksform der Krankheit, beispielsweise eines Kropfes, oder eines Exophthalmus bzw. "Froschauges" bei der Basedowschen Krankheit.

#11 Intensität und Dauer alter Symptome

Sie werden sich fragen: *Wenn eine Heilung entsprechend diesem Muster erfolgt, wie lange werden wiederkehrende alte Symptome bestehen bleiben? Gibt es einen Zusammenhang zwischen der Dauer des ursprünglichen Problems und der Dauer derselben Symptome, wenn sie erneut auftreten? Und wie heftig werden sie sein?*

Die Dauer alter wiederkehrender Symptome (die durch eine Behandlung oder eine stärkere akute oder chronische

Krankheit unterdrückt wurden), hängt von der Natur der ursprünglichen Krankheit, der Vitalität der Konstitution, der Stärke der Potenz und der Natur der Arznei ab (§ 281). Es gibt sicherlich keine feststehenden Regeln. Wenn die ursprüngliche Erkrankung von langer Dauer war, kann es schon einige Zeit erfordern, um diese alte Schicht zu durchdringen. Wenn die Krankheit von kürzerer Natur war, neigen die Symptome offensichtlich dazu, schneller vorüberzugehen. Aber wenn Ihre Verschreibung korrekt war (Arznei, Potenz, Dosis), sollte diese Rückkehr alter Symptome immer viel kürzer als während der ursprünglichen Erkrankung und nur mit geringem Leiden verbunden sein. Der Patient mag Angst bekommen, wenn er von diesen "alten Beschwerden" hört, aber Sie können ihn beruhigen, dass sowohl die Intensität als auch die Dauer anders und leichter zu ertragen sein werden.

Wenn das Wiederauftreten aller Symptome genau so heftig und lang anhaltend ist wie in der Vergangenheit, wurde höchstwahrscheinlich ein Fehler in der Wahl der Potenz, Dosierung und/oder Mittelwiederholung begangen. Die Erstwirkung des Arzneimittels war zu stark, so dass es zu einer Vermischung von arzneilichen Symptomen (akzessorischen Symptomen) mit den Symptomen der natürlichen Krankheit gekommen ist. Eine vorsichtige Anpassung der Dosierung unter Berücksichtigung der tatsächlichen Konstitution des Patienten (§ 281) wird die Intensität wiederkehrender alter Symptome immer minimieren, da die Homöostase zwischen Erst- und Nachwirkung den Krankheitszustand durch einen Zustand vollkommener Gesundheit ersetzt, und zwar entsprechend § 2 *"auf dem kürzesten, zuverlässigsten, unnachtheiligsten Wege"*.

Es gibt nur eine einzige Situation, in welcher solch eine sanfte Heilung nicht stattfindet, ja, wir müssen sagen, nicht stattfinden kann. Hahnemann erklärt es folgendermaßen:

CK (1), S. 123-124: *Es bleibt daher eine ausgemachte Wahrheit, dass die Heilung der ganzen, verderblichen Psora durch die antipsorischen Heilmittel bloß bei noch anwesendem, ursprünglichen Krätz-Ausschlage am leichtesten statt findet.* (Betonung des Autors hinzugefügt.)

Wie oft ist das heutzutage noch der Fall? So gut wie nie! Wenn der Patient sich aufgrund seiner Krankheit vielen unterdrückenden Behandlungen unterzogen hat (z. B. langdauernde Unterdrückung von schwerem Asthma mit Cortison, rezidivierende Ausbrüche von Herpes mit Zovirax®, und vor allem alte Hautausschläge wie Ekzeme mit Cortison), ist eine sehr vorsichtige Vorgehensweise angebracht. Verwenden Sie *immer* tiefe Potenzen (C 6), gehen Sie nach der Split-dose-Methode gemäß der 5. Auflage des *Organon* vor und wiederholen Sie das Mittel äußerst selten. So können Sie zumindest die ähnliche Verschlimmerung sowie die Intensität der äußeren Erscheinungsformen begrenzen (siehe Kapitel 5, *Anhang*). Dies ist unabdingbar, wenn Sie Ihren Patienten nicht verlieren möchten.

#11 Die Interpretation der Heilungsrichtung in der Praxis

Interessanterweise hat Kent als Erster vom Heringschen **Gesetz** gesprochen, obwohl Hering selbst ein "Gesetz der Reihenfolge" erwähnt, eine Richtung, welche die Heilung nehmen muss. Aber niemand hat es zu Herings Zeiten als Gesetz bezeichnet, obwohl es heutzutage von den modernen Homöopathen weltweit als solches anerkannt wird. Kent bemerkt in seinen *Lesser Writings*, im Kapitel *Zusammenhang der Organe und Heilungsrichtung*:

> *Hering hat als Erster das Gesetz von der Richtung der Symptome eingeführt. Von innen nach außen, von oben nach unten, in der umgekehrten Reihenfolge ihres Erscheinens. Es taucht nicht in Hahnemanns Schriften auf. Es wird als Herings Gesetz bezeichnet (1994, S. 273).*

Wie bereits erwähnt, liegt Kent damit falsch, da Hahnemann dasselbe äußerte wie Hering, nur früher. Der einzige Unterschied liegt darin, dass Hahnemann niemals davon sprach, dass Symptome "von oben nach unten" gehen. Es überrascht, dass Kent einen solchen Fehler macht, aber es ist nicht das erste Mal, dass wir feststellen müssen, dass er mit Hahnemanns Werken nicht annähernd so vertraut war wie allgemein angenommen wird. Kent erwähnt weitere zweifelhafte Beobachtungen:

> *Wenn Sie einen Patienten behandeln, dessen intellektuellen Fähigkeiten beeinträchtigt sind, werden Verstimmungen von Magen und Darm auftreten; bessert sich der Zustand des Patienten, kommt es zu Krämpfen und Durchfall, die Störung erstreckt sich auf den Magen-Darmkanal (Ibid, S. 274).*

Dies ist sicher sehr willkürlich und kann nicht als Regel gelten. Es ist individuell möglich! Das ja, aber es ist unter keinen Umständen eine Regel. Selbst in der TCM wird eine Geisteskrankheit mehr dem Feuerelement (Herz-Perikard-Dreifach-Erwärmer und Dünndarm) zugeordnet, aber wir können dies trotzdem nicht zu Hilfe nehmen, um festzustellen, ob der Patient Fortschritte in die richtige Heilungsrichtung macht.

Welchen praktischen Nutzen können wir also aus der Vorstellung von der Heilungsrichtung ziehen? Der erste und wichtigste Aspekt besteht darin, dass die **Symptome in der umgekehrten Reihenfolge ihres Auftretens verschwinden**. Die anderen beiden Aspekte (von oben nach unten und von innen nach außen) sind ersterem untergeordnet. Über welche Symptome sprechen wir hier? **Über reversible, vorliegende und unterdrückte Symptome**.

Im Gegensatz zu destruktiven Schäden können reversible Symptome tatsächlich wiederkehren. So lange beispielsweise eine Gelenkentzündung besteht (Sykose), können wir auch eine Umkehr dieser Ausdrucksform sehen. Aber wenn das syphilitische Miasma lange genug aktiv war, um das Gelenk zu zerstören, ist dies eine irreversible Angelegenheit, bei der natürlich keine "Umkehr der Symptome" möglich ist. Je irreversibler die Schädigung ist, desto langsamer wird das Symptom wieder erscheinen.

Die erneut auftretenden Symptome gehören dem Patienten und seiner Krankheit an, stehen also *nicht* mit § 77, d. h. mit "falscher Lebensweise und Diätfehlern" in Zusammenhang. Nehmen wir an, eine Patientin hat eine 20 Jahre währende Vorgeschichte von Migräne, Kolitis seit fünf Jahren und chronische Müdigkeit seit zwei Jahren. Ihr Simillimum bessert erst die Kolitis und dann die Migräne, aber nicht die Müdigkeit. Aber die Patienten hat eine Vollzeitstelle und ist Mutter von vier kleinen Kindern, die ihre volle Aufmerksamkeit erfordern. Ihre "Lebensweise" ist das Heilungshindernis für ihre chronische Müdigkeit! Natürlich sollte ihre LK an Stärke gewinnen, da sie nun weniger Schmerzen und eine bessere Verdauungsfunktion hat, aber vielleicht nutzt sie diese nur, um noch härter zu arbeiten. Hier ist kein anderes Mittel, sondern eine Änderung der Lebensweise angezeigt!

Die "alten" wiederkehrenden Symptome, die Hahnemann erwähnte, sind diejenigen, welche nie geheilt, sondern entweder durch chirurgische Eingriffe oder Medikamente unterdrückt wurden. Durch unsere Kenntnisse über unähnliche Krankheiten wissen wir, dass ein solches Vorgehen im besten Fall nur zu einem Aufschub oder der Suspendierung der alten chronischen Krankheit führen kann (§ 38). Diese Symptome können wiederkehren, außer wenn beispielsweise die Gebärmutter operativ entfernt wurde.

Das Wiederauftreten von Symptomen in der umgekehrten Reihenfolge ihres Erscheinens muss bei psychosomatischen Störungen ebenso sorgfältig in Betracht gezogen werden und kann entscheidende Konsequenzen haben. Nehmen wir zum Beispiel einen Patienten, der Sie wegen seines Asthmas aufsucht. Das Simillimum bessert das Asthma, aber nun klagt er über extreme Selbstmordgedanken. Darauf werden viele Homöopathen mit Entsetzen reagieren und denken, dass sie einen schweren Verstoß gegen die Heringsche Regel begangen haben. Wenn Sie eine vollständige Zeitlinie erstellt hätten, wie ich es meinen Studenten immer rate, hätten Sie bemerkt, dass diese Depression mit Lebensüberdruss eine Schicht **vor** dem Asthma war; aufgrund seiner Schwere hatte das Asthma die Depression aufgeschoben. So hat die Heilung in Wirklichkeit **doch** in der umgekehrten Reihenfolge des Erscheinens stattgefunden, und die Behandlung war richtig!

Um Hahnemanns Theorie im Hinblick auf die Heilung der Psora, welche oft mit einem Hautausschlag beginnt, zu untermauern, sollte zum Ende der Heilung möglichst solch ein Ausschlag auftreten. Ich habe dies tatsächlich bei Patienten gesehen, vor allem bei solchen, die an einer **schweren** chronischen Erkrankung litten. Wenn sie gründlich geheilt werden bzw. die Heilung fast vollendet ist, erscheinen Hautausschläge. Das ist sogar dann der Fall, wenn der Patient sich nicht daran erinnert, solch einen Ausschlag jemals gehabt zu haben (siehe Szenario #12). Bei leichteren Krankheiten ist dies jedoch nicht die Regel.

Lassen Sie mich zur Illustration zwei Fälle eines meiner Studenten anführen. Ein Fall betraf einen Hund mit einem großen, kanzerösen Tumor. Der Student berichtet:

Der Hund hatte nur noch drei Monate zu leben. Der Besitzer lehnte eine Operation ebenso wie eine Chemotherapie ab, und dem Hund ging es mit einem homöopathischen Einzelmittel neun Monate lang gut. Dann entwickelte er einen flüchtigen Hautausschlag auf der Innenseite eines Schenkels. Aufgrund dessen, was ich über Homöopathie gelernt hatte, war ich mir angesichts dieses Hautausschlages sicher, dass ein MRT entgegen den allgemeinen Befürchtungen ein erfreuliches Ergebnis zeigen würde. Und tatsächlich zeigte das MRT eine signifikante Verminderung der kanzerösen Masse ohne jegliches Ödem.

Ein weiterer Fall betraf den infiltrierenden Schädeltumor eines kleinen Jungen. Seine Ärzte sagten, dass er erblinden würde, wenn nicht sofort eine chemotherapeutische Behandlung durchgeführt würde, aber seine Eltern lehnten dies ab. Nach *Calcium fluoricum*, gefolgt von *Calcium phosphoricum* über einen Zeitraum von zwei Jahren, erzählte die Mutter, dass es ihrem Sohn in jeder Hinsicht gut gehe – kein Hinweis auf den Tumor, keine Rückenschmerzen mehr, aber "er hat einen leichten Hautausschlag auf dem Rücken und der Brust bekommen, und wir wissen nicht, was es ist." Welch eine Freude, eine Bestätigung von Hahnemanns Erkenntnissen zu sehen, selbst in den bösartigsten Fällen! Ein anderer meiner Studenten beschrieb einen Fall von schwerer Paranoia und Depression: "Nach anderthalb Jahren ist es eine wahre Freude, seinen Fortschritt in Richtung Genesung zu beobachten, und … die Haut schält sich schichtweise von seinen Füßen ab! Er hatte dies nie zuvor in seinem ganzen Leben." Auch dies ist ein wunderbares Beispiel für das Simillimum, das Heilungsreaktionen auslöst, oft mit einer Beteiligung der Haut!

Szenario #12

Das Erscheinen neuer Symptome

#12 Falsche Verschreibung

Diese Symptome sind keine "alten, vergessenen" Symptome, sondern solche, die der Patient nie zuvor hatte. Stellen Sie immer sicher, dass Sie überprüfen, ob diese neuen Symptome der verabreichten Arznei angehören (akzessorische Symptome). Ist dies der Fall, sind es nur einige wenige Symptome, *und ist eine allgemeine Besserung erkennbar, so haben Sie vielleicht ein nahes Simile gegeben, dessen Wiederholung von Nutzen sein wird.* Aber wenn diese Symptome gänzlich neu sind und auch nicht dem Mittel angehören, *müssen Sie den Fall sofort neu aufnehmen!* Hinsichtlich der weiteren Verlaufsbehandlung in einem solchen Fall möchte ich Sie auf den Anfang dieses Kapitels, die Definition der unähnlichen Verschlimmerung (§ 249), verweisen.

Der Patient glaubt oft fälschlicherweise, dass sein Zustand sich erst verschlimmern muss, bevor er sich "bessern kann", so wie es ihm von dem Homöopathen, der nach der 4. Auflage arbeitet, weisgemacht wird, weshalb er seinen Homöopathen *nicht* anruft! Vom Standpunkt des Patienten aus betrachtet, gehören neu auftretende Symptome automatisch zu dieser "zwingend erforderlichen Verschlimmerung". Je mehr neue Symptome erscheinen, desto ungünstiger ist die Prognose, und dies steht immer mit einer *falschen* Verschreibung in Zusammenhang. Bei einer Einzelgabe einer hohen Centesimalpotenz wird die Zahl der neuen Symptome immer noch größer sein als bei der Anwendung der sanfteren fortgeschrittenen Methoden! Wenn die LK stark genug ist und Sie Ihren Fehler erkennen (was beim Einsatz der fortgeschrittenen Methoden der Fall sein wird), und sofern Sie die LK nicht mit einer zu hohen Potenz oder einer "Uups"-Dosis (4. Auflage) überrumpelt haben, werden die vereinzelten neuen Symptome verschwinden, der Patient wird zur Ruhe kommen und zu seinem ursprüngliche Zustand zurückfinden. Es wird sich keine allgemeine Verbesserung der Gesundheit einstellen. Nun ist es *zwingend erforderlich, den Fall erneut aufzunehmen*. Wenn die LK schwach ist, kann sich leider eine neue, komplexere Krankheit in Form einer Kombination aus der alten natürlichen Krankheit und der Arzneikrankheit dem Patienten aufgezwungen haben – was natürlich mit den Methoden der 4. Auflage häufiger geschieht. All diese Symptome werden zusammengefasst, um zu sehen, ob sie als Grundlage für eine neue Verschreibung dienen können. Wenn die unähnliche Verschlimmerung sehr heftig, lebensbedrohlich oder schlichtweg unerträglich für den Patienten ist, muss sofort antidotiert und eine Pause eingelegt werden, bis das alte Bild zurückkehrt. Der Verlust von Zeit und Vertrauen in Ihre eigenen Fähigkeiten sind die direkten Konsequenzen eines Fehlers!

#12 Natürliche Heilungssymptome

Bei diesen "neuen" Symptomen gibt es eine Ausnahme. Wenn es sofort oder kurz nach der Mitteleinnahme zum Auftreten von Hautausschlägen, Gelenkschmerzen, einer "Erkältung" oder Absonderungen kommt, welche der Patient noch nie zuvor hatte, dann können diese Teil einer *natürlichen Heilungskrise* im Rahmen einer echten Heilung sein. Die natürliche Heilungskrise ist die Antwort der Nachwirkung der LK. Sie ist Teil des Prozesses, bei dem die Krankheit an die Oberfläche kommt, während der Patient eine wirkliche Heilung erfährt (Heringsche Regel). Hier ist keine neue Verschreibung notwendig, sondern nur sorgfältig angemessene Dosen derselben Arznei! Hier handelt es sich *nicht* um eine falsche Verschreibung (siehe den Anfang dieses Kapitels).

Andere neue Symptome, die mit einer Verbesserung der Gesundheit einhergehen und keinen Mittelwechsel erfordern, sind: wiederkehrende "Lebenszeichen" – beispielsweise das Stöhnen von komatösen Patienten, die das Bewusstsein wiedererlangen, oder das ausgeprägte Kribbeln in einem gelähmten Körperteil, wenn sich die Funktion der Nerven wieder einstellt. Kent beschreibt in den *Lectures of Materia*

Medica das Kreischen eines *Helleborus*-Patienten, wenn die Empfindung in seine gelähmten Körperteile zurückkehrt:

> *Das Kind wird warm werden und in wenigen Tagen das Bewusstsein wiedererlangen – und was wird dann passieren? Denken Sie nur an diesen tauben Finge, Hände und Glieder, diese empfindungslose Haut überall. Was wäre die natürlichste Sache der Welt, die sich als Beweis für die Wiedererweckung dieses benommenen Kindes einstellen könnte? … Nun, die Finger dieses Kindes werden anfangen zu kribbeln. Wenn es in den Normalzustand zurückkehrt, werden die Finger, Nase und Ohren beginnen zu kribbeln, und das Kind fängt an zu schreien und sich im Bett herumzuwälzen. … Das Kind wird gesund; lassen Sie es in Ruhe. … Es sind nicht so sehr die Schmerzen, sondern das Jucken, Kribbeln und Ameisenlaufen, das den Anschein extremer Agonie erweckt. Manchmal dauert es eine Woche, bis all diese Symptome aus jedem Körperteil des Kindes von selbst verschwunden sind – aber sie werden verschwinden, wenn man sie sich selbst überlässt (1990, S. 568-569).*

Und er warnt uns vor einer allopathischen Intervention in einem solchen Fall, denn sonst "werden Sie genauso sicher innerhalb von 24 Stunden ein totes Kind haben". Unser Freund Dr. Kent hätte das Leiden dieses Kindes durch die Anwendung der Methoden der 5. Auflage verkürzen können!

#12 Einseitige innere Krankheit

Siehe Kapitel 6, §§ 172-184.

Schlussfolgerung

Als praktizierender Arzt müssen Sie all das umsetzen, was in diesem Kapitel erläutert wurde. Selbstsucht, Starrsinn, Hochmut und Unwissenheit sind kein Grund, Ihren Patienten die fortschrittlichsten Methoden Hahnemanns vorzuenthalten.

Kapitel 13

Komplementärmittel und Folgemittel – kompatible Arzneien

"Hahnemann war immer bescheiden; er hat nie etwas sich selbst zugeschrieben."
– Kent

Eine "Abkürzung" nach dem ersten Simillimum

Nach der ersten erfolgreichen Verschreibung eines bestimmten Arzneimittels können Komplementärmittel und "Mittel, die gut folgen" den Homöopathen oft zu dem nächsten logischen Schritt in seinem Behandlungsplan führen. Das Simillimum kann häufig nur einen bestimmten Punkt erreichen, und als zweite Arznei wird ein Komplementärmittel benötigt, das dann den Fall zum Abschluss bringt. Ein Mittel, das gut folgt, ist nicht dasselbe wie ein Komplementärmittel, aber es hat oft dieselbe Wirkung. Komplementärmittel haben untereinander eine viel engere Beziehung als Folgemittel. Komplementärmittel weisen gewöhnlich eine gewisse Ähnlichkeit auf; sie haben dieselbe Wirkungsrichtung, sind sich aber wiederum nicht so ähnlich, dass sie ihre Wirkung gegenseitig antidotieren würden (*feindliche Mittel*). Es gibt eine klare Regel: Wenn ein Mittel gut gewirkt und alles ihm Mögliche ausgerichtet hat, *werden neue Symptome erscheinen*, welche die Notwendigkeit eines neuen Mittels anzeigen. An diesem Punkt können Sie viel Zeit sparen, wenn Sie die Komplementär- und Folgemittel nachschlagen[1]. Diese "Abkürzung" führt natürlich nur zum Erfolg, wenn das nächste Mittel *angezeigt* ist!

Die Liste von Komplementärmitteln darf niemals mechanisch angewendet werden (wird irgendetwas in der Homöopathie mechanisch angewendet?), aber sie muss Ihnen natürlich im Verlauf der Behandlung gegenwärtig sein. Sie haben die Möglichkeiten dadurch vielleicht nicht auf ein einziges Mittel reduziert, aber durch die Zuhilfenahme eines Buches wie *Arzneimittelbeziehungen* sind Sie vielleicht in der Lage, statt aus 3000 Mitteln aus nur fünf Arzneien zu wählen!

---

1 *Ein ausgezeichnetes Büchlein zu diesem Thema mit dem Titel* Arzneimittelbeziehungen *wurde von Thomas Blasig-Jäger und Peter Vint vom Hahnemann-Institut verfasst. Es ist weitaus vollständiger als das entsprechende Kapitel am Ende von Kents* Repertory of the Homoeopathic Materia Medica.

Natürlich müssen Sie bei der Berücksichtigung der komplementären Beziehungen, abgesehen von der Symptomatik des kranken Individuums, auch die Prüfungen und ihre Ähnlichkeiten zu dem Komplementärmittel in Erwägung ziehen. Weiterhin müssen Sie die Symptome Ihres Patienten berücksichtigen, bevor Sie eine Arznei aus mehreren angezeigten Mittel auswählen, die zu diesem individuellen Fall vielleicht komplementär sind. So geben Sie beispielsweise einem *Calcium carbonicum*-Patienten im Akutfall nicht automatisch *Belladonna*. In manchen Fällen müssen Sie ein tiefer wirkendes Komplementärmittel wie *Lycopodium* in Erwägung ziehen. Wenn der Patient Halsschmerzen hat, müssen Sie sowohl *Belladonna* als auch *Lycopodium* betrachten. Erinnern Sie sich immer daran, dass die angemessene Auswahl des nachfolgenden Mittels über das Wohlergehen des Patienten und die Heilungsgeschwindigkeit entscheidet.

Es bestehen viele unterschiedliche Meinungen zu den Arzneimittelbeziehungen, insbesondere im Hinblick auf die Kompatibilität von Arzneien, und vielleicht gibt es noch keinen gültigen Standard, nach dem wir sie mit einem gewissen Maß an Sicherheit beurteilen könnten. Sie müssen die Arzneimittel gründlich studieren und die weisen Ratschläge der alten Meister beherzigen. So sagte zum Beispiel Hering, dass wir einen chronischen Fall nie mit *Lycopodium* beginnen sollten, **außer** wenn es absolut angezeigt ist. Mehrere Faktoren bestimmen die Kompatibilität von Arzneimitteln:

- Die Ähnlichkeit (und der Grad an Ähnlichkeit) der Mittel.
- Die charakteristischen Symptome des Patienten und das Ausmaß, in dem sie gegenwärtig sind und ein bestimmtes Mittel anzeigen.
- Die Frage, ob überhaupt irgendein Mittel als Folgemittel für eine bereits gegebene Arznei angezeigt ist.

Natürlich hängt die ganze Angelegenheit vor allem von der Mittelwahl Ihrer ersten Verschreibung ab:

- War das Anfangsmittel wirklich angezeigt? Wenn es keinen Erfolg gezeigt hat, betrachtet man es nicht als erste Verschreibung.
- Wie groß war die Wirkung?
- Welche Fortschritte hat der Patient unter diesem Mittel gemacht?
- Welche individuellen Reaktionen oder Idiosynkrasien des Patienten spiegeln sich in den hervorgerufenen Symptomen wider?

Das klinische Bild und das Wissen über die homöopathische Materia Medica und homöopathische Philosophie haben bei der Auswahl einer homöopathischen Arznei zwingend Vorrang. An diesem Punkt müssen wir uns davor hüten, faule, routinierte "Schrotschuss"-Verschreiber zu werden; die Neigung dazu wurde von Hahnemann und Kent sehr missbilligt.

Warum sind Arzneien zueinander komplementär?

- *Akute Verschlimmerung des chronischen Zustandes* – Bei der Behandlung einer chronischen Krankheit, die in eine akute Verschlimmerung übergeht, ist es gut, wenn man das chronische Mittel zu der angezeigten akuten Arznei kennt, denn oft handelt es sich dabei um das in diesem Fall von vornherein angezeigte chronische Mittel. Sobald die akute Phase vorüber ist, sollte die chronische komplementäre Arznei gegeben werden, um einer weiteren Verschlimmerung, wie sie der Patient gerade durchgemacht hat, vorzubeugen. Nehmen Sie beispielsweise ein Kind mit rezidivierenden Ohrinfektionen, das jedes Mal auf *Belladonna* anspricht. Eine Hochpotenz von *Calcium carbonicum* wird oft ein weiteres Auftreten solcher Zustände verhindern. Die wiederkehrenden Migräneanfälle einer Frau, welche auf *Bryonia* ansprechen, werden durch angemessen wiederholte Gaben von *Natrium muriaticum* dauerhaft erleichtert.

Akutmittel und ihre chronischen Komplementärmittel	
Akutmittel	Chronische Komplementärmittel
Aconitum	Sulphur
Allium cepa	Phosphorus
Apis	Natrium muriaticum
Arsenicum	Carbo vegetabilis, Natrium sulphuricum, Nitricum acidum, Thuja
Bacillinum	Calcium phosphoricum
Belladonna	Calcium carbonicum
Bryonia	Alumina, Natrium muriaticum, Phosphorus
Chamomilla	Magnesium carbonicum, Sanicula
Colocynthis	Causticum, Lycopodium, Staphisagria, Thuja
Hepar sulphuris	Silicea
Ignatia	Natrium muriaticum, Sepia
Iodum	Lachesis
Ipecacuanha	Antimonium tartaricum, Cuprum, Natrium sulphuricum
Kalium bichromicum	Sulphur, Thuja
Lachesis	Lycopodium
Mercurius	Aurum, Syphilinum
Nitricum acidum	Sulphur, Syphilinum
Nux vomica	Lycopodium, Sepia, Sulphur
Pulsatilla	Calcium carbonicum, Medorrhinum, Silicea, Thuja
Rhus toxicodendron	Calcium carbonicum
Stramonium	Calcium carbonicum

- *Ein Arzneimittel ist Bestandteil eines anderen* – Andere Arzneimittel sind zueinander komplementär, weil das eine Mittel Teil des anderen ist. So ist zum Beispiel *Natrium muriaticum* ein kleinerer Anteil von *Sepia*. Bei *Natrium muriaticum* dreht sich alles um Beziehungen (Enttäuschungen und Betrug), bei *Sepia* hingegen um Beziehungen und Arbeit, das größere Bild von zwei Mitteln. *Natrium muriaticum*-Patienten haben oft *Sepia*-Schübe, in denen die Erschöpfung sie von ihrer kämpferischen Mentalität abbringt und stattdessen Gleichgültigkeit, sogar gegenüber dem Ehemann und der Familie, auftritt. Diese Frauen werden oft reizbar und ärgerlich wie *Nux vomica* (der akute Zustand von *Sepia*). Sobald die *Sepia*-Situation ausgeräumt ist (durch Ruhe und *Sepia* in homöopathischen Gaben), kehrt die Kämpfermentalität der Patientin zurück und sie kämpft wie eine Löwin um ihre Jungen.

- *Mittelreihen* – Mittelreihen oder *Arzneimittelzyklen* stellen eine weitere Gruppe von Komplementärmitteln dar. Die am besten bekannte Mittelreihe ist *Sulphur, Calcium carbonicum* und *Lycopodium*, und bei der chronischen Behandlung bildet diese Reihe eine konstitutionell rotierende Gruppe – rotierend aus dem Grunde, weil viele Symptome durch *Sulphur* hinweggenommen werden und *Calcium carbonicum* sich daran anschließt. Die darauf verbleibenden Symptome verlangen wiederum sehr wahrscheinlich nach *Lycopodium*. Dieses Trio und andere Mittelreihen stellen einen praktischen Wegweiser für die Beurteilung eines Falles dar. Sie sollten jedoch nicht die einzigen Mittel sein, die in einem gegebenen Fall in Erwägung gezogen werden. Arzneien aus einer Mittelreihe sind entsprechend den Symptomen und Indikationen angezeigt, welche nach der Gabe eines der zugehörigen Mittel übrig bleiben. So wurde beispielsweise die Frage gestellt: "Wenn ein Patient nach *Sulphur* nun unmissverständlich *Lycopodium* braucht, kann man es dann geben oder sollte man *Calcium carbonicum* dazwischen schieben?" Das Ähnlichkeitsgesetz verlangt, dass wir das angezeigte Mittel geben. Symptome und Gesetze sind wichtiger als die Abfolge von Arzneien. Wenn die Symptome nach *Lycopodium* verlangen, erwarten Sie keine Heilung von *Calcium carbonicum*. Jedoch ist es oft so, dass Sie in einem chronischen Fall, in dem *Sulphur* über lange Zeit gewirkt hat und nun keine Wirkung mehr zeigt, zumindest an *Calcium carbonicum* denken und es abgrenzen sollten. *Calcium carbonicum* ist häufig nach *Sulphur* angezeigt, besonders bei dünnen, knochigen, reizbaren Menschen mit fahler Gesichtsfarbe und einer tuberkulinischen Tendenz. Sein Bild wird oft gegenwärtig sein. Aber wenn das nächste Mittel unverkennbar *Lycopodium* ist, dann sollten Sie es unter allen Umständen geben. Und vergessen Sie nicht, dass Abmagerung ein ebenso guter Hinweis auf *Calcium carbonicum* ist wie Fettleibigkeit – im Gegensatz zu der landläufigen Meinung.

Mittelreihen der alten Meister
Aconitum – Spongia – Hepar sulphuris – Aconitum – Spongia (Diese Abfolge gilt nach von Bönninghausen nur bei Krupp; geben Sie alle zwei Stunden eine Arznei in dieser Reihenfolge.)
Allium cepa – Phosphorus – Sulphur
Arnica – Bellis perennis – Ruta
Arnica – Rhus toxicodendron – Calcium carbonicum
Arsenicum – Thuja – Natrium sulphuricum – Medorrhinum (bei Asthma)
Arsenicum – Thuja – Tarentula
Belladonna – Calcium carbonicum – Tuberculinum
Bryonia – Sulphur – Calcium carbonicum – Tuberculinum
Ferrum phosphoricum – Sulphur – Tuberculinum
Ignatia – Natrium muriaticum – Sepia – Sulphur
Iodum – Lachesis – Lycopodium – Syphilinum
Kalium bichromicum – Sulphur – Tuberculinum
Kalium iodatum – Lycopodium – Sulphur – Tuberculinum
Lachesis – Lycopodium – Sulphur – Tuberculinum
Natrium muriaticum – Sepia – Phosphorus
Nitricum acidum – Syphilinum – Tuberculinum – Sulphur
Nux vomica – Sulphur – Lycopodium
Psorinum – Tuberculinum – Silicea
Pulsatilla – Kalium sulphuricum – Silicea – Tuberculinum
Pulsatilla – Silicea – Fluoricum acidum
Staphisagria – Colocynthis – Causticum
Sulphur – Calcium carbonicum – Lycopodium
Sulphur – Calcium carbonicum – Tuberculinum
Sulphur – Kalium phosphoricum – Tuberculinum
Sulphur – Thuja – Tuberculinum
Thuja – Medorrhinum – Sulphur

- *Konkordante Arzneimittel* – Diese Mittel sind sich in ihrer Wirkung auffallend ähnlich, aber verschiedenen Ursprungs. Sie werden als "*konkordant*" oder als in ihrer Wirkung übereinstimmend bezeichnet und sind daher in der Regel "gute Folgemittel". Betrachten wir beispielsweise die konkordanten Mittel von *Carcinosinum*, dann zählen dazu *Staphisagria, Natrium muriaticum, Natrium sulphuricum, Sepia, Phosphorus* etc. C.M. Boger widmet den konkordanten

Arzneien in seinem *Boenninghausen's Characteristics – Materia Medica and Repertory* ein ganzes Kapitel, in welchem sie dem Gemüt und den einzelnen Körperteilen zugeordnet werden.

- *Kollaterale botanische Gruppen* – Diese Mittel haben eine *ähnliche Pathogenese*, aber *unterschiedliche botanische* Charakteristika und passen gut zusammen. Ein Beispiel ist die Gruppe der *Anacardiaceae*, in der wir die *Anacardium*- und *Rhus*-Familie finden. Die meisten Pflanzen dieser Gruppe haben einen ätzenden harzhaltigen Saft, der ausgedehnte Hautausschläge, allgemeine Ruhelosigkeit und ähnliche Zustände hervorruft. Die individuellen Unterschiede kennzeichnen die spezifischen Indikationen für jedes einzelne Mitglied dieser Familie. Komplementärmittel zu *Anacardium* sind *Lycopodium*, *Pulsatilla* und *Platinum*, während *Rhus tox.* sehr viele Komplementärmittel hat, vor allem *Bryonia*, *Calcium fluoricum*, *Phytolacca* und *Bovista* (*Bovista* bei Urtikaria).

- *Arzneien aus derselben botanischen Familie* – Arzneien, deren Pathogenese und botanischen Verwandtschaftsbeziehungen sehr ähnlich sind, wirken nicht gut zusammen, und Sie sollten das eine nie auf das andere folgen lassen. So zählen beispielsweise Pflanzen wie *Gelsemium, Nux vomica, Ignatia* und *Spigelia* zu der Familie der *Loganiaceae*. Sie wirken sehr ähnlich, sind meist starke Gifte und gewöhnlich bitter. Ihre Wirkung erstreckt sich auf das Gehirn, die Wirbelsäule und das Herz, und sie rufen sowohl Spasmen als auch einen betäubungsähnlichen Zustand hervor. Aufgrund ihrer engen Analogie wirken sie nicht gut zusammen. *Sulphur* oder *Sepia* sind komplementär zu *Nux vomica*; *Natrium muriaticum* zu *Ignatia*; und *Belladonna* oder *Phosphorus* folgen gut auf *Gelsemium*.

Zu den wichtigsten Pflanzenfamilien zählt die der *Solanaceae*, aus der wir sechs herausragende Mittel kennen: *Belladonna, Stramonium, Hyoscyamus, Capsicum, Lycopus virginicus* und *Dulcamara*. Die drei erstgenannten sind so eng verwandt, dass es **gefährlich** ist, sie nacheinander zu verwenden. Die anderen drei weisen zwar große Unterschiede auf, folgen aber trotzdem in der Regel nicht gut aufeinander. Die Hauptwirkung der *Solanaceae* erstreckt sich auf das zerebrospinale System, und ihre Komplementärmittel finden sich unter tiefwirkenden Arzneien mit zahlreichen Geistes- und Gemütssymptomen. Zu diesen zählen *Calcium carbonicum, Barium carbonicum, Carbo vegetabilis, Nux vomica* und *Veratrum album*.

- *Elemente und ihr Atomgewicht* – Eine weitere Beziehung besteht zwischen Elementen des Periodensystems mit dem ungefähr gleichen Atomgewicht. So weisen *Phosphorus* und *Sulphur*, die im Periodensystem benachbart sind, bestimmte einander sehr ähnliche Symptome auf:
  - Ausdehnen ihrer Beziehungen auf die Außenwelt; Verlangen nach Gesellschaft
  - Unabhängigkeit; schnell gelangweilt
  - Fühlen sich schnell von ihrem Partner vernachlässigt

- Wahnideen von Reichtum, verletzt zu werden, sieht Gespenster und Geister, vornehm zu sein etc.

Gleichzeitig hat jedes Mittel seine fest umgrenzten individuellen Charakteristika. So umfassen beispielsweise die zu *Phosphorus* gehörigen Symptome Anteilnahme, schwierige Konzentration, Ekstase, Erotik, Furcht vor dem Alleinsein, dass etwas passieren wird, vor drohender Krankheit und/oder Tod etc. *Sulphur* hingegen weist Beschwerden durch Verlegenheit, Selbstsucht, Höhenangst, Gewissenhaftigkeit bei Kleinigkeiten, Verzweiflung über die soziale Stellung, Ungeduld, Begeisterung für die Lektüre medizinischer Bücher etc. auf. Elemente, die im Periodensystem nah beieinander stehen, haben oft ähnliche Prüfungssymptome und folgen gut aufeinander. Hinsichtlich weiterer Erkenntnisse über die Beziehungen zwischen den Elementen des Periodensystems verweise ich Sie auf De Schepper, *Homeopathy and the Periodic table, Vol. I.*

Beispiele für komplementäre Arzneibeziehungen

Lycopodium folgt gut auf: *Calcium carbonicum, Carbo vegetabilis, Lachesis* und *Sulphur*. Zu den Komplementärmitteln von *Lycopodium* zählen:

- *Calcium carbonicum* – Leberprobleme, beispielsweise Leberkrebs mit Verhärtung der Mesenterialdrüsen und fortgeschrittene Leberzirrhose.

- *Carbo vegetabilis* – Vor allem, wenn Aufstoßen und Aufblähung zurückbleiben und beim Patienten zu Atembeschwerden führen.

- *Iodum* – Heißhunger mit Gewichtsverlust.

- *Lachesis* – Wenn nach einer guten Reaktion auf *Lycopodium* Leberprobleme persistieren, mit besonders heftiger Verschlimmerung durch Erschütterung.

- *Pulsatilla* – Wenn ein Patient nach einer guten Reaktion warmblütig wird (*Lycopodium* friert, evtl. mit Wärme der Fußsohlen), müssen Sie in erster Linie an *Iodum* oder *Pulsatilla* denken, da sie bessere Komplementärmittel zu *Lycopodium* sind als *Sulphur*.

- **Anmerkung:** *China* und *Natrium muriaticum* sind nicht die besten Komplementärmittel zu *Lycopodium*. Dagegen wird bei einem Patienten mit Leberbeschwerden, der gut auf *Arsenicum* reagiert hat, *Natrium sulphuricum* das Komplementärmittel der Wahl sein.

Betrachten Sie *Staphisagria* und gute Folgemittel wie *Sulphur, Calcium carbonicum* und *Kalium carbonicum*. Was haben sie gemeinsam?

- *Staphisagria* passt zu einem Zustand, in dem man Demütigungen, Beleidigungen oder Kränkungen erleiden muss-te. Natürlich passiert das oft einem Menschen, der sich leicht angegriffen fühlt oder übermäßig stolz ist. So hat *Staphi-*

sagria beispielsweise die fixe Idee, dass sie über der Person steht, von der sie angegriffen wurde, und daher ausrufen kann: "Ich werde mich nicht auf deine Ebene herablassen!" Dies wird durch die folgende Rubrik ausgedrückt: "Gemüt, Wahnidee, erniedrigt und klein, andere sind, während er groß sei".

- Bei *Sulphur* führt sein Stolz und sein Selbstsucht zu Beschwerden durch Verlegenheit.

- Bei *Kalium carbonicum* können der Starrsinn und die blinde Liebe zu Dogmen, deren strikte Befolgung er von den Familienmitgliedern erwartet, Beschwerden hervorrufen. Wenn seine Regeln nicht befolgt werden, kann *Kalium carbonicum* dies als Beleidigung auffassen.

- Die Verwirrung und Paranoia von *Calcium carbonicum* kann sich zu einer Empfindsamkeit steigern, die in Ausdrücken wie "Was denken die anderen Leute von mir?" widergespiegelt wird. Dies findet sich in der Rubrik: "Gemüt, Furcht, bemerkt werden könnte, dass ihr Zustand".

Beispiele für Beziehungen von akuten und chronischen Arzneimitteln sind:

- *Stramonium* und *Calcium carbonicum* – Bei *Stramonium* werden Entsetzen und gewalttätige Gedanken durch das Gefühl ausgelöst, in einer gefährlichen Gegend verloren und im Stich gelassen worden zu sein. Das zugrundeliegende Gefühl großer Unsicherheit fördert die Entstehung eines solchen Zustandes und das Bedürfnis, wie *Calcium carbonicum* in einem Schneckenhaus, einer geschützten Umgebung zu leben. Aber der geringste Anlass zu Furcht kann zu einem *Stramonium*-Zustand führen. Wenn Sie also einen solchen *Stramonium*-Zustand vor sich haben, sollten Sie nach einem Hintergrund von *Calcium carbonicum* forschen.

- *Aconitum* und *Sulphur* – *Sulphur* ist gleichgültig, sorglos, philosophisch und lässt sich kaum durch etwas stören, aber wenn er einen plötzlichen Schreck erfährt, geht sein Zustand in *Aconitum* über, mit ungeheurer Angst und Ruhelosigkeit. Wenn jemand wie *Arsenicum* bereits ängstlich ist, wird ihn ein plötzlicher Stress nicht in einen *Aconitum*-Zustand versetzen.

"Komplementäre" miasmatische Zustände

Ein anderer Behandlungsplan, sozusagen "eine Art" komplementärer Behandlung, kommt dann zum Tragen, wenn der Homöopath ganz deutlich erkennt, dass ein anderer miasmatischer Zustand zutage tritt. Hahnemann lehrt in seiner Miasmentheorie, dass wir nach dem Verschwinden des psorischen Miasmas einen aktiven syphilitischen oder sykotischen Zustand erwarten müssen.

Nehmen wir an, dass die psorischen Symptome bei der Konsultation vorherrschend waren und die meisten, wenn nicht gar alle dieser psorischen Manifestationen des Patienten nach einer Reihe von antipsorischen Arzneien verschwunden sind. Nun wird er vielleicht aus heiterem Himmel mit Symptomen syphilitischer Natur vorstellig, z. B. einem ulzerierten Hals.

In *Die chronischen Krankheiten* gibt Hahnemann in seinen Ausführungen über die Sykose ein *Beispiel*, keine feststehende Reihenfolge, wie verschiedene miasmatische Zustände bei einem Patienten zu behandeln sind.

*CK (1), S. 117-118: Nur zwei Fälle sind mir in meiner Praxis von dreifacher Komplikation der drei chronischen Miasmen, der Feigwarzen-Krankheit mit venerischem Schanker-Miasm und zugleich mit entwickelter Psora zu behandeln vorgekommen, welche nach gleichen Grundsätzen geheilt wurden, nämlich daß zuerst auf die Psora gewirkt ward, dann auf das unter den andern beiden chronischen Miasmen, dessen Symptome **zu der Zeit am meisten hervorragten**, dann auf das zweite noch übrige. Nochmals mußte dann der Rest der noch vorhandenen, psorischen Symptome mit den ihnen **angemessenen Arzneien** (keinen feststehenden!) bekämpft und dann erst vollends, was noch von Sykosis oder Syphilis übrig war, mit den jeder zugehörigen, oben angeführten Arzneien ausgetilgt werden. (Betonung und Worte des Autors hinzugefügt.)*

Antidote und feindliche Mittel

Antidote und feindliche Mittel sind völlig unterschiedlich zu Komplementärmitteln. Die Erläuterung dieser verschiedenen Arten von Arzneimitteln wird Ihnen helfen zu verstehen, wie diese Mittel Ihren Behandlungsplan beeinflussen können.

Antidote oder Homöodote löschen zumindest teilweise die Wirkung des vorhergegangenen Arzneimittels aus. Um das zu erreichen, muss das Antidot fähig sein, ähnliche Symptome wie die zu antidotierenden Symptome hervorzurufen, so dass die Lebenskraft (LK), die durch das erste Mittel in Unordnung geraten ist, sich nun mit einer ähnlichen Erstwirkung auseinandersetzen muss, welche die Symptome der gestörten LK abdeckt. Nach der Verabreichung des Antidots wird die natürliche Ordnung durch die Nachwirkung der LK wiederhergestellt.

Dr. Roberts erteilte den Rat, dass bei der absichtlichen Antidotierung eines Mittels als Teil des Behandlungsplans Tiermittel nicht auf andere Tiermittel folgen sollten, sondern dass es ratsamer sei, ein ähnliches Mittel aus dem Pflanzenreich zu wählen (H.A. Roberts, 1939, LIV, 2:9). Er hielt das Pflanzenreich auch für viel besser geeignet als das Reich der mineralischen Elemente. Dies alles sollte dazu dienen, Verschlimmerungen zu vermeiden und keine vermischten Zustände zu schaffen. Die allgemeine Wirkung eines solchen Antidots hat einen milderen Charakter und begegnet dem gestörten Zustand einfühlsamer als ein feindliches Mittel. Arzneien mit einem breiten Wirkungsspektrum wie *Pulsatilla* und *Nux vomica* sind überaus wirkungsvolle Antidote für eine ganze Reihe von Mitteln. Ein Beispiel für ein Homöodot ist *Coffea*, das die Wirkungen von *Nux vomica* abschwächt.

Ein seltsamer Umstand besteht darin, dass beinahe alle Antidote auch gute Komplementär- und Folgemittel sind und umgekehrt. Im Allgemeinen ist ein Antidot ein gutes Folgemittel, wenn es auch das perfekte Simillimum ist.

Hahnemann schreibt über die Antidotierung einer Arznei in *Die chronischen Krankheiten* und gibt dazu folgenden Rat:

> **CK (1), S. 148:** *... durch Eingeben einer andern, auf die dermaligen Symptome möglichst passenden, antipsorischen Arznei in sehr mäßiger Gabe, und wenn diese noch nicht zur Tilgung dieser schiefen Arznei-Krankheit hinreicht, noch durch Verordnen einer zweiten dann, so gut wie möglich, homöopathisch passenden.*

Hahnemann behauptet weiterhin:

> **Org § 249, Fußnote:** *Dem wohl unterrichteten und gewissenhaft behutsamen Arzt, kann nie der Fall vorkommen, daß er nöthig hätte, ein Antidot in seiner Praxis zu geben, wenn er, wie er soll, in der kleinst möglichen Gabe seine wohl gewählte Arznei zu brauchen anfängt; eine eben so kleine Gabe der besser ausgewählten bringt alles wieder in Ordnung.*

Feindliche Mittel (wie *Phosphorus* und *Causticum*, *Silicea* und *Mercurius* oder *Ignatia* und *Nux vomica*) sind Arzneien, die bei aufeinander folgender Gabe oft heftige Erstverschlimmerungen auslösen und den Fall durch das Erscheinen neuer eigentümlicher Symptome komplizieren. Da sie so viel gemeinsam haben, ist eine enge Beziehung kennzeichnend! Statt sie aufeinander folgend zu verabreichen, empfiehlt es sich, zwischen den beiden feindlichen Mitteln ein interkurrentes Mittel einzusetzen. Feindliche Mittel, besonders diejenigen, welche eine ähnliche Wirkung und vielleicht denselben Ursprung haben, scheinen die Wirkung des anderen Mittels aufheben und den durch die Erstwirkung des zuerst verabreichten Mittels gestörten Zustand der LK korrigieren zu können.

Je ähnlicher sich die Mittel sind und je ähnlicher sich ihre Symptome sind, desto größer ist auch das Risiko des Antagonismus untereinander und mit desto höherer Wahrscheinlichkeit wird das zweite Mittel dem Fallverlauf schaden. Der Homöopath sollte großen Respekt vor den feindlichen Mitteln haben oder er wird eine Menge Fälle verderben. Daneben besteht die Gefahr, dass beispielsweise jemand, den Sie wegen eines chronischen Problems mit *Causticum* behandeln, aufgrund einer Erkältung von einem freundlichen Nachbarn *Phosphorus* erhält – oder dass er es sich selbst verabreicht. Es kann Sie viel Zeit kosten, den Schaden, der durch das Aufeinandertreffen dieser feindlichen Mittel angerichtet wurde, wieder zu beheben.

Teil 3
Fragen zum Fallmanagement

Teil 3
Fragen zum Fallmanagement

"Unsere vorrangige Pflicht besteht nicht gegenüber dem Patienten, sondern gegenüber der Wahrheit, die uns, wenn wir ihr treu dienen, dazu befähigt, das Allerbeste für die Kranken zu tun." – Kent

Der Sinn von Fragen und Antworten

Ich habe einschlägige Fragen gesammelt, die von Homöopathen gestellt wurden. Einige Fragen habe ich in den Schriften der alten Meister gefunden, andere sind das Ergebnis meines Wissensdurstes, durch den ich des Teufels Advokat wurde. Ich habe mich bemüht, diese Fragen so wahrheitsgetreu wie möglich zu beantworten, wobei ich von unseren Gesetzen und Prinzipien und den weisen Ratschlägen unserer großen Meister geleitet wurde. Natürlich stehen die Antworten zur Diskussion, und ich würde eine solche begrüßen. Die angesprochenen Themen beschäftigen auch heute noch viele Homöopathen. Bei etlichen Fragen geht es um das Patientenmanagement, so dass sie im Rahmen dieses Buches Erwähnung verdienen.

F = Frage
A = Antwort

F: Wie können wir unsere Chancen erhöhen, das Simillimum zu finden?
A: In den Büchern *Hahnemann Revisited* und *The periodic Table and Homeopathy, Vol. 1*, habe ich Methoden erläutert, mit denen wir den Patienten auf unterschiedliche Weise analysieren können. Häufig beruht unser Misserfolg bei der Lösung eines Falles darauf, dass wir uns dem Patienten mit einer unpassenden Methode nähern. Aber unabhängig von der verwendeten Methode bleibt ein Umstand immer von entscheidender Bedeutung: *Der Schlüssel zum Auffinden des Simillimum liegt darin, die richtigen Fragen zu stellen.*

Dies klingt wie eine ganz offensichtliche Regel, aber sind wir uns sicher, dass wir auch immer danach handeln? Stellen wir immer nicht nur die richtigen Fragen, sondern auch *genug*? Ich glaube, dass wir dies oft nicht tun, selbst wenn wir aufmerksam, mitfühlend und hellwach sind. Wir können niemals genug "Warum"-Fragen stellen. Ein Beispiel soll dies verdeutlichen.

So erzählt Ihnen beispielsweise ein Patient, dass er Angst hat zu schwimmen. (Dies ist nebenbei bemerkt recht gewöhnlich. Eine Umfrage ergab, dass 60% der Amerikaner sich nicht trauen, in der offenen See zu schwimmen, und 40% es nicht einmal in einem Pool wagen, den Kopf unter Wasser zu stecken.)

Die Frage ist: "Warum hat jemand Angst vor Wasser? Oder vor dem Schwimmen?" Zahlreiche Gründe oder Niemals-gesund-seit-(NGS-)Szenarien können dieses Problem erklären.

- **Der Patient ist beinahe ertrunken** – Dies kann sich auf Beschwerden durch Schreck oder mentalen Schock beziehen. *Aconitum* ist bei einem Schreck/Schock in der Gegenwart angezeigt (wenn er erst kürzlich passiert ist), *Opium*, wenn der Patient immer wieder auf das Ereignis zurückblickt (posttraumatisches Stress-Syndrom), und *Gelsemium* oder *Argentum nitricum*, wenn es bei der Konfrontation mit einer bestimmten Situation jedes Mal zu Erwartungsangst kommt.
- **Der Patient wird Zeuge, wie jemand ertrinkt** – Beschwerden durch Erwartungsangst (*Argentum nitricum, Carcinosinum* und *Gelsemium*) und/oder Beschwerden durch Schock (*Opium*) und/oder Beschwerden durch lang anhaltende Furcht (*Carcinosinum*), möglicherweise sogar Beschwerden durch Kummer (*Ignatia, Acidum phosphoricum, Natrium muriaticum* etc.). Seien Sie nicht überrascht, wenn der Patient von Schuldgefühlen geplagt wird, weil er glaubt "nicht genug getan zu haben", um das Opfer zu retten: Beschwerden durch Selbstvorwürfe, manchmal mit der Wahnidee, ein Verbrechen begangen zu haben (*Aurum, Natrium muriaticum, Kalium bromatum* etc.).
- **Der Patient hat ein Erlebnis, das in keinem Zusammenhang mit Wasser steht** – Jemand hat zum Beispiel Angst vor Wasser, seitdem ihm ein Teller heruntergefallen ist, ein Ereignis, das in keinerlei Zusammenhang mit Wasser steht. Oder gibt es doch eine Verbindung zwischen diesem Vorfall und der Angst vor Wasser? Ja, es ist die Furcht vor Kontrollverlust (*Natrium muriaticum, Argentum nitricum* etc.).
- **Die Angst des Patienten scheint mit überhaupt nichts zusammenzuhängen** – Dies könnte mit *Hydrophobie* in Verbindung stehen, welche dem Tollwutmiasma zuzuordnen ist und bei der Symptome wie Konvulsionen, das Beißen der eigenen Person oder des Kissens sowie Speichelfluss auftreten. Dieses Miasma kann bereits beim Neugeborenen zum Ausdruck kommen, so dass dieser Mensch möglicherweise immer wasserscheu ist (Mittel wie *Lyssinum, Stramonium, Belladonna* etc.). Diese Furcht vor Wasser ist stark ausgeprägt und kann leicht geweckt werden, beispielsweise bereits durch das Geräusch von fließendem Wasser oder den Anblick von Wasser beim Baden oder Duschen. Ich erinnere mich an einen Fall in meiner eigenen Praxis. Ein zwölfjähriges Mädchen begann unerklärlicherweise, seine Mutter und in sein Kopfkissen zu beißen. Zuerst wurde die Diagnose Borreliose gestellt, dann hieß es, es habe epileptische Anfälle. Aber die wahre Causa war das Erwachen des schlummernden Tollwutmiasmas. Als ich die Mutter nach ihrem Zustand während der Schwangerschaft befragte, stellte sich heraus, dass sie sich von ihrem Ehemann verlassen gefühlt hatte, da dieser damals viel herumreiste. Dies spiegelt die Essenz von *Lyssinum* wider – das Gefühl, von jemandem, von dem das eigene Überleben abhängt, nicht ernährt und umsorgt zu werden. Bei diesem Mädchen erwachte das Miasma in der Pu-

bertät und stürzte die Ärzte und Eltern gleichermaßen in Verwirrung.

Beachten Sie, dass Sie bei der Wahl des angezeigten Arzneimittels *die Totalität* der Symptome berücksichtigen müssen, nicht nur den NGS-Faktor. Aber die Causa spielt beim Auffinden des Simillimum immer eine wichtige Rolle.

F: Wird die Homöopathie jemals von der konventionellen Medizin akzeptiert werden, da sie die Menschen doch nicht in Gruppen zusammenfasst und kein "Mittel X für die Krankheit Y" verordnet?
A: Diese Frage oder eher Feststellung wurde von Julian Winston, dem Herausgeber von *Homeopathy Today* (Ausgabe September 2003) aufgeworfen. Rudi Verspoor, Rektor des Hahnemann College für Heilkunst in Ottawa, gab eine intelligente, in meinen Augen jedoch ungenügende Antwort auf dieses Dilemma (Verspoor, 2003, 23(8):32). So wie auch Kent es dargestellt hat, verschreiben wir für eine "Art" von Pneumonie, eine "Art" von Schädeltrauma etc. Ich stimme mit Verspoor darin überein, dass wir unsere Patienten entsprechend den verordneten Arzneimitteln klassifizieren. Bei Pneumonie werden alle Patienten, die einer *Kalium carbonicum*-Pneumonie entsprechen, zusammengefasst, ebenso wie all die Patienten, die durch *Phosphorus* geheilt werden. Verspoors Schlussfolgerung ist die, "dass eher die Krankheit als der Patient individualisiert werden muss". Dem stimme ich zu (obwohl es den Anfänger in der Homöopathie in Verwirrung stürzen wird), da unser diagnostisches System in der Homöopathie in der Tat auf einem Naturgesetz basiert, während die Allopathie die Menschen anhand der Krankheitssymptome und nicht anhand der Arzneisymptome zusammenfasst. Dieser überaus unterschiedliche diagnostische Ansatz ist der Hauptgrund für die Ablehnung von Seiten der Allopathie. Ich halte oft Vorträge in medizinischen Ausbildungsstätten und Krankenhäusern und möchte nur einen Vorfall beschreiben, den ich auch in einem Artikel in *Homeopathy Today* (De Schepper, 2003, 23(7):9) veröffentlicht habe. Während einer Reise nach Kenia heilte ich einen zehnjährigen Jungen, der bereits seit 14 Tagen an einem akuten erstickenden Husten litt. Dieser Patient war der Sohn eines der anerkanntesten Ärzte in Nairobi, und weder zwei Röntgenaufnahmen der Lunge, eine Ultraschalluntersuchung der Leber (*sic*!), eine Stuhluntersuchung, noch Valium® (*sic*!), Antibiotika und Inhalationen hatten zu irgendeiner Besserung geführt. Nachdem ich den Fall aufgenommen hatte, erklärte ich, dass es sich um einen "*Ipecacuanha*"-Husten handelte, welcher prompt durch drei Gaben (Methode der 5. Auflage) innerhalb von zwei Tagen geheilt wurde! Trotz dieses "Wunders" bestand der Vater darauf, den "Krankheitsnamen" zu erfahren, um eine allopathische Diagnose stellen zu können. Wir sind in der Tat noch weit davon entfernt, eine Brücke zu bauen! Wie auch immer, Verspoor geht darin fehl, dass er unser "Individualitätsgesetz" lediglich auf die Diagnose oder Namensgebung bezieht. Wir müssen uns an § 281 des *Organon* halten (siehe Kapitel 5, Anhang), wonach der Homöopath die Empfindlichkeit oder das Wesen des Patienten, das Wesen der Krankheit und das Wesen der Arznei berücksichtigt, und

zwar auf eine weitaus sorgfältigere Weise, als es ein allopathischer Arzt jemals zu tun vermag. Damit beinhaltet die Individualisierung auch die Dosis und Potenz, in Abhängigkeit von der Empfindlichkeit des Patienten.

F: Wird der Patient eine Verschlimmerung erfahren, wenn das Simillimum in der perfekten Potenz verabreicht wird?
A: Wenn keine strukturellen Veränderungen vorliegen, wird es möglicherweise nicht zu einer Verschlimmerung kommen, insbesondere, wenn die Methoden der 6. Auflage des *Organon korrekt* angewendet werden. Je mehr die Potenz die Krankheitsebene übersteigt, desto stärker wird die ähnliche Verschlimmerung ausfallen. Ebenso, je mehr strukturelle Veränderungen bestehen. Daneben können wir manchmal feststellen, dass ein Mittel in absolut aussichtslosen Fällen, in denen die Natur kapituliert hat, palliativ wirkt. Bei einer Behandlung resultieren Misserfolge häufiger aus der Achtlosigkeit bei der Einhaltung der Regeln hinsichtlich der Wiederholung der Arznei und der Gabengröße. Finden und verabreichen Sie das Simillimum, üben Sie sich dann in Geduld und Zurückhaltung, und wenden Sie die fortgeschrittenen Methoden Hahnemanns an. Wenn die Potenz zu hoch ist, kann die Verschlimmerung schwerwiegend sein, wenn sie zu niedrig ist, stellt sich möglicherweise überhaupt keine Wirkung ein oder es kommt nur zu einer leichten Verschlimmerung.

F: Wie hoch ist der "Wert" von Symptomen wie Verlangen nach oder Abneigung gegen bestimmte Speisen?
A: Siehe Kapitel 9 in *Hahnemann Revisited*. Gewöhnlich sind Verlangen nach und Abneigungen gegen Speisen von gleichem Wert. Nach ihnen kommen die Verschlimmerungen und Besserungen durch Speisen.

Im Allgemeinen hängt die Bedeutung jedes einzelnen Symptoms davon ab, wie eng sein Bezug zum Patienten als Ganzes bzw. seiner einzelnen Aspekte ist; weiterhin davon, welche Stellung oder Wertigkeit es im Vergleich mit den anderen Symptomen hat. Somit kann ein ganz gewöhnliches Symptom zu einem "sonderlichen" Symptom werden oder von größerem Wert sein, wenn es besonders stark ausgeprägt ist; nehmen wir als Beispiel extreme Erschöpfung, die in keinem Verhältnis zu der eigentlichen Erkrankung steht, wie die Erschöpfung bei einer *Arsenicum*-Grippe.

F: Ist es für Kinder besser, die Kinderkrankheiten durchzumachen, oder sollten wir anstelle herkömmlicher Impfungen eine homöopathische Prophylaxe (mit Nosoden) betreiben oder die Krankheit mit einem homöopathischen Akutmittel abkürzen?
A: Diese Frage besteht aus verschiedenen Teilen. Es ist sicherlich besser für Kinder, diese Krankheiten zu haben, statt ihre Empfänglichkeit mit künstlichen und unnatürlichen Mitteln wie Seren und Impfungen zu unterdrücken. (Dr. Eugene Underhill behauptete, dass Impfungen "von kranken und in kommerzieller Hinsicht pervertierten Hirnen erfunden worden seien".) Elizabeth Wright-Hubbard, eine meiner Lieblingsärztinnen, sagte dazu im *Homeopathic Recorder*:

Grundsätzlich sollten Kinder die Kinderkrankheiten durchmachen. Sie befreien sich damit von bestimmten Unreinheiten und klären die Konstitution. Bei richtig behandelten Fällen sollte das Kind ohne Folgeschäden und in einem besseren Gesundheitszustand daraus hervorgehen. Die Patienten, die als Erwachsene zum Arzt kommen und sagen, dass sie niemals krank gewesen seien, und damit prahlen, dass sie keine Kinderkrankheiten gehabt hätten, sind oft diejenigen mit ernsthaften, unheilbaren Problemen. So haben beispielsweise viele Krebspatienten und solche, die vor Gesundheit nur so zu strotzen scheinen und dann an plötzlichen Herzkrankheiten sterben, keine Vorgeschichte von Kinderkrankheiten. Abgesehen von der Tatsache, dass man Krankheiten haben sollte, führt die Vorbeugung oder Unterdrückung in einem Alter, in dem sie passend wären, dazu, dass sie oft später in einer weitaus schwereren Form auftreten, zum Beispiel Mumps mit Komplikationen im Bereich der Hoden bei Männern. Außerdem bringen diese Vorbeugungsmaßnahmen (Medikamente, Impfungen), die in gutem Glauben im Namen der perfekten Gesundheit vorgenommen werden, durch die normale Schutzschicht der Haut Stoffe ein, die dem menschlichen Körper völlig fremd sind.
(Wright-Hubbard, 1951, Juni:296)

Die Warnung dieser Meisterin scheint sich zu bewahrheiten, denn wir sehen immer mehr junge Erwachsene mit Krebs, Diabetes und Autoimmunerkrankungen, welche das Ergebnis eines künstlich überstimulierten Immunsystems sind! Und jeder Homöopath weiß, dass "das Fehlen von Kinderkrankheiten" ein Warnzeichen für das Krebsmiasma ist.

Im Falle von Epidemien ist es absolut sicher und angemessen, die Empfänglichkeit zu korrigieren und der Krankheit vorzubeugen, indem das konstitutionelle homöopathische Arzneimittel für diese Epidemie (den *Genus epidemicus*) gegeben wird. Das passende und richtig verabreichte homöopathische Mittel unterdrückt niemals eine Krankheit.

Was jedoch *weder* richtig noch notwendig ist, ist die sogenannte "Homöoprophylaxe", d. h. die Impfungen durch Nosoden zu ersetzen, beispielsweise *Pertussinum* gegen Keuchhusten. Manche Homöopathen glauben, dass es allgemeines Recht ist, eine prophylaktische Behandlung für jede Krankheit zu fordern und zu erhalten. Obwohl diese Prophylaxe auf unbegründeten Ängsten beruht und *nicht notwendig* ist, haben solche Homöopathen weder ethische noch berufliche Bedenken, solche Dienste anzubieten. Diese Idee ist schon in ihrem Grundwesen falsch. Warum sollte man überhaupt überflüssige Arzneien geben? Ich würde zu solchen Homöopathen sagen: "Erzieht, gebt keine Medikamente!" Heben Sie die Reaktionen der Lebenskraft (LK) für die Mittel auf, die wirklich gebraucht werden. Ein Hauptprinzip der Homöopathie ist die kleinstmögliche Gabe, was eine eher minimale als maximale Intervention einschließt. Die Langzeitwirkungen solch massiver Dosen so vieler Arzneien ist nicht bekannt. Nosoden sind tiefwirkende Mittel, und wir sollten das Terrain eines Kindes nicht mit einem Stoff verunreinigen, der vielleicht gar nicht benötigt wird. Nicht jedes Kind bekommt Masern. In der Tat sind es an die zwei Drittel, die Masern haben und keine Symptome zeigen. Bemühen wir unsere LK nicht unnötig!

Außerdem, wie lange würde eine solche "Prophylaxe" wirken? Die Frage nach der Dauer der Immunität ist auch bei allopathischen Impfprogrammen ein großes Problem. Führt die Homöoprophylaxe überhaupt zu einer Immunität? Werden Sie Ihre Auffassung durch die Bestimmung von IgE untermauern? Dies alles kann man nicht vorhersagen. Nur wenn eine Epidemie ausbricht (und wir den *Genus epidemicus* noch nicht bestimmt haben), kann eine Nosode hilfreich sein, wie sich 1974 in Brasilien bei einer Meningitisepidemie durch die Gabe von *Meningococcinum* gezeigt hat. Oder wir können individuell *Influenzinum* bei Grippe oder *Morbillinum* bei Masern geben. Einige andere Beispiele aus der Geschichte der Homöopathie umfassen: Compton Burnett, der bei einem Ausbruch von Pocken immer den Impfstoff (*Vaccinium*) in der C30 verwendete; von Bönninghausen war der erste, der behauptete, dass *Variolinum* C200 den grobstofflichen Impfungen weit überlegen und absolut sicher sei (er gab auch *Thuja* C200). T. F. Allen verwendete *Diphtherinum* 25 Jahre lang als Vorbeugungsmittel und sah keinen einzigen Fall, in dem die Krankheit nach dieser "Impfung auftrat. Bei früheren Epidemien wiesen die alten Meister die Wirksamkeit der Nosoden ganz klar nach.

Wie Sie sehen, erhebt die Homöopathie keine Einwände gegen die kontrollierte Krankheitsexposition (Nosoden), die auch die Grundlage der orthodoxen Immunisierungen bildet. Ein Homöopath unterscheidet sich von einem allopathischen Arzt hinsichtlich der Zubereitung und Art der Anwendung dieser Stoffe am Patienten. Die offensichtlichen Probleme bei der herkömmlichen Impfung liegen in der Art und Weise der Herstellung, der Verabreichungsmethode und der Dosierung. Wir sollten Homöoprophylaxe in dem Sinne betreiben, wie sie in den ursprünglichen homöopathischen Schriften vorgeschlagen wurde.

Ein guter Homöopath kann ein abwehrgeschwächtes Kind leicht erkennen. Diese Kinder fahren weitaus besser mit einer individuellen konstitutionellen Behandlung, die eine *Homöoprophylaxe der höchsten Ordnung* darstellt, mit dem Ziel, die LK und das Immunsystem zu stärken. Das konstitutionelle Mittel wird anhand der eigentümlichen, seltenen und besonderen Symptome des individuellen Patienten ausgewählt. Die konstitutionelle Behandlung beseitigt die Empfänglichkeit, kräftigt die LK und führt zu Immunität, auf eine Weise, welche die spezifische Prophylaxe nicht leisten kann. Im Gegensatz zu der Meinung mancher Menschen ist die spezifische Prophylaxe der allgemeinen Immunität nicht überlegen. Der *Genus epidemicus* kann bei Bedarf eine komplementäre Prophylaxe liefern und stellt die zweite Methode der Homöoprophylaxe dar. Das angezeigte Mittel wird anhand der Hauptsymptome des vorherrschenden akuten Miasmas gewählt (siehe *Hahnemann Revisited*, Kapitel 10).

Eine dritte Methode besteht in der Anwendung "ähnlicher Nosoden". Hier wird eine Nosode des drohenden Miasmas verabreicht, um der spezifischen Krankheit vorzubeugen. In diesem Fall muss jedoch die spezifische Ursache der angreifenden Miasmen bekannt und ein geeigneter Ausgangsstoff vorhanden sein. Alte Zubereitungen von Nosoden aus früheren Epidemien sind oft noch wirksam und haben ein breiteres Wirkungsspektrum als die herkömmliche Impfung. Siehe auch Kapitel 11 zum Gebrauch von Nosoden. Homöopathen würden beispielsweise bei einem biologischen Angriff mit Pocken *Variolinum* als Vorbeugungsmittel für die breite Masse nehmen. Während einer solchen "Epidemie" besteht keine Möglichkeit, Tausende von Menschen individuell zu behandeln. Sie müssen als Gruppe behandelt werden, um logistische und zeitraubende Probleme zu vermeiden. Das Letzte, was wir Homöopathen möchten, ist, das allopathische Übermaß an Impfungen nachzumachen.

F: Ich lebe an der Ostküste in einer Gegend, in der die Lyme-Krankheit (Borreliose) endemisch ist. Gibt es irgendein Mittel zur Prophylaxe für Menschen, die durch die Wälder streifen?
A: Die vorherige Antwort beantwortet teilweise auch diese Frage. Konstitutionelle Mittel, der *Genus epidemicus* und spezifische Nosoden können hilfreich sein. Der *Genus epidemicus* kann durch die Fallaufnahme bei zahlreichen Menschen ermittelt werden (siehe *Hahnemann Revisited*, Kapitel 10). Wir müssen uns immer vergegenwärtigen, was Kent sagte – Mittel zur Prophylaxe müssen nicht so streng individualisiert werden wie Mittel zur Behandlung von Krankheiten. Finden und studieren Sie immer die Hauptmittel und schauen Sie, ob diese sowohl für die Prophylaxe als auch für die Heilung eine Rolle spielen könnten. Die konstitutionelle Behandlung bildet wie immer eine Grundlage für die vorbeugende Behandlung, da eine starke LK eher Krankheiten widersteht (hier handelt es sich natürlich um einen *individuellen* Ansatz).

Was ist mit einer Borreliennosode? Es wäre schön, wenn jemand eine echte Prüfung dieser Nosode durchführen würde, um ihre Wirksamkeit in einem Borreliosegebiet zu bestimmen. Die Borreliose ist ein eigenständiges *endemisches* chronisches Miasma mit eigenen ätiologischen Faktoren. Sie entspricht nicht dem klassischen syphilitischen Miasma, obwohl ihr bakterielles Agens eine Spirochäte ist. Ihre Verbindung zu den traditionellen syphilitischen Mitteln muss noch bestimmt werden. Die großen universellen Miasmen wie Psora, Sykose, Syphilinie, Tuberkulinie, Krebs, AIDS etc. sind epidemischer Natur und weltweit verbreitet. Aufgrund ihres limitierenden Krankheitsvektors ist die Borreliose noch "endemisch", obwohl sie bereits in 47 Staaten auftritt, in Europa gut bekannt ist und auch in der ehemaligen Sowjetunion, China, Japan und Australien darüber berichtet wird. Wenn Sie eine ungeprüfte Nosode bei einer Gruppe von Menschen anwenden, führen Sie eine subklinische oder Feldprüfung durch. Diejenigen Ihrer Patienten, die sehr empfindlich sind, werden Prüfungssymptome der Nosode entwickeln, welche dann aufgezeichnet werden. Wenn wir jemals solch eine Feldstudie durchführen sollten, müssten wir sicherstellen, dass die Potenz, Gabengröße und Wiederholung (Posologie) festgehalten werden, ebenso wie der Zeitpunkt des Auftretens und die Dauer der Prüfungssymptome, Die Verabreichung ungeprüfter Nosoden kann allerdings gefährlich sein und sollte vermieden werden. Die Ainsworth Pharmacy, U.K., hat eine Potenz von *Borrelia burgdorferi* angefertigt, der Zecke, welche die Borreliose überträgt.

Schlussendlich ist es sinnvoller, das Mittel zu finden, welches am besten zu dem Individuum passt, und durch die Untersuchung vieler Patienten hinsichtlich besonderer Symptome so viel Daten wie möglich zu dem Borreliosemiasma zu sammeln. Fertigen Sie ein Gruppenbild der Borreliose an, wie Hahnemann uns rät:

> *Org § 103: Auf gleiche Weise ... mußten auch ... die ... chronischen Siechthume ... nach dem Umfange ihrer Symptome ausgeforscht werden, indem auch bei ihnen der eine Kranke nur einen Theil derselben an sich trägt, ein zweiter, ein dritter u.s.w. wiederum an einigen andern Zufällen leidet, welche ebenfalls nur ein gleichsam abgerissener Theil aus der Gesammtheit der, den ganzen Umfang des einen und desselben Siechthums ausmachenden Symptome sind, so daß nur an sehr vielen einzelnen dergleichen chronischen Kranker, der Inbegriff aller, zu einem solchen miasmatischen, chronischen Siechthume, insbesondere der Psora gehörigen Symptome ausgemittelt werden konnte, ohne deren vollständige Uebersicht und Gesammt-Bild die, homöopathisch das ganze Siechthum heilenden (namentlich antipsorischen) Arzneien nicht ausgeforscht werden konnten, welche zugleich die wahren Heilmittel der einzelnen, an dergleichen chronischen Uebeln leidenden Kranken sind.*

Nehmen Sie anschließend das Repertorium und die Materia Medica und finden Sie heraus, welche Arzneimittel das vollständige Bild des Miasmas widerspiegeln. Wenn sich irgendein Mittel außerhalb solch einer Gruppe als das Simillimum herausstellt, sollte es dennoch verwendet werden und als klinische Bestätigung Eingang finden (Erhöhung um einen Grad im Repertorium). Auf diese Weise werden wir durch gemeinsame Anstrengungen in der Lage sein, ein Bild des Borreliosemiasmas zu erstellen, so wie für jedes andere Miasma auch: durch Prüfungen und klinische Bestätigung.

Einige "holistische" Tierärzte an der Ostküste behandeln Borreliose mit *Ledum* 1M mit "großem Erfolg". Ich glaube natürlich, dass Sie größeren Erfolg haben werden, wenn Sie das ganze Tier behandeln und die Modalitäten heranziehen, um das Simillimum zu finden. Die meisten Hunde, die dem Borrelioseerreger ausgesetzt sind, entwickeln eine natürliche Immunität ohne Symptome (nach einer örtlichen Studie bis zu 75%). Diejenigen, die erkranken, haben eine Prädisposition (d.h. Miasma) für Autoimmunstörungen. Daher müssen sie konstitutionell und antimiasmatisch behandelt werden. Es reicht aus, einen Hund einmal täglich nach Zecken abzusuchen, denn die Zecke muss mindestens 48 Stunden auf ihrem Wirt haften, um den Erreger zu übertragen.

F: Wenn Sie das Simillimum gegeben haben und während einer ähnlichen Verschlimmerung fälschlicherweise ein anderes teilweise ähnliches Mittel verabreicht haben, wird dieses dann die Wirkung des Simillimum zunichte machen? Und falls es so ist, wagen Sie es dann, das Simillimum zu wiederholen?

A: Zuerst einmal müssen wir festhalten,

dass der Begriff "Simillimum" das perfekte Mittel, die perfekte Dosis und Potenz umfasst. Ich bin mir allerdings im Klaren darüber, dass die meisten Homöopathen eine ähnliche Verschlimmerung fordern, da sie der 4. Auflage des *Organon* verhaftet sind. Das teilweise ähnliche Mittel (Simile) unterbricht möglicherweise die Wirkung des Simillimum und verzögert die Gesundung. Sie könnten den Fall damit verderben. Jedes Mittel, das während einer Verschlimmerung verabreicht wird, bringt den Fall durcheinander und verändert mit Sicherheit die erwünschte Reaktion. Beobachten und warten Sie, bis Symptome zutage treten. *Falls* Sie zu dem Simillimum zurückkehren, sollte es in einer angepassten Dosis/Potenz gegeben werden. Manchmal werden Sie ein anderes Bild vor sich haben, welches ein neues Simillimum erfordert und sich aus den Symptomen der natürlichen Krankheit und der vom Homöopathen verursachten Arzneikrankheit zusammensetzt.

F: Stimmt es, dass tiefere Potenzen höhere antidotieren, und wenn ja, warum?
A: Es wurde oftmals beobachtet, dass eine tiefe Potenz eines verabreichten Arzneimittels eine höhere Potenz antidotiert, aber dies ist *nicht immer* der Fall. Wenn das Simillimum in einer einzigen Potenz gegeben wird, beginnt ein Wirkungszyklus oder eine wellenförmige Wirkung. Dieser Zyklus sollte ohne jedwede Einmischung zu Ende gehen dürfen. In Fällen mit fortgeschrittener Pathologie oder bei extrem empfindlichen Personen kann es jedoch zu einer Überreaktion auf die Arznei oder zu einer destruktiven Verschlimmerung kommen. Wenn die Symptome immer noch auf *dasselbe* Mittel hinweisen, geben Sie es in einer erheblich tieferen Potenz, und es sollte zumindest theoretisch die Wirkung der höheren Potenz unter Kontrolle bringen oder beenden. *Wenn* beispielsweise die Wirkung einer C200 nachgelassen hat, wird die Gabe einer C30 natürlich den Fallverlauf fortsetzen, so wie es auch bei einer C200 oder 1M der Fall wäre, allerdings viel langsamer!

F: Dies führt zu der Frage: Falls es notwendig ist, wie antidotieren Sie eine *ähnliche* Verschlimmerung?
A: Sie können abgesehen von dem universellen Antidot *Camphora* auf mehrere andere Methoden zurückgreifen, um ein Mittel zu antidotieren.
1. Die Gabe einer tieferen Potenz desselben Arzneimittels (siehe oben).
2. Die Verabreichung eines Mittels, welches der verschriebenen Arznei ziemlich ähnlich ist; falls möglich, sollte es ein Antipsorikum sein und in einer tiefen Potenz gegeben werden. Wenn beispielsweise *Tuberculinum* eine beängstigende Verschlimmerung auslöst, können *Calcium carbonicum* oder *Calcium phosphoricum* in einer Tiefpotenz die Reaktion vielleicht abmildern. Eine schwerwiegende Verschlimmerung durch *Pyrogenium* kann möglicherweise durch das antipsorische und ähnliche Mittel *Calcium sulphuricum* gehemmt werden. *Phosphorus* kann oft durch *Psorinum* antidotiert werden.
3. Ein Komplementärmittel oder das nächste in einer Mittelabfolge (siehe Kapitel 13) kann sich als zufriedenstellendes Antidot erweisen. So ist beispielsweise *Sulphur* häufig nach

Arsenicum angezeigt und wird manchmal einer ernsthaften "arsenischen" Verschlimmerung Herr. *Sulphur – Calcium carbonicum – Lycopodium* bilden eine Mittelreihe. Wenn *Sulphur* zu einer gefährlichen Verschlimmerung führt, könnte *Calcium carbonicum* diese unter Kontrolle bringen.

4. Eine durch die falsche Dosierung und Potenz hervorgerufene Verschlimmerung kann durch die richtige Dosis und Potenz korrigiert werden. Nehmen wir als Beispiel einen Fall, in dem Ihr Patient eine schreckliche Verschlimmerung erlebt, weil er Ihre Anweisung missverstanden und statt eines Teelöffels jedes Mal gleich die ganze Tasse einer Q1 eingenommen hat. Hier genügt es oft, wenn er die nächste Dosis in der richtigen Weise, mit anderen Worten nur einen Teelöffel einnimmt, um die Situation ohne weitere Verschlimmerungen zu berichten. Dies ist sicherlich ein besserer Weg, als diese qualvolle Zeit abzuwarten oder die Wirkung eines Mittels zu beenden, wenn es sich um das angezeigte Mittel handelt und dieses nur in einer falschen Potenz und/oder Dosis verabreicht wurde.

Merken Sie sich vor allem eins: *Verschreiben Sie eine tiefe Potenz, wenn strukturelle Veränderungen vorliegen!* Siehe Kapitel 5, Anhang.

Hahnemann gibt uns im *Organon* präzise Anweisungen:

Org § 249: ... sie muß daher sobald als möglich, entweder wenn diese Verschlimmerung bedeutend war, erst durch ein Antidot zum Theil ausgelöscht werden, ehe man das, genauer nach Wirkungs-Aehnlichkeit gewählte, nächste Mittel giebt, oder bei nicht allzu heftigen widrigen Symptomen muß letzteres sogleich gereicht werden, um die Stelle jenes unrichtig gewählten zu ersetzen.

Dieser Paragraph bezieht sich auf ein *falsch* gewähltes Arzneimittel (unähnliche Verschlimmerung), aber wir können dieselben Taktiken im Falle einer ähnlichen Verschlimmerung anwenden, wo wir das erste Mittel, sofern es immer noch angezeigt ist, wiederholen werden, nun allerdings in einer angepassten Dosis/Potenz. Hahnemann schreibt weiter:

*CK (1), S. 147-148: Er **(der Arzt)** lasse sich's nicht einfallen, während der Wirkung einer wohl gewählten antipsorischen Arznei, wenn etwa den einen Tag z.B. ein mäßiger Kopfschmerz oder sonst eine andre mäßige Beschwerde entstünde, gleich ein anderes ... Arzneimittel, zwischenein den Kranken nehmen zu lassen ... Nein! Die homöopathische, nach den Krankheits-Symptomen möglichst wohl gewählte, antipsorische Arznei, in dem angemessenen Kraft-Entwickelungs-Präparate und in der gehörigen Gabe gereicht, lasse er in der Regel völlig auswirken, ohne sie durch irgend ein Zwischenmittel zu stören.*

*Sind nämlich die bei der Wirkung dieser Arznei sich ereignenden Zufälle zwar nicht in den letzten Paar Wochen, wohl aber schon vor mehren Wochen hie und da, auch wohl vor einigen Monaten auf ähnliche Art beim Kranken zugegen gewesen **(alte Symptome)**, so ist dieser*

Zufall bloß eine homöopathische, durch die Arznei entstandene Aufregung eines schon in dieser Krankheit nicht ganz ungewöhnlichen, wohl gar ehedem häufiger beschwerlich gewesenen Symptoms und ein Zeichen, daß diese Arznei tief in das Wesen dieser Krankheit eingreift, folglich in der Folge desto hülfreicher seyn wird – daher lasse man sie ungestört ihre Zeit über fort- und auswirken, ohne das mindeste, andre Arzneiliche dazwischen einzugeben.

Sind es aber Symptome, welche noch nie, wenigstens in dieser Art noch nie da waren, also nur dieser Arznei eigenthümliche, nicht im Gange dieser Krankheit zu erwartende, jedoch **geringfügige**, *so unterbreche man vor der Hand die Wirkung der Arznei noch nicht; sie vergehen oft, ohne die hülfreiche Kraft der wohlgewählten Arznei aufzuhalten, bald; sind sie aber von einer lästigen Stärke, so sind sie nicht zu dulden; sie sind dann ein Zeichen, daß die antipsorische Arznei nicht richtig homöopathisch gewählt war. Ihre Wirkung muß dann entweder durch ein Antidot gehemmt, oder, wenn kein Antidot dagegen bekannt ist, so muß an seiner Stelle eine andre, genauer passende, antipsorische Arznei gegeben werden...*

Zeigen sich aber diese erhöheten, ursprünglichen Symptome an den spätern Tagen noch von gleicher Stärke als Anfangs, oder wohl gar in den spätern noch stärker, so ist es ein Zeichen, daß die Gabe dieses, obschon passend homöopathisch gewählten, antipsorischen Mittels allzu groß war und befürchten läßt, dass **keine Heilung durch sie erfolgen könne**, *weil die Arznei in dieser Gaben-Größe vermögend ist, eine zwar in einiger Hinsicht ähnliche, aber in der Rücksicht, daß die Arznei in dieser Heftigkeit noch ihre andern, die Aehnlichkeit aufhebenden Symptome entfaltet,* **unähnliche chronische Krankheit** *an die Stelle der natürlichen festzusetzen und zwar eine größere und beschwerlichere, ohne daß die alte, ursprüngliche dadurch ausgelöscht würde. (Anmerkungen und Betonung des Autors hinzugefügt)*

Letzteres bezieht sich auf die Erläuterungen in Kapitel 1. Auch dies sollte ein Weckruf für all die Homöopathen sein, die versichern, dass die Dosis keine Rolle spielt!

Hahnemann gibt demnach entweder das Antidot, sofern es bekannt ist, oder sonst eine andere antipsorische Arznei, welche so gut wie möglich passt, und zwar in einer wirklich geringen Dosis (er fährt in einer Fußnote auf Seite 149 in *Die chronischen Krankheiten* damit fort, wie er selbst diesen Fehler durch die Verabreichung von "*Sepia* in zu großer Gabe" begangen hat).

Wie bereits erörtert wurde, sollte der Homöopath sich, bevor er die Mittelwirkung aufhebt, ganz sicher sein, dass dies wirklich notwendig ist; sonst enthält er seinem Patienten vielleicht ein richtiges Mittel vor (obgleich in einer zu hohen Dosierung), welches den angestrebten Gesundheitszustand hätte herbeiführen können. Dr. F. Gladwin gibt dazu im *Homeopathic Recorder* ein Beispiel:

Ein kleines Mädchen ohne körperliche Reserven hatte die Anlagen zu Krebs und Tuberkulose geerbt: leichte Wangenröte, lange und seidige Wimpern, keine anderen Symptome. Tuberculinum wurde verabreicht. Kurz danach erkrankte sie an einer schweren Lungenentzündung. Es wurde auf die akuten Symptome hin verschrieben und sie genas. Einige Zeit später wurde Tuberculinum wiederholt und wieder traten Symptome einer Lungenentzündung auf, auf die hin verschrieben wurde. Die Wiederholung von Tuberculinum wurde als unsicher eingestuft. Dieses kleine Mädchen ist heute eine gesund aussehende junge Frau. Sie hatte einen kleinen Bruder, der ebenfalls die langen, seidigen, gebogenen Wimpern hatte und blass und zart war. Aufgrund der Erfahrungen mit seiner Schwester wagte ich nicht, ihm Tuberculinum zu geben. Er starb nach seinem 18. Geburtstag an Tuberkulose (Gladwin, 1928, März:214).

Hier spüren wir das Bedauern einer großartigen Homöopathin wie Gladwin, einer direkten Schülerin von Kent, die trotz der tuberkulinischen Anzeichen, die bei dem kleinen Bruder sichtbar waren, zögerte, die Nosode zu verabreichen, was fatale Konsequenzen hatte. Offensichtlich brachte die Nosode bei dem Mädchen Symptome des latenten Miasmas zum Vorschein, aber die korrekte akute Verschreibung führt zu vollkommener Gesundheit. Wir können Gladwin keinen Vorwurf machen, da vor allem heutzutage die meisten von uns zögern würden, ein Mittel zu wiederholen, welches eine Lungenentzündung "verursacht" hat. Wie viele Eltern hätten genug Vertrauen in ihren Homöopathen, um die Wiederholung dieses "schrecklichen" Mittels zu gestatten? Nichtsdestotrotz kann die fundierte Kenntnis der Miasmentheorie und der fortschrittlichen Methoden Hahnemanns viele Leben retten und die Gesundheit von Millionen Patienten verbessern. Dieser Fall von Gladwin ist ein hervorragendes Beispiel dafür.

F: Manche Homöopathen behaupten, dass es am besten ist, wenn ein Arzneimittel eine heftige Verschlimmerung oder Krise verursacht hat, kein dynamisches homöopathisches Antidot zu nehmen, da es den Fall durcheinander bringen könnte. Sie schlagen vor, am besten allopathische Medikamente einzusetzen und später zur homöopathischen Behandlung zurückzukehren, wenn die Krise überstanden ist.

A: Ist dies das, was Hahnemann, von Bönninghausen oder Hering vorgeschlagen hätten? Hahnemann erklärt, dass diejenigen Fälle am schwierigsten zu heilen sind, welche durch eine Kombination von chronischen Miasmen und arzneibedingten Unterdrückungen verursacht wurden. Ist eine allopathische Intervention zu einem Zeitpunkt, an dem der homöopathische Fallverlauf eine schwierige Phase erreicht hat, in irgendeiner Weise sicherer und einfacher als sachkundige homöopathische Techniken? Ein solcher Ansatz kann den Fall nur durcheinander bringen, Symptome unterdrücken und den Patienten in einen tieferen Krankheitszustand, in eine komplexe Krankheit, führen. Solche "Homöopathen" sollten lieber zugeben, dass sie nicht genug von Homöopathie verstehen, um sie zu praktizieren! Das soll nicht bedeuten, dass ich irgendwelche Einwände gegen eine allopathische Intervention bei lebensbedrohlichen Zuständen wie Blutungen, Obstruktionen, Frakturen oder in einer anderen Situation hätte, wo die vitalen Funktionen stabilisiert werden müssen!

Sie können bei schweren Verschlimmerungen nach drei Methoden vorgehen:
1. Wenn die Symptome in Richtung einer akuten Krise gehen, nehmen Sie den Fall neu auf, und verwenden Sie die

neuen Symptome als aktive Schicht. Kombinieren Sie die neuen arzneibedingten Symptome mit den bestehenden natürlichen Symptomen und verabreichen Sie die berichtigende Dosis, um die LK zu regulieren. Dies ist von Nutzen, wenn nicht zu befürchten ist, dass die neuen Symptome pathologische Veränderungen bewirken und wenn sie auf ein neues Mittel hinweisen.
2. Nehmen Sie ein Arzneimittel, welches ein bekanntes homöopathisches Antidot zu dem verabreichten Mittel ist (siehe *Arzneimittelbeziehungen* von Thomas Blasig-Jäger und Peter Vint). Wählen Sie aus der Liste der Antidota dasjenige, welches zu den Symptomen der gefährlichen Verschlimmerung *am ähnlichsten* ist. Hahnemann empfahl, dieses sogleich bei ernsthaften Verschlimmerungen oder Symptomen, welche durch die falsche Arznei bedingt waren, anzuwenden. Manchmal werden dieselben Mittel als "*Folgemittel*" und Antidota aufgeführt. Dies bedeutet, dass das Mittel in der Lage ist, die akzessorischen Symptome der vorherigen Arznei hinwegzunehmen, die LK zu korrigieren *und* den Fall in Richtung Heilung voranzubringen.
3. Geben Sie eine niedrigere Potenz desselben Arzneimittels (siehe oben).

Was halten Sie nun für besser: Die geschickte homöopathische Intervention oder antagonistische allopathische Medikamente, die den "einfachen", aber ungeeigneten Weg aus einer verfahrenen Situation darstellen? Eine gegensätzliche allopathische Arznei kann ein homöopathiebedingtes Problem nicht beseitigen – so einfach ist das. Wenn ein Homöopath einen verwirrenden Moment während der Verlaufsbehandlung erlebt, sollte er nicht zu den allopathischen Verschreibungen überlaufen. Früher oder später wird er sich mit diesen verwirrenden Schichten auseinandersetzen müssen, und glauben Sie mir, er sollte dies lieber früher als später tun!

F: Was würde passieren, wenn ein Prüfer das Bild von *China* entwickelt und er dann von einer Mücke gestochen wird, die Malaria überträgt?
A: *China officinalis* ist *nicht* spezifisch für Malaria im Allgemeinen, sondern nur für die ihm eigene Art von Malaria. Sollte es sich in Ihrem besonderen Fall als *spezifisch* erweisen, würde das System absolut immun gegenüber dem Mückenstich werden. Wie ein Homöopath sagte, würde ich sofort den Bestatter anrufen, aber nicht für den Prüfer, sondern für die Mücke.

Nebenbei bemerkt, ist die Prädisposition für Malaria eindeutig tuberkulinisch und *Tuberculinum* eines der am tiefsten wirkenden Arzneimittel zur Beseitigung dieser Prädisposition.

F: Gibt es eine homöopathische Behandlung für die Neigung, von Mücken gestochen zu werden?
A: Diese Frage habe ich mir selbst schon gestellt, da ich auf meinen häufigen Reisen den Angriffen von Mücken ausgesetzt gewesen bin. C.M. Boger empfahl *Pulex irritans* (den potenzierten kalifornischen Floh), aber andere Homöopathen rieten zu einem Mittel, welches die Prädisposition hinwegnehmen würde und daher mit großer Wahrscheinlichkeit bei verschiede-

nen Individuen ein jeweils anderes Mittel wäre. Es stellt sich die Frage, ob eine Mücke ein vollkommen gesundes Individuum stechen würde, aber wer ist das schon? Die Neigung ist vielleicht mehr in dem Individuum als in der Rasse begründet, da nicht alle Menschen, die von diesem oder einem anderen Insekt gestochen werden, in gleichem Maße empfänglich sind. Was bedeutet diese Empfänglichkeit? Die Antwort liegt zweifellos in der Dyskrasie, die Hahnemann als Psora bezeichnete. Wir wissen, dass die Psora mannigfaltige Manifestationen hat, mit ihren Verzweigungen sozusagen eine vielköpfige Hydra darstellt. Also vielen Dank, liebe Eltern, dass ihr mir diese psorischen Gene mitgegeben habt; zumindest verstehe ich nun, warum mich die Mücken lieben. Was die Behandlung dieser spezifischen Empfänglichkeit betrifft, so wissen wir, dass Vergiftungen mit Giftsumach bereits oft erfolgreich mit *Rhus tox.* in höheren Potenzen behandelt worden sind. Die verschiedenen Nosoden wie *Tuberculinum* und *Psorinum* (beide sind ausgeprägt antipsorisch) sind mit Erfolg zur Heilung der vererbten Neigung zu ihren pathologischen Entsprechungen eingesetzt worden. Sie könnten auch die potenzierte Mücke, *Culex musca*, versuchen. Was immer gut wirkt, während man die Köpfe dieser hydraköpfigen Monsterpsora abschlägt, ist *Ledum*, entweder als Urtinktur, von der wenige Tropfen lokal aufgebracht werden, oder als C200 oder 1M in Wasser, ein Teelöffel nach Bedarf. Es hat mir bereits unschätzbare Dienste geleistet.

F: Ein HNO-Arzt erzählte mir einmal von seiner Beobachtung, dass Asthma durch die Entfernung von nasalen Polypen (Adenoiden, A.d.Ü.), die manchmal vergesellschaftet sind, eine Zeit lang gelindert wird. Widerspricht dies nicht unserer Vorstellung, dass durch die Beseitigung eines Übels ein anderes sich verschlimmert?
A: Die Entfernung von Polypen stellt eine Unterdrückung dar. Die Erfahrung zeigt, dass eine solche Unterdrückung von einer Periode miasmatischer Ruhe gefolgt wird, welche bei den verschiedenen Individuen variiert. Verwechseln Sie dies nicht mit einer Heilung. Die Beseitigung eines Übels durch äußere Maßnahmen bringt zeitweilige Erleichterung ohne Entfernung der veranlassenden Ursache und der inneren Krankheit. Die Natur wird gezwungen, eine andere Richtung einzuschlagen, um sich zum Ausdruck zu bringen. Daher führt die Entfernung eines nasalen Polypen zwar zu einer vorübergehenden Besserung des Asthmas, aber nach einer gewissen Zeit entwickelt sich ein schwerwiegenderer und häufig andersartiger pathologischer Zustand. Es ist daher zwingend erforderlich, dass der Patient das angezeigte antimiasmatische Arzneimittel erhält, wenn eine solche Operation stattgefunden hat.

F: Haben Herzbeschwerden eher einen sykotischen als einen syphilitischen oder psorischen Hintergrund?
A: Psorische Herzbeschwerden sind rein funktionell: Angst in der Herzgegend, Herzklopfen und Wassersucht, die sich nach einem langsamen, chronischen, psorisch-miasmatischen Zustand entwickeln.

Sykotische Zustände am Herzen umfassen Klappenveränderungen (Erweiterungen, Erweichung, Hypertrophie etc.) als Folge von Entzündungen und Rheumatismus – die Mitralklappe ist besonders betroffen.

Die Mehrzahl der feststehenden organischen Herzveränderungen ist syphilitischer Natur, beispielsweise fettige Degeneration und alle erblichen Herzkrankheiten, einschließlich abnormer Lage, Septumdefekte wie ASD (Atriumseptumdefekt) oder VSD (Ventrikelseptumdefekt), Fallotsche Tetralogie, Aneurysma und Aortenstenose.

F: Welchen Wert hat der Gebrauch von interkurrenten Arzneien?
A: Nehmen wir an, Sie haben einen Patienten, der sich sehr oft erkältet und dessen Symptome überwiegend von *Belladonna* abgedeckt werden. Obwohl es ihm immer sofort hilft, scheint es ihn nicht lange genug gesund zu erhalten, obwohl Sie ihm sogar verschiedene Potenzen gegeben haben. Die Meister haben uns gelehrt, dass wir in diesem Fall ein interkurrentes Mittel geben sollten (welches häufig das chronische Mittel wie *Calcium carbonicum* ist). Aber wenn Sie in der Familiengeschichte Ihres Patienten auf Tuberkulose (TB) stoßen, würden Sie *Tuberculinum* als interkurrentes Mittel geben und dann zu *Calcium carbonicum* zurückkehren, was Ihnen eine großartige Heilung garantiert. *Belladonna* hat anfangs alles getan, was es konnte. *Calcium carbonicum* als tiefwirkendes Antipsorikum hat noch mehr getan. *Tuberculinum* hat es wiederum ermöglicht, schnellere Resultate mit *Calcium carbonicum* zu erzielen, da es half, die dem Patienten mitgegebene familiäre Belastung zu beseitigen. Und vergessen Sie nicht, was für ein mächtiges Antipsorikum *Tuberculinum* ist! Siehe auch Kapitel 10 und 11.

F: Ein allopathischer (oder naturheilkundlicher) Arzt, der sich für die Homöopathie interessiert, fragt, ob Schilddrüsen-, Ovarial- oder Nebennierenextrakte gegeben werden sollten, um den unmittelbaren Bedarf, der durch einen zugrundeliegenden Krankheitsprozess entstanden ist, aufzufüllen?
A: Diese Extrakte wurden nie an gesunden Personen geprüft, daher gibt es keine Symptome, anhand derer ein Homöopath sie verschreiben könnte. Empirisch gesehen können sie palliativ wirken oder die Drüsenfunktion unterdrücken. In einem heilbaren Fall palliativ zu behandeln bedeutet, dass dieser Fall schwieriger zu heilen ist und unter Umständen sogar unheilbar wird! Wenn der Fall heilbar ist, wird das Arzneimittel den physiologischen Bedarf auffüllen. Es ist schon immer der Gedanke der Allopathen gewesen, dass sie dem menschlichen Körper die fehlenden Elemente direkt zuführen könnten. Nie wurde ein größerer Fehler begangen! Es ist unmöglich, einen physiologischen Bedarf aufzufüllen – allein die Natur ist dazu in der Lage. Das Simillimum bedarf dieser Art Hilfe nicht. Sie ist nicht nur nutzlos, sondern könnte ebenso gut mit der Wirkung der passenden Arznei interferieren, und dies bis zu dem Punkt, an dem eine Heilung unmöglich wird. Wir müssen uns in Erinnerung rufen, dass der *Patient* krank war, bevor die *Drüse* krank wurde; deshalb ist nur die Arznei, die zu diesem Zeitpunkt angezeigt war, notwendig! Das Simillimum kann *jedes* Arzneimittel sein, solange es auf der Totalität der Symptome

beruht. Die Gabe von Extrakten bedeutet, streng nach der Pathologie zu verschreiben – dies ist eine falsche Grundlage für eine Verschreibung, welche sich auf die Symptome stützen muss, die in dem individuellen Patienten hervorgerufen werden.

Eines der "beliebten" Argumente für die Anwendung beispielsweise von Schilddrüsenextrakten bei einem Patienten mit einer Autoimmunerkrankung (z. B. MS) lautet, dass eine "schwache Schilddrüse" leicht im Hintergrund einer damit in keinem Zusammenhang stehenden schweren Krankheit vorliegen und alle diese ernsten Erkrankungen noch weiter verschlimmern könnte. Die Begründung ist, dass das regenerative und Heilungspotential des Körpers bei ungenügend funktionierender Schilddrüse herabgesetzt ist. Daher kann die Behandlung einer schwachen Schilddrüse die Ergebnisse der Behandlung gleichzeitig bestehender Krankheiten verbessern. So etwas nenne ich eine perfekte allopathische Begründung, wo "jedes Symptom" und "jede Krankheit" getrennt betrachtet werden, so als ob sie ursprünglich in keinem Zusammenhang stünden. Millionen Menschen werden in den USA mit Schilddrüsenextrakten behandelt, aber wie oft wurde die folgende Frage gestellt: "Warum hat Ihre Schilddrüsendysfunktion begonnen?" Der Homöopath berücksichtigt wie immer die "Totalität" der Symptome, wie in den §§ 5 und 7 beschrieben.

Kein gebrochenes Bein wird jemals durch den konstanten Gebrauch einer Krücke gestärkt. Genauso ist es ein Fehler, wenn Ärzte Nahrungsmittel aufgrund von Allergien aus der Diät entfernen. Wie wollen Sie wissen, das Ihr Patient wieder gesund ist, wenn Sie alle "auslösenden" Faktoren streichen? Eliminieren Sie nur die, welche mit der Mittelwirkung interferieren. Der einzig wahre Maßstab für die Genesung des Patienten ist seine zunehmende Toleranz gegenüber dem auslösenden Element.

F: Wie behandeln Sie Kopf-, Körper- und Filzläuse?

A: Lokal mit einer Tinktur oder Lotion aus *Staphisagria*; innerlich mit einer Gabe *Psorinum* C200. Wenn Sie keine *Staphisagria*-Tinktur auftreiben können, oder um die Behandlung noch erfolgreicher zu gestalten, können Sie *Staphisagria* auch ein-, zwei- oder dreimal oral in Wasser verabreichen, wobei jede folgende Gabe vor der Verabreichung verschüttelt wird. Zur Vorbeugung ist lediglich eine einmalige Dosis erforderlich.

Reines Petroleumöl oder Kerosin wird den Wirt rasch von Läusen befreien. Angenehmere lokale Öle sind Melaleuca- oder Teebaumöl und Ezekiel-Öl von der Daniel Chapter One Company. Reiben Sie das Öl in die Kopfhaut ein, wobei Sie die Augen schonen sollten; es schadet nicht, aber es brennt; lassen Sie es einige Minuten einwirken, dann shampoonieren Sie den Kopf ein. Jahrs bewährte Empfehlung, verfeinertes Lavendelöl zu verwenden und lediglich in die juckenden Partien einzureiben, also an den Stellen, die von ihm als "primäre Krätzeblasen" bezeichnet wurden, ist immer noch hilfreich und wurde von vielen Beobachtern bestätigt. Diese besondere Behandlung ist nicht nur sicher, sondern überaus wirksam und zudem nicht unterdrückend.

Bei einem Ausbruch in der Schule können Sie zur Vorbeugung einmalig einen Teelöffel *Psorinum* C200 aus einer 125 ml Tasse geben. Das sollte genügen, um einer Ansteckung vorzubeugen. Sollten Sie diese Nosode einem Kind geben müssen, das sich gerade in chronischer Behandlung befindet, reicht es, die Behandlung für ein paar Tage auszusetzen, da *Psorinum* als Vorbeugungsmittel und nicht zur Heilung gegeben wird! Einer meiner Schüler hat dies mit großem Erfolg in einer Schule durchgeführt. Und vergessen Sie nicht: "Das Terrain ist alles!" Ich habe einmal in China in einem dreckigen Bett geschlafen, dessen letzter Benutzer Läuse hatte. Ich bekam nie welche!

In der Septemberausgabe von *Homeopathy Today* im Jahre 2003 wurde ein Artikel mit dem Titel "Eine lausige Angelegenheit" veröffentlicht (Aspinwall, 2003, 23(8):12-13). Zu meinem großen Erstaunen (da der Artikel von einer Homöopathin geschrieben worden war) wurde kein einziges Mittel erwähnt, sondern nur der Gebrauch eines speziellen abgestuften Kammes, welcher von der Autorin kommerziell vertrieben wird. Das Kentsche Repertorium führt in zwei Rubriken Mittel gegen Kopfläuse auf: "Haut, Läuse" (K1330; 12 Mittel) und "Kopf, Läuse" (K129; 13 Mittel).

F: Was ist ein Polychrest?
A: Die Definition dazu gibt Hahnemann in seiner *Reinen Arzneimittellehre* in der Einleitung zur Prüfung von *Nux vomica*. Er schreibt:

> *RAML (1), S. 192: Es giebt einige wenige Arzneien, deren meiste Symptome mit den Symptomen der gewöhnlichsten und häufigsten Krankheiten des Menschen, wenigstens in Europa, an Aehnlichkeit übereinstimmen und daher sehr oft hülfreiche homöopathische Anwendung finden. Man könnte sie Polychreste nennen.*

Der Begriff Polychrest leitet sich von dem griechischen Wort *Polykrestia* ab, welches außerordentliche Brauchbarkeit oder von vielfältigem Nutzen bedeutet. Wir sollten uns davor hüten, unsere Nasen bei der Erwähnung dieser Mittel allzu hoch zu tragen – im Gegensatz dazu, was heutzutage in der Homöopathieszene "in" ist. Es scheint in Mode gekommen zu sein, Fälle zu präsentieren, die durch kleine Mittel "gelöst" wurden, oder kleine Mittel in die Gehirne von Studenten einzuhämmern, die einen *Sulphur*-Fall nicht einmal dann erkennen, wenn er direkt vor ihnen steht!

F: Wann verwenden wir ein "kleines" Mittel?
A: Diese Frage folgt sofort der vorherigen. Bei heutigen Homöopathieseminaren versuchen die Dozenten allzu oft, sich in ein gutes Licht zu rücken, indem sie Fälle präsentieren, die durch ein kleines Mittel "gelöst" wurden. Es ist ein Mittel, das zu einem speziellen Zustand oder einem spezifischen Problem passt. Dieses kleine Mittel hat ein *begrenztes* Wirkungsspektrum und weist charakteristische Symptome auf, die zu dem dargestellten Problem passen. Die wahre Frage ist die, wann man es einsetzen sollte! Die meisten Patienten suchen den Homöopathen auf, weil

irgendetwas mit ihrem Allgemeinbefinden nicht in Ordnung ist, weniger wegen einer einzelnen Beschwerde, auch wenn sie noch so besorgt über ihre Hauptbeschwerde sein mögen; diese kann ein einzelnes Problem sein, obwohl die meisten Patienten mit einer weitaus komplexeren Hauptbeschwerde vorstellig werden. Und der wahre Homöopath berücksichtigt *alle charakteristischen Symptome,* sowohl auf der mentalen und emotionalen als auch auf der körperlichen Ebene! Aus diesem Grund lautet Regel Nr. 1, dass 99% aller Fälle mit einem Polychrest beginnen müssen. Die Verschreiber von kleinen Mitteln laufen Gefahr, gegen Hahnemanns Warnung in einer Fußnote zu § 7 zu sündigen:

Org § 7: *Ein einzelnes der gegenwärtigen Symptome ist so wenig die Krankheit selbst, als ein einzelner Fuß der Mensch selbst ist. Dieses Verfahren war um desto verwerflicher, da man ein solches einzelnes Symptom nur durch ein entgegengesetztes Mittel* (also bloß enantiopathisch und palliativ) *behandelte, wodurch es nach kurz dauernder Linderung* (Palliation) *sich nachgängig nur um desto mehr verschlimmert. (Worte des Autors hinzugefügt.)*

Daher besteht bei dem "erfolgreichen" Verschreiber von kleinen Mitteln die Gefahr, dort zu pallieren, wo eine Heilung möglich wäre. Nach der kurzen Euphorie des Patienten und Homöopathen ist das Endergebnis eine noch komplexere Krankheit!

Wann brauchen Sie wirklich ein "kleines" Mittel? Wenn der Patient bereits mehrere Jahre erfolgreich homöopathisch behandelt wurde und ein bestimmtes, oft lokales körperliches Problem zurückbleibt. Wir sollten jedoch selbst in einem solchen Fall, bevor wir nach dem kleinen Mittel suchen, Hahnemanns bewährte Methode ausprobieren, die Dosis des vorher angezeigten chronischen Mittels zu erhöhen, um die verbleibende lokale Pathologie zu beseitigen – beispielsweise einen Kropf oder eine andere lokale körperliche Ausdrucksform! Zu diesem Zeitpunkt der Behandlung ist es offensichtlich, dass die LK nun eine stärkere Dosis der ähnlichen Kunstkrankheit (des entsprechenden Mittels) ertragen kann, da sie nach mehreren Jahren sorgfältig verabreichter Gaben des Simillimum in einer weitaus besseren Verfassung ist. Nur wenn das nicht funktioniert (was selten der Fall ist), mag ein komplementäres kleines Mittel angezeigt sein. Beispielsweise bei Prostataproblemen, bei denen wir eine bemerkenswerte Besserung auf der mentalen und emotionalen Ebene durch Arzneimittel wie *Thuja* und *Medorrhinum* feststellen, wo die Prostata aber vergrößert bleibt und das Bild zu einem kleinen Mittel wie *Clematis* passt (Empfindung, dass die Blase nie leer ist; Striktur der Urethra; unwillkürliches Harnträufeln), und die Gefahr einer Blasenobstruktion mit Reflux zu den Nieren besteht. Ein anderes Beispiel wäre der Fall von Enuresis nocturna bei einem *Sulphur*-Jungen. Trotz einer außerordentlichen allgemeinen Besserung bleibt das Bettnässen ein Problem, und es scheint zu *Kreosotum* mit dem nächtlichen unwillkürlichen Harnabgang im ersten Schlaf, in dem es schwierig ist, das Kind zu wecken, zu passen. Es ist klar, dass sich der Homöopath sicher sein muss, dass in diesem Moment kein anderes Polychrest angezeigt ist. Es geschieht oft, dass nach der Gabe eines kleinen Mittels ein neues Bild eines Polychrestes sichtbar wird – wenn noch eine weitere Schicht zu behandeln ist.

Es passiert manchmal, dass der Homöopath am Ende seiner Überlegungen zu dem Schluss kommt, dass ein kleines Mittel **und** ein Polychrest nahezu gleich stark angezeigt sind. Beispielsweise ähnelt eine hochgradig juckende, stechende Vaginitis *Kreosotum* und *Acidum nitricum*. Selbst in diesem Fall werden wir das kleine Mittel *Kreosotum* nur dann einsetzen, wenn die Patientin bereits lange Zeit erfolgreich homöopathisch behandelt wurde, ohne dass dieses lokale Problem gelöst wurde, und wenn sie nicht auf das Polychrest reagiert.

Bevor Sie das kleine Mittel geben, sollten Sie erst sicher gehen, dass es kein Antidot zu dem vorher verabreichten Polychrest darstellt. Wie gewöhnlich folgen wir der goldenen Regel, *niemals ein Mittel zu wechseln, bevor es nicht all das Gute erreicht hat, was es tun kann*. Wie bereits erläutert wurde, ist dies mit den Methoden der 5. und 6. Auflage leichter möglich.

Zusammenfassend lässt sich sagen, dass es nur sehr wenige Indikationen gibt, bei denen es angebracht wäre, mit einem kleinen Mittel zu beginnen (im Gegensatz zu dem, was die "Gurus der kleinen Mittel" Sie glauben machen möchten). Eine Ausnahme könnte ein Fall mit einem sehr seltenen und charakteristischen Symptom sein, welches zu einem solchen Mittel gehört **und** wo der Rest des Falles ebenso gut zu diesem kleinen Mittel passt. Nehmen wir als Beispiel einen akuten Anfall von Heuschnupfen, bei dem die Patientin die fixe Idee hat, dass sie "ein Baby oder etwas anderes sich in ihrem Bauch bewegen fühlt", mit anderen Worten, "dass sie schwanger sei"; (Rubrik: "Gemüt, Wahnidee, Körper, Zustand seines Körpers, in Bezug auf den"). Dies würde *Sabadilla* als Akutmittel anzeigen. Danach würde ein guter Homöopath nach einem komplementären tiefer wirkenden Polychrest suchen, um die Wiederkehr solcher Anfälle zu vermeiden. Ein anderer Fall wäre ein schwerwiegender Schmerzzustand, der die LK des Patienten auslaugt. Beispielsweise eine schwere Form von Ischialgie, die *Tellurium* entspricht (< Liegen auf der betroffenen Seite mit Kontraktion der Beugesehnen der Knie, < Lachen und Niesen, und < auf der linken Seite). Selbst wenn Sie sehen, dass ein Polychrest wie *Kalium carbonicum* passen würde, ist es besser, den Energielevel des Patienten durch Auflösung des Schmerzes mit *Tellurium* anzuheben und mit *Kalium carbonicum* fortzufahren, wenn die akute Krise überstanden ist. Ein dritter Fall wäre gegeben, wenn es sich bei dem kleinen Mittel um das Konstitutionsmittel handelt, mit anderen Worten, wenn keine Symptome eines anderen Polychrestes vorliegen, während der Patient an einer schweren Arthritis ähnlich der bei *Spigelia* leidet (nadelähnliche Stiche, Gliedmaßen am stärksten während des Gehens betroffen, leichtes Einschlafen der Extremitäten und schmerzhafte Steifheit im Kniegelenk). Auch dieses Szenario ist sehr selten!

Ein weiterer häufiger Fehler besteht darin, automatisch ein Mittel wie *Natrium arsenicosum* zu geben, wenn man bei seinem Patienten Symptome sowohl von *Arsenicum* als auch von *Natrium muriaticum* findet. **Natrium arsenicosum** wurde geprüft und ist nicht automatisch die Summe der Prüfungssymptome von *Natrium muriaticum* und *Arsenicum*. Wie in Kapitel 8 erwähnt, begingen selbst Leuchten wie Kent diesen Fehler. Dies ist ein Bereich, in dem wir diesen Meister nicht nachahmen sollten! Schauen Sie sich die Prüfungssymptome an, um zu sehen, ob sie dem Patienten entsprechen. Nichts funktioniert wirklich außer den reinen Prinzipien der Homöopathie!

F: Worin liegt der Unterschied zwischen einer Krankheitsverschlimmerung und einer Arzneimittelverschlimmerung?
A: Eine *Arzneimittelverschlimmerung* tritt fast unmittelbar nach der Einnahme des Mittels auf. Eine *Krankheitsverschlimmerung* hat ihre eigene Ausdrucksform. Sie ist vom Arzt nicht zu kontrollieren, während die Arzneiverschlimmerung kontrollierbar ist und willentlich hervorgerufen werden kann – durch die Mittelgabe. So gab ich beispielsweise einem Freund, der sich beim Tennis seinen großen Zeh verstaucht hatte, *Arnica* 1M in Wasser, und wies ihn an, dreimal täglich einen Esslöffel einzunehmen. Am nächsten Tag erzählte er mir, dass "er sich am ganzen Körper wie zerschlagen gefühlt habe, so als hätte er die Grippe". (Als guter *Sulphur* hatte er entschieden, dass "mehr besser ist" und dreimal täglich eine ganze Tasse voll eingenommen.) Was tat ich? Ganz offensichtlich machte er akzessorische Symptome von *Arnica* durch. Ich sagte ihm, dass er am gleichen Abend mit der Einnahme aufhören sollte, und am nächsten Morgen war das Wundheitsgefühl verschwunden und der Zeh erheblich gebessert.

F: Die wertvollsten Prüfungssymptome treten zuletzt auf, am Ende der Prüfung. Warum?
A: P. P. Wells antwortet darauf in dem Artikel *Irrtümer bei der Arzneimittelprüfung*, der im *Homeopathic Recorder* veröffentlicht wurde:

> *Wenn das Wirkungspotential der Arznei auf die Lebenskraft übertragen wurde, muss sie sich selbst überlassen werden, damit der wahre Charakter vollständig zum Vorschein kommen kann. Sie darf durch keine andere Dynamis gestört werden, auch nicht durch eine Wiederholung der Gabe derselben Arznei, bis die ursprüngliche Dosis genügend Zeit hatte, um ihre Wirkung zu erschöpfen. Dies dauert nicht selten Tage, Wochen, sogar Monate. Hier ist große Sorgfalt angebracht, umso mehr, als uns die fähigsten Schüler der Materia Medica (von Bönninghausen, Hering) und die besten Beobachter von Arzneimittelprüfungen gelehrt haben, dass die wertvollsten Symptome bei einer Prüfung diejenigen sind, welche sich zuletzt entwickeln. Durch eine zu frühe Einmischung in den Wirkungsfortschritt der Arznei sind die wichtigsten Symptome für unsere Aufzeichnungen verloren. Diese Zeit erstreckt sich wie gesagt manchmal über mehrere Monate ... Der Zeitfaktor zwischen der Einnahme der Arznei und dem Auftreten des Symptoms, so verzögert dieses auch sein mag, darf weder zum Ausschluss dieses Symptoms führen noch unser Vertrauen schmälern, dass es ein Hinweis auf ein benötigtes Heilmittel sein könnte* (Wells, 1887, Oktober:359-360).

Bei allen Prüfungen sollte vermerkt werden, *wann* und *zu welchem Zeitpunkt* solche Symptome auftreten! H. A. Roberts bestätigt dies in *The Principles and Art of Cure by Homeopathy*:

> *Die Pflicht, die Symptome in der Reihenfolge ihres Auftretens niederzuschreiben, ist sehr wichtig. ... Der Wert der Aufzeichnungen der Symptome beruht zum größten Teil auf der Reihenfolge des Erscheinens der Symptome und ihrer Begleit- oder Nebensymptome. Je später die Symptome nach der Gabe auftreten, desto größer ist ihr Wert. Nicht alle Symptome sind von gleichem Wert, daher kann der Prüfung wertvolles Datenmaterial durch sorgfältige Beobachtung der einzelnen Zeitabschnitte hinzugefügt werden* (Roberts, 1976, S. 141-142).

F: Welches Mittel sollten wir einem Patienten mit Tuberkulose (ein schwerer, aktiver TB-Fall) geben, wenn *Sulphur* klar angezeigt zu sein scheint?

A: In fortgeschrittenen Fällen von TB mit früher Morgendiarrhoe, die den Patienten aus dem Bett treibt, wo der Arzt an *Sulphur* denken würde, *Sulphur* aber zu einer Verschlimmerung führen könnte, hat sich *Rumex* als überaus hilfreich erwiesen, um diesen Zustand ohne Verschlimmerungen in den Griff zu bekommen. In Fällen von TB mit Brennen im Brustkorb, starken Schmerzen in Larynx und Trachea beim Sprechen, Husten, der mit Würgen endet, Hitze in den Handflächen und Fußsohlen wird *Sanguinaria* gut wirken, obwohl *Sulphur* offensichtlich angezeigt zu sein scheint. *Sanguinaria* wird den Zustand pallieren und den Patienten bis zu dem Punkt aufbauen, an dem er ein tiefer wirkendes Arzneimittel wie *Sulphur* (in einer mittleren Potenz) mit großem Nutzen erhalten kann. Würde *Sulphur* bei einer aktiven TB zu früh verabreicht, würden Sie Ihren Patienten schneller unter die Erde bringen. (Anmerkung: Gehen Sie nach der von Bönninghausen-Methode (VB) vor, um in fortgeschrittenen Fällen von TB ein Mittel zu finden).

F: Welche Fragen stellen Sie indirekt, um in Fällen, die anscheinend keine mentalen Symptome aufweisen, doch welche ans Licht zu bringen?

A: Um mentale Symptome herauszufinden, die nicht zum Ausdruck gebracht worden sind, bedarf es des ganzen Geschicks und Einfallsreichtums des Arztes, da gerade die mentalen Symptome, beinahe mehr als jede andere Symptomengruppe, verfälscht werden, wenn direkte Fragen gestellt werden. Das Gemüt wird erst, nachdem man das volle Vertrauen das Patienten gewonnen hat, in seiner Vielschichtigkeit zum Ausdruck kommen. Viele mentalen Symptome können beobachtet werden: Verdrießlichkeit, Widerspruchsgeist, Geschwätzigkeit, Verschlossenheit, Ausgelassenheit, Furcht und Kummer können eher beobachtet als ausgedrückt werden. Einige andere Fragen, die gestellt werden können: Was waren die größten Kümmernisse in Ihrem Leben? Wie ertragen Sie Kummer, Vorwürfe oder das Gespött anderer Leute? Sind Sie wirklich glücklich? Geht es Ihnen nach Ärger, Entrüstung oder Trost besser oder schlechter? Wie würden Ihnen zwei Wochen allein in den Bergen gefallen? Wann denken Sie an den Tod?

Welche Kritik würden Ihre Familienangehörigen oder enge Freunde hinsichtlich Ihrer Person äußern; halten Sie diese für berechtigt oder nicht?

F: *Malandrinum* und *Variolinum* werden zur Prophylaxe von Pocken empfohlen, aber welches dieser beiden Mittel sollte man bei einer Epidemie geben?
A: *Malandrinum* ist in Gegenden wirksam, die infolge heftiger winterlicher Regenfälle feucht sind oder wo die sommerliche Regenzeit nur von kurzer Dauer ist (Indien). Es ist auch bei solchen Menschen nützlicher, die gedrungen, gesund, von heller Hautfarbe, adrett und sauber und keine Vegetarier sind. *Malandrinum* ist weiterhin in Gegenden angezeigt, in denen jedes Jahr schwere Epidemien auftreten. Es ist ein sehr tief wirkendes Mittel. *Variolinum* dagegen zeigt größere Erfolge in Lokalisationen, wo im Sommer ein trockenes Klima herrscht, mit ausreichend Regen während der Regenzeit und einem recht milden Winter. *Variolinum* passt eher zu einer schwachen Konstitution und vegetarisch lebenden Menschen. Sie können jedes Mittel als C200 alle zwei Wochen verabreichen.

F: Kann es Auswirkungen haben, wenn man homöopathische Mittel bei sich am Körper trägt?
A: Auf einen normalen oder unempfindlichen Mensch (siehe § 281) wird es keinen Einfluss haben. Hier besteht ein großer Unterschied zu der Situation, wenn jemand direkt einem Mittel ausgesetzt wird, welches sein Simillimum ist. Jeder Mensch ist sehr empfindlich gegenüber seinem Simillimum. Eine ultrasensitive Person hingegen kann bereits Arzneimittel prüfen, indem sie diese bloß berührt oder die Arzneiflasche öffnet!

F: Sollte ich vor Beginn einer homöopathischen Behandlung automatisch *Nux vomica* täglich über etliche Tage geben, um die Wirkung vorher verabreichter allopathischer Mittel aufzuheben?
A: Manchmal überrascht es, dass das Simillimum trotz langdauernder Einnahme vieler Medikamente dennoch sichtbar ist. Ist dies der Fall, geben Sie es in sorgfältig angemessenen Dosen, und es wird wirken. Falls nötig, geben Sie erst eine Testdosis *Nux vomica* und schauen Sie dann, was passiert, denn jeder Fall muss trotzdem auf homöopathische Weise behandelt werden.

F: Wenn das Bild, das aus der körperlichen Pathologie resultiert (der Schicht der Organschäden nach Dr. Eizayaga), sich von den mentalen und Allgemeinsymptomen des konstitutionellen Mittels unterscheidet oder diese nicht beinhaltet, sollten wir dann einfach diese funktionelle Schicht behandeln?
A: Es ist möglich, dass eine einseitige pathologische Veränderung zu einer aktiven Schicht wird und dann einer Behandlung bedarf (ein VB-Fall!). Anders ausgedrückt: Wenn die organische Pathologie eines Falles so weit fortgeschritten ist, dass sie die Symptomatik der LK beherrscht, wird sie zur Schicht der Organschäden. Dennoch ist es wichtig, dass die Symptome der Hauptbeschwerde durch Betrachtung der Allgemeinsymptome, welche mit der Konstitution in Verbindung stehen, abgewogen werden. Wenn das Arzneimittel

hauptsächlich auf die einseitige Krankheit statt auf die Totalität einschließlich der Allgemeinsymptome ausgerichtet ist, kann es unterdrückend wirken. Die einzige Situation, in der wir eine solche Veränderung behandeln müssen, liegt dann vor, wenn eine Krise droht oder bereits vorliegt und die Symptome danach verlangen. Hier entscheidet die LK, nicht wir Homöopathen.

Wenn andererseits das Arzneimittel entsprechend der Totalität der aktiven Symptome einschließlich der Allgemeinsymptome des Falles gewählt wird, wird es nicht unterdrückend wirken. Der Patient wird jedoch unter Umständen eine Nachbehandlung benötigen, um einen Rückfall in der Zukunft zu vermeiden. Nehmen wir als Beispiel einen Fall von Pfeifferschem Drüsenfieber, bei dem die sichtbaren körperlichen Symptome mit *Mercurius solubilis* übereinstimmen, jedoch keine mentalen oder emotionalen Symptome von *Mercurius* vorliegen. Wenn aber die Allgemeinsymptome in einem solchen Fall Frostschauer, Schweiße, Zittern und Verwirrung beinhalten, werden sie immer als begleitende Allgemeinsymptome gewertet und entsprechend berücksichtigt. Diese begleitenden Allgemeinsymptome würden in diesem Fall *Mercurius* bestätigen.

F: Mein Arzneimittelvorrat besteht aus flüssigen Zubereitungen, nicht aus Globuli. Wie sollte ich die medizinischen Auflösungen nach Hahnemann zubereiten, wenn ich von einer flüssigen Verdünnung ausgehe? Einen Tropfen statt eines Globulus?

A: Hahnemann hörte um 1828 auf, tropfenweise Gaben zu verwenden, und wechselte zu mohnsamengroßen Kügelchen (#10). In der 6. Auflage des *Organon* schreibt er davon, dass 500 solcher Kügelchen mit einem Tropfen der Ausgangsverdünnung befeuchtet werden. Wenn Sie einen Tropfen statt eines Kügelchens nehmen, beginnen Sie mit der 500fach größeren Dosis als der, die ich verwende. Dies ist keine minimale, sondern eine maximale Dosis! Die Verwendung einer solchen Dosis wird unausweichlich zu Verschlimmerungen und akzessorischen Symptomen führen. Wenn Sie eine Apotheke mit flüssigen Verdünnungen haben, können Sie 500 unarzneiliche Kügelchen der Größe #10 mit einem Tropfen der Arznei befeuchten (500 Kügelchen entsprechen ungefähr einem Drittel einer Flasche, die eine halbe Drachme fasst (1 Drachme = ca. 4,3g, A.d.Ü.)).

F: Warum bessern sich manche Fälle auf der mentalen/emotionalen Ebene (d.h., der allgemeine Gesundheitszustand und die Vitalität bessern sich), während die alte Pathologie lange Zeit unverändert bleibt oder sogar schlimmer wird?

A: Die Pathologie kann lange Zeit unverändert bestehen bleiben, während der Patient unter der gewählten Arznei eine Besserung auf der funktionellen, mentalen und emotionalen Ebene mit Steigerung der allgemeinen Energie erfährt. Erfahrene Homöopathen haben das oft beobachtet, und Hahnemann erklärt, wie er solche Situationen bewältigte:

CK (1), S. 168: Die neuerlichst hinzugekommen Symptome einer sich selbst überlassen gebliebenen (nicht durch ärztliche Pfuscherei verhudelten) chronischen Krankheit weichen in der antipsorischen Kur am ersten, die ältesten und immer am beständigsten und unverändertsten gebliebenen Uebel aber, worunter die ständigen Lokal-Uebel gehören, am spätesten und nur, nachdem alle übrigen Beschwerden schon verschwunden und die Gesundheit in jeder andern Rücksicht fast völlig wiedergekehrt ist.

Hahnemann schreibt, dass bestimmte *einseitige Krankheiten*, Unterdrückungen und alte lokale Leiden unter Umständen *nicht* in der umgekehrten Reihenfolge ihres Erscheinens in der Zeitlinie des Patienten verschwinden. Sie werden erst beseitigt, wenn die Vitalität ausreichend wiederhergestellt und die Heilung ihrer Vollendung nahe ist. Mit anderen Worten, es gibt Fälle, in denen wir uns rückwärts durch alte Schichten arbeiten, während eine erst kürzlich aufgetretene Pathologie bestehen bleibt, bis die Vitalität ausreicht, um diese lokale Veränderung zu heilen. Dies wird bei der modernen Auslegung der Heringschen Regel oft vergessen. Um solche einseitigen Krankheiten zu heilen, verabreichte Hahnemann oft größere wiederholte Gaben des Simillimum (das sich bis dahin als wirksam erwiesen hatte), welches durch zahlreiche Schüttelschläge per Hand hoch potenziert wurde und auf die wunderbarste Art und Weise zum Verschwinden dieser ersten und ältesten Ausdrucksformen der Krankheit führte. Nehmen wir als Beispiel einen Kropf, einen ausgeprägten Exopthalmus bzw. das "Glubschauge" bei der Basedow Krankheit. Sobald die zentralen Störungen (die mentalen und emotionalen Symptome) beseitigt sind, kann die LK eine stärkere Stimulation verkraften, welche auf die Entfernung der alten stagnierenden Pathologie abzielt, ohne mit einer Verschlimmerung zu reagieren. Dies entspricht immer noch der Heringschen Regel, wo die Heilung *von innen nach außen und von den wichtigeren zu den weniger wichtigen Organen* stattfindet. Der Schlüssel zu der Beseitigung dieses hartnäckigen, alten Lokalleidens liegt daher in der Anpassung der Dosis, Potenz und Wiederholung des angezeigten Arzneimittels *nach oben*. Es war von Anfang an eine gut gewählte Arznei, und ein Mittelwechsel ist nicht angebracht! Ein echtes konstitutionelles Simillimum wird die mentale, emotionale und körperliche Ebene sehr rasch beeinflussen; ein teilweises Simillimum wird andererseits nur wenig Einfluss auf die gesamte Konstitution haben.

Dies unterscheidet sich von den Behauptungen mancher Homöopathen, dass sie *erst* den körperlichen Teil bereinigen (Ekzeme, Asthma etc.), und sich *dann* den mentalen und emotionalen Problemen zuwenden, welche die körperlichen Erscheinungsformen in erster Linie verursacht haben. Was könnte sie bei dieser rückwärts gerichteten Herangehensweise zu ihrer Mittelwahl geführt haben? Allein körperliche Symptome? Wir alle haben die Unterdrückung von lokalen Beschwerden auf Kosten der Konstitution gesehen. Wenn Sie einem Patienten, der ähnliche konstitutionelle Symptome zeigt, ein passendes konstitutionelles Mittel geben, wird eine Heilung auf allen Ebenen oft in der kürzestmöglichen Zeit erreicht, insbesondere mit den fortschrittlichen Methoden. Durch Nichtbeachtung von Ursache, erblichen und erworbenen Miasmen und § 153-Symptomen wird eine echte Heilung niemals erzielt werden. Wir müssen der Führung der LK folgen, die uns zeigt, was sie braucht. Wenn Sie auf den Kopf fallen, benötigen Sie ein Traumamittel. Wenn die LK durch Blutverlust geschwächt ist, brauchen Sie ein "Verlust von Flüssigkeiten"-Mittel. Wenn die LK durch ein hereditäres Gift verseucht wird, sei es chronisch oder akut, müssen Sie mit einem antimiasmatischen Mittel einschreiten. Wenn die LK durch eine akute virale Infektion zu entgleisen und unterdrückt zu werden droht, wird sie nach einem akuten interkurrenten Mittel verlangen. Wenn eine heftige negative Emotion die reaktive Heilkraft der LK überwältigt, wird ein großes emotionales Mittel die Homöostase wiederherstellen. Dies ist der einzige Weg, um eine derartig sanfte und anhaltende Heilung zu erzielen. Wenn eine neue, stärkere Störung einen konstitutionellen Zustand unterdrückt, wird sie zur aktiven Schicht (§ 38). Wenn sich der neue Zustand einseitig auf das Herz konzentriert und die Symptome von *Collinsonia* zeigt, dann ist dieses im Augenblick das Simillimum. Sobald dieser neuere Zustand gelindert ist, wird der alte, *suspendierte* Krankheitszustand, wie wir alle wissen, wiederkehren, da er nie geheilt, sondern nur verdrängt wurde; nun ist ein Komplementärmittel gefordert. Man kann solche Arzneien lokale, läsionale, Drainage- oder unterstützende Mittel nennen – allen gemeinsam ist, dass sie schlicht und einfach das Simillimum sind, das die LK braucht.

F: Ist das Verständnis der konstitutionellen Temperamente[1] nach Hippokrates ein so wichtiger Aspekt des menschlichen Daseins, dass wir es bei unseren Verschreibungen berücksichtigen müssen? Oder ist es, wie Kent behauptet, nutzlos?

A: Kent schrieb in seinen *Lesser writings* tatsächlich ein Kapitel mit dem Titel *Klassifikationen von Konstitutionen, die für die Verschreibung nutzlos sind.*

Warum sollten wir versuchen, Konstitutionen als Hilfsmittel für die Verschreibung zu klassifizieren? ... Es ist ein fataler Irrtum, Konstitutionen zu klassifizieren, da sich nicht einmal zwei genügend ähneln, um eine allgemeine Klasse zu bilden, selbst wenn sie von einem genuinen Homöopathen beobachtet werden. ... Der Arzt, der aufgrund einer Diagnose verschreibt, unterliegt einem Irrtum und hat höchstens Zufallstreffer zu verzeichnen. Der fähige Verschreiber sucht immer nach den Symptomen, welche die krankhafte Konstitution oder Störung des Individuums repräsentieren. Symptome, die bei der einen Konstitution ungewöhnlich sind, sind bei einer anderen wiederum normal, denn solche ungewöhnlichen Symptome sind bei manchen Krankheiten normal und bei anderen wieder nicht (1994, S. 272-273).

---

[1] *Weitere Informationen zu den Temperamenten nach Hippokrates finden Sie in* Hahnemann Revisited, *Kapitel 8, S. 155-165*

Wir alle können in der Tat feststellen, dass jedes menschliche Wesen eine Konstellation von Charakteristika darstellt, welche dazu dienen, es von anderen zu unterscheiden. Diese Charakteristika (Körperbau, Vorlieben für bestimmte Speisen, Temperaturtoleranz etc.) liegen *im Rahmen der normalen Konstitution dieser Person* und können durch homöopathische Arzneimittel nicht verändert werden.

Dennoch müssen wir gleichzeitig Kents Gedanken widersprechen, da die konstitutionellen Temperamente nach Hippokrates *nicht nur* Charakteristika umfassen, die innerhalb der Gesundheit liegen, sondern auch *Yin und Yang, positive und negative Charakteristika und die Symptomatik einschließen, welche bei diesen Körper-/Gemütstypen unter dem Einfluss spezifischer Krankheitsauslöser auftritt*. Die von den Alten aufgestellte Typologie wurde dazu herangezogen, die Auswirkungen solcher Reize zu studieren und ein Verständnis für die Empfänglichkeit, Dyskrasie und Prädisposition individueller Personen zu entwickeln (wie Hahnemann in § 73 hinsichtlich *gelegentlicher sporadischer Krankheiten* erläutert). Der Begriff Temperament hat verschiedene Bedeutungen. Im Allgemeinen bedeutet er Gemütszustand und Disposition, im Besonderen die physische und mentale Organisation, wobei er sich speziell auf die konstitutionellen Temperamente nach Hippokrates bezieht. Krankheit ist eine *Verstimmung* der LK und des Temperaments.

In der *Reinen Arzneimittellehre* schreibt Hahnemann über *Pulsatilla*:

> ***RAML (2), S: 274:*** *Es wird daher auch der arzneiliche Gebrauch der Pulsatille um desto hülfreicher seyn, wenn in Uebeln, zu denen in Rücksicht der Körperzufälle dieses Kraut passt, zugleich ein schüchternes, weinerliches, zu innerlicher Kränkung und stiller Aergerniss geneigtes, wenigstens mildes und nachgiebiges Gemüth im Kranken zugegen ist, zumal, wenn er in gesunden Tagen gutmüthig und mild (auch wohl leichtsinnig und gutherzig schalkhaft) war. Vorzüglich passen daher dazu langsame, phlegmatische Temperamente, dagegen am wenigsten Menschen von schneller Entschliessung und rascher Beweglichkeit, wenn sie auch gutmüthig zu seyn scheinen.*

Wir können feststellen, dass Konstitution und Temperament in der Homöopathie von Beginn an vertreten waren. In diesen Schriften werden Anzeigen für diesen phlegmatischen "Erdtypus" von Hahnemanns Gegenanzeigen gefolgt, wo er von Entschlussfreudigkeit und schnellen Bewegungen schreibt, Eigenschaften, die mehr zu dem sanguinisch-feurigen Typus passen. Hering schenkte in seinen ausführlichen Prüfungen (*The Guiding Symptoms of Our Materia Medica*) den korrespondierenden hippokratischen Temperamenten besondere Aufmerksamkeit. Er beschreibt *Pulsatilla*:

Personen von unentschlossenem, langsamem, phlegmatischem Temperament; sandfarbenes Haar, blaue Augen, blasses Gesicht, leicht zu Gelächter oder Ängsten gereizt; liebevolle, sanfte, freundliche, schüchterne, nachgiebige Disposition. Besonders passend für gutherzige, schüchterne Menschen, die zu Kummer und Unterwürfigkeit neigen. Frauen, die zu Beleibtheit neigen. Zarte Gesichtszüge, die Gesichtsfarbe wechselt rasch (1997, S. 650).

Diese Beispiele von Hering waren sehr nützlich, da sie die körperlichen Konstitutionen im Zustand der Gesundheit darstellen, und wie sie durch die Arzneikrankheiten verändert werden. Wenn sich während der Prüfungen herausstellte, dass spezifische Arzneien bei einem bestimmten Konstitutionstyp mehr Symptome hervorbrachten als bei einem anderen, wurden diese Ergebnisse festgehalten. Dieser Ansatz führte zu solch wohlbekannten charakteristischen Symptomen wie bei *Nux vomica*, welches gut zu reizbaren, dünnen, trockenen, biliösen und cholerischen Temperamenten passt, oder bei *Ignatia*, welches sich gut für Frauen von hysterischem, wechselhaftem, nervösem Temperament eignet. *Phosphorus* passt zu großen, schlanken Personen mit sanguinischem Temperament, heller Haut, zarten Wimpern, feinem blondem oder rotem Haar, schneller Auffassungsgabe und sehr empfindsamem Naturell. *Arsenicum* wiederum eignet sich für das überängstliche, fröstelnde, nervöse Temperament.

Wenn wir die anderen Begleitsymptome des Patienten hinzufügen, ziehen wir vielleicht den Schluss, dass dieses langsame, weinerliche, warme Temperament den Morbus phlegmaticus *Pulsatilla* darstellt, während das fette, frostige, mürrische Temperament sich als Morbus phlegmaticus *Graphites* manifestiert. Sie werden immer zu den phlegmatischen Temperamenten zählen, aber um ein Optimum an Gesundheit zu erreichen, brauchen sie im Laufe ihres Lebens vielleicht mehrere verschiedene Arzneimittel. Das Individuum hat das phlegmatische Temperament, nicht die Arznei. Eine Arznei ist das, was es für seine gegenwärtigen Symptome benötigt. Hippokratische Konstitutionen helfen bei der Auswahl homöopathischer Arzneimittel, da ihre Charakteristika Teil der gesamten Symptomentotalität sind.

Kent zeigt wenig Verständnis für die Natur des hippokratischen Systems und glaubt, dass es lediglich die unveränderlichen Charakteristika von Individuen im Zustand der Gesundheit umfasst.

In seinen *Kleinen medizinischen Schriften* unterstützt von Bönninghausen Hahnemann in dem Artikel *Ein Beitrag zur Beurtheilung des charakteristischen Werths der Symptome* (von Bönninghausen 1984, S. 615ff.). Hier stellt er (während des großen Homöopathiekongresses in Brüssel, Belgien) eine Preisfrage zum Wert der Symptome. Es war von Bönninghausen selbst, der diese Frage in Form eines Hexameters beantwortete, bei dem sich die erste Frage auf *Quis? – Wer?* bezieht. Wer ist das Individuum, welches leidet, eine Frage, von der er sagt:

1. Quis? – Es versteht sich von selbst, dass die Persönlichkeit, die Individualität des Kranken an der Spitze des Krankheitsbildes stehen muss, weil in ihr die natürliche Anlage beruht. Dahin gehört zuerst das Geschlecht und das Alter; demnächst die Körperbeschaffenheit und das **Temperament***. Beides, wo möglich, getrennt nach gesunden und kranken Tagen, insofern nämlich durch die Krankheit selbst eine erhebliche Aenderung darin eingetreten ist. ... Die geistige und gemüthliche Individualität des Kranken giebt da die wichtigsten, oft fast die einzigen Anhaltspunkte für die Mittelwahl ... (von Bönninghausen 1984, S. 618-619) (Betonung des Autors hinzugefügt.)*

Wie Sie sehen, lehrte von Bönninghausen, dass das Verständnis der natürlichen Prädispositionen der Konstitution im Zustand der Gesundheit wichtig ist, um das, was während der Krankheit ungewöhnlich, selten und besonders ist, wahrnehmen zu können. Es hat den Anschein, dass Kent die klassischen Temperamente nach Hippokrates nicht verstanden hat, da er der falschen Vorstellung unterlag, dass sie nur feststehende, unveränderliche Züge beinhalteten. Alle angeborenen Temperamente und ihre Mischungen weisen sowohl positive als auch negative Zustände ebenso wie ihre eigene Symptomatik auf. So kann beispielsweise *Pulsatilla* die positiven Aspekte einer phlegmatischen Persönlichkeit verstärken, während die negativen Seiten abnehmen oder ganz verschwinden. So können sich schwerfällige, schwitzende, mürrische und ängstliche Phlegmatiker (negative Aspekte) in aktive, glückliche Phlegmatiker verwandeln, die bereitwillig ihren Beitrag in der Gesellschaft leisten (positive Züge). Niemand hat jemals behauptet, dass sie größer werden oder ihre Haarfarbe sich ändern würde – aber das hat nichts mit dem Ausmaß des Leidens zu tun. Nur weil Hering in seinen Prüfungen blaue Augen und sandfarbenes Haar erwähnte, bedeutet das nicht, dass *Pulsatilla* diese Kriterien hervorruft. Ich habe viele *Pulsatillas* behandelt, die weder blaue Augen noch sandfarbenes Haar hatten! Aber in denselben Prüfungen erwähnte er "langsame phlegmatische" Temperamente, da er festgestellt hatte, dass *Pulsatilla* bei sanguinischen und cholerischen Temperamenten oft nur geringe Wirkung zeigte.

Hahnemann war nicht der einzige Arzt seiner Zeit, der einen Zusammenhang zwischen der Entstehung bestimmter Krankheiten infolge der Unterdrückung von Hautsymptomen und dem Temperament der betroffenen Person bemerkte. Er schreibt:

CK (1), S. 22: *Eine kurze Übersicht des davon erfolgenden vielfachen Unglücks trägt der erfahrungsreiche, redliche Ludwig Christian Juncker ... vor. Er beobachtete, daß bei sanguinischen jungen Personen, Lungensucht, bei Sanguinischen überhaupt, Hämorrhoiden, Hämorrhoidal-Koliken und Nierenstein, bei Sanguinisch-cholerischen, Schooßdrüsen-Geschwülste, Gelenksteifigkeit und bösartige Geschwüre ... davon entstanden. ... Phlegmatische litten davon vorzüglich an Wassersuchten; der Monatfluß werde verzögert, und wenn während des monatlichen Blutflusses die Krätze vertrieben werde, so trete an seine Stelle monatlicher Bluthusten; zur Melancholie geneigte Personen würden zuweilen wahnsinnig, und wären sie schwanger, so sterbe die Frucht gemeiniglich ...*

Wie wir sehen, stehen bestimmte Temperamente mit bestimmten miasmatischen Zuständen in Zusammenhang. Für uns ist es wichtig, auf *Veränderungen* hinsichtlich des Temperaments eines Individuums zu achten, die auf die Entwicklung einer Krankheit hinweisen und bei der Arzneimittelwahl hilfreich sein können. Ich habe eine Liste einiger Arzneimittel und ihrer vorrangigen Temperamente erstellt. Manche Mittel gehören zu mehr als einer Gruppe, so hat beispielsweise *Veratrum album* ein nervös-sanguinisches Temperament.

Beispiele für Temperamente, TCM-Elemente und Arzneimittel

Lymphatisch / phlegmatisch / Erde	Nervös / melancholisch / Wasser	Sanguinisch / Feuer
Agnus	Aconitum	Aconitum
Allium cepa	Ailanthus	Aurum metallicum
Antimonium crudum	Ambra grisea	Belladonna
Antimonium tartaricum	Ammonium bromatum	Cactus
Aurum muriaticum	Anacardium	Glonoinum
Belladonna	Argentum metallicum	Hyoscyamus
Cactus	Argentum nitricum	Ignatia
Caladium seguinum	Arsenicum album	Lachesis
Calcium carbonicum	Calcium fluoricum	Nux moschata
Capsicum	Calcium phosphoricum	Phosphorus
Ferrum phosphoricum	Calcium sulphuricum	Platina
Graphites	Cedron	Sabina
Hepar sulphuris	Cimicifuga	Sepia
Kalium bichromicum	Cocculus	Silicea
Kalium carbonicum	Corallium	Stramonium
Lobelia	Gelsemium	Tarentula hispanica
Magnesium carbonicum	Glonoinum	Veratrum album
Mercurius	Helleborus	
Mezereum	Hyoscyamus	**Cholerisch / biliös / Holz**
Natrium carbonicum	Hypericum	
Pulsatilla	Kalium muriaticum	Berberis
Sabina	Kalium phosphoricum	Bryonia
Spongia	Kalium sulphuricum	Causticum
Thuja	Lilium tigrinum	Chelidonium majus
	Lycopodium	China officinalis
	Magnesium phosphoricum	Crotalus horridus
	Muriaticum acidum	Natrium phosphoricum
	Natrium muriaticum	Natrium sulphuricum
	Nitricum acidum	Nux vomica
	Phosphoricum acidum	Plumbum
	Picricum acidum	Podophyllum
	Psorinum	Sulphur
	Secale	
	Sepia	
	Silicea	
	Spigelia	
	Veratrum album	
	Viola odorata	
	Zincum	

F: Ich habe mehrfach gehört, dass die Verschreibung gemäß Hahnemann nichts mit der Verschreibung auf der Grundlage der Konstitution zu tun hat?

A: Hahnemann verwendete den Begriff der "Konstitution" sehr häufig im *Organon* und in *Die Chronischen Krankheiten*. Er stellte klar heraus, dass die Konstitution die Zeichen und Symptome sowohl in den Prüfungen als auch während der Krankheit individualisiert. In *Die Chronischen Krankheiten* listet Hahnemann die charakteristischen Symptome der latenten Psora auf und erklärt, dass die Psora viele Krankheiten, Zeichen und Symptome erzeugen kann. Er erläutert, dass dies möglich ist, weil die Symptome entsprechend der individuellen Konstitution, den ererbten Prädispositionen, Emotionen und Fehlern in Lebenswandel, Diät und Moral produziert werden. Hahnemann stellt fest:

*CK (1), S. 22: Die theils akuten, theils und vorzüglich chronischen Krankheiten, welche von solcher einseitigen Vernichtung des für die innere Psora beschwichtigend vikarirenden Haut-Symptoms ... entspringen, sind unzählig, das ist, so vielerlei, als die **Eigenheiten der mancherlei Körperconstitutionen** und der sie modificirenden Außenwelt verschieden sind.* (Betonung des Autors hinzugefügt.)

Er erklärt, dass eine glückliche Disposition vielleicht der beste Schutz gegen die Erweckung der latenten Psora ist, aber dass selbst dann Emotionen, Ernährung und akute Ereignisse einen heftigen Anfall auslösen können. Hahnemann fährt fort:

CK (1), S. 61: Er kann auch viele Jahre dabei ein sehr erträgliches Leben führen und ziemlich ungehindert seinen Geschäften obliegen, so lange er jung ... ist und kein besondres Ungemach von außen erdulden darf, ... vorzüglich aber ganz heitrer, gelassener, geduldiger, zufriedener Gemüthsart ist. ... Doch selbst bei diesen günstigen äußern Verhältnissen können ... schon oft geringe Anlässe (eine mäßige Aergerniß, oder Erkältung, ein Diätfehler u.s.w.) einen oft heftigen Anstoß von (obgleich nur kurzer) Krankheit hervorbringen: ... Krankheits-Anfälle, deren Heftigkeit oft in keinem Verhältnisse zu der mäßigen Erregungsursache steht.

Im *Organon* äußert Hahnemann dieselben Gedanken:

Org § 81: Es wird dadurch, daß dieser uralte Ansteckungs-Zunder nach und nach, in einigen hundert Generationen, durch viele Millionen menschlicher Organismen ging und so zu einer unglaublichen Ausbildung gelangte, einigermaßen begreiflich, wie er sich nun in so unzähligen Krankheits-Formen bei dem großen Menschen-Geschlechte entfalten konnte, vorzüglich wenn wir uns der Betrachtung überlassen, welche Menge von Umständen zur Bildung dieser großen Verschiedenheit chronischer Krankheiten (secundärer Symptome der Psora) beizutragen pflegen, auch außer der unbeschreiblichen Mannigfaltigkeit der Menschen in ihren angebornen Körper-Constitutionen ...

(Fußnote): Einige dieser, die Ausbildung der Psora zu chronischen Uebeln modificirenden Ursachen, liegen offenbar theils im Clima und der besondern, natürlichen Beschaffenheit des Wohnorts, theils in der so abweichenden Erziehung des Körpers und Geistes der Jugend, der vernachlässigten, verschrobenen, oder überfeinerten Ausbildung beider, dem Mißbrauche derselben im Berufe oder den Lebens-Verhältnissen, der diätetischen Lebensart, den Leidenschaften der Menschen, ihren Sitten, Gebräuchen und Gewohnheiten mancher Art. (Betonung des Autors hinzugefügt.)

Hahnemann stellt klar, dass eine perfekte Verschreibung die §§ 7 (Totalität der Symptome) und 5 befolgt; letzterer besagt:

Org § 5: *Als Beihülfe der Heilung dienen dem Arzte die Data der wahrscheinlichsten Veranlassung der acuten Krankheit, so wie die bedeutungsvollsten Momente aus der ganzen Krankheits-Geschichte des langwierigen Siechthums, um dessen Grundursache, die meist auf einem chronischen Miasm beruht, ausfindig zu machen, wobei die erkennbare Leibes-Beschaffenheit des (vorzüglich des langwierig) Kranken, sein gemüthlicher und geistiger Charakter, seine Beschäftigungen, seine Lebensweise und Gewohnheiten, seine bürgerlichen und häuslichen Verhältnisse, sein Alter und seine geschlechtliche Function, u.s.w. in Rücksicht zu nehmen sind.*

Dieser Paragraph spiegelt die Einheit von Geist und Körper eines menschlichen Wesens wider. Was tun sie? Wie leben sie? Wie ist ihr sexuelles Verhalten? Wie ist ihr Intellekt? All diese konstitutionellen Faktoren müssen bei der Verschreibung berücksichtigt werden. Hahnemann fährt fort:

Org § 6: *Der vorurtheillose Beobachter, – die Nichtigkeit übersinnlicher Ergrübelungen kennend, die sich in der Erfahrung nicht nachweisen lassen, – nimmt, auch wenn er der scharfsinnigste ist, an jeder einzelnen Krankheit nichts, als äußerlich durch die Sinne erkennbare Veränderungen im Befinden des Leibes und der Seele ... wahr ...*

Was verändert sich während einer Krankheit? Die *Leibes- und Seelenbeschaffenheit*, welche durch die Totalität der Krankheitszeichen sichtbar wird und das Leiden der LK reflektiert.

Inzwischen sollte klar sein, dass die Konstitution einen Teil der auslösenden Faktoren darstellt, die den Menschen zu bestimmten chronischen miasmatischen Zuständen prädisponieren und die wir bei unseren Verschreibungen berücksichtigen müssen, wenn wir das echte Simillimum finden wollen. Hahnemann war der erste Arzt seiner Zeit, der konstitutionelle Faktoren wie ererbte Konstitutionen ebenso wie das spirituelle und emotionale Temperament des Patienten, Miasmen und Prädispositionen integrierte. Er perfektionierte das Werk von Hippokrates hinsichtlich Konstitution und Temperament.

F: Warum müssen wir nicht erst die körperlichen Beschwerden behandeln, bevor wir die emotionalen Leiden erreichen können?

A: Haben Sie jemals ein Kind gesehen, das an einer sagen wir einmal ganz gewöhnlichen Kinderkrankheit erkrankt ist? Das Kind wird immer mentale und emotionale Veränderungen zeigen (Reizbarkeit, Anhänglichkeit, Rückzug etc.), bevor körperliche Symptome auftreten (Schmerz, Fieber, Ausschlag, geschwollene Lymphknoten etc.). Dies entspricht natürlich der Heringschen Regel und den Beobachtungen der TCM, wonach die Krankheit im Rahmen der Heilung von innen nach außen und von den wichtigeren zu den weniger wichtigen Organen verläuft.

Es gibt immer Ausnahmen, und einseitige Krankheiten, bei denen die älteren konstitutionellen Symptome suspendiert sind, stellen eine solche Ausnahme dar. Gehen Sie in diesen Fällen nach der VB-Methode vor, um das Simillimum zu finden. Sie verwenden die mentalen und emotionalen Veränderungen als Hilfsmittel, um zwischen zwei oder drei in einem Fall in Frage kommenden Mitteln zu differenzieren. Eine weitere Ausnahme bildet der Gebrauch von interkurrenten akuten Mitteln z. B. bei sporadischen akuten Krankheiten (§ 73), aber selbst hier begleiten erkennbare Veränderungen des emotionalen Wohlbefindens die physischen Zeichen. Die veranlassende Ursache, Zeichen und Symptome werden den aufmerksamen Beobachter immer zu dem Symptomenkomplex führen, der als erster behandelt werden muss.

F: Ist ein Mangel an Reaktion eine gute Indikation für eine Nosode?

A: Siehe Kapitel 12, Szenario #2. Wie in diesem Szenario erläutert wurde, gibt es zahlreiche mögliche Gründe für den Reaktionsmangel eines Patienten, nicht zuletzt den, dass das Mittel schlecht gewählt war. Natürlich kann es sein, dass ein starkes Miasma das Bild unterdrückt, so dass nur wenige Symptome oder solche, die augenscheinlich zu vielen Mitteln, aber zu keinem im Besonderen gehören, vorliegen. Hier kann eine gut gewählte Nosode entsprechend dem vorherrschenden Miasma den Fall voranbringen. Dies ist nicht das Gleiche wie die Methode mancher Homöopathen, in all ihren Kinderfällen potenziertes *DPT* zu geben, in der Annahme, dass der Gesundheitszustand dieser Kinder durch diesen Stoff verändert wurde. Wenn Sie den Fall ernsthaft betrachtet haben, kann es durchaus wirksam sein, aber nicht als "Quickie" aufgrund eines angenommenen miasmatischen Zustandes. Wir können häufig beobachten, dass *Medorrhinum* verschrieben wurde, wo *Thuja* prompt geheilt hätte. Es ist immer ein großer Fehler, auf der Grundlage der Miasmen zu verschreiben, ohne die Totalität der Symptome zu berücksichtigen. Weitere Informationen zu den Nosoden finden Sie in Kapitel 11.

F: Wo liegt der Unterschied zwischen einer symptomatischen allopathischen und einer symptomatischen homöopathischen Behandlung?

A: Allopathische Ärzte sagen oft zum Homöopathen: "Sie behandeln nur Symptome." Aber es gibt einen entscheidenden Unterschied: die allopathische symptomatische Behandlung zielt auf die *gewöhnlichen* Symptome *der Krankheit (den Krankheitsnamen)* ab. Die homöopathische "symptomatische" Behandlung richtet sich nach den *besonderen* Symptomen des Patienten.

Nehmen wir beispielsweise eine Patientin mit Durchfall, Angina pectoris, Herzklopfen, Ausschlag an den Füßen, Rheuma und schmerzhafter Menstruation. Leidet diese Patientin an sechs verschiedenen Krankheiten? Die meisten allopathischen Ärzte würden in diesem Sinne vorgehen und sie zu verschiedenen Spezialisten schicken. Diese Sichtweise ist ein perfektes Beispiel für die Zersplitterung der analytischen allopathischen Medizin und zeigt den absoluten Mangel an Lebensweisheit. In der Homöopathie können wir diese Ereignisse oft in einen Zusammenhang bringen und auf der Grundlage des allgemeinen Bildes und nicht anhand der Ausdrucksformen der betroffenen Einzelteile behandeln. Diese Behandlungsform berücksichtigt alles, was der lokalen Manifestation der Krankheit voranging. Um Krankheit zu verstehen, dürfen wir nicht den Denkfehler begehen, dass ein Organ ohne Beteiligung des gesamten Organismus erkranken kann. Die Krankheit betrifft nicht einen isolierten Bereich, ohne dass der gesamte Organismus in Mitleidenschaft gezogen wird, und deshalb **muss** eine echte Heilung auch den gesamten Organismus und nicht nur die lokale Erscheinungsform einbeziehen.

F: Welcher Unterschied besteht zwischen einer *lokalen* und einer *lokalisierten* Krankheit?
A: Allopathen verwenden den erstgenannten Begriff – eine "lokale" Krankheit betrifft eine Stelle oder ein Organ und wird auch als solche behandelt. Homöopathen dagegen sprechen nur davon, dass die Krankheit eine "lokalisierte" oberflächliche Erscheinungsform hat, welche unausweichlich mit einer tiefer wurzelnden generalisierten Krankheit in Zusammenhang steht. Es gibt keine lokalen, sondern nur lokalisierte Krankheiten.

F: Welche Bedeutung hat ein Juckreiz, der während der Behandlung auftritt?
A: Zum einen könnte er den Heilungsprozess anzeigen, da Symptome an die Oberfläche gedrängt werden. Zum zweiten könnte er die Erscheinungsform eines aktiven psorischen Miasmas sein, welches nun behandlungsbedürftig wird, sofern weitere psorische Manifestationen auf eine antisykotische oder antisyphilitische Intervention folgen.

F: Gibt es Richtlinien für die Behandlung von Krebsfällen?
A: In diesen Fällen müssen die Gesetze der Homöopathie mehr denn je befolgt werden, im Gegensatz zu dem, was manche Homöopathen propagieren, wie beispielsweise den schnellen Wechsel von Arzneimitteln oder, noch schlimmer, die gleichzeitige Verabreichung von mehreren Mitteln. Ich habe dies in *Hahnemann Revisited* erläutert, gebe hier aber noch einige weitere Tipps.

Wenn ein Tumor oder selbst eine Warze oder ein Leberfleck nach der Gabe eines Arzneimittels schnell zu wachsen beginnt, ist dies häufig ein Zeichen für eine gute Reaktion. Wiederholen Sie das Mittel nicht, bevor das Wachstum aufhört.

Die Größe des Tumors hat im Allgemeinen nichts mit der Heilbarkeit des Falles zu tun. Stellen Sie bei der Untersuchung des Patienten folgende Fragen: Wächst der Tumor langsam oder schnell (dies zeigt das aktive Miasma an: Psora = langsames Wachstum; Sykose = schnelles Wachstum)? Ist er schmerzhaft oder schmerzlos? Weich oder hart? Beweglich oder feststehend? Liegt eine Ulzeration des Tumors vor? Gibt es Begleitsymptome?

Die Verabreichung des Simillimum führt in fast jedem Fall von Krebs zu einer prompten Linderung der Schmerzen, selbst wenn das Mittel für den Krebs an sich nicht heilend ist. Das Simillimum wird also immer palliativ wirken!

Wenn sich ein chronischer Zustand generell bessert, kann eine lokale Störung in Form eines Tumors (Zyste, Polyp, Adenom) erscheinen, während die vorherigen chronischen Symptome gelindert werden oder verschwinden. Dies ist ein guter Fortschritt in der Therapie.

F: Was können wir zur Behandlung und Vorbeugung von Narbenkeloiden und Verwachsungen nach chirurgischen Eingriffen im Bereich des Abdomens tun?
A: Professor Paschero stellte die Behauptung auf, dass eine Gabe *Carcinosinum* sofort nach der Operation die Häufigkeit von Narbenkeloiden nach plastischer Chirurgie herabsetzte. Rubriken zu Narbengewebe sind in unseren Repertorien unter zahlreichen Überschriften zu finden. Im Kapitel "Allgemeines" werden viele Arzneimittel unter der Überschrift "Strikturen, Stenosen, Zusammenziehungen, Entzündung nach" aufgeführt. Schauen Sie auch unter "Haut, Narben" und den entsprechenden Unterrubriken nach.

Vergessen Sie nicht, wie immer die Totalität der Symptome zu berücksichtigen. Durch Einbeziehung der mentalen, emotionalen und körperlichen Symptome wird es in einem Fall mit abnormer Keloidbildung zur vollständigen Heilung auch des Keloids kommen. Eine ungewöhnliche Schwere akuter Infektionen kann den Grad möglicher Folgeerscheinungen einschließlich Narbenbildung bestimmen. In diesem Fall könnte die entsprechende Nosode in Erwägung gezogen werden. Margaret Tyler hatte vier Lieblingsmittel für die Behandlung von Narben. Postoperativ *Graphites* und *Kalium muriaticum* bei Bauchoperationen, *Drosera* bei Narbenbildung bei TB und *Silicea* im Allgemeinen.

Eins meiner Lieblingsmittel, um postoperativer Narbenbildung vorzubeugen bzw. sie zu heilen, ist *Thiosinaminum* (aus Senfsamen). Clarke schreibt in seinem *Dictionary of Practical Materia Medica*:

Thiosinaminum (Thios.) wurde äußerlich und innerlich in Fällen von Lupus, chronischen Drüsenschwellungen und zur Auflösung von Narbengewebe verwendet (1999, S. 1415).

Er schreibt weiterhin, dass die Praxis der alten Schule darin bestand, es einmal täglich in Gaben von vier bis acht Gran subkutan als 15%ige Lösung zu verabreichen, was mit Nebenwirkungen verbunden war. Clarke fährt mit der Beschreibung eines Falles von rektaler Striktur fort, der sich durch die zweimal tägliche Gabe von *Thios.*

gr. *ii.* besserte. Nach einjähriger Behandlung war das bandförmige Narbengewebe verschwunden, das Spekulum konnte eingeführt werden und die Schleimhaut erschien völlig normal. Er erwähnt auch einen Dr. W. Spencer, der mit der Anwendung von *Thios.* in Fällen von Tinnitus, der durch fibröse Bänder und Adhäsionen verursacht wurde, großen Erfolg hatte. Ich verwende *Thios.* gewöhnlich als C200 entsprechend den Methoden der 5. Auflage, wohingegen einige der alten Meister die D3 gebrauchten. Ich habe dieses Mittel entweder allein oder in Verbindung mit einem individuell durch die besonderen Symptome angezeigten Mittel wie *Graphites* oder *Colocynthis* eingesetzt. Einige Autoren verwendeten die Kombination von *Thios.* C200 zur innerlichen Anwendung und dem äußerlichen Gebrauch von *Thios.* auf der *gesunden* Haut, wie es von Hahnemann in § 285 empfohlen wurde (siehe auch Kapitel 7).

Clarke erwähnt daneben *Iris tenax*, eine Pflanze, die auf Lehmboden wächst, und deren Fasern zum Weben von Taschen verwendet wurden. Dieses Mittel ist bei einer "Art Appendizitis" mit Druck in der Ileozökalregion und dadurch bedingter tödlicher Empfindung in der Magengrube angezeigt. Der belgische Homöopath Jacques Imbrechts fand es sehr wirksam bei der Behandlung von Narbengewebe in der rechten Fossa iliaca, was von Dr. Foubister bestätigt wurde.

F: Welcher Unterschied besteht zwischen akuten und chronischen Mitteln?
A: Man könnte genauso gut fragen, welcher Unterschied zwischen einem oberflächlichem und einem tiefen Mittel besteht, da Kent diese Begriffe häufiger verwendet als "akut" und "chronisch". Jedes Mittel kann akut oder chronisch sein, aber die Erfahrung zeigt deutlich, dass bestimmte Mittel besonders mit akuten Krankheiten korrespondieren. Ich bin mir sicher, dass niemand jemals *Acidum fluoricum* oder *Calcium carbonicum* bei akuten Schmerzen gegeben hat. Und kein Homöopath kann leugnen, dass Mittel wie *Aconitum, Belladonna, Spigelia, Coffea, Chamomilla* etc. nicht öfter in akuten Fällen als bei chronischen Zuständen eingesetzt werden und eher oberflächlich als tief wirken. Jedoch trifft es gleichermaßen zu, dass dieselben Mittel als Hochpotenzen auf einen tiefsitzenden Zustand entsprechend der Ätiologie des Falles einzuwirken vermögen. So können beispielsweise chronische Zustände, die durch Schreck oder Kälteeinwirkung verursacht wurden, durch *Aconitum* 10M geheilt werden. Steht dies nicht mit Hahnemanns entscheidender Differenzierung zwischen psorischen und antipsorischen Mitteln in Zusammenhang? Er stellte fest, dass ein Mittel mit derselben Indikation, aber tieferer Wirkung wie *Sulphur*, dann heilte, wenn *Aconitum* versagte; ähnlich heilt *Lycopodium* bestimmte Fälle, in denen *Nux vomica* keine Erleichterung bringt. Damit ein Arzneimittel ein chronisches Miasma heilen kann, muss es die Natur und den Sitz der Infektion widerspiegeln, ebenso wie den Beginn der primären Symptome, die latenten Stadien und die finalen pathologischen Manifestationen. Ein antimiasmatisches Mittel sollte die Natur und das Tempo der Krankheit reflektieren, genauso wie die Symptome des Individuums. Nur ein solches Mittel wird sich auf Dauer als heilsam erweisen. Sollte bei

einer Gelegenheit ein akutes Mittel gut zu wirken scheinen, sollten Sie wachsam nach Symptomen für ein tiefer wirkendes, antimiasmatisches Simillimum Ausschau halten. Die meisten Akutmittel werden als interkurrente Mittel verwendet, die dann durch eine tiefer wirkende, antimiasmatische Arznei ergänzt werden.

Ich selbst habe einen Fall von Herzschmerzen, chronischem Herzklopfen und Ödem der unteren Extremitäten, der auf einer Furcht beruhte, welche der Patient fünf Jahre lang ausstehen musste, worauf die Symptome die nächsten 15 Jahre lang bestanden, mit *Aconitum* "gelöst". Seine Furcht rührte von einer Morddrohung her, die der örtliche Mob über ihn verhängt hatte! Es wurde schnell deutlich, dass er *Sulphur* und *Syphilinum* brauchte, um die Heilung zu vervollständigen. Und begehen Sie nicht den Fehler, automatisch beispielsweise *Natrium muriaticum* acht Monate nach einem *Ignatia*-Ereignis zu verschreiben. Prüfen Sie erst, ob *Ignatia* nicht immer noch angezeigt ist, anstatt mechanisch *Natrium muriaticum* zu verordnen. Sie könnten überrascht sein, wenn Sie feststellen, dass der Patient immer noch *Ignatia* braucht, nämlich wenn er seine Symptome entweder bewusst oder durch Medikamente unterdrückt hat, denn dann kehrt das Bild *unverändert* zurück!

F: Wenn das chronische Mittel eines Patienten eines der großen Krebsmittel wie *Kreosotum* oder *Conium* ist, würden Sie dann erwarten, dass dieser Patient, sofern er unbehandelt bliebe, schneller Krebs entwickeln würde als jemand, dessen chronisches Mittel beispielsweise *Natrium muriaticum* ist? Würde das konstitutionelle Mittel den Krebs eher verhindern oder würde eine Verschlimmerung zum Auftreten von Krebs führen?

A: Gegenwärtig ist es unmöglich, diese Frage auch nur mit der geringsten Sicherheit zu beantworten. Wir verfügen nicht über genügend Informationen hinsichtlich der pathologischen Auswirkungen unserer Arzneimittel und natürlich prüfen wir sie auch nicht bis zu dem Punkt, an dem sich eine solche Pathologie entwickelt. Aber die Annahme scheint berechtigt, dass in dem Fall, wo das chronische Mittel eines Patienten eines ist, welches häufig bei bösartigen Krankheiten angezeigt ist, dieser Patient unbehandelt eher eine solche Erkrankung entwickeln könnte als jemand, dessen chronisches Mittel nicht mit solchen Pathologien in Zusammenhang steht. Ein typisches Beispiel ist *Conium*: Die chronischen Symptome umfassen ständigen erfolglosen Drang, mit Kopfschmerzen und Schwitzen, Abgang von Prostataflüssigkeit durch die bloße Berührung einer Frau oder während des Stuhlganges, erfolglosen Harnabsatz, und die klassische Trias von Schwindelsymptomen (< Hinlegen, Aufrichten und Umdrehen). Der *Conium*-Krebs wächst langsam, daher erscheinen die Patienten oftmals bereits mit einer körperlichen Manifestation. Die größte Gefahr, eine *Conium*-Pathologie zu entwickeln, besteht durch *Unterdrückung des sexuellen Verlangens*. Die plötzliche Beendigung der sexuellen Aktivität kann verschiedene Ursachen haben. Denken Sie an das Ende des sexuellen Lebens nach Trennung, Tod, Krankheit oder Krankenhausaufenthalt des Partners oder wenn der Patient aus beruflichen Gründen viel auf Reisen ist. Andere verzichten auf sexuelle Aktivitäten, weil sie "religiös" werden und glauben, dass "Sex eine Sünde ist", oder weil der Guru, dem sie nachfolgen, es verbietet. Die erhöhte Furcht vor AIDS und Geschlechtskrankheiten kann heutzutage bei bestimmten Typen wie *Arsenicum, Acidum nitricum* und *Calcium carbonicum* zu einer verstärkten Unterdrückung des sexuellen Verlangens führen, da sie dazu neigen, sich in erster Linie große Sorgen um ihre Gesundheit zu machen.

Wenn der Patient jedoch eine Veranlagung zu Krebs hätte, würde das angezeigte Konstitutionsmittel den Krebs womöglich abwenden. Es würde das tatsächliche Auftreten nicht "verursachen", denn wie wir wissen, ist "Krebs" ein miasmatischer Zustand, der zuerst generalisiert (wie jeder andere miasmatische Zustand), und der "Tumor" lediglich eine Ausdrucksform zur Linderung des chronischen Krebszustandes, die mit anderen Worten den inneren chronischen Krebszustand beschwichtigt.

F: Wenn ein Patient zwar viele eigentümliche, aber keine ausgeprägten allgemeinen Symptome und absolut keine der stärksten mentalen Charakteristika eines Arzneimittels hat, würden Sie ihm dieses Mittel dann trotzdem geben? Und wäre seine Wirkung dann oberflächlich oder tiefgreifend? Und würden Sie eher eine tiefere Potenz geben, als wenn auch eine Übereinstimmung mit den mentalen und Allgemeinsymptomen vorläge?
A: Wenn die eigentümlichen Symptome beim Patienten und beim Arzneimittel gleichermaßen stark ausgeprägt sind, würden Sie anhand dieser Symptome verschreiben. Siehe auch *Hahnemann Revisited*, Kapitel 9. Lassen Sie es mich verdeutlichen. Wenn Sie einen Zuschauerraum betreten und vorne eine Reihe von Rotschöpfen sehen würden, könnten Sie denken: "Ich frage mich, ob mein rothaariger Freund John dort ist." Sie würden solange hinschauen, bis eine kleine Kopfbewegung oder ein Schulterzucken Ihren Freund John entlarven würde. Der rote Kopf war für jedes Individuum in dieser Reihe eigentümlich, aber das Schulterzucken oder die Kopfbewegung nur für John. Wenn die eigentümlichen Symptome also kennzeichnend sind und bei Freund Patient ebenso wie bei Freund Arzneimittel bestehen, können Sie daraufhin verschreiben, selbst wenn es nur einige wenige sind. Wenn solche Symptome vorliegen, ist es nicht notwendig, allgemeine oder mentale Symptome zu kennen. Wenn die Mehrzahl der eigentümlichen Symptome hingegen sowohl beim Patienten als auch beim Mittel nur schwach ausgeprägt sind, sollten Sie sich nichts von diesem Mittel erhoffen. Aber wenn einige dieser Symptome kennzeichnend und auffallend sind, wird die Wirkung des Mittels tief genug reichen, um die Heilung anzuregen. Geben Sie es in derselben Potenz, als wenn auch die mentalen und Allgemeinsymptome vorlägen, denn das Mittel entspricht dem Patienten. Sie brauchten nicht Johns Gemütssymptome, um ihn unten in der ersten Reihe zu erkennen.

Nachdem dies verdeutlicht wurde, müssen wir aber verstehen, dass ein Fall ohne Allgemein- und Gemütssymptome sehr selten ist und oft auf der inkompetenten Fragestellung des Homöopathen beruht. Wir dürfen daher nicht die Fußnote zu § 7 vergessen:

Org § 7: *Ein einzelnes der gegenwärtigen Symptome ist so wenig die Krankheit selbst, als ein einzelner Fuß der Mensch selbst ist. Dieses Verfahren war um desto verwerflicher, da man ein solches einzelnes Symptom nur durch ein entgegengesetztes Mittel (also bloß ... palliativ) behandelte, wodurch es nach kurz dauernder Linderung sich nachgängig nur um desto mehr verschlimmert.*

Erinnern Sie sich daran, dass das obige Beispiel mit Freund John eine Ausnahme ist, nicht die Regel.

F: Einer meiner Ärzteschüler fragte mich, was das homöopathische Mittel denn im Rahmen seiner Wirkung im Protoplasma der Körperzellen auslöst?
A: Die Antwort ist nicht so schwierig. Alles, was von dem homöopathischen Mittel erwartet wird, ist, die Verstimmung der LK zu korrigieren, worauf die LK normal arbeitet und das Protoplasma wiederbelebt, da die perfekte Homöostase erneut hergestellt wurde.

F: Wenn homöopathische Mittel doch so überragend sind, warum kommt es dann trotzdem dazu, dass manche Patienten, die jahrelang bei Ihnen in Behandlung waren, Krebs, Arteriosklerose, chronische Nephritis etc. entwickeln?
A: Bei dieser Frage muss ich des Teufels Advokat spielen, da meine Antwort eine Litanei von weiteren Fragen ist. Haben Sie die Heilungshindernisse ausgeräumt – daran ist natürlich auch der Patient maßgeblich beteiligt! Hatten Sie die volle und aufrichtige Kooperation des Patienten: Regel Nr. 1: "Der Patient "lügt" immer oder hält Informationen zurück." Haben Sie wirklich das Simillimum gegeben? Wie viele der verabreichten Arzneien waren tatsächlich homöopathisch zu dem Fall? Haben Sie die fortgeschrittenen Methoden gemäß der 5./6. Auflage des *Organon* angewendet (90% von Ihnen müssen diese Frage mit Nein beantworten)? Haben Sie das Wissen über die miasmatische Prädisposition eingesetzt (auch hier wird die Mehrheit verneinen müssen), so dass das fehlerhafte Erbe ausgelöscht wurde? Die Misserfolge sind unsere eigenen. Die Homöopathie schlägt nicht fehl. Ob durch Trägheit, Ignoranz, Bequemlichkeit oder Vorurteil, wir haben einfach nicht alle notwendigen Bedingungen erfüllt, um Erfolge zu erzielen.

F: Ist die Gabe einer homöopathischen Arznei für ein spezifisches Symptom eine Form der Unterdrückung? Nehmen wir als Beispiel *Ceanothus*, das für die Art der Blutung verabreicht wird, für die es ähnlich ist. Ich habe den Eindruck, dass das einzige nicht-unterdrückende Mittel das konstitutionelle sein müsste, wenn diese Blutung eine konstitutionelle Ausdrucksform ist. Würde das chronische Mittel die Blutungsneigung zu langsam beeinflussen, und falls dies so ist, wäre es dann gerechtfertigt, die Blutung mit einem Akutmittel wie *Ceanothus* zu unterdrücken und später mit einem tiefer wirkenden Mittel zu folgen?
A: Viele begehen den Fehler, Arzneien entweder als "akute" oder "chronische" Mittel zu betrachten. Ein Patient kann an einer chronischen oder einer akuten Manifestation einer Krankheit leiden, und in

beiden Fällen können viele Arzneimittel angezeigt sein. Blutungen sind Unfälle, die zum Tode führen können und daher unter Kontrolle gebracht werden müssen, sei es durch mechanische oder medizinische Mittel. Wenn eine potenzierte Arznei eine Blutung kontrolliert, ist sie homöopathisch, ansonsten würde sie die Blutung nicht stoppen. In solch verzweifelten Fällen ruft die Natur lauthals nach dem am besten angezeigten notwendigen Mittel. So ist beispielsweise bei Gebärmutterblutungen mit akuten Schmerzen vom Schambein zum Kreuzbein und Blutklumpen, die Stücken von Leber gleichen, *Sabina* angezeigt; bei Blutungen mit Übelkeit denken wir an *Ipecacuanha*. So verhält es sich bei jedem Blutungsmittel: Die besonderen, ungewöhnlichen Symptome gemäß § 153 stechen hervor. Nach diesen akuten Blutungszuständen kann ein anderes Mittel gut folgen, aber nur, wenn die nachfolgend erscheinenden Symptome es anzeigen.

F: Stimmt es, dass, wenn zwei oder mehr miteinander verbundene Miasmen durch das angemessene Arzneimittel getrennt wurden, ein Verschreibungsfehler aber zum erneuten Zusammenschluss geführt hat, sie dann nie wieder getrennt werden können?
A: Nein, das stimmt nicht. Hahnemann gibt in seinen *Chronischen Krankheiten* explizite Anweisungen zur Auslöschung von Miasmenkombinationen. Wenn die Psora das vorherrschende Miasma ist, wird das dem Fall am besten entsprechende antipsorische Mittel verwendet. Dann wird das zweitstärkste Miasma zum Vorschein kommen (in unserer Zeit meistens die Sykose), für das ein antisykotisches Mittel bzw. eine Reihe von antisykotischen Arzneien verschrieben wird, bis oft die Psora wieder ihr scheußliches Haupt erhebt und noch einmal mit einem Antipsorikum angegangen werden muss. Dann tritt entweder die Sykose oder die Syphilinie zutage. Aber hören Sie zuletzt immer mit einem Antipsorikum auf. Weitere Informationen zu den Miasmen finden Sie in *Hahnemann Revisited*.

F: Wie kann ich Bandwürmer behandeln?
A: Sie können ein akutes interkurrentes Mittel geben und den Wurm ignorieren. Das Konstitutionsmittel wird jedoch mehr bewirken als nur das akute Bandwurmproblem zu lösen. Es wird das Terrain soweit verändern, dass ein erneuter Befall verhindert wird. Würmer leben nicht gern in einer gesunden Umgebung. Roberts empfahl zusätzlich den Gebrauch von Kürbiskernen auf nüchternen Magen, um den Abgang des Bandwurms zu unterstützen. Der Bandwurm fängt sofort an, die Kürbiskerne zu fressen, was einen einschläfernden Effekt auf den Wurm hat, so dass sich seine Haftorgane lösen. Sobald er losgelöst ist, heftet er sich nicht wieder von Neuem an und wird vollständig abgestoßen.

F: Ich habe eine Patientin, die erneut *Lachesis* braucht. Sie war vor fast zwei Jahren bei jemand anderem in Behandlung, nahm *Lachesis* Q1 und es ging ihr großartig damit. Die letzte Einnahme liegt mehr als ein Jahr zurück. Diese Patientin fährt gut mit Q-Potenzen; beginne ich mit Q2, oder wiederhole ich die Q1?

A: Wenn eine herausragende Besserung stattgefunden und bis zu der erneuten Konsultation angehalten hat, ist es vernünftiger, wieder mit der Q1 zu beginnen. Höchstwahrscheinlich ist das, was mit der ersten Q1-Flasche erreicht wurde, inzwischen aufgehoben worden, vor allem wenn die Umstände, die ursprünglich zu dem *Lachesis*-Zustand geführt haben, immer noch bestehen.

F: Mein Patient hat von einem anderen Homöopathen eine 50M-Potenz bekommen. Kann ich zu den Q-Potenzen wechseln, um die Heilung zu beschleunigen?
A: Wir haben keine feststehenden Regeln für einen solchen Wechsel. Es gibt keine Umrechnungsskala für die Centesimal- und Q-Potenzen. Wie hat der Patient auf die 50M reagiert (wenn sie als trockene Gabe verabreicht wurde)? Erwartungsgemäß mit einer ähnlichen Verschlimmerung? Und wie lange? Nehmen wir an, dass der Patient eine Verschlimmerung von einer Woche hatte, und es ihm dann drei Monate lang gut ging. War es vor allem ein mentaler und emotionaler Fall? Dann würde ich mit der 50M fortfahren, dieses Mal aber entsprechend der 5. Auflage des *Organon* verabreichen. Liegt eine schwere Pathologie vor? Vermutlich nicht, sonst wäre es zu einer ernsthaften Verschlimmerung und nur langsamen Erholung gekommen. Aber wenn Sie eine Pathologie vermuten oder eine erhebliche Unterdrückung stattgefunden hat, werden Sie auf jeden Fall zur Split-dose- oder Q-Methode wechseln wollen. Mit welcher Q-Potenz sollten Sie beginnen? Ich denke, wenn Sie bereits bei der 50M sind, können Sie gut mit der Q3 anfangen. Aber gehen Sie immer sicher, eine Testdosis zu geben und die Reaktion zu beobachten. Wir müssen Hahnemanns Worte immer im Hinterkopf behalten.

CK (1), S. 149: Ueberhaupt kann der Arzt ... keinen größern Fehler begehen, als erstens, die nach vielfältigen Versuchen bis soweit (durch die Erfahrung genöthigt) von mir gemäßigten, ... Gaben für zu klein zu halten ... und füge bloß hinzu, daß man nichts damit versieht, wenn man die Gaben (wenn's möglich wäre) noch kleiner verordnete, als ich selbst sie angegeben habe. Man kann sie fast nicht zu klein geben, wenn nur alles in der Diät und dem übrigen Verhalten des Kranken die Arznei-Wirkung Hindernde oder gar Aufhebende vermieden wird.

Hahnemann erklärt hier, dass, solange die Lebensweise Ihres Patienten kein Heilungshindernis darstellt, die Dosis kaum klein genug sein kann, um nicht doch einen Unterschied zu machen. Vergessen Sie nicht, dass selbst wenn wir mit einer zu kleinen Dosis anfangen, die nachfolgenden Gaben durch Schüttelschläge verändert werden und die LK irgendwann an den Punkt gelangt, an dem sie genügend Unterstützung erfährt, um mit ihrer heilenden Sekundärreaktion zu beginnen. Es ist besser, auf der niedrigen Seite fehlzugehen, denn eine ähnliche Verschlimmerung wird die Heilung nur verzögern oder, schlimmer noch, dazu führen, dass Sie diese Person für die Homöopathie verlieren.

F: Wie kann ich ein Mittel duplizieren? Ich habe viel Geld für Arznei-Sets ausgegeben, muss aber feststellen, dass ich einige dieser Mittel häufiger verwende als andere?

A: Diese Frage wurde von dem russischen Grafen Korsakoff aufgegriffen und beantwortet, als er Arzneien bis zur C1.500 potenzierte. Er hielt als erster das Phänomen der "Übertragung von Hochpotenzen" fest und demonstrierte damit, dass die Arzneikräfte durch den Vorgang der "Anstekkung oder Kommunikation" übertragen werden konnten. Dieser Vorgang fand statt, indem ein arzneiliches Kügelchen der C1.500 (in seinem Fall) genommen und in einer Flasche mit Tausenden von unarzneilichen Kügelchen geschüttelt wurde, wodurch alle potenziert wurden. Verwenden Sie die solcherart hergestellten arzneilichen Kügelchen nicht, um eine weitere Charge herzustellen. Diese Vorgehensweise funktioniert nur einmal.

In einer Nachschrift von Hahnemann in den *Gesammelten kleinen Schriften* können wir Folgendes lesen:

> *So viel aber geht aus seinen* (Korsakoffs, A. d. Ü.) *Versuchen hervor, daß, indem ein einziges, mit hoher Arznei-Kraft-Entwickelung tingiertes, trocknes Streukügelchen in 13500 unarzneilichen Streukügelchen, mit denen es 5 Minuten geschüttelt worden, volle und gleiche Arzneikraft, als es selbst besitzt, zuwege bringt, ohne selbst Kraft-Abnahme zu erleiden, diese wunderbare Mitheilung durch Nähe und Berührung zu erfolgen und eine Art Infektion zu sein scheint, von großer Ähnlichkeit mit der Ansteckung gesunder Personen durch ein, ihnen nahe gebrachtes oder sie berührendes Kontagium – eine ganz neue, sinnreiche und wahrscheinliche Ansicht, die wir dem Herrn Grafen zuerst zu verdanken haben.* (Hahnemann 2001, S. 828)

F: Antidotiert das gelegentliche Rauchen einer Zigarre ein Arzneimittel?

A: Das Rauchen von Zigarren hat keinen Einfluss auf die Wirkung Ihres Mittels, es sei denn, dass das Mittel in der Rubrik "Allgemeines, Tabak verschlimmert" aufgeführt ist. In diesem Fall könnte es den Fortschritt des Falles beeinflussen, würde aber nicht notwendigerweise die gesamte Wirkung der Arznei aufheben. Eine Zigarre ist wie Kaffee eine Droge und sollte daher vermieden werden.

F: Ist Glyzerin ein genauso gutes Konservierungsmittel wie Alkohol, um unsere Arzneimittel in den AVF zu konservieren?

A: Ich ergreife hier die Gelegenheit, um in einer kurzen Anmerkung die herkömmlichen Konservierungsmittel zu erläutern. Branntwein ist am stabilsten und wirkungsvollsten. Wenn Sie das Arzneimittel unbegrenzt haltbar machen möchten, nehmen Sie 30-40%igen Branntwein für die AVF bzw. ein bis zwei Esslöffel pro Unze (ca. 30 ml, A.d.Ü.) und bewahren Sie die Lösung in einer Braunglasflasche auf. Für den regelmäßigen Einsatz von AVF entsprechend der 5. oder 6. Auflage des *Organon* fügen Sie einer 125 ml-Flasche 15 Tropfen und einer 250 ml-Flasche 30 Tropfen Branntwein hinzu. Braune Plastikflaschen eignen sich gut für den kurzzeitigen Gebrauch. Gemäß dem AMG muss ein Verfallsdatum angegeben werden, aber das hat nichts zu bedeuten. Außer wenn der Kunststoff brüchig wird, oder die Flasche über einen langen Zeitraum in einer ungünstigen Umgebung aufbewahrt wird (Hitze, Licht etc.), sollten Blütenessenzen und homöopathische Tinkturen so lange haltbar sein wie die Flaschen, in denen sie aufbewahrt werden. Den meisten Leuten schmeckt Branntwein auch am besten. Essig ist das zweitstärkste Konservierungsmittel, aber Sie müssen es höher konzentrieren (25-35% in einer Dosierflasche), und die Essenzen schmecken dadurch wie Salatsoße. Glycerin ist am schwächsten, der Anteil muss 30-50% in einer Dosierflasche betragen, und es hält sich auch nicht so lange. Es schmeckt recht süß, was bei manchen Menschen hilfreich sein kann. Allerdings können sowohl Essig als auch Glycerin die Kunststofftropfeinsätze nach nur wenigen Jahren zerstören.

F: Könnten mechanisch wiederholte Gaben einer Q1 und später Q2, Q3 von *Carcinosinum* tatsächlich Krebs auslösen?
A: Ich habe natürlich von Fällen gelesen und gehört, wo diese Frage gestellt wurde. Wie wir bei den chronischen interkurrenten Mitteln oder Nosoden gesehen haben, müssen Sie mit der gleichen, wenn nicht gar noch größeren Sorgfalt angewendet werden wie jedes andere Mittel. Die Dosierung ist in allen Fällen schwierig, und das Auffinden der Arznei ist erst die halbe Arbeit. Normalerweise wird die LK im Falle einer Überdosierung vor dem Auftreten pathologischer Veränderungen Zeichen einer ähnlichen Verschlimmerung produzieren. Ein geübter Homöopath hält immer danach Ausschau. Ein Homöopath aber, der eine Arzneiflasche abgibt und den Patienten die Gabe mechanisch wiederholen lässt, bekommt Schwierigkeiten. Q-Potenzen einer Nosode sollten mit Sicherheit nicht auf mechanische Weise verabreicht werden, da ihre Arzneikraft viel zu stark ist. Wenn der Patient das Krebsmiasma in sich trägt, wird ein angemessen verordnetes Arzneimittel diese Tendenz beseitigen. Wenn die Arznei aber über einen bestimmten Zeitraum zu häufig wiederholt wird, könnte sie das Potential, Krebs zu entwickeln, heraufbeschwören. Sollten wir uns keine ernsthaften Gedanken machen, wenn Nosoden zumindest eine bereits schlummernde Pathologie ans Tageslicht bringen können? Im Jahr 2004 war Krebs die zweithäufigste Todesursache in der allgemeinen Bevölkerung und 2010 wird er vermutlich an erster Stelle stehen. Wie in jedem Fall besteht unser Ziel darin, die minimale Dosis zu verabreichen, welche ausreicht, um eine geringfügig stärkere ähnliche Krankheit zu erzeugen, die wiederum mittels der Sekundärreaktion der LK zu einer perfekten Homöostase führt. Hahnemann schreibt:

CK (1), S. 149: Ueberhaupt kann der Arzt ... keinen größern Fehler begehen, als erstens, die nach vielfältigen Versuchen bis soweit (**durch die Erfahrung genöthigt**) von mir gemäßigten, bei jeder **antipsorischen** Arznei angezeigten Gaben für zu klein zu halten ... und füge bloß hinzu, daß man nichts damit versieht, wenn man die Gaben (wenn's möglich wäre) noch kleiner verordnete, als ich selbst sie angegeben habe. Man kann sie fast nicht zu *klein geben, wenn nur alles in der Diät und dem übrigen Verhalten des Kranken die Arznei-Wirkung Hindernde oder gar Aufhebende vermieden wird. ... wo dann, wenn man ja einmal die Wahl nicht gehörig passend getroffen hätte, uns der große Vortheil übrig bleibt, die unrichtig gewählte Arznei in dieser kleinsten Gabe, auf obige Weise, leichter außer Wirksamkeit setzen zu können, worauf man folglich mit einem passendem Antipsorikum in der Kur ohne Aufenthalt fortfahren kann. (Betonung des Autors hinzugefügt.)*

Wie Sie sehen, plädierte Hahnemann zu Recht leidenschaftlich für die allerkleinste Dosis. Abgesehen von dem großen Vorteil, dass der LK so gestattet wird, auf sanfte und freundliche Weise zu reagieren, kann sie auch leicht mit der kleinsten Gabe eines falschen Arzneimittels fertig werden, sobald sie den Eindringling kennen lernt. Der zweite und dritte Fehler, auf die sich Hahnemann in diesem Paragraphen bezieht, sind die falsche Arzneiwahl und die übereilte Wiederholung, wodurch die einzelne Gabe nicht genügend Zeit erhält um auszuwirken (hier muss man wiederum § 246 berücksichtigen).

F: Gibt es so etwas wie "homogene Eigenschaften" der Krankheit, für die wir spezifische Arzneimittel haben, welche in ihren Wirkungen zu den krankheitsbedingten Veränderungen homogen sind? Beispielsweise *Arnica* für das, was Hahnemann als Quetschung bezeichnete, und *Arsenicum album* für eine Magenverstimmung nach dem Verzehr von Obst?

A: Hahnemann erwähnt "homogene Mittel" lediglich im Vorwort zur 6. Auflage des *Organon* im Hinblick auf unabsichtliche und zufällige homöopathische Heilungen durch die alte allopathische Schule mit Arzneien, die sie als "Spezifika" oder "Wundermittel" bezeichneten, die den Langzeittest jedoch nicht bestanden (Hahnemann 1993, S. 6). In einer Fußnote im *Organon* (*Ibid.*) schreibt Rau: "Man hat aber längst schon die homogenen Reizmittel, die specifischen (homöopathischen), als höchst schädliche Einflüsse verboten." Schlecht informierte Leute glauben, dass Hahnemann den Gebrauch von spezifischen homogenen Arzneien empfahl, welche auf der Krankheitsirritation und nicht auf einer Symptomatik beruhen! Dies würde die wahren homöopathischen Prinzipien in ihr genaues Gegenteil verkehren! Hahnemann bemerkt:

Org § 6 (und Fußnote): Der vorurtheillose Beobachter, — die Nichtigkeit übersinnlicher Ergrübelungen kennend, die sich in der Erfahrung nicht nachweisen lassen ... Ich weiß daher nicht, wie es möglich war, daß man ... sich einfallen ließ, mit dem prahlerischen und lächerlichen Vorgeben, daß man das im unsichtbaren Innern Veränderte, ohne sonderlich auf die Symptome zu achten, erkennen ... könne ... Was will nun noch außerdem die alte Schule für eine prima causa morbi im verborgnen Innern aufsuchen, dagegen aber die sinnlich und deutlich wahrnehmbare Darstellung der Krankheit, die vernehmlich zu uns sprechenden Symptome, als Heilgegenstand verwerfen und vornehm verachten? Was will sie denn sonst an Krankheiten heilen als diese?

Weiterhin:

Org § 7: *Da man nun an einer Krankheit, von welcher keine sie offenbar veranlassende oder unterhaltende Ursache (causa occasionalis) zu entfernen ist, sonst nichts wahrnehmen kann, als die Krankheits-Zeichen, so müssen, unter Mithinsicht auf etwaiges Miasm und unter Beachtung der Nebenumstände (§5), es auch einzig die Symptome sein, durch welche die Krankheit die, zu ihrer Hülfe geeignete Arznei fordert und auf dieselbe hinweisen kann – ... so muß ... die Gesamtheit der Symptome für den Heilkünstler das Hauptsächlichste, ja Einzige sein, was er an jedem Krankheitsfalle zu erkennen und durch seine Kunst hinwegzunehmen hat, damit die Krankheit geheilt und in Gesundheit verwandelt werde.*

Sie sehen, Hahnemann war sehr kritisch, was diesen homogenen Gebrauch sogenannter Spezifika ohne symptomatische Indikationen betraf. Für ihn ist homogen **gleichbedeutend** mit homöopathisch, aber in der besagten Einleitung schreibt er über allopathische Gewohnheiten, nicht über homöopathische Prozeduren. Rau sagt, dass solche Gedanken einschläfernd wirken, wenn es um das tiefere Verständnis geht (Hahnemann 1993, S. 6). Das echte homöopathische Spezifikum wird aufgrund der Totalität der Zeichen und Symptome der verstimmten LK, die wir in unseren Prüfungen finden, gegeben. Homogene Arzneien sind einfach homöopathische Mittel, die korrekt, mit anderen Worten entsprechend unseren Gesetzen und Prinzipien angewendet werden. Erst dadurch, dass Hahnemann die Regeln zu Individualisierung, Prüfungen, Einzelmitteln und zur minimalen Dosis eines potenzierten Arzneimittels aufstellte, wurden homöopathische Heilungen zu § 2-Heilungen ("schnell, sanft und dauerhaft"). Die homöopathische Doktrin hat nie behauptet, eine Heilung mit "derselben", "identischen" Kraft zu heilen wie der, durch welche die Krankheit verursacht wurde. Hahnemann sagt an keiner Stelle, dass homogene Arzneien spezifisch für miasmatische Krankheitszustände seien. Er erläutert die Natur chronischer Miasmen im *Organon* (Ibid., S. 4). Der Gebrauch von Rubriken wie "Beschwerden von" oder anderen ätiologischen Faktoren ist nicht nur in modernen Repertorien wie Frederik Schroyens Synthesis zu finden, sondern auch in Kents Repertorium ("Schlechte Nachrichten, Beschwerden von"; "Schreck, Beschwerden von"; "Verlegenheit, Beschwerden durch"; "Schreckliche Dinge und Geschichten erschüttern sie tief"; "Demütigung, Beschwerden durch" etc.). Sie sind ein wesentlicher Bestandteil der von Ihnen erfassten Symptomentotalität und haben sowohl bei der 10-Rubriken-Methode (siehe *Hahnemann Revisited*, Kapitel 10) als auch bei der VB-Methode einen hohen Stellenwert; hier bilden "Beschwerden von" einen entscheidenden Teil der Modalitäten, welche wiederum den wichtigsten Aspekt bei dieser Methode darstellen. Wir dürfen diese wenigen in der Einleitung zum *Organon* genannten Verweise nicht aus dem Zusammenhang reißen und glauben, dass Hahnemann homogene Spezifika ohne Berücksichtigung von Symptomen billigte.

Hahnemann erläutert, wie echte homöopathische Spezifika auf ihre Wirkung an gesunden Individuen getestet wurden (Prüfungen), um Informationen für seine *Reine Arzneimittellehre* zu sammeln. In der Homöopathie wird das spezifische Arzneimittel aufgrund der Totalität der eigentümlichen Symptome gewählt. Die alten homogenen Arzneien wurden bei versehentlichen Heilungen (unbewusste Homöopathie) als Spezifika bezeichnet, während ihre therapeutischen Anwendungsgebiete vollkommen unbekannt waren.

> **Org § 143:** *Hat man nun eine beträchtliche Zahl einfacher Arzneien auf diese Art im gesunden Menschen erprobt und alle die Krankheits-Elemente und Symptome sorgfältig und treu aufgezeichnet, die sie von selbst als künstliche Krankheits-Potenzen zu erzeugen fähig sind, so hat man dann erst eine wahre* Materia Medica *– eine Sammlung der ächten, reinen, untrüglichen Wirkungsarten der einfachen Arzneistoffe für sich, ... worin von jeder so erforschten, kräftigen Arznei eine ansehnliche Reihe besonderer Befindens-Veränderungen und Symptome ... aufgezeichnet stehen ...*

Um in der Homöopathie die Spezifika zu finden, muss man alle Gesetze der Homöopathie befolgen. Die Hahnemannische Homöopathie verfügt auch über spezifische antimiasmatische Arzneien, die entsprechend der Symptomentotalität individualisiert werden müssen, um eine genuine Heilung zu bewirken. Kurz gesagt, homöopathische Arzneimittel sind spezifisch, weil sie durch die Totalität der seltenen, sonderbaren und eigentümlichen Symptome (§ 153-Symptome) individualisiert werden.

In der Einleitung zum *Organon* erläutert Hahnemann weiterhin, wie die Allopathie seiner Zeit versuchte, die Natur zu imitieren – durch Drainagemethoden, welche zu stärkeren unähnlichen Reizungen führten (schweiß- und harntreibende Mittel, Aderlass, und abführende Reizungen des Verdauungskanals, zum Teil durch Brechmittel, zum Teil durch (ihre Lieblingsmethode) Klistiere). Er schreibt im *Organon*, dass die homöopathische Behandlung im Gegensatz zu der allopathischen Vorgehensweise einen **direkten** Einfluss auf die körperliche Konstitution, den Geist, das Gemüt, die LK und das Wesen hat:

> *Doch die neuern Anhänger der alten Schule ... glaubten daher, am besten zu thun, wenn sie ... indirect – statt mit direct gegen die kranken Punkte im Organism selbst gerichteten, homogenen, dynamischen Arznei-Potenzen, wie die Homöopathie thut, das Uebel schnell, ohne Kräfte-Verlust und ohne Umschweif auszulöschen* (Hahnemann 1993, S. 21-22).

Woher weiß man, welche diese kranken Punkte sind, ohne die objektiven Zeichen und subjektiven Symptome, welche die Natur der Krankheitsreizung widerspiegeln, zu beobachten? Das ist grundlegende Pathologie.

Was Erschütterungen betrifft, so ist *Arnica* das Hauptmittel, weil seine Symptome dem physischen Trauma so ähnlich sind. In seiner *Reinen Arzneimittellehre* schreibt Hahnemann:

RAML (1), S. 470: Alles Uebelbefinden von starken Quetschungen und Zerreissungen der Faser hat, sich ziemlich gleich bleibende Symptome und, siehe! diese sind, wie folgendes Verzeichniss darlegt, in den Befindens-Veränderungen, welche Arnica in gesunden Menschen hervor zu bringen pflegt, in auffallender Aehnlichkeit homöopathisch enthalten.

Arnica ist jedoch nicht das einzige homöopathische Arzneimittel für Erschütterungen, denn andere Mittel wie *Bellis perennis* können dort heilen, wo *Arnica* versagt. Was die genannte Magenverstimmung betrifft, so ist dies ein Beispiel für ein akutes interkurrentes Mittel. Diese Beispiele sind keine vollständigen Fälle und beziehen sich nur auf gut bekannte Schlüsselsymptome der akuten interkurrenten Mittel, die als therapeutische Hinweise gelten. Vom Homöopathen wird erwartet, dass er die Symptome in der Materia Medica darauf überprüft, ob sie dem Fall entsprechen. Andere Arzneimittel wie *Bryonia, China, Colocynthis, Natrium sulphuricum, Pulsatilla* und *Veratrum album* können Durchfall durch den Verzehr von Obst haben und sowohl bei *Bryonia* als auch bei *Lycopodium* kann es nach Obst zu Magenschmerzen kommen. Als Hahnemann von homogenen Mitteln sprach, meinte er den blinden Gebrauch von Spezifika durch die allopathische Schule, die sich nicht bemühte, Kenntnisse über die echten therapeutischen Symptome und die Dosierung der Arzneien zu erlangen. Diese Methode mit homogenen Spezifika klingt mehr nach der Sequentialtherapie von Elmiger als nach der Homöopathie von Samuel Hahnemann!

F: Wäre es ratsam, das HIV-Virus zu potenzieren und zur Prophylaxe und/oder Heilung einzusetzen?
A: Ich möchte zuerst einmal betonen, dass alle chronischen Miasmen das Potential haben, Autoimmunerkrankungen und Immunschwächen hervorzurufen. AIDS ist ein gemischtes Miasma. Dieser Zustand wird durch eine Vermischung von ererbten und erworbenen Miasmen und unterhaltenden Ursachen bedingt. Das HIV-Miasma erscheint bei Konstitutionen, die für die Infektion prädisponiert sind. Eine HIV-Nosode sollte wie all die anderen Nosoden universeller Geschlechtskrankheiten, z. B. *Medorrhinum, Syphilinum* etc., geprüft werden. Nur durch sorgfältige Studien, Prüfungen und klinische Versuche kann dieses neue Miasma vollkommen verstanden werden. Wenn wir die HIV-Nosode auf dieselbe Weise untersuchen wie *Medorrhinum* und *Syphilinum*, kann sie irgendwann mit Gewissheit in unsere Materia Medica aufgenommen werden. Alles andere ist eine Verschmutzung unser heiligsten Nachschlagewerke. Die Allopathie hat Bedenken wegen der mutagenen Fähigkeiten des HIV-Virus, welche ein Phänomen spiegeln, das wir bereits von anderen akuten und chronischen Miasmen her kennen. Vor mehr als 150 Jahren warnte Hahnemann davor, dass nicht-heilende Behandlungen zu einer Flut von anderen Krankheiten führen könnten, ebenso wie zu Mutationen chronischer Miasmen in immer virulentere Krankheitsformen (siehe *Die chronischen Krankheiten*).

F: Was sollten wir tun, wenn wir nicht viele Symptome haben, auf die wir verschreiben können, sondern nur ein paar, wie

zum Beispiel bei einem Zahnabszess?
A: Dies ist nicht der richtige Augenblick, um auf "allopathische" homöopathische Spezifika wie die, auf welche Hahnemann in seiner Einleitung zum *Organon* anspielt, hereinzufallen, beispielsweise *Hepar sulphuris* bei Zahnabszessen. Sie müssen den Fall zumindest nach der VB-Methode analysieren und Modalitäten, Ort, Empfindung, Begleitsymptome und schließlich auch die Gemütsveränderungen hinzuziehen, wenn Sie sich mit solch einem "lokalen" Problem auseinandersetzen. Wir haben niemals die Möglichkeit, einen Teil zu behandeln, sondern immer nur die ganze Person mit ihrer besonderen akuten Ausdrucksform für die Verstimmung. Vielleicht haben wir alle schon *Hepar sulphuris* im Akutfall allein aufgrund seiner Indikationen eingesetzt, aber gleichzeitig müssen wir das zugrundeliegende Miasma (Sykose, Syphilis) mit einem Komplementärmittel behandeln, um ein Rezidiv zu verhindern.

Hahnemann erklärt:

> *Org § 188: Man hielt diese Uebel für bloß örtliche und nannte sie deßhalb Local-Uebel, gleichsam an diesen Theilen ausschließlich stattfindende Erkrankungen, woran der Organism wenig oder keinen Theil nehme, oder Leiden dieser einzelnen, sichtbaren Theile, wovon, so zu sagen, der übrige lebende Organism nichts wisse. Eine von den vielen, verderblichen Hauptthorheiten der alten Schule.*

> *Org § 189: Und dennoch ist schon bei geringem Nachdenken einleuchtend, daß kein (ohne sonderliche Beschädigung von außen entstandenes), äußeres Uebel ohne innere Ursachen, ohne Zuthun des ganzen (folglich kranken) Organisms entstehen und auf seiner Stelle verharren, oder wohl gar sich verschlimmern kann.*

Ich erinnere mich an die Behandlung eines 60 Jahre alten Patienten, der seit dem Alter von 14 Jahren an wiederkehrenden Zahnabszessen litt. Er stellte für den Zahnarzt, der ihm wiederholt Zähne zog und Antibiotika verabreichte, eine wahre Goldgrube dar. Aber andere Zeichen wie Fistelbildung, Zahnfleischbluten, wiederholte Zahnkaries und verstärkter Speichelfluss wiesen auf das syphilitische Miasma hin (ganz zu schweigen davon, dass er seine Gemütssymptome verbarg). Antisyphilitische miasmatische Arzneimittel wie *Mercurius, Acidum fluoricum* und *Syphilinum*, die entsprechend ihren Indikationen gegeben wurden, veränderten das Terrain, so dass diese miasmatischen Ausdrucksformen – seine Abszesse – verschwanden.

Eine Krankheit kann uns aus zwei Gründen als lokales Leiden "erscheinen":
1. Die Ökonomie des Körpers beschränkt die "sichtbare Pathologie" (aber nicht die Krankheit!) wirklich auf ein bestimmtes Gewebe oder Organ – eine echte einseitige Krankheit; oder
2. Aufgrund unserer Unaufmerksamkeit sind wir nicht in der Lage, die größeren Dimensionen der Krankheit der ganzen Person wahrzunehmen, wie es auch im *Organon* beschrieben ist.

Org § 175: Bei den einseitigen Krankheiten ... liegt es oft bloß an der Unaufmerksamkeit des ärztlichen Beobachters, wenn er die Zufälle, welche zur Vervollständigung des Umrisses der Krankheitsgestalt vorhanden sind, nicht vollständig aufspürt.

Weitere Informationen zu den einseitigen Krankheiten finden Sie auch in Kapitel 6 und Kapitel 12, Szenario #5.

F: Wie erkenne ich neue Schichten, die nach der Verabreichung eines Mittels auftauchen, und wann wechsele ich das Mittel für diese neue Schicht? Wie kann ich zwischen neuen Symptomen als Folge einer Verschlimmerung und solchen, die aufgrund einer passenden Arznei in Form einer neuen Schicht erscheinen, unterscheiden?

A: Dies mag auf den ersten Blick verwirrend erscheinen, aber in Wahrheit ist es das gar nicht. Wenn neue Symptome durch ein Mittel hervorgerufen werden (unähnliche Verschlimmerung), bedeutet das natürlich, dass das falsche Mittel verschrieben wurde. Diese neuen Symptome wurden vorher noch nie von dem Patienten empfunden und stellen keine natürlichen Heilungssymptome dar. Während des Auftretens dieser neuen Symptome (im Rahmen der falschen Verschreibung) bessert sich das Wohlbefinden des Patienten, also seine mentalen, emotionalen und körperlichen Symptome, **nicht**; es verschlimmert sich oft! Dies unterscheidet sich deutlich von dem Szenario, in dem das Simillimum in sorgfältig wiederholten Dosen gegeben wurde. In diesem Zeitraum verschwinden die bestehenden Symptome, aufgrund derer der Patient behandelt wurde, während sich sein Wohlbefinden und seine allgemeinen Symptome bessern, da die LK von der natürlichen Krankheit befreit wird. Wenn die erste Schicht vollständig aufgelöst wurde, kann tatsächlich ein neues Bild aus einer älteren Schicht entstehen, aber dieses ist lediglich dann behandlungsbedürftig, wenn die Symptome dauerhaft sind und gesamthaft zu einer anderen Ätiologie gehören, also einen veränderten Symptomenkomplex repräsentieren. Der Patient, welcher diese Symptome in der Vergangenheit erlebt hat, erkennt sie häufig als "alte" Symptome wieder! Und selbst wenn er sie vergessen haben sollte (was selten ist), wird eine gute time-line, welches der Homöopath bei der ersten Konsultation erstellt hat, beide auf die unterschiedlichen und behandlungsbedürftigen Schichten aufmerksam machen.

F: Bedeutet eine Verschlimmerung der mentalen und emotionalen Symptome, die gleichzeitig mit einer Verbesserung der körperlichen Symptome auftritt, immer einen Verschreibungsfehler?

A: Auf den ersten Blick scheint dies auf einen groben Verschreibungsfehler hinzuweisen, da es der Heringschen Regel zuwiderläuft, die Symptome mit anderen Worten in die falsche Richtung gehen. Aber ich habe genau das in der Praxis erlebt, was Hahnemann im *Organon* lehrt. Überprüfen wir, wonach wir schauen müssen. Hahnemann betont im *Organon* die Bedeutung des mentalen und emotionalen Zustandes als Hauptmerkmal aller Krankheiten.

Org § 211: Dieß geht so weit, daß bei homöopathischer Wahl eines Heilmittels, der Gemüthszustand des Kranken oft am meisten den Ausschlag giebt, als Zeichen von bestimmter Eigenheit, welches dem genau beobachtenden Arzte unter allen am wenigsten verborgen bleiben kann.

Daraus können wir ersehen, dass ein *veränderter* Gemütszustand immer die Aufmerksamkeit des beobachtenden Arztes auf sich ziehen wird. Hahnemann drückt sich noch deutlicher in § 210 aus, in welchem er erklärt, dass der Geistes- und Gemütszustand bei jeder Krankheit verändert ist:

Org § 210: ... die sogenannten Gemüths- und Geistes-Krankheiten ... machen jedoch keine von den übrigen scharf getrennte Classe von Krankheiten aus, indem auch in jeder der übrigen sogenannten Körperkrankheiten, die Gemüths- und Geistes-Verfassung allemal geändert ist ...

In einer Fußnote zu diesem Paragraphen beschreibt Hahnemann einen Patienten, der nach der Heilung mit einem homöopathischen Arzneimittel, zu seinem *ursprünglichen* Geistes- und Gemütszustand zurückkehrt, nämlich Hartherzigkeit und Bosheit – Eigenschaften, die er in seinem *gesunden* (bzw. *unkompensierten*) Zustand besaß. Es ist wichtig zu betonen, dass ein veränderter Geistes- und Gemütszustand nicht dasselbe ist wie ein krankhafter Geistes- und Gemütszustand.

Org § 210, Fußnote: Wie oft trifft man nicht, z.B. in den schmerzhaftesten, mehrjährigen Krankheiten, ein mildes, sanftes Gemüth an, so daß der Heilkünstler Achtung und Mitleid gegen den Kranken zu hegen sich gedrungen fühlt. Besiegt er aber die Krankheit und stellt den Kranken wieder her – wie nach homöopathischer Art nicht selten möglich ist – da erstaunt und erschrickt der Arzt oft über die schauderhafte Veränderung des Gemüths, da sieht er oft Undankbarkeit, Hartherzigkeit, ausgesuchte Bosheit und die, die Menschheit entehrendsten und empörendsten Launen hervortreten, welche gerade diesem Kranken in seinen ehemaligen gesunden Tagen eigen gewesen waren.

Nicht selten ändern Leiden und Schmerzen die Stimmung und das Temperament einer Person – leider nur zeitweilig, denn wenn er krank ist, bedarf er der Hilfe und Sympathie anderer. Aber sobald er von seinem schmerzhaften körperlichen Leiden geheilt ist, sucht der Patient oft keine weitere Hilfe, um auch von seinem alten widerwärtigen Verhalten befreit zu werden, welches er vielleicht als normal ansieht. Bestimmt haben seinen Familienangehörigen der nachgiebigen, milde gestimmten kranken Person den Vorzug gegenüber dem gesunden, aber mürrischen Menschen gegeben. Sie sind über die "Heilung" vielleicht nicht gerade glücklich! Vergessen Sie also nicht danach zu fragen, ob der Patient so war, bevor er krank wurde. Ist dies der Fall, haben Sie die Schicht "geheilt", welche zu dem bestehenden Krankheitszustand geführt hat, aber es bleibt immer noch viel zu tun!

Dies unterscheidet sich natürlich sehr von der Reaktion auf eine Arznei, bei der die Besserung auf der körperlichen Ebene und eine mentale und emotionale Verschlimmerung das falsche Mittel anzeigen, da diese Verschlimmerung neu für den Patienten und nicht Teil einer alten Konstitution oder einer früheren Erscheinung dieser Person ist, in welchem Fall die Heilungsrichtung stimmen würde. Das obige Beispiel zeigt auch, dass wir bei einer homöopathischen Behandlung niemals am Ende sind. Wir alle haben veränderte mentale und emotionale Zustände, die in engem Zusammenhang mit unserem aktiven Miasma stehen. Wir kompensieren diese oft durch unseren Beruf, unsere Beziehungen und Freizeitaktivitäten, und häufig besteht dabei auch eine Form von Abhängigkeit (Alkohol, Zigaretten, Sex) oder eine harmlosere Variante wie Übertreibung bei der Arbeit, beim Sport oder Studium!

Einer weitere Möglichkeit wird in Kapitel 12, Szenario #11, im Rahmen der Heringschen Regel erläutert.

F: Kann ich bei demselben Patienten mehr als eine organotrope Tinktur anwenden, um mehr als ein Organ zu stärken? Kann ich beispielsweise meiner Katze, die an drohendem Nierenversagen und Gelbsucht leidet, sowohl *Equisetum* für die Nieren als auch *Carduus* für die Leber täglich verabreichen? Wie würden Sie diese Mittel dosieren?
A: Prinzipiell können Sie das machen, aber Sie würden **immer** bevorzugt die organotrope Tinktur für das dringlichste Problem wählen, welches die LK am meisten in Mitleidenschaft zieht. In diesem Fall ist es sicherlich das drohende Nierenversagen; deshalb sollte nur die *Equisetum*-Tinktur verwendet werden. In Notfällen verabreichen Sie dreimal täglich 15 Tropfen der Tinktur in einem Esslöffel Wasser!

F: Heute hat mich jemand wegen Steifheit der Gelenke und des ganzen Körpers angerufen, < beim Aufstehen, > durch Bewegung und > nach einer warmen Dusche. Diese Symptome passen ganz offensichtlich zu dem Bild von *Rhus tox*. Er informierte mich darüber, dass er hochallergisch auf Giftsumach reagiert.
1. Könnte man auf so wenige Symptome hin verschreiben oder wäre dies ein grober Fehler?
2. Wenn *Rhus tox*. das angezeigte Mittel wäre, würde seine Empfindlichkeit gegenüber Giftsumach dann abnehmen, und sollte ich mit einer niedrigen Potenz beginnen oder wäre eine höhere Potenz eher angezeigt?
3. Ist die Tatsache, dass er eine hochgradige Überempfindlichkeit gegenüber Giftsumach hat, eine Indikation für *Rhus tox*.?

A: Ich würde niemals auf so wenige Symptome hin verschreiben, außer wenn es ein akuter Fall wäre. Diese wenigen Modalitäten, die stark mit *Rhus tox*. übereinstimmen, könnten ausreichen, um das Arzneimittel mit der VB-Methode auszuwählen. Aber da hier ein chronisches Problem besteht, ist eher davon auszugehen, dass wir das sykotische Miasma behandeln und nach einer geeigneten antisykotischen Arznei suchen müssen. *Rhus tox*. ist kein starkes antisykotisches Mittel, was den häufigen Misserfolg bei der Behandlung von Rheumafällen trotz augenscheinlich guter Indikationen erklärt.

Wir wissen zuwenig über den Fall, um die geeignete Potenz zu wählen, aber im Hinblick auf die Empfindlichkeit des Patienten gegenüber Giftsumach, und da es sich um einen chronischen Zustand handelt, könnte es besser sein, mit einer tiefen Potenz zu beginnen. Und ja, angemessen wiederholte homöopathische Gaben von *Rhus tox.* werden seine Empfindlichkeit gegenüber Giftsumach auslöschen, so dass er auf jeden Fall bis zu einem gewissen Grad von dem homöopathischen *Rhus tox.* profitieren wird. An diesem Punkt wissen wir es nicht genau. Wie immer müssen wir den ganzen Fall aufnehmen!

F: Wenn ich entsprechend den Methoden der 5. und 6. Auflage des *Organon* Flaschen verwende, kann ich die AVF wiederverwenden, wenn ich vorhabe, dasselbe Mittel zuzubereiten, allerdings in einer anderen Potenz?
A: Vergessen Sie nicht die Methode nach Korsakoff für die Zubereitung aufeinanderfolgender Centesimalpotenzen, bei der jedes Glas geleert und wiederverwendet wird, aus dem einfachen Grund, weil ein ausreichender Rest der vorherigen Potenz an der Gefäßwand haften bleibt. Wenn Sie also eine AVF wiederverwenden, in der Sie vorher *Natrium muriaticum* Q4 zubereitet haben, um jetzt *Natrium muriaticum* Q1 herzustellen, wird es eine Q4 und keine Q1 sein, welche Sie verabreichen. Das Ergebnis: eine ähnliche Verschlimmerung, welche zu Verwirrung führt und vielleicht sogar den Gedanken aufkommen lässt, dass dieses Mittel gar nicht dem Patienten entspricht (obwohl dies nie in Erwägung gezogen werden sollte, solange das klinische Bild unverändert zurückkehrt).

Eine meiner Studentinnen berichtete mir von folgendem Selbstversuch: "Ich beschloss, ein Kügelchen der Q1 in der alten *Sepia* Q4-Flasche zuzubereiten. Nachdem ich die daraus entstandene Arznei eingenommen hatte, konnte ich kaum aufstehen; meinen Nebenhöhlen ging es viel schlechter. Ich hatte Verstopfung und war irgendwie reizbar. Normalerweise reagiere ich nicht sehr empfindlich auf Arzneimittel, aber ich glaube, ich habe meine Lektion gelernt. Und ich wollte doch nur eine gute Bürgerin sein und Recycling betreiben, während ich auf meine neuen Flaschen wartete." Dies ist wirklich nicht der geeignete Augenblick, um zu recyceln!

F: Es bereitet mir einige Schwierigkeiten, zwischen alten wiederkehrenden Symptomen und den Symptomen einer ähnlichen Verschlimmerung zu unterscheiden. Könnten Sie das erklären?
A: Siehe Kapitel 12, Szenario #11. In Kürze, eine ähnliche Verschlimmerung zeigt eine zu hohe Potenz/Dosis der ähnlichen Arznei an, wobei gewöhnlich eine **sofortige** Verschlimmerung **bestehender Symptome**, über die bei der ersten Konsultation geklagt wurde, erfolgt. Dies ist nicht dasselbe wie die Rückkehr alter Symptome, welche durch die unähnlichen stärkeren bestehenden Symptome, auf denen Ihre erste Verschreibung beruhte, suspendiert waren. Diese alten Symptome wurden bei der Auswahl des Simillimum nicht berücksichtigt und sind dem Ho-

möopathen und dem Patienten nur durch die Erstellung eine time-line bei der Erstkonsultation bekannt.

F: Wie gehen wir mit Babys und Kleinkindern um, wenn wir ihre Reaktion auf eine Arznei bewerten möchten, da sie es uns entweder nicht erzählen können oder nicht die erforderliche Einsicht haben?

A: Zum einen wurde die Mutter darüber aufgeklärt, worauf sie achten sollte. Am wichtigsten sind natürlich alle Veränderungen des Kindes, insbesondere Veränderungen im mentalen und emotionalen Verhalten, in den Schlafgewohnheiten, im Verhalten gegenüber anderen Kindern und Tieren, in der Schule, bei Ängsten etc. Siehe auch *Hahnemann Revisited, Anhang Eins: Fragebogen für Kinder*. Von dem Augenblick an, wenn ein Kind sich dessen bewusst ist und auch ausdrücken kann, wie es sich fühlt, ist die Kooperation des Kindes sehr hilfreich. Fragen Sie es vor allem nach Träumen, und ob sich das Thema der Träume seit Einnahme der Arznei geändert hat (z. B. von dem Gejagtwerden von Geistern zu der freundlichen Begegnung mit einer Prinzessin). Dies ist oft ein Zeichen dafür, dass das Mittel "zieht". (Mehr zum Thema Träume auch in *Homeopathy and the Periodic Table, Vol. 1*.) Ansonsten besteht kein großer Unterschied in der Verlaufsbehandlung: Wir schauen nach Symptomen, die an die Oberfläche kommen, nach Heilungssymptomen, und ob sich die Krankheit in die richtige Richtung bewegt. Ich denke, dass es einfacher ist, ein Kind zu behandeln als ein Tier, da sich der Tierarzt völlig auf seine eigenen Beobachtungen und die des Besitzers verlassen muss! Außerdem werden Kinderfälle zumindest unsere Beobachtungsgabe schulen!

Teil 4
Klinische Beispiele zum Fallmanagement

Teil 4
Klinische Beispiele zum Fallmanagement

"Keine zwei Arzneien ähneln sich vollkommen." – Kent

Die folgenden Fallbeispiele werden Ihnen beim Verständnis der auf die erste Verschreibung folgenden Konsultationen helfen, also bei der zweiten und allen weiteren Verschreibungen. Das Ziel dieses Buches liegt nicht in der Erklärung, wie man auf die erste Verschreibung oder das Simillimum kommt, daher beschränkt sich die Information zu dem jeweiligen Fall auf ein Minimum. Um allgemeine Informationen zum Auffinden des Simillimum zu erhalten, lesen Sie bitte *Hahnemann Revisited* und *Homeopathy and the Periodic Table, Volume 1*. An dieser Stelle werden wir erläutern, wie man auf dem richtigen Weg bleibt, nachdem man, wenn schon nicht das Simillimum, so doch immerhin ein nahes Simile verschrieben hat. Beispiele veranschaulichen die in den vorigen Kapiteln beschriebenen Vorgehensweisen. Die Namen der Patienten und Details zu ihren Lebensumständen wurden verändert, um ihre Anonymität zu schützen.

H: Homöopath
P: Patient

Beurteilung: Dr. Luc De Schepper

Die Dosierungsfrage

Sobald Sie Patienten in der Praxis begegnen, werden Sie feststellen, *dass die Gabengröße DOCH zählt*, ungeachtet der Aussagen Kents und der Meinungen anderer Homöopathen. Neben der Verschüttelung vor *jeder* Verabreichung, um nicht *zweimal hintereinander eine unabgeänderte Dosis zu verabreichen*, ist es häufig notwendig, *die Gabengröße zu st*eigern, um den Fall zu heilen. Wie und warum?

Ich hatte einen Patienten mit einer unglaublichen Vielzahl von Beschwerden, einschließlich Impotenz, was ihn schließlich völlig verzweifelt zu mir trieb. Sein Mittel war *Agnus castus*, und es wurde als Q-Potenz gegeben. Auf die ersten Dosen reagierte er sowohl in mentaler als auch allgemein vitaler Hinsicht sehr gut, aber die lokale Beschwerde (Erektionsstörungen) blieb bestehen, bis die Gabengröße allmählich über einen gewissen Zeitraum gesteigert wurde, indem die Anzahl der pro Gabe eingenommenen Teelöffel erhöht wurde. Die Impotenz verschwand, und er ist bis zum heutigen Tage geheilt geblieben.

Ein weiterer Grund für eine Erhöhung der Gabengröße liegt dann vor, wenn ein

Fall sich nicht länger weiterbewegt, nachdem er lange Zeit gut auf dasselbe Mittel mit gesteigerter Anzahl der Schüttelschläge reagiert hat. So litt beispielsweise einer meiner Patienten an einer vergrößerten Prostata mit Impotenz und nächtlichem verzögertem Harnabsatz. Er stand jede Nacht mit Harndrang auf, aber sobald er versuchte zu urinieren, wurde er beinahe ohnmächtig, bekam kalten Schweißausbruch und konnte kaum Harn absetzen. Wenn er wieder ins Bett ging, kehrte der Drang zurück. Dies alles hatte begonnen, nachdem seine 20jährige Frau gestorben war und er ein Jahr lang keinen Sex mehr gehabt hatte (nach einem sehr aktiven Sexualleben mit seiner Frau).

Conium war das angezeigte Mittel, und es führte zu einer akzeptablen Reaktion. Er arbeitete sich bis zur Q2 mit einem Teelöffel pro Gabe hinauf, und die schlimmsten Symptome verschwanden. Dann hatte es den Anschein, als ob der Fortschritt trotz weiterer Schüttelschläge zum Stillstand kam, daher wurde die Gabengröße langsam von einem auf zwei und dann auf drei Teelöffel erhöht. Der Fall begann sich wieder rasch vorwärts zu bewegen, und es ging ihm viel besser. Wenn die Gabengröße keine Rolle spielt, wie konnte dies dann geschehen? Wenn ich die Dosis nicht angepasst hätte, hätte ich höchstwahrscheinlich Zweifel hinsichtlich des Mittels gehabt und vielleicht die Verschreibung geändert. Hier sehen wir wieder die enorme Flexibilität der "Wasserauflösung" der 5./6. Auflage des *Organon* im Gegensatz zu den feststehenden Dosen der Centesimalskala der 4. Auflage.

Die Verbindung zwischen dem Bewusstsein und Unterbewusstsein

H: Eine Patientin suchte mich wegen mikroskopischer Hämaturie (mikroskopisch sichtbares Blut im Urin) auf, die sie sehr aufregte. Sie zürnte mit Gott und sagte: "Jetzt, wo ich mich emotional besser fühle, hindert mich mein Körper daran, mein Ziel, gesund zu werden, zu erreichen. Warum tust Du mir das an?" Gleichzeitig erlebte sie Träume, die sie nie zuvor gehabt hatte. Sie träumte, dass eine große Schlange sie angriff und in den Kopf biss, dass Leute sie verfolgten und strangulierten, indem sie ein Autofenster langsam schlossen und sie dadurch erstickten. Worin besteht hier die Verbindung?

Beurteilung
Auf der einen Seite haben wir syphilitische körperliche Symptome (okkulte Hämaturie), auf der anderen Seite syphilitische Träume, dass ihr Schaden zugefügt wird. Dieser "unbewusste" Teil ihres Lebens, ihre Träume, enthüllen recht deutlich, was in ihrem Leben vor sich geht, und führt uns zu den wichtigsten, wertvollsten Symptomen bei der Auswahl des Simillimum – den Wahnideen. An welche Wahnideen sollten wir bei der Betrachtung dieser Träume denken? Wenn sie parallel sein sollten, müsste es etwas für sie Bedrohliches sein, etwas, das den innersten Kern ihrer Seele verletzte. Als ich dies zur Sprache brachte, antwortete sie Folgendes:

"Bei der Arbeit erfolgte eine Neuorganisation, und ich wurde zurückgestuft und bekam eine Arbeit zugewiesen, die ich absolut verabscheue." Leute, die sie nicht mochten, griffen sie von allen Seiten verbal an. Da sie erst vor Kurzem geschieden worden war, trat sie recht spät ins Berufsleben ein, so dass sie immer mit viel jüngeren Menschen zusammenarbeitete. Diese Situation spiegelte viel von ihrer Lebensgeschichte wider, da die anderen Leute sie immer kritisierten, wenn sie ihre Erfahrung mit jüngeren Kollegen teilte.

Daher müssen ihre Wahnideen die körperliche Ebene, die Träume sowie den mentalen und emotionalen Bereich verbinden. Wir können die folgenden fixen Ideen oder Wahnideen erheben:

- Sie wird ausspioniert.
- Sie wird von ihrer Umgebung verletzt.
- Sie wird verletzt.
- Sie hat Unrecht erlitten.
- Sie wird verfolgt.
- Schlangen sind in ihr und um sie herum.
- Es sind Verschwörungen gegen sie im Gange.
- Der Körper zerfällt.
- Sie hat eine unheilbare Krankheit.

Lachesis hat all diese Wahnideen, ist ein syphilitisches Mittel und deckt diese Situation perfekt ab. Eine einzige Dosis von *Lachesis* 1M als Wasserauflösung beseitigte die Hämaturie und wandelte ihre Träume in angenehme um.

Ein Fall für ein interkurrentes Mittel?

H: Ein Patient suchte mich ursprünglich wegen eines Chalazions auf seinem Oberlid auf. Es war ein wiederkehrendes Problem. Bei der weiteren Befragung sagte der Patient, dass er bei der Arbeit frustriert und ärgerlich sei, da er seine Ansichten und Gefühle nicht äußern könne. Er habe manchmal das Bedürfnis, jemanden bei der Arbeit zusammenzuschlagen, könne sich aber nur im Stillen auf die Zunge beißen. Seit seiner Scheidung hatte er Schlafstörungen und sein damit zusammenhängender Ärger kam nie zum Ausdruck.

Behandlung: Staphisagria C200, 125ml-Flasche, acht Schüttelschläge, aus dem ersten Glas, jeden zweiten Abend. Am ersten Tag nach *Staphisagria* schlief er wie ein Baby. Normalerweise träumte er nicht, aber nun waren seine Träume angenehm und klar. Nach zwei Wochen schlief er immer noch gut und fühlte sich in emotionaler Hinsicht sehr viel besser. Er sagte im Scherz, dass das Mittel bei der Arbeit mehrere Menschenleben gerettet habe. Das Gerstenkorn besserte sich nur wenig. Nach zwei Wochen bekam er eine Halsentzündung: Seine Mandeln waren entzündet und rot; er verlor teilweise die Stimme, > Essen, < morgens, Schwindel, leichtes Fieber. Nachdem die Potenz von *Staphisagria* ohne Erfolg erhöht worden war, verabreichte der Homöopath *Lachesis* als akutes interkurrentes Mittel. Es verminderte nach drei Gaben den Schmerz und die Entzündung um 50%, und am nächsten Abend ging es ihm zu 90% besser. Er hatte in den letzten Jahren häufig Hals- und Nebenhöhlenentzündungen gehabt. *Lachesis* linderte die meisten Symptome dieser Halsentzündung. Dennoch wurde die Entzündung nicht besser, und er erschien dann mit weißen Punkten auf den Mandeln. Was nun?

Beurteilung

Die Wahl von *Staphisagria* scheint richtig gewesen zu sein. Es ist ein Mittel für *langsam anschwellenden Zorn*, und seine zentrale Ideen sind unterdrückte Emotionen sowie angestaute Wut. Jegliche Auseinandersetzung ist schmerzhaft, und obwohl *Staphisagria* erregbar ist und leicht ärgerlich wird, bringt sie es selten zum Ausdruck und setzt sich nicht zur Wehr. Es ist interessant, dass der Patient parallel zu seinen unterdrückten Gefühlen sogar einige Tage lang nicht sprechen konnte. Die *Staphisagria*-Pathologie zentriert sich oft im Nacken und Hals. *Staphisagria* ist bei Situationen angezeigt, in denen Ärger entweder völlig unterdrückt oder nur teilweise ausgedrückt wurde – wir finden dies in der Rubrik "Bewirft Personen mit Gegenständen". Gerstenkörner sind definitiv eine sehr häufige äußerliche körperliche Erscheinungsform. Seine Reaktion war erwartungsgemäß gut: Erstmalig nach langer Zeit wieder guter Nachtschlaf, besänftigende Träume (oft das erste Zeichen, dass ein Mittel "zieht") und eine Beruhigung seiner heftigen Gefühle ("Sie haben mit diesem Mittel so manches Menschenleben gerettet.") Dann entwickelt sich plötzlich aus heiterem Himmel eine Halsentzündung. Der Homöopath verordnet aufgrund der Intensität der Symptome als akutes interkurrentes Mittel *Lachesis*, das angezeigt zu sein scheint. Aber war es das wirklich?

Zuerst einmal handelt es sich hier um die Rückkehr eines alten Symptoms, das auf der physischen Ebene zum Ausdruck kommt, während eine Besserung auf der mentalen und emotionalen Ebene stattfindet (Heringsche Regel). *Staphisagria* hat mit anderen Worten der LK geholfen, die Symptome nach außen zu bringen. *Staphisagria* ist außerdem bei Tonsillitis als zweiwertiges Mittel angegeben. Eine bessere Lösung wäre gewesen, die Gaben von *Staphisagria* zu erhöhen und mit Schüttelschlägen zu wiederholen, um jede folgende Dosis abzuändern. Dies geschah nun.

Reaktion: "Er schlief sofort besser, und die Heiserkeit war bis zum nächsten Abend vollkommen verschwunden. Er brauchte mehr Schlaf als sonst, wenn er von der Arbeit nach Hause kam (Heilungsreaktion). Ich glaube, dass seine Heilung außerordentlich gut vonstatten geht."

Was als Nächstes folgen könnte, *falls und wenn Staphisagria* aufhört zu wirken, ist sein Komplementärmittel *Thuja* aufgrund der Vorgeschichte von rezidivierenden Gerstenkörnern, Nebenhöhlen- und Halsentzündungen, sykotischen Erscheinungen, die er möglicherweise von seiner Frau übernommen hatte. C. Burnett erklärt in *The Best of Burnett*:

"Es ist hier vielleicht angebracht anzumerken, dass die Anwesenheit von Gerstenkörnern auf den Augenlidern meiner Ansicht nach häufig ein Symptom der Vakzinose ist." (Chitkara, 1994, S. 147).

Aber nur die Zukunft wird zeigen, ob in diesem Fall die Sykose tatsächlich eine bedeutendere Rolle spielt als die Psora, und *Thuja* wird nur dann gegeben, *wenn es dem Bild entspricht!* Wir müssen uns Hahnemanns Worte in Erinnerung rufen:

> **Org § 73:** *Ausschweifungen in Genüssen, oder ihre Entbehrung, physische heftige Eindrücke, Erkältungen, Erhitzungen, Strapazen, Verheben u.s.w., oder psychische Erregungen, Affecte u.s.w., sind Veranlassung solcher acuten Fieber, im Grunde aber sind es meist nur überhingehende Aufloderungen latenter Psora, welche von selbst wieder in ihren Schlummer-Zustand zurückkehrt, wenn die acuten Krankheiten nicht allzuheftig waren und bald beseitigt wurden.*

Anders ausgedrückt, in diesem Fall führten psychische Ursachen (Entrüstung, NGS verletztem Stolz) zum akuten Aufflackern der Krankheit. Diesmal war die Psora beteiligt – mit *nur leichtem* Fieber und nicht dem brutalen Bild der Sykose. Das erschreckende Bild, das sein Hals zeigte, war nur ein Spiegelbild des in seinem Gemüt lodernden Feuers. Das Bild war heftig genug (vor allem in der heutigen Zeit, in der die Patienten sich schnell in unterdrückende Maßnahmen flüchten, und seien es nur Zinktabletten), um die LK mit zusätzlichen Gaben des chronischen Mittels zu unterstützen und dadurch den chronischen miasmatischen Zustand beschleunigt an die Oberfläche zu bringen. Die Halsentzündung war mit anderen Worten ein Ventil für die durch den miasmatischen Zustand bedingten Probleme. Ein akutes interkurrentes Mittel wurde nicht benötigt.

45 Tage später

H: Der Patient nimmt immer noch *Staphisagria* Q1 ein. Er schläft nach wie vor gut. Ich glaube, dass es ihm mit diesem Mittel noch besser gehen wird, denn einer seiner Vorgesetzten, der entscheidend zu seinem *Staphisagria*-Zustand beigesteuert hatte, wurde entlassen.

Ich stimme zu, es gibt nichts Besseres als das Simillimum und die Entfernung der unterhaltenden Faktoren, um Heilungshindernisse zu beseitigen!

Drei Wochen später

H: Der Patient bekommt immer noch *Staphisagria* Q1 nach Bedarf. Ich habe gestern mit ihm gesprochen und er sagte, es ginge ihm blendend! Er meinte, er könne ohne sein *Staphisagria* nicht mehr leben. Er sagt, dass er versteht, was ich zu tun versuche. Ich erklärte ihm, dass wir bei der Dosierung der Arznei das richtige Gleichgewicht bewahren müssten. Im Augenblick wird die Homöostase durch eine Gabe der Q1 jeden zweiten Tag aufrechterhalten. Er sagt, dass er nicht so gut schläft, wenn er länger als diese Zeitspanne mit dem Mittel aussetzt. Er hat bei der Arbeit häufiger seine Ansichten geäußert, statt seine Gefühle zu unterdrücken. Er hat sogar den Entschluss gefasst, seine Arbeit aufzugeben. Er hat bereits mit dem Firmeninhaber über seine Entscheidung gesprochen, und er fühlt sich gut dabei.

Beurteilung

Wir sehen, dass der Homöopath mit angemessen wiederholten Gaben eine ähnliche stärkere Arzneikrankheit erzeugt hat, wodurch die LK mit jeder passenden Dosis von der natürlichen Krankheit befreit wurde! Es liegen alle Anzeichen für eine echte Heilung vor: besserer Schlaf (ein Symptom, das zur Beurteilung der Besserung dient) und dass er für sich selbst einsteht, bis zu dem Punkt, dass er beabsichtigt, die Umgebung zu verlassen, die von Anfang an schlecht für ihn war. Dies erinnert mich an zahlreiche Fälle von misshandelten und missbrauchten *Staphisagria*-Frauen, die schließlich den Mut fanden, sich scheiden zu lassen, nachdem *Staphisagria* eine künstliche Krankheit zur Unterstützung der LK hervorgerufen hatte!

Mittelwechsel?

H: Bei einem achtjährigen Jungen begann das Haar büschelweise auszufallen und *Lycopodium* half ihm gut (es folgte auf *Medorrhinum*, welches aufgrund von Verhaltensproblemen gegeben worden war). Der Haarausfall hatte keine offensichtliche Ursache: kein Kummer, keine akute Krankheit o. ä. schien vorausgegangen zu sein. *Lycopodium* ("Haarausfall, stellenweise" (1)) beendete den Haarausfall und löste auch seine negative Einstellung gegenüber der Schule auf. Das einzige noch bestehende Problem – krankhafte Symptom – besteht darin, dass das Haar an den kahlen Stellen noch nicht angefangen hat nachzuwachsen.

Bleibe ich bei *Lycopodium* und falls ja, wie lange? Oder gehe ich hier zu einem anderen Mittel über? Er hat alle Impfungen ohne sichtbare nachteilige Wirkung erhalten.

Beurteilung

Interessanterweise erklärt C. Burnett in *Best of Burnett* folgendes:

> *Das Haar wird heftig durch Impfgifte angegriffen. So beobachtete Kunkel sowohl ein überaus schwaches als auch exzessives Haarwachstum (Hirsutismus), besonders an den falschen Stellen, was er für Impffolgen hielt* (Chitkara, 1994, S. 146).

Natürlich ist "büschelweiser Haarausfall" sykotisch. Der Junge hat gut auf *Medorrhinum* und *Lycopodium* reagiert, aber das Haar wächst nicht wieder nach. In diesem Fall können wir unsere Aufmerksamkeit der letzten verbleibenden Pathologie zuwenden: dem Haarausfall. Wir berücksichtigen natürlich, dass vor allem auf der physischen Ebene das zuerst aufgetretene Symptom das letzte sein kann, welches verschwindet. Wenn *Lycopodium* als Split-Dosis keine weitere Besserung bewirkt, gibt es zwei Möglichkeiten. Wir könnten *Sulphur* wählen, da es sehr gut auf *Lycopodium* folgt und stark antisykotisch wirkt (3+), oder *Thuja*, zu welchem ich hier neige, wenn ich die Vielzahl von Impfungen in Betracht ziehe. Es ist die "Königin" der antisykotischen Mittel und komplementär zu *Medorrhinum*, welches den mentalen und emotionalen Zustand des Jungen gebessert hat. Natürlich außer wenn klare *Sulphur*-Symptome auftreten.

45 Tage später

H: Der Junge mit dem Haarausfall wurde auf *Thuja* C200, 125ml-Flasche, acht Schüttelschläge, zwei Wochen lang täglich aus dem ersten Glas gesetzt. Die kahlen Stellen werden größer, es kommen neue dazu. Die Eltern glauben, dass an anderen Stellen neues Haar nachgewachsen ist. Er war zeitweise sehr emotional und weinte, wenn er seinen Willen nicht bekam. Er war auch sehr "verschmust", was sehr ungewöhnlich für ihn ist. Er sagt, dass die kahlen Stellen manchmal jucken. Auf den Armen und Beinen sind nach wie vor keine Haare. Er hat täglich Kopfschmerzen, die durch einen kleinen Imbiss gebessert werden. Sollten wir zu *Sulphur* wechseln? Oder sollten wir abwarten, wie es sich weiterentwickelt, da die Einnahme von *Thuja* gestern beendet wurde?

Beurteilung

Die Symptomatik hat sich auf jeden Fall verändert, daher könnte ein Mittelwechsel angezeigt sein. Es ist ratsam, ein paar Tage abzuwarten und zu schauen, ob diese geänderten Symptome von Dauer sind. Falls ja, müssen wir die zuletzt erschienenen Symptome hinzuziehen, um das richtige Mittel zu finden (Hering).

Ich denke an *Pulsatilla* – anhänglich, veränderliches Verhalten, Suche nach Aufmerksamkeit (Kopfschmerzen, die durch einen Imbiss gebessert werden ... oder sind es psorische Kopfschmerzen?), rasches Weinen und ... *Pulsatilla* ist komplementär zu Thuja! Aber *Sulphur* muss ebenfalls in Erwägung gezogen werden. Er verträgt sich in der Schule mit allen, ist überaus beliebt, besitzt ein gutes Selbstbewusstsein, und vergessen Sie nicht den Juckreiz an den kahlen Stellen! Er will nicht, dass irgendjemand seine kahlen Stellen bemerkt, und möchte, dass sein Haar darüber gekämmt wird ... *Sulphurs* Horror davor, in Verlegenheit gebracht zu werden?

Vier Monate später

H: Offensichtlich fand keine Reaktion auf *Thuja* statt, abgesehen von einem neuen Symptom – er wurde "verschmuster". Ich dachte über die früheren Optionen nach, und vielleicht weil er sich verlegen und befangen fühlte, wechselte ich zu *Sulphur* (1M, 125ml-Flasche, acht Schüttelschläge, 1 Teelöffel aus dem ersten Glas). Nach ungefähr sechs Wochen fand immer noch kein neues Haarwachstum statt und das Haar fiel weiterhin aus, sogar auf den Armen und Beinen. Deshalb nahm ich den Fall erneut auf.

Nachmittags nach der Schule hat er Kopfschmerzen. Seine Mutter denkt, dass er vielleicht etwas essen muss. Er hatte einen Wachstumsschub und seine Beine scheinen morgens etwas steif zu sein. Er wirkt ein wenig unsicher, ist noch "verschmuster", und möchte abends und an den Wochenenden nicht von seinen Eltern getrennt sein (es reicht, wenn entweder die Mutter oder der Vater da ist). Er ist offen, liebevoll, sehr empfindsam und sorgt sich um andere. Dieses Kind, das vor einem Jahr noch kaum zu ertragen war, ist nun eine wahre Freude. Sogar andere Eltern haben das geäußert. Der Schwager der Mutter wurde wenige Monate vorher bei einem tragischen Verkehrsunfall getötet, und als ich den Fall nun erneut aufnahm, erwähnte seine Mutter, dass sein Haar danach vielleicht stärker ausgefallen sei. Ich schickte *Phosphorus*, da er gerne Zuneigung empfängt, aber auch gibt (*Pulsatilla* möchte sie nur bekommen). Aber als ich letzte Woche anrief (**vor** der Einnahme von *Phosphorus*), hatte sein Haar begonnen zu wachsen, am Schluss "wie verrückt"! Die Mutter sagte: "Das Komische daran ist, dass es nicht dort nachwächst, wo der Haarausfall angefangen hat, sondern eher dort, wo es zuletzt ausgefallen ist...!" Hatte *Sulphur* nach beinahe zwei Monaten letztendlich doch die Hauptbeschwerde erreicht, und was sollte ich jetzt tun? Wenn ich das vorher gewusst hätte, hätte ich natürlich kein *Phosphorus* geschickt!

Beurteilung
Hier erkennen wir wieder das Wunderbare an Hahnemanns Beobachtungen und Arzneien. Er schreibt:

> ***CK (1), S. 106-107:*** *... so findet man oft entwickelte Psora mit Sykosis komplicirt, wenn vorher dergleichen, wie sehr oft, latent in ihm schlummerte, auch wohl, wenn üble Behandlung der venerischen Schanker-Krankheit vorangegangen war, diese beiden Miasmen zur dreifachen Komplikation noch mit Syphilis verbunden. Da ist es nöthig, zuerst dem schlimmern Theile, nämlich der Psora, mit den unten folgenden specifisch-antipsorischen Arzneien zu Hülfe zu kommen, und dann erst die für die Sykosis angezeigten Mittel zu brauchen, ehe man die gehörige Gabe des besten Quecksilber-Präparats, wie man gleich sehen wird, gegen die Syphilis verordnet; worauf man dann dieselbe abwechselnde Behandlung, wo nöthig, bis zur völligen Heilung erneuert. Nur muß man jeder dieser drei Arten Arznei gehörige Zeit lassen, ihre Wirkung zu vollenden.*

Hahnemann gibt uns Anweisungen, wie in dem obigen Beispiel eines "trimiasmatisch" betroffenen Patienten vorzugehen ist: Man gibt zuerst das antimiasmatische Mittel gegen das am meisten ausgeprägte Miasma und wiederholt es lange genug, bis dieses spezielle Miasma überwunden ist. Darauf wird prompt das zweitstärkste Miasma in Erscheinung treten (in seinem Beispiel die Sykose) und anschließend das letzte (Syphilis). Er stellt ganz klar fest, dass die nächste antimiasmatische Arznei erst dann gegeben werden darf, wenn das am stärksten aktive Miasma vollkommen ausgelöscht ist; dann muss man schauen, welches Miasma als Nächstes auftritt! Es besteht keine feste Reihenfolge, in der dies passiert. Siehe auch meine Kommentare zur Sequentialtherapie in Kapitel 8.

In diesem Beispiel liegt eine ähnliche Situation vor! Wir begannen mit einem überaus aktiven sykotischen Miasma (erkennbar am Verhalten und der Alopecia areata). Durch die vorhergegangenen Arzneimittel einschließlich *Thuja* (obwohl es scheinbar "nichts tat") ist das sykotische Miasma nun überwunden und durch Symptome der Psora ersetzt worden: liebevolle, fürsorgliche Einstellung, anhänglicher (d.h. er möchte Unterstützung und in der Nähe seiner Eltern sein (Karbon), außer wenn er in der Schule ist (sein zweites "Zuhause")). Eine weitere Veränderung, die bei diesem Patienten mit der Psora in Zusammenhang steht, ist der Haarausfall, nachdem er die schlechten Nachrichten über das Familienmitglied gehört hatte: "Schlechte Nachrichten", "Schreckliche Dinge beeindrucken ihn sehr". Er verlangt nach Zuneigung, gibt diese aber ebenso. Nach der Schule hat er Kopfschmerzen (< Fasten, Bedürfnis nach Kraftstoff = Karbon).

Was ist zu tun? *Sulphur*, der König der Antipsorika, der aber auch gegen die anderen Hauptmiasmen gerichtet ist, könnte immer noch wirksam sein. Im Augenblick scheint die LK ausreichend stimuliert zu sein, um die Homöostase wiederherzustellen, daher ist es am besten abzuwarten. Wie lange? Bis keine weiteren Veränderungen mehr auftreten und die vorher erwähnten neuen Symptome dauerhaft sind. Ist dies der Fall, gibt es zwei Möglichkeiten. *Calcium phosphoricum* mit Wachstumsschüben, Kopfschmerzen nach der Schule, groß und dünn, steife Beine. Aber wahrscheinlicher ist *Calcium carbonicum*, welches gut auf *Sulphur* folgt und all die obigen Charakteristika hat (lassen Sie sich nicht von der schlanken Figur in die Irre führen!) – besonders das Angegriffenwerden durch schreckliche Ereignisse bzw. die Empfindsamkeit gegenüber schlechten Nachrichten, die beide ausgeprägte Symptome von *Calcium carbonicum* sind. Daher tendiere ich zu *Calcium carbonicum*, aber wir haben das Ruder in der Hand: Schauen wir, was die LK des Patienten hervorbringt, da sie nun von dem sykotischen Miasma befreit ist. Und wie wundervoll der Fall der Heringschen Regel folgt: "Das Haar wächst zuerst an den Stellen nach, wo es zuletzt ausgefallen ist!"

H: Er möchte wirklich keine sozialen Kontakte mehr wahrnehmen, sobald er aus der Schule kommt. Er ist jedoch altklug und überraschend reif für sein Alter. Ein weiteres Argument für *Calcium carbonicum*. Ein *Phosphorus* möchte immer Verbindungen in der Außenwelt eingehen, was hier nicht zu beobachten ist!

Einseitige Krankheiten und lokale Behandlung

H: Dies ist der Fall einer Frau, die aufgrund ihrer mentalen und emotionalen Symptome und wegen Blasensymptomen und einem Schilddrüsentumor *Staphisagria* bekam. Ihr Geistes- und Gemütsverfassung besserte sich erheblich, aber die Größe des Schilddrüsentumors blieb unverändert. Sie hat jeden zweiten Abend *Staphisagria* C200, 125ml-Flasche, achtS Schüttelschläge, 1 Teelöffel aus dem ersten Glas, eingenommen. Sollte ein interkurrentes Mittel eingesetzt werden, um das Wachstum des Tumors zu verlangsamen, weil sie solche Panik hat?

Beurteilung

Zuerst einmal besteht keine Notwendigkeit für ein interkurrentes Mittel, und die Panik der Patientin sollte keine Panik beim Behandler auslösen. Eine überragende Besserung auf der mentalen und emotionalen Ebene zeigt an, dass es sich bei dem Mittel um das Simillimum handelt. Eine *Staphisagria*-Situation kann zu solchen pathologischen Veränderungen führen; ein Beispiel wäre: "Die Patientin kann nicht für sich selbst sprechen." Daher ist es kein Wunder, dass sich ihre Pathologie im Halsbereich manifestiert. Hahnemann hatte große Erfahrung mit diesen, wie er sie nannte, einseitigen Krankheiten. Er schreibt:

> **CK (1), S. 168:** *Die neuerlichst hinzugekommenen Symptome einer sich selbst überlassen gebliebenen ... chronischen Krankheit weichen in der antipsorischen Kur am ersten, die ältesten und immer am beständigsten und unverändertsten gebliebenen Uebel aber, worunter die ständigen Lokal-Uebel gehören, am spätesten und nur, nachdem alle übrigen Beschwerden schon verschwunden und die Gesundheit in jeder andern Rücksicht fast völlig wiedergekehrt ist.*

Bei dieser Patientin entspricht die Zubildung in der Schilddrüse dem von Hahnemann so bezeichneten ständigen Lokal-Übel. Hahnemann wandte eine besondere Technik an, indem er die Dosis des chronischen Mittels steigerte, um die älteste Beschwerde (in diesem Fall den Schilddrüsentumor) zu beseitigen. Um solche einseitigen Krankheiten zu heilen, verabreichte Hahnemann oft größere und häufiger wiederholte Gaben des Simillimum, was zum Verschwinden der ersten und ältesten Ausdrucksform der Krankheit führte. Im vorliegenden Fall empfehlen wir, die Häufigkeit der Wiederholungen zu steigern, also *Staphisagria* zwei- bis dreimal *täglich* zu geben, um die einseitige Krankheit (den Schilddrüsentumor) zu beseitigen. Es besteht keine Gefahr einer ähnlichen Verschlimmerung, da wir nach der Split-dose-Methode der 5. Auflage vorgehen und die LK der Patientin zu diesem Zeitpunkt bereits eine erhebliche Besserung erfahren hat.

Ergebnis

P: Ich habe das Mittel täglich eingenommen (2-3 TL) und die Umfangsvermehrung scheint kleiner geworden zu sein, obwohl ich sie immer noch sehen kann. Ich nehme das Mittel gerne täglich, da es mein "allgemeines" Gefühl gebessert hat und ich nicht mehr so depressiv wie vorher bin. Es hat den Anschein, dass ich den Dingen jetzt direkt ins Gesicht schauen kann anstatt mich so negativ zu fühlen. Manchmal habe ich ein "unangenehmes Gefühl" in der Beckengegend, welches den Eindruck eines Blasenproblems erweckt. Es mag Ihnen merkwürdig vorkommen, aber ich gebe den Überschuss der Arznei auf ein Tuch und lege es auf die Beckengegend, wenn ich mich hinlege, und es hilft tatsächlich. Es fühlt sich kühl und beruhigend an.

Beurteilung

Wie Sie sehen, haben die erhöhten Gaben gegen Ende der Behandlung nicht nur die Größe des Tumors reduziert, sondern auch ihr Allgemeinbefinden weiter verbessert. Ohne § 285 des *Organon* zu kennen, in welchem Hahnemann uns ermutigt, das Arzneimittel neben der innerlichen Anwendung auch lokal aufzubringen, hat sie es in einer Zone angewendet, die weit entfernt von der Schilddrüse liegt, und sich damit Erleichterung im Beckenbereich verschafft, wo sie Blasenprobleme zu haben schien! Ich bin überzeugt, dass dies ebenfalls die Heilung des Schilddrüsentumors beschleunigen wird, so wie Hahnemann es in besagtem Paragraphen erläutert.

Ein akutes oder chronisches Arzneimittel? Die Bedeutung des NGS-Faktors („Niemals gesund seit")

H: Der Patient ist ein 51 Jahre alter Mann, dessen Hauptbeschwerde darin besteht, dass er jede Nacht zwischen 1.30 und 2.30 Uhr aufwacht. Wenn er erwacht, verspürt er im ganzen Körper ein brennendes Gefühl, seine Pulsfrequenz beträgt 60/Minute, sein Blutdruck ist normal. Der brennende Schmerz ist so wie das Brennen nach der Einnahme von zu viel Niacin. In der Vergangenheit hatte er bereits Schlafstörungen, welche kurz nach dem Tod seines Bruders und seiner Großmutter im Jahr 1999 begannen und dann wieder, nachdem sein Vater 2002 einen Herzinfarkt gehabt hatte. Er sagt, wenn er im Bett liegt, wird er immer ängstlicher und seine Herzfrequenz und sein Blutdruck steigen. Die Pulsfrequenz kann bis auf 98/Minute und der Blutdruck bis auf 156/112 ansteigen, und er glaubt, dies rühre daher, dass er Angst hat, einen Herzanfall zu erleiden. Er nimmt Schlafmittel. Wenn er nichts einnimmt, kann er nicht wieder einschlafen und ist stundenlang unruhig. Kurz nach dem Erwachen beginnt er zu frösteln und zu zittern, manchmal heftig, aber ihm ist nicht kalt. Er zieht ein Sweatshirt und eine Sweathose über, die ihm helfen, warm zu werden und sich zu beruhigen, und er meint, dass es ihn ebenfalls beruhigt und das Zittern beendet, wenn er bewegungslos daliegt und dabei langsam und tief durch die Nase einatmet und durch den Mund ausatmet.

Sein Appetit ist durch dieses Problem nicht beeinträchtigt, aber er sagt, dass er den Tod fürchtet und vor Kurzem aufgehört hat, sich Kriegs- oder andere gewalttätige Filme anzusehen. Er erzählt, dass er neun Monate lang keine Symptome hatte, aber dass die Probleme zurückkehrten, nachdem er begonnen hatte, *Sulphur* wegen eines Juckreizes auf den Armen einzunehmen; obwohl er die Einnahme von *Sulphur* beendete, hörte das nächtliche Erwachen nicht auf. Er versuchte *Arsenicum*, welches die Intensität der Symptome leicht verminderte, sie aber nicht völlig beseitigte und zudem "Nebenwirkungen" wie plötzliche Traurigkeit, Emotionalität und Weinen am Tage auslöste. So hörte er mit *Arsenicum* auf und nimmt nun Schlaftabletten, damit er schlafen kann. Er sagt, er ist sich seiner Angst bewusst, dass er nachts nicht schlafen können wird, und vermeidet es daher, vor dem späten Abend zu Bett zu gehen. Wenn er schlechte Nachrichten hört oder im Fernsehen sieht, bekommt er ebenfalls Angst. Bis zum Tod seines Bruders und seiner Großmutter hatte er sich nie Sorgen oder Gedanken über den Tod gemacht. Die Mitglieder seiner Familie werden meist älter als 90, manche sogar über 100 Jahre alt. Er dachte immer, dass der Tod noch weit entfernt wäre.

Beurteilung

Es erscheint nicht ungewöhnlich, dass der Homöopath im Hinblick auf die Zeit der Verschlimmerung, die Ruhelosigkeit, Furcht vor dem Tod, Schlaflosigkeit, das Frösteln und Zittern an *Arsenicum* dachte. Die Wirkung war jedoch minimal, und wir können den Schluss ziehen, dass *Arsenicum* in diesem Fall nur ein entferntes Simile war. Wie gehen wir weiter vor?

Beachten Sie immer vor allem das Wesentliche in einem Fall, hier das im Vordergrund stehende Gefühl "Angst zu sterben". Der Patient hatte sich nie Gedanken darüber gemacht, bis sein Bruder und seine Großmutter starben, und durch den anschließenden Herzinfarkt seines Vaters wurde das Ganze noch verschlimmert. Ich glaube, dass ihn diese Ereignisse überaus schockiert haben (*Beschwerden durch Gemütserregung, durch Schreck, durch schlechte Nachrichten*), so dass er nun keine Gewaltfilme etc. mehr schauen kann. Schreckliche Dinge und traurige Geschichten belasten ihn, was mit seiner Karbonnatur (*Calcium carbonicum*) zusammenhängt. Mittlerweile ist es so schlimm, dass er sich davor fürchtet, abends ins Bett zu gehen (*Beschwerden durch Erwartungsangst*), weil er glaubt, "dass er an einem dieser Anfälle sterben wird" (*Furcht vor dem Tod, sagt die Zeit vorher; Furcht vor dem Tod bei Herzsymptomen; Furcht vor dem bevorstehenden Tod; Wahnidee, dass er sterben wird; Wahnidee, verdammt zu sein; Wahnidee, eine unheilbare Krankheit zu haben; Gedanken über den Tod*). Sobald er im Bett liegt, v. a. zwischen 1.30 und 2.30 Uhr, (die Verschlimmerungszeit von *Aconitum* liegt zwischen Mitternacht und 2 Uhr), kann er nicht still liegen (*Ruhelosigkeit und Angst mit Umherwälzen im Bett*). Alle obigen Symptome entsprechen *Aconitum* und sind 2- oder 3wertig. Was hat *Sulphur* bewirkt? *Sulphur* wurde aufgrund der latenten Psora, des Juckreizes verschrieben, aber es erweckte die psorischen Ängste zu neuem Leben. *Sulphur* ist das chronische Mittel von *Aconitum*, daher brachte es den früheren akuten *Aconitum*-Zustand zurück, indem es das psorische Miasma erweckte.

Der Schlüssel lag hier in der ausgeprägten Furcht vor dem Tod bei einer Karbon-Person, die eine enge Beziehung zu ihrer Familie hat. Wenn Sie sich die Unterrubriken von "Furcht vor dem Tod" ansehen, ist *Aconitum* das Mittel, das am häufigsten fettgedruckt zu finden ist, auch wenn *Arsenicum* ebenfalls oft vorkommt!

Am 12.10.2003 wurde mit der Einnahme von *Aconitum* 1M, Split-dose-Methode, 125ml-Flasche, acht Schüttelschläge, 1 TL aus dem ersten Glas, täglich abends, begonnen. Der Patient ist eine Karbonperson, d.h., dass er im Hinblick auf die Potenz zu der am wenigsten "empfindlichen" Gruppe gehört! Obwohl *Aconitum* als Akutmittel angesehen wird, ist es in seinem Fall auch noch einige Jahre nach dem Ereignis angezeigt. Dies verdeutlicht, dass die Unterscheidung zwischen akuten und chronischen Mitteln nicht immer so klar möglich ist.

P: Die Besserung begann bereits mit der ersten Dosis. In den ersten drei Tagen schlief ich die ganze Nacht so gut, dass ich das Mittel am vierten Tag nicht einnahm. Da kehrte die Schlaflosigkeit zurück, so dass ich mit dem Mittel weitermachte. Eine Woche später: Die letzten drei Tage kein Mittel und trotzdem gut geschlafen. Werde das Mittel nur nach Bedarf nehmen. Eine Woche später: Brauchte eine weitere Dosis, da die Ruhelosigkeit (ohne Angst) zurückkam. Drei Wochen später: Ich habe kein *Aconitum* mehr gebraucht und jede Nacht wie ein Baby geschlafen! Nun erscheinen neue Symptome – ein mäßig brennender Schmerz auf der Innenseite des rechten Beines und Juckreiz ohne Hautausschlag an der Außenseite des linken Armes.

Beurteilung

Offensichtlich erhebt das psorische Miasma sein Haupt und verlangt nach *Sulphur*, dem chronischen Mittel von *Aconitum* (siehe Kapitel 13)! *Sulphur* Q1, 250ml-Flasche, acht Schüttelschläge, 1 TL aus dem ersten Glas, nach Bedarf morgens (die beste Zeit für ein antipsorisches Mittel; *Sulphur* hält Sie wach, wenn Sie es abends einnehmen). Am nächsten Tag erfuhr er eine prompte Besserung des Juckreizes und der Schmerzen!

Einen Monat später

Nahm *Sulphur* Q1 jeden zweiten Tag. Fühlt sich jetzt großartig. Schläft die Nacht durch. Brauchte *Aconitum* nur noch einmal; schlief danach sofort ein (nach einem harten Arbeitstag). Der Juckreiz hörte nach drei Tagen auf und blieb ca. eine Woche weg. Anpassung auf sechs Schüttelschläge, musste aber vor ungefähr einer Woche noch weiter nach unten auf vier Schüttelschläge jeden zweiten Tag gehen. Manchmal wird ein leichter Juckreiz empfunden. Ging zu einer Ultraschalluntersuchung der Milz. Sie war vor einem Jahr um 14% vergrößert gewesen, und man hatte erwartet, dass sie im Verlauf dieser Krankheit (chronische lymphatische Leukämie) noch größer werden würde. Zum Erstaunen des Arztes war die Größe der Milz normal!

Beurteilung

Sehr gute Reaktion auf *Sulphur*, welches die vergrößerte Milz in kurzer Zeit in den Normalzustand zurückbrachte! Fortsetzung mit derselben Dosis nach Bedarf. Wird eine Blutuntersuchung machen lassen, um die Anzahl der weißen Blutkörperchen zu kontrollieren.

Fünf Tage später

P: Vielen Dank, ich danke Ihnen! Mein Blut wurde untersucht. Die Krankenschwester, die mir normalerweise Blut abnimmt, fragte mich: "Was haben Sie gemacht?" Sie lächelte, weil sie die Antwort bereits kannte: Homöopathie. Meine weißen Blutkörperchen sind von 41 (vor zwei Monaten) auf 24 gesunken; alle Körperfunktionen sind im Normalbereich. Die Anzahl meiner weißen Blutkörperchen ist in den letzten fünf Jahren nicht so tief gewesen. *Aconitum* war der Schlüssel zur Heilung.

Beurteilung

Wir versprechen unseren Patienten solche Ergebnisse nie im Voraus. Aber der Erfolg **ist beachtlich**! Wer behauptet, dass die Homöopathie langsam wirkt! Und ein solch ernster Fall wird mit zwei grundlegenden Mitteln gelöst – *Aconitum* und *Sulphur*! Brauchten wir ein seltenes, kleines Mittel? Nein. Ist der Fall beendet? Nein! Ich erwarte, dass andere Mittel zum Vorschein kommen werden, und ich habe bereits eine begründete Ahnung, welches Mittel das nächste sein wird. Wir werden sehen, ob und warum ich Recht habe.

H: Ich stecke jetzt fest. Der Patient gibt mir die folgenden Informationen.

P: Es sind noch ungefähr 50 ml von meiner *Sulphur* Q2-Auflösung übrig. Ich bin jetzt bei zwei Schüttelschlägen angelangt, 1 TL aus dem ersten Glas, jeden zweiten Tag. Wenn ich es seltener einnehme, juckt es wie verrückt. Wenn ich es häufiger einnehme, juckt es wie verrückt. In beiden Fällen beginne ich wieder, nachts aufzuwachen und zu zittern, und das *Aconitum* hilft mir nur, das Zittern loszuwerden. Ich bin dann immer noch ängstlich und kann stundenlang nicht mehr einschlafen. Mein Homöopath hat mir *Argentum nitricum* gegeben, aber so wie *Aconitum* beendet es nur das Zittern. Am Tag und Abend vor meiner nächsten *Sulphur*-Dosis verspüre ich etwas Juckreiz, aber er ist erträglich. Außerdem ist der Juckreiz an meinem linken Arm zurückgekehrt (er war auf den rechten Arm übergegangen). Ich wache jetzt gegen 23.55 auf, statt zwischen 1.30 und 2.30 Uhr. Meine Frau hat mir auch noch gesagt, dass ich im Schlaf Mundgeruch habe. Ich bekomme jetzt auch häufiger nachts Sodbrennen, und ich vertrage abends keine Tomaten mehr. Wenn ich Tomaten gegessen habe, bekomme ich spätabends Sodbrennen.

Ich liebe Eiscreme, Nüsse, gesalzene Chips und im Augenblick auch Orangensaft. Manchmal bin ich aufgebläht, aber nur, wenn ich zu viel gegessen habe. Nachts schwitze ich nur nach den Frostanfällen, wenn ich ein Sweatshirt und eine Sweathose anziehe und unter die Decke krieche. Wenn ich mich später beruhigt habe, wird mir warm, und ich muss sie wieder ausziehen. Dann kann es sein, dass ich Schweiß auf der Stirn oder im Nacken habe. Aber ich hasse es, die Sachen auszuziehen, weil ich Angst habe, dass diese Frostschauder wieder anfangen. Die Angst beginnt mit dem Gefühl, dass ich kurz davor stehe, dieses Zittern zu bekommen, aber manchmal kann ich mich auf die andere Seite drehen und wieder einschlafen, ohne dass es dazu kommt; ein anderes Mal gelingt mir dies nicht und ich werde sehr nervös, weil ich das Zittern nicht beenden kann. Normalerweise muss ich aufstehen und zur Toilette gehen, weil ich das Bedürfnis habe zu urinieren. Manchmal habe ich dabei auch Stuhlgang. Ich beginne nachzudenken, und aus irgendeinem Grund denke ich immer, dass etwas mit meinem Herzen nicht stimmt und ich einen Herzinfarkt haben werde. Ich verspüre diese Furcht, dass ich an einem plötzlichen Herzinfarkt sterben werde. Ich weiß, dass dies nicht passieren wird, weil es nie geschieht, aber ich kann nicht aufhören, daran zu denken. Vielleicht, weil sowohl der Bruder meines Vaters als auch mein Großvater an Herzkrankheiten gestorben sind. Mein Onkel starb plötzlich an einem unerkannten angeborenen Herzfehler, und mein Großvater starb nach einer dreifachen Bypass-Operation aufgrund eines Herzfehlers, der nach einer Kinderkrankheit aufgetreten war. Ich kann mich an keine Träume erinnern, die mich aufwecken. Ich wache plötzlich aus dem Tiefschlaf auf, aber manchmal erinnere ich mich an ein Kältegefühl auf meinem Rücken, obwohl ich nicht das Gefühl habe, dass das Zimmer kalt ist. Wenn ich morgens aufwache, bin ich müde, aber ich komme schnell darüber hinweg und habe das Gefühl, genug Energie für den Tag zu haben. Aber nicht die Energie, bei der man morgens aus dem Bett springt, wenn man sich gut fühlt. Ich scheine nachts mehr Antazida wegen Sodbrennen und Aufblähung zu brauchen. *Aconitum* hat letzte Nacht ein bisschen besser gewirkt.

Beurteilung

Wir können hier verschiedene Dinge lernen. Zum einen, dass Sie niemals zu viele Fragen stellen können. Zweitens verfügen wir über ein paar Abkürzungen, aber mein Schüler hat vergessen, was ich in Kapitel 13 gelehrt habe: die am besten bekannte Mittelreihe: *Sulphur – Calcium carbonicum – Lycopodium – Sulphur*! Deshalb habe ich aufgrund der vorherigen Konsultationen darauf gewartet, dass *Calcium carbonicum* oder *Lycopodium* in Erscheinung treten würden.

Hat sich das Bild verändert? Das hat es in der Tat, da einige Symptome neu sind und andere, die verschwunden waren, mit einer anderen Intensität wiedergekehrt sind. Welche? Die neuen Symptome umfassen: Mundgeruch, früherer Zeitpunkt des Erwachens, der Seitenwechsel des Juckreizes, Nahrungsmittelverlangen und Sodbrennen! Und ein altes Symptom ist mit anderer Intensität zurückgekehrt: die fixe Idee, dass er an einem Herzinfarkt sterben wird. Dies reicht, um den Schluss zu ziehen, dass ein neues Mittel angezeigt ist, besonders im Hinblick auf seine verstärkte Angst. Die Frage ist, welches Arzneimittel all diese Symptome umfasst (mit besonderer Berücksichtigung von *Calcium carbonicum* und *Lycopodium*)?

Ich betrachtete die folgenden Rubriken:

- Angst abends: *Calc. 3, Lyc. 2*
- Angst im Bett: *Calc. 2, Lyc. 2*
- Schlaflosigkeit nachts – vor Mitternacht: *Calc. 3, Lyc. 3*
- Schlaflosigkeit bis 2-3 Uhr und 3-5 Uhr: *Calc. 2*
- Schlaflosigkeit durch Gedankenzudrang: *Calc. 2*
- Schlaflosigkeit nach Mitternacht: *Calc. 2*
- Schlaflosigkeit durch Angst: *Calc. 1*
- Mundgeruch, widerwärtig: *Calc. 2, Lyc. 2, Sulph 1*
- Sodbrennen nachts: *Calc. 1*; nach Mitternacht (*Calc.* ist das einzige Mittel!)
- Juckreiz der Haut: *Calc. 2, Lyc. 3*
- Juckreiz der Gliedmaßen: *Calc. 2, Lyc. 1*
- Wahnidee, eine Herzkrankheit zu haben: *Calc. 1* im *Synthesis*-Repertorium.

Calcium carbonicum scheint das angezeigte Mittel zu sein! Aber bevor ich dazu rate, muss ich erst ein anderes Mittel ausschließen! Welches? *Lac caninum*! Warum? Weil der Juckreiz vom linken auf den rechten Arm gewandert und dann wieder auf die linke Seite zurückgekehrt ist! Dies ist das wichtigste Schlüsselsymptom von *Lac caninum*, und es wurde viele Male von den alten Meistern verwendet, **ungeachtet** der Pathologie, solange dieses Symptom vorlag. Und sie erzielten erstaunliche Ergebnisse! Ein weiteres starkes Argument für dieses Mittel (ich möchte nicht nur aufgrund eines einzigen Symptoms verschreiben, auch wenn die alten Meister es taten und dieses Symptom so charakteristisch ist): *Lac caninum* ist das einzige zweiwertige Mittel in der Rubrik "Wahnidee, eine Herzkrankheit zu haben"!

Behandlung: Geben Sie eine Testdosis *Lac caninum* C200 als Split-dose und beobachten Sie die Reaktion. Wenn sich nichts ändert, geben Sie *Calcium carbonicum* in derselben Potenz, mit der sie mit *Sulphur* begonnen haben!

Zwei Tage später

P: Ich konnte zwei Nächte besser schlafen. Ich bin wegen einer Magenverstimmung aufgewacht, aber ich begann nicht zu frösteln oder zu zittern. Angst und Unruhe waren besser.

Beurteilung und weitere Behandlung

Obwohl sich einige Aspekte gebessert haben, hat sich nach einigen Tagen nicht viel mehr geändert. Ich beschloss, *Calcium carbonicum* Q1 zu geben, 250ml-Flasche, jeden zweiten Tag. Elf Tage lang schlief er gut und verspürte nur wenig Juckreiz. Danach begann er nachts mit Juckreiz zu erwachen (eine ähnliche Verschlimmerung: Schlaflosigkeit, Angst, Juckreiz), deshalb wurde die Anzahl der Schüttelschläge auf zwei reduziert. Eine Woche lang ging es ihm gut. Nach einem Monat erschienen die Frostschauder und das Zittern dann und wann mitten in der Nacht zusammen mit Sodbrennen. Behandlung: *Nux vomica* C200 in Wasser im akuten Zustand **FALLS** notwendig, aber weiterhin *Calcium carbonicum* Q1, zwei Schüttelschläge nach Bedarf.

Einen Monat später

P: Ich brauchte das *Calcium carbonicum* nur selten. Nach einer Dosis bekam ich Beinkrämpfe, deshalb setzte ich mit dem Mittel aus. Ich fühlte mich die ganze Woche gut. Ich nahm eine weitere Dosis und hatte am nächsten Tag wieder Krämpfe. Seitdem habe ich keine weitere Gabe genommen. Ich verspüre ein wenig Juckreiz, fühle mich aber sonst hervorragend.

Beurteilung

Eine exzellente Reaktion auf ein paar Gaben *Calcium carbonicum*. Die zweite Dosis war im Grunde nicht erforderlich. Nun müssen wir auf die Rückkehr der Symptomatik warten und entscheiden, ob sie sich geändert hat (möglicherweise in Richtung *Lycopodium*) oder nicht: Im letzteren Fall müssen wir wieder *Calcium carbonicum* geben und abwarten!

Voodoo oder Mesmerismus? Gibt es das Magnetisieren in Wirklichkeit?

H: Diese Woche bin ich bei einem meiner Fälle auf einen sehr interessanten Aspekt gestoßen. *Thuja* C6 in einer 125ml-Flasche, acht Schüttelschläge, war das Mittel, das ich für diese Patientin verschrieb. Am ersten Tag kam es zu einer heftigen Reaktion (einer ähnlichen Verschlimmerung), in den darauffolgenden Tagen aber zu einer außerordentlichen mentalen Besserung: Das Gedächtnis kehrte zu 100% zurück. Nach etlichen Tagen ließ die Besserung nach, deshalb wiederholte ich das Mittel ein einziges Mal mit sechs Schüttelschlägen. Ein anfänglicher Stimmungsabfall (Wiedererscheinen alter Emotionen) wurde von zunehmender Besserung auf der mentalen und emotionalen Ebene gefolgt, die mehrere Wochen anhielt und sich von der Geistes- und Gemütsebene in die richtige Richtung zur körperlichen Ebene hinbewegte, wobei alte Symptome in den Muskeln und Gelenken wieder an der Oberfläche erschienen. Die Patientin konnte nicht glauben, dass diese großartigen und sofortigen Ergebnisse all dieser Wochen auf zwei Gaben zurückzuführen waren, und war unglaublich dankbar. Dennoch äußerte sie wegen des unangenehmen Stimmungsabfalls ihre Angst vor der nächsten Gabe. Die gute Wirkung der zweiten Dosis hatte fast drei Wochen angehalten, deshalb verordnete ich für die dritte Gabe zwei Schüttelschläge im zweiten Glas! Ich nahm an, dass diese milde Dosis ihr genug Vertrauen geben würde, um die Häufigkeit der Wiederholung allmählich zu beschleunigen. Aber wissen Sie was? Sie hatte eine furchtbare Verschlimmerung! Eine gewaltige Rückkehr alter Symptome, schlimmer als vorher! Sie konnte auch nicht wach bleiben. Da es nach drei oder vier Tagen immer noch nicht vergangen war, erlaubte ich ihr, an Kaffee zu riechen, worauf sofort die Besserung einsetzte. Ich besprach mit der Patientin, was sie gemacht hatte. Die ersten zwei Gaben waren in Leitungswasser verabreicht worden. Bei der dritten Dosis nahm sie magnetisiertes Wasser; das ihr Heilpraktiker empfohlen hatte, weil er meinte, es würde ihre Energie steigern. Wissen Sie, ob dieses magnetisierte Wasser die Arzneipotenz beeinflusst?

Beurteilung

Eine meiner guten Studentinnen hat diesen Fall gebracht, und es wird klar, dass die Dosis tatsächlich eine Rolle spielt. Die Homöopathin erkannte, dass sie eine empfindliche Patientin hatte (§ 281: zwischen 700 und 1.000), denn sie begann mit einer C6, auch wenn sie diese in einer 125ml-Flasche mit acht Schüttelschlägen gab. Anfangs kam es zu einer ähnlichen Verschlimmerung auf der mentalen Ebene, die von einer Besserung gefolgt wurde. Meine Studentin tat das Richtige: vor der Gabe der zweiten Dosis zu warten, bis die Besserung nachließ. Dann beging sie einen Fehler. Die Reaktion der Patientin auf die erste Gabe zeigt an, dass sie hypersensitiv ist (vielleicht *Arsenicum*, das Akutmittel von *Thuja*?). Deshalb würde ich, statt die Anzahl der Schüttelschläge auf sechs zu reduzieren, den Inhalt der 125ml-Flasche in eine 250ml-Flasche geben, sie bis zum Rand füllen und mit zwei Schüttelschlägen fortfahren. Dies würde die Heilung durch häufigere Wiederholung der Gabe ohne oder zumindest mit nur einer minimalen ähnlichen Verschlimmerung beschleunigen.

Es überrascht nicht, dass die Patientin nach der zweiten Gabe wieder eine Verschlimmerung mit anschließender Besserung erlebte. Dies gleicht dem Verschreiber nach der 4. Auflage des *Organon*, mit der Ausnahme, dass dieser möglicherweise eine C30 oder C200 als trockene Gabe verwendet hätte. Zweifellos wäre es zu einer langdauernden ähnlichen Verschlimmerung gekommen, und die Patientin wäre vielleicht schon nach dem ersten Besuch nicht mehr wiedergekommen. Bei der dritten Gabe hatte meine Studentin die Botschaft erhalten: viel tiefer zu gehen. Sie hatte das richtige Mittel gegeben, aber das wahre Simillimum war definitiv eine signifikant geringere Dosis (dies ist eine gute Lektion für all diejenigen, die denken, dass die Dosis keine Rolle spielt!). Die Patientin verschüttelte das Mittel zweimal und löste es im zweiten Glas auf. Dennoch verlief die ähnliche Verschlimmerung noch schlimmer, was uns sofort darauf hinweist, dass irgendetwas an dieser dritten Gabe anders gewesen sei muss. Meine intelligente Studentin erfasste dies auch und fand die Sache mit dem magnetisierten Wasser heraus! Was hat es damit auf sich? Das *Organon* gibt uns die Antwort:

Org § 286: Nicht weniger homöopathisch *als die eigentlich so genannten Arzneien, welche durch Einnehmen in den Mund, Einreiben in die Haut oder mittels Riechens Krankheiten aufheben,* und nicht weniger mächtig *wirkt die dynamische Kraft des mineralischen Magnets, der Elektricität und des Galvanismus auf unser Lebensprincip ... Doch liegt die sichere Art der Anwendung der beiden letztern, so wie der sogenannten elektro-magnetischen Maschine, noch viel zu sehr im Dunkeln, um von ihnen homöopathische Anwendung zu machen. Wenigstens hat man von Elektricität und Galvanism bisher nur palliative Anwendung, zu* großem Schaden *der Kranken, gemacht. Die positiven, reinen Wirkungen beider auf den gesunden menschlichen Körper, sind bisher noch wenig ausgeprüft.* (Betonung des Autors hinzugefügt.)

Hier sehen wir ein Zugeständnis unseres Meisters an die Stärke des Magnetismus, wobei er gleichzeitig vor dessen Anwendung warnt. Er schreibt von großem Schaden, daher überrascht es nicht, dass diese Patientin schließlich durch das Riechen an Kaffee antidotiert werden musste, was sehr gut wirkte und eine weitere Bestätigung für ihre Empfindlichkeit war. Sie hätte die Wirkung auch durch die Befolgung von Hahnemanns Rat aufheben können:

Org § 287: Als Antidot einer allzuheftigen Wirkung, dient die Auflegung einer Platte blanken Zinks.

In diesem Fall war der Kaffee wirksam und wohl auch die einfachere Methode. Hier sehen wir auch ein Beispiel für die Einmischung wohlmeinender Ärzte und Heilpraktiker in unsere Behandlungen; leider hat dies manchmal weniger wünschenswerte Folgen.

Meine Studentin, welche die Seele einer wahren Homöopathin in sich trägt, beschloss, die Kraft des Magnetismus, trotz Hahnemanns Warnung vor "großem Schaden", an sich selbst auszuprobieren.

Die Erfahrungen der Homöopathin mit magnetisiertem Wasser

Auf ihren Rat hin las ich das *Organon* (die §§ 281-285) und es ist interessant, das der Magnetismus hier Erwähnung findet. Heute habe ich einen Versuch zur Arzneimitteldosierung mit magnetisiertem Wasser gemacht. Das magnetisierte Wasser potenziert die Arznei ohne jeden Zweifel mit einer Stärke, die jenseits aller Erwartungen liegt. Es scheint so, als würde die magnetisierende Wirkung auf das Wasser nur ein paar Tage anhalten. Ich verwendete Wasser, das einen Tag gestanden hatte. Meine arme Patientin nahm frisch magnetisiertes Wasser. Hüten Sie sich bloß davor! Ich bin ziemlich abgehärtet, was die Einnahme von Arzneimitteln angeht, aber diese magnetisierte Dosis hat mich heute wirklich aus der Bahn geworfen. Es geht sehr tief. Es fühlt sich wie eine neue Potenzenskala an. Ich frage mich, ob sie auf einer anderen Ebene als die Centesimal- oder Q-Potenzen wirken. Vielleicht werden sie eines Tages geeicht werden und einen "guten Platz" für die Behandlung von Fällen mit langdauernder Unterdrückung finden. Ich denke, dass der Hauptaspekt bei Magneten darin liegt, dass sie ganz allgemein gesicherter Grundlagen entbehren. Für Menschen mit chronischen Schmerzen mögen sie eine gute Sache sein, aber natürlich muss ich deshalb nicht selbst ohne sicheres Wissen arbeiten. Es folgt eine Beschreibung, wie ich mich nach der Einnahme einer einzigen Gabe einer Q-Potenz, die in einem Glas mit magnetisiertem Wasser, das einen Tag gestanden hatte, gefühlt habe.

Ich beginne meinen Tag normalerweise, indem ich eine Weile im Kaffeehaus studiere, bevor meine Termine anfangen. Heute morgen nahm ich meine übliche Dosis *Lycopodium* Q1 um 5.30 Uhr ein, dann ging ich zum Kaffeehaus, öffnete mein Notebook und zum ersten Mal seit Monaten war mir überhaupt nicht nach Studieren zumute! Es gingen mir viele tiefschürfende Gedanken im Kopf herum und mittendrin vergaß ich jedes Mal, woran ich eigentlich gedacht hatte. Ich verspürte Augenblicke von Schwindel. Ich hatte das Gefühl, in der Luft zu schweben, mein Kopf fühlte sich an, als würde er in die Höhe schweben. Um 10 Uhr vormittags war ich voller Energie, in Eile, und meine Stimme war lauter und so schnell, dass es mir Mühe bereitete, sie zu dämpfen und zu verlangsamen. Mein Kopf war wie beschwipst, aber kein bisschen schläfrig oder müde. Meine Gedanken flossen zu rasch. Ich hatte Probleme damit, Wörter auszusprechen, so als wäre mein Mund nicht schnell genug, um sich meinen Gedanken anzupassen. Mir war zu warm. Gegen 13 Uhr kam der Zusammenbruch. Ich fühlte mich niedergedrückt, traurig, unmotiviert, hatte keine Energie mehr und bekam dumpfe Kopfschmerzen – gar nicht so wie sonst. Schließlich schleppte ich mich zum Computer und hatte hier immerhin mehr Erfolg als zuvor bei der Beantwortung von Telefonanrufen oder der Bearbeitung von Fällen. Ich wagte es heute nicht, Arzneimittel anzufertigen! Ich hatte Angst, dass allein meine Berührung sie schon überpotenzieren könnte. Ich erhole mich und bin gespannt, wie ich mich morgen früh fühlen werde.

Am nächsten Morgen: Mein Magnetismus-Experiment scheint beendet zu sein. Heute fühle ich mich sehr gut. Geradezu großartig. Keine Probleme. Die Wirkung der magnetisierten Dosis schien nach 12 Stunden erloschen zu sein. Wenn ich mir überlege, wie stark diese Dosis war, bin ich ein wenig überrascht, dass die Wirkung so schnell vorbei war. Mein Schlaf war perfekt und meine Fallanalyse heute sehr produktiv, deshalb habe ich das Gefühl, wieder in Form zu sein.

Beurteilung
Vielen Dank, meine liebe Studentin, für die Wiederholung dieser Erfahrung der armen Patientin! Sie sind wirklich eine "echte" Ärztin! Sie haben keine langanhaltenden Wirkungen verspürt, weil Sie weniger empfindlich sind und Ihr Mittel bereits einige Zeit eingenommen hatten. Ihre LK erkannte das freundliche Mittel *Lycopodium*, obwohl sie verstimmt war, weil Sie es ohne Vorwarnung magnetisiert hatten und sie dadurch 12 Stunden lang aus dem Gleichgewicht gebracht wurde; in dieser Zeit kamen viele Prüfungssymptome von *Lycopodium* zum Vorschein. Dies erinnert mich daran, wie Homöopathiestudenten in früheren Zeiten Rache an den Allopathen nahmen, von denen sie geärgert worden waren. Sie gaben ein Kügelchen *Glonoinum* in das Wasser der Allopathen, was den gut bekannten Cluster-Kopfschmerz hervorrief. Wir haben nun eine noch bessere Methode: Geben Sie das Mittel in magnetisiertes Wasser und Ihre "Voodoo-Kräfte" werden Ihnen großen Respekt von Seiten der Allopathen einbringen!

Die Dosis spielt doch eine Rolle
– Eine Bemerkung zu Hahnemanns "Mikro-Lösungen"

Hier ist ein Fall von jemandem, dem ich nicht begegnet bin, der aber mein Buch *Hahnemann Revisited* gelesen hat, um sich selbst zu helfen.

P: Mein Arzt ließ mich Q-Potenzen von Arzneien aus einer 75ml-Tropfflasche (die ursprünglich mit etlichen mohnsamengroßen Globuli gefüllt war) mit acht bis zehn Schüttelschlägen nehmen. Ich weiß, dass diese Tropfflaschendosierung nicht Hahnemanns Vorgehensweise entspricht. Diese Tropfflasche reicht Monate, da immer nur ein Tropfen eingenommen wird. Nach einem Anpassungsprozess zu Beginn der Behandlung bin ich gut mit der täglichen Einnahme der Q1 gefahren. Bevor ich mit der Q1 fertig war, wurde mir die Q3 verordnet, was zu einer Verschlimmerung führte. Ich kehrte zur Q1 zurück, mit gutem Erfolg. Nach drei Wochen ließ die Besserung durch die Q1 nach. Für einen möglichst sanften Übergang nahm ich dann ein "Plussing" der Q1 vor (entsprechend Ihrem Buch), indem ich eine neue mit Wasser gefüllte Tropfflasche nahm und dieser zwei Tropfen derselben Q1 hinzufügte (die zu diesem Zeitpunkt bereits mehrere Hundert Schüttelschläge erhalten hatte). Mit diesem allmählichen Anstieg erzielte ich sofort hervorragende Ergebnisse. Wenn ich das Gefühl habe, dass die durch Plussing hergestellte Flasche der Q1 nicht länger wirksam ist, werde ich entsprechend der in Ihrem Buch beschriebenen Methode eine 125ml-Flasche der Q2 herstellen. Ich bin wirklich extrem empfindlich. Als Hahnemann sagte, dass solche Patienten "1000mal empfindlicher sein können", hat er nicht übertrieben. Das trifft genau auf mich zu. Kein Wunder, dass ich vor Jahren nach einer aggressiven und exzessiven Quecksilberchelatbehandlung eine komplette Überempfindlichkeit gegenüber meiner Umwelt entwickelt habe.

Beurteilung

Dieser Fall lehrt uns mehrere Aspekte. Zuerst einmal: Respektieren Sie die Empfindlichkeit des Patienten! Wie Sie sehen, versteht ein "alternativer" Arzt (und bitte stecken Sie einen guten Homöopathen nicht in dieselbe Kategorie) genauso wenig wie seine allopathischen Kollegen von der "Empfindlichkeit" des Patienten, was zu einer vollständigen Umweltüberempfindlichkeit des Patienten führte.

Hinsichtlich der homöopathischen Behandlung hat der behandelnde Homöopath möglicherweise die Mikro-Lösung von Hahnemann verwendet, daher ist es schon die Methode Hahnemanns, aber wie üblich befolgen viele nicht das wichtige Teilstück seines Ratschlags: "Macht es nach, aber macht es genau nach!"

Hahnemann schreibt:

> *CK (3), S. 13: So bequem aber auch diese Verfahrungsart ist, und so gewiss sie auch die Heilung langwieriger Krankheiten sehr befördert, so war mir gleichwohl die in der wärmern Jahreszeit für die unverdorben zu erhaltende wässerige Arznei-Auflösung zuzusetzende grössere Menge Weingeist oder Branntwein, oder die mehrern, zuzusetzenden Stückchen Holzkohle immer noch für manche Kranke anstössig.*

Beachten Sie, dass er von der Methode nach der 5. Auflage mit zumindest einer 125ml-Flasche und nicht von Q-Potenzen spricht, obwohl diese Methode auch bei Q-Potenzen angewendet werden kann. Er fährt fort:

> *CK (3), S. 13: Ich fand daher in der letztern Zeit folgende Verfahrungs-Art für sorgfältige Kranke vorzüglicher. Von einem Gemische aus etwa fünf Esslöffeln reinem Wasser und 5 Esslöffeln Franzbranntwein – tropft man 200, 300, oder 400 Tropfen (je nachdem die Arznei- Auflösung stärker oder schwächer werden soll) in ein Fläschgen, was davon über die Hälfte voll werden kann, worin das kleine Arzneipulver, oder das, oder die bestimmten Arzneikügelchen liegen, stopft es zu, und schüttelt es, bis letztere aufgelöset sind. Denn lässt man hievon 1, 2, 3, oder, nach Befinden der Erregbarkeit (Empfindlichkeit) und der Lebenskräfte des Kranken einige Tropfen mehr in eine Tasse fallen, worin ein Esslöffel Wasser vorhanden ist, was man dann stark umrührt und den Kranken einnehmen lässt, und, wo mehre Behutsamkeit nöthig ist, auch wohl nur die Hälfte davon, so wie sich ein halber solcher Löffel auch recht wohl zur gedachten äussern Einreibung gebrauchen lässt. (Anmerkung des Autors hinzugefügt.)*

Weitere Informationen zu den Miniatur-Arzneiauflösungen finden Sie in Kapitel 4. Wenn die Homöopathen weltweit Hahnemanns Dosierungslehre befolgen würden, wären unsere Erfahrungen relativ gleichartig, und wir könnten unsere Ergebnisse vergleichen. Auf diese Weise könnten wir unsere Daten zu den Methoden der Dosisanpassung teilen und eine Informationsquelle von beständigem Wert zusammentragen. Die Auflösung in einem Glas oder Teelöffel hat einen beruhigenden Effekt auf die LK. Sie verdünnt daneben den Alkoholgehalt der Arzneivorratsflasche (AVF), wodurch sie sich auch für Kinder und Menschen, die empfindlich auf Alkohol reagieren, eignet. Ich würde davon abraten, das Mittel direkt aus der Flasche einzunehmen, da dies zu unnötigen ähnlichen Verschlimmerungen führt. Eine Ausnahme bildet die extrem hyposensitive Gruppe, bei der wir der AVF mehr Kügelchen hinzufügen können (mindestens zwei oder mehr). Zusätzlich verabreicht man eine größere Menge der arzneilichen Auflösung (Esslöffel statt Teelöffel), welche dann dynamisch und dennoch sanft wirken wird, während man flexibel für zukünftige Anpassungen bleibt.

Der Homöopath beging den Fehler, "etliche" mohnsamengroße Globuli der Q-Potenz in die Tropfflasche zu geben. Nachdem Hahnemann mit den Q-Potenzen begonnen hatte, gab er nie mehr als zwei Kügelchen in die Flasche (zwei statt eines, um sicherzugehen, dass zumindest ein Kügelchen arzneilich war). Aber nie eine wahllose Anzahl von Globuli! Wir wissen nicht genau, ob der Patient Hahnemanns Methode weiter befolgte, aber wir wissen, dass es eine ähnliche Verschlimmerung gab, die durch die Anpassung der Dosis berichtigt wurde. Dann fand aus heiterem Himmel ein Sprung zur Q3 statt (die Ungeduld des Arztes?), der eine Verschlimmerung auslöste. Der Patient ist ganz offensichtlich überempfindlich (ich bin sicher, dass er dies mitgeteilt hat, da sein Zustand durch eine unverantwortliche Quecksilberchelatbehandlung verursacht war).

Hahnemann bezieht sich fortwährend auf die Empfindlichkeit (Erregbarkeit) des Patienten. Die Rückkehr zur Q1 war der richtige Schritt, und sie wurde täglich eingenommen. Dann "hörte sie auf" zu wirken. Ich nehme an, dass der Patient eine ähnliche Verschlimmerung infolge der mechanischen Wiederholung erlebte. Warum sage ich das? Weil der Patient entsprechend der Anweisungen in meinem Buch nun ein "Plussing" der Arznei vornimmt, die Lösung mit anderen Worten "verdünnt" und sie damit weniger stark wird (sehr viel weniger, wie er es beschreibt). Und sofort setzt die Besserung ein. Ich würde dazu raten, dass er bei dieser Lösung bleibt und sie *nach Bedarf* nach vorheriger Verschüttelung einnimmt. Was die Bemerkung des Patienten hinsichtlich des Übergangs auf die Q2 betrifft, so würde ich ihm nahe legen, dafür auf jeden Fall eine 250ml-Flasche zu verwenden, zwei Schüttelschläge und nur *bei Bedarf* einen Teelöffel aus dem *zweiten* Glas einzunehmen. Und sehr vorsichtig vorzugehen!

Die Beschleunigung der Heilung mit Q-Potenzen

H: Eine 48 Jahre alte Frau mit der Hauptbeschwerde eines rechtsseitigen, ca. 5 cm großen Knotens in der Brust (durch Thermographie festgestellt), geschwollenen Lymphknoten und Schmerzen in Brust und Arm. Erstmalig bemerkt im August

2002. Die Patientin beschloss, keine Biopsie vornehmen zu lassen. Die erste Konsultation fand am 14.04.03 statt. Das gewählte Simillimum war *Natrium muriaticum*, Q1, 125ml-Flasche, acht Schüttelschläge, 1 Teelöffel aus dem ersten Glas nach Bedarf.

- 09.05.03: Die Patientin klagt über Hitzewallungen und einen trockenen Mund. Fühlte sich großartig mit dem Mittel, gute Stimmung, mehr Energie. Nahm das Mittel täglich und hat es jetzt fast aufgebraucht. Die Hitzewallungen begannen vor zwei oder drei Tagen, ein neues Symptom. Sie trinkt wegen des trockenen Mundes auch mehr Wasser. Bei der Frage nach dem Knoten tastet sie danach und ruft: "Er ist weg!"
- *Beurteilung*: Abwarten.
- 20.06.03: Keine Hitzewallungen, kein trockener Mund; keine Symptome, nachdem das Arzneimittel ausgesetzt wurde. Fühlte sich gut seitdem, mit der Menstruation traten wieder Kopfschmerzen auf (altes Symptom).
- *Behandlung*: *Natrium muriaticum* Q2, 125ml-Flasche, zwei Schüttelschläge, 1 TL aus dem ersten Glas, nur bei Bedarf (die Q1-Flasche war aufgebraucht).
- 10.09.03: Die Patientin berichtet, dass das Mittel gut gegen ihre Kopfschmerzen geholfen hat; sie fühlt sich wohl. Hat das Mittel sehr selten genommen. Immer noch *Natrium muriaticum* Q2 nach Bedarf. Kein Anzeichen eines Brustknotens.

Beurteilung

Dies war ein sehr gut aufgenommener Fall eines meiner brillanten Studenten. Das Bemerkenswerte hier ist die schnelle Heilung des Tumors (innerhalb von drei Wochen oder weniger, nachdem er neun Monate gegenwärtig war). Hierin liegt der große Vorteil: Hahnemann behauptet, dass die für die Heilung benötigte Zeit bis auf ein Viertel reduziert werden kann (§ 246), und genau das ist hier passiert! Die Dosis wurde *nicht* mechanisch wiederholt, sondern nur, wenn es zu keiner bemerkenswerten Änderung nach der ersten Gabe kam (was jede folgende Dosis ausgeschlossen hätte). Mein Student erfüllte die Kriterien von § 246, um eine schelle Heilung zu erreichen.

Org § 246: *... und so weit schnellere Heilung erlangt werden könnte. Und dieß läßt sich auch, wie neueste, vielfach wiederholte Erfahrungen mich gelehrt haben, recht glücklich ausführen, unter folgenden Bedingungen: erstens, wenn die Arznei mit aller Umsicht recht treffend homöopathisch gewählt war – zweitens, wenn sie hoch potenzirt, in Wasser aufgelöst und in gehörig kleiner Gabe in, von der Erfahrung als die schicklichsten, ausgesprochenen Zeiträumen zur möglichsten Beschleunigung der Cur gereicht wird, doch mit der Vorsicht, daß der Potenz-Grad jeder Gabe von dem der vorgängigen und nachgängigen Gaben um Etwas abweiche, damit das, zur ähnlichen Arzneikrankheit umzustimmende Lebensprincip, nie zu widrigen Gegenwirkungen sich aufgeregt und empört fühlen könne, wie bei unmodificirt erneuerten Gaben, vorzüglich schnell nach einander wiederholt, stets geschieht.*

Es wurde tatsächlich das Simillimum gewählt (Arznei, Potenz und Dosis) und so akkurat angewendet, dass eine tägliche Dosis sicher über drei Wochen verabreicht werden konnte. Erst in den letzten zwei bis drei Tagen der Einnahme begann sie, einen trockenen Mund und Hitzewallungen zu entwickeln, *akzessorische* Symptome, die anzeigen, dass die Patientin beinahe das Ende dieser Schicht erreicht hat und nun nur noch seltene Dosen benötigt werden, um den Fall zu beenden. Mein Student befolgte Hahnemanns Rat:

> **Org § 248:** *So kann in chronischen Krankheiten, jede richtig homöopathisch gewählte Arznei, selbst die, an sich von langer Wirkungs-Dauer, in täglicher Wiederholung, Monate lang eingenommen werden, mit steigendem Erfolge. ... womit man so lange fortfährt, als der Kranke noch immer mehr Besserung davon spürt, ohne eine oder die andre, nie im Leben gehabte bedeutende Beschwerde davon zu erleiden.*

Es machten sich in der Tat erst am Ende akzessorische Symptome der Arznei bemerkbar, worauf mein Student seiner Patientin vernünftigerweise riet, die Q2 nur bei Bedarf einzunehmen, entsprechend ihren früheren Symptomen, auf die sich die Verschreibung begründete (u.a. Kopfschmerzen während der Menstruation). Hahnemann erläutert:

> **Org § 248:** *Zeigen sich hingegen bei fast täglicher Wiederholung der völlig homöopathisch passenden Arznei, zu Ende der Cur einer chronischen Krankheit, sogenannte (§.161) homöopathische Verschlimmerungen, so daß der Rest der Krankheits-Symptome sich wieder etwas zu erhöhen scheint (indem die, der ursprünglichen Krankheit so ähnliche Arznei-Krankheit, nun fast noch allein laut wird), dann müssen die Gaben entweder noch mehr verkleinert, und auch in längern Zeiträumen wiederholt, oder auch wohl mehrere Tage ganz ausgesetzt werden, um zu sehen, ob die Genesung keiner arzneilichen Hülfe mehr bedürfe ...*

Wie Sie sehen, befolgte mein Student die Anweisungen, die Hahnemann in obigem Paragraphen gibt, genauestens und erzielte dadurch eine perfekte Heilung mit täglichen angemessenen Gaben der Q-Potenz, selbst als eine offensichtliche Besserung stattfand. Glauben Sie, dass es mit einer trockenen Gabe entsprechend der 4. Auflage auch so schnell gehen würde, wo wir bereits *zu Beginn* akzessorische Symptome und ähnliche homöopathische Verschlimmerungen sehen und die Gabe nicht wiederholen können, solange die Besserung anhält?

Die Diagnose ist nicht alles
– Die eigentümlichen Symptome sind unsere Wegweiser!

H: Ein männlicher Patient rief mich an einem Tag mehrmals an und weinte, weil in seinen Ohren eine Verkalkung mit 65% "irreversiblem" Hörverlust diagnostiziert worden war. Was ihn am meisten erschreckte, war der Umstand, dass er vor ungefähr 40 Jahren als Folge von Retinitis pigmentosa sein Sehvermögen verloren hatte. Nun stand er vor der Möglichkeit, blind und taub zu werden. Ich hatte vor sechs Jahren die Gelegenheit, ihn wegen Panikanfällen zu behandeln, und *Arsenicum* half wunderbar, während Antidepressiva keine Wirkung gezeigt hatten. Er schwor damals, dass er, wenn er jemals wieder Probleme haben sollte, sofort homöopathische Hilfe suchen würde. Nun befand er sich ganz klar wieder in einem *Arsenicum*-Zustand, obwohl der NGS-Faktor das Hören von schlechten Nachrichten war. Ich gab ihm *Arsenicum* 1M als Splitdose; am Tag nach der ersten Dosis rief er mich an, um mir zu berichten, dass er sich ruhiger fühlte und seine Energie und sein Appetit zugenommen hätten. Dann sagte er, dass er das Gefühl hätte, dass sein Hörvermögen zurückkehrte – so als ob sein Kopf wieder frei würde. Er beschrieb es so, als wären seine Ohren verstopft gewesen; er hatte wirklich Schwierigkeiten gehabt, die Leute reden zu hören. Ich bemerkte, dass er mich kein einziges Mal bat, mich zu wiederholen, im Gegensatz zu dem vorherigen Telefonat.

Beurteilung

Dies ist ein perfektes Beispiel für einen Fall, in dem eine allopathische Diagnose einen Patienten davon abhalten könnte, einen Homöopathen aufzusuchen (da ihm gesagt wurde, dass seine Krankheit "unheilbar" sei!). Glücklicherweise ignorierte mein Student die Diagnose und konzentrierte sich, so wie man es tun sollte, auf die eigentümlichen Symptome des Falles. *Arsenicum* hat *Beschwerden durch Erwartungsangst (3), Angst, die ihn von Ort zu Ort treibt (3), Angst mit Furcht (3), Sorge um Erlösung (3), Verzweiflung an der Genesung (3), Wahnidee, verdammt zu sein (1) und Zweifel an der Genesung (2)* – all diese Symptome lagen bei dem Patienten vor. Und wissen Sie was? In Herings *Guiding Symptoms* finden wir unter *Arsenicum*: "Summen in den Ohren mit Schwierigkeiten zu hören, so als ob die Ohren verstopft wären. Schwerhörigkeit, kann die menschliche Stimme nicht hören" (1997, Vol. 2, S. 45). Eine perfekte Übereinstimmung, obwohl dieses Symptom erst berücksichtigt wurde, nachdem auf den mentalen und emotionalen Zustand des Patienten hin verschrieben worden war. Wie viele "unheilbare" Fälle laufen wohl dort draußen herum und werden nie von der Homöopathie profitieren? Und was ist mit dieser allopathischen Diagnose? Werden sie auch hier sagen, dass "die anfängliche Diagnose falsch war"?

Der richtige Zeitpunkt, um eine Nosode vorbeugend einzusetzen

H: Ein vierjähriger Junge hatte bei seinem Besuch vor zwei Jahren ein Ekzem im Gesicht, Nacken und auf der Rückseite der Beine. Seine Haut ist jetzt nach seltenen Gaben von *Graphites* C12 sehr schön geworden. Ungefähr zweimal im Jahr braucht er wieder eine Dosis wegen kleiner Ausschläge mit Rissen und Nässen hinter den Ohren. Sein anderes Problem sind schreckliche Allergien im Frühjahr und Nahrungsmittelallergien auf Nüsse und Samen. Im Mai gab ich ihm *Psorinum*, als er bereits an geschwollenen Augen und einer laufenden Nase litt. Das *Psorinum* half gar nicht, auch nach drei Wochen nicht, und so endete ich schließlich bei der Anwendung von *Allium cepa*, um ihn durch die Zeit zu bringen. Warum hat das *Psorinum* nicht geholfen? Und ist nun (August) die richtige Zeit, um es zu geben?

Beurteilung
Klassischerweise wird *Psorinum*, um die bestmöglichen Ergebnisse zu erzielen, kurz vor dem Beginn der Heuschnupfenzeit, also im März eines jeden Jahres, ein- oder zweimalig verabreicht. Es ist offensichtlich, dass hier bereits ein Akutmittel (*Allium cepa*) und keine Nosode angezeigt war, daher wird das Terrain des Patienten durch die Nosode nicht verändert. Statt ihm im August eine Nosode zu geben, ist es besser, ein Komplementärmittel wie *Phosphorus, Pulsatilla, Sulphur* oder *Thuja* zu verabreichen (welches auch immer angezeigt ist). Und vergessen Sie nicht die Mittelabfolge: *Allium cepa – Phosphorus – Sulphur*.

Welche Arznei zuerst?

H: Ich helfe einer Frau, die erstmalig im sechsten Monat schwanger ist und Zwillinge erwartet. Sie litt an Übelkeit und Reizbarkeit und reagierte gut auf *Sepia* 1M als Split-dose. Nach einer schweren Erkältung, die durch *Bryonia* gebessert wurde, bekommt sie nun wieder *Sepia* wegen Müdigkeit, Schweregefühl im Bauch und Druck oberhalb des Schambeins. Sie hat jetzt Verlangen nach Orangensaft, saurem Obst, Eis und Pizza. Sie ist sehr ängstlich, da die anderen Leute ihr erzählen, dass ihr ein Kaiserschnitt bevorsteht; außerdem hat sie Angst vor den Wehen. Sie kann Schmerzen nicht gut ertragen. Sollte ich jetzt *Medorrhinum* geben oder zwei bis drei Wochen warten und den Fall dann neu aufnehmen? Oder sollte ich *Sepia* weitergeben? Wann behandle ich ihre Erwartungsangst?

Beurteilung
Ihr mentaler und emotionaler Zustand bedarf mehr der Hilfe als ihre körperlichen Symptome. Das Druck- und Schweregefühl ist bei einer Erstgebärenden mit Zwillingen relativ normal, aber ihre Erwartungsangst ist der Aspekt, welcher in diesem Moment eine Behandlung erfordert. Welches Mittel? Kent sagte: "Die Frau (soll heißen, jede Frau; *Anmerkung des Autors*) ist aufgrund ihrer einfühlsamen und empfindlichen Natur eine *Aconitum*-Patientin." Hier sehen wir tatsächlich die

missliche Lage dieser Frau, "dass sie während der Geburt leiden und möglicherweise sogar sterben wird!" Es ist ihre erste Geburt und nun erwartet sie Zwillinge! Die Prüfungen von *Aconitum* zeigen, dass die Frau *von Ideen verfolgt wird, die sie nicht wieder loslassen*. Wir müssen schnell eingreifen, denn wenn diese Furcht bestehen bleibt, könnte es zu einer Fehlgeburt durch Schreck kommen ("Weibliche Geschlechtsorgane, Abort, durch Schreck").

Deshalb ist *Aconitum* das erste Mittel der Wahl, vorzugsweise als C200 oder 1M, mit täglicher Verabreichung als Split-dose, bis ihre Furcht sich legt. Dies gibt uns Zeit, das sykotische Miasma, das sein schreckliches Haupt zu erheben scheint, mit *Medorrhinum* zu behandeln. Aber eins nach dem anderen! *Sepia* scheint nicht mehr angezeigt zu sein, aber es kann später wieder auftauchen.

Die Erzeugung einer komplexen Krankheit

Diese Geschichte eines zehn Jahre alten Pferdes – Pferde können 30 Jahre oder älter werden – zeigt sehr schön, wie eine allopathische und antipathische Behandlung und die Vernachlässigung homöopathischer Gesetze zu einer unähnlichen Krankheit führt. Sie lehrt uns weiterhin, bei der Fallaufnahme äußerst präzise vorzugehen (ein gut aufgenommener Fall ist bereits zu 90% gelöst, H.C. Allen). Zum Zeitpunkt der homöopathischen Konsultation lautete die Diagnose Navicularknochensyndrom (das Os naviculare/Os tarsi centrale/Kahnbein ist der einzige Knochen der intertarsalen Reihe, i.e. der mittleren Reihe der Hinterfußwurzelknochen des Pferdes, A.d.Ü.); dieser Begriff dient der Beschreibung einer Lahmheit, die mit einer Erkrankung des Os naviculare zusammenhängt. Fehlen klinische Zeichen, kann keine röntgenologische Diagnose gestellt werden, da die röntgenologischen Befunde zufälliger Natur sein können. Ein Pferd, das an dieser Krankheit leidet, kann die meiste Zeit Schmerzen haben, obwohl es nicht immer möglich ist, die Ursache der Schmerzen herauszufinden.

Diese kann in Veränderungen des Knochens oder einer Entzündung des dazugehörigen Schleimbeutels (Bursitis) liegen. Hier zeigt sich wieder einmal der Modus operandi der Allopathie, die versucht, den Patienten (in diesem Falle das Pferd) einer bestimmten Kategorie zuzuordnen, um mit einem Behandlungsplan oder -protokoll aufwarten zu können. Selbst mit den bestmöglichen Hilfsmitteln und Geräten kann dies zu Verwirrung und oftmals zu therapeutischer Intervention führen, die vielleicht gar nicht notwendig wäre. Hier spiegelt sich sehr schön der Ausspruch Hahnemanns und Kents wider, dass wir *"keine Krankheit, sondern einen Patienten mit einer Krankheit behandeln"*, und *"dass die Symptome, die zu der Krankheit gehören, beim Auffinden des Simillimum von geringstem Wert sind"*. Hahnemann sagte schlicht, dass *"der Krankheitsname uns nicht interessiert"* (obwohl er für die miasmatische Diagnose schon von Bedeutung ist). Hier zeigt sich auch, welchen Kampf die Allopathie hinsichtlich der Ätiologie ausficht, da in dem vorliegenden Fall verschiedene Möglichkeiten bestanden. Und es bleibt die Frage: Wenn die Allopathen die Ursache herausfinden, ist es dann die wahre Ursache – eine Entzündung im schulmedizinischen Sprachgebrauch? Wir werden sehen, ob dies hier der Fall ist.

Wir wollen zuerst untersuchen, was mit dem Pferd geschehen ist. Ein gut ausgebildeter Homöopath versteht alles, was diesem Pferd widerfährt, besser als jeder nicht homöopathisch versierte Tierarzt. Im März 2001 erhielt das Pferd die üblichen halbjährlichen Impfungen gegen Enzephalitis, Tetanus, Tollwut, Influenza und Potomac-Fieber (die Impfungen erfolgen vom ersten Lebensjahr an). Seine erste Reaktion bestand in einem "Husten", der im darauffolgenden Frühling und Sommer von dem chronischen Bild einer rezidivierenden Atemwegserkrankung gefolgt wurde; dabei kam es zu schweren krampfartigen Hustenanfällen, welche Allergien zugeschrieben wurden, die es *nie* zuvor gehabt hatte. Gleichzeitig entwickelte sich auf der linken Schulter ein Sarkoid. Auf diesen Tumor wurde hochkonzentrierter Blutwurzextrakt aufgetragen, was zur Abschilferung der Haut und nachfolgender Haarlosigkeit führte. Kurz darauf erschienen erneut zahlreiche Sarkoide an derselben Stelle sowie an den Hintergliedmaßen und in der Mitte des Brustkorbs.

Im Juni 2001 wurde der Husten schlimmer, und das Pferd bekam einen schweren Krampfanfall, der mit Albuterol® (einem Bronchodilatator), einem Expektorans und zwei Methyl-Prednison-Injektionen am 5. und 6. Juli 2001 behandelt wurde. Seine tiefen unteren Atemwege sollten angeblich voller Schleim sein, weswegen es die Ausatmung mit Hilfe der Bauchatmung unterstützen musste und schließlich in einen chronischen als COPD (Chronic Obstructive Pulmonary Disease / COB = Chronisch obstruktive Bronchitis – Dämpfigkeit, A.d.Ü.) bezeichneten Zustand geriet.

Beurteilung

Die Impfungen waren der unglückselige Auslöser. Sie führten nicht zu einer ähnlichen Krankheit, sondern eher zur Inokulation einer "neuen" Krankheit, auf welche die LK reagieren musste. Auch wenn sie vielleicht bereits früher verabreicht wurden, erlag die LK schließlich dem Ansturm des Impfcocktails (Erstwirkung) und war daher nicht in der Lage, eine sekundäre Heilreaktion in Gang zu setzen (dazu muss man sich in Erinnerung rufen, dass diese Impfungen eine unähnliche Krankheit darstellen). Als Folge erhalten wir eine *neu erschaffene* Krankheit (Burnett bezeichnet sie als *Vakzinose*, obwohl sie, wie wir noch sehen werden, genau wie die Miasmen eine Vielzahl klinischer Erscheinungsformen haben kann). Nun hat das Pferd "Allergien", dies es *nie zuvor hatte*! Dies ist sehr wichtig, da es die *unähnliche, neu erzeugte Krankheit* mit *neuen* Symptomen widerspiegelt (*iatrogene Krankheit*, § 74).

H: Im Juni wurde das Pferd mit vermehrter Schleimbildung und einem Sarkoid auf der linken Schulter vorgestellt. Damit liegen zwei weitere sykotische Ausdrucksformen als Folge des "NGS Impfungen" vor, der *wahren* (von der Allopathie unerkannten) Ursache bzw. des Auslösers der Atemwegserkrankung. Das sykotische Miasma ist das perfekte Terrain. Woher wissen wir, dass dies stimmt? Weil wir die Impfungen kennen und wissen, dass all die zu beobachtenden Folgen sykotischer Natur sind; anders ausgedrückt, die Folgen stehen mit der Natur der Causa in Zusammenhang (Wurzeln und Zweige). Das Pferd wurde von 1999 bis 2001 jeweils im Frühjahr und Herbst und 2002 im Frühjahr geimpft. Wir wissen, dass das Pferd, seitdem die unähnliche Krankheit begonnen hat, sich auf dem Pfad stetiger Verschlechterung befindet, da folgende Behandlungen die Unterdrückung weiter vertiefen und in der Zukunft *komplexe* und immer schwieriger zu heilende Krankheiten erzeugen werden. Diese komplexe Krankheit schürt zu diesem Zeitpunkt (Sommer 2001) das sykotische Miasma, vor allem nach den suppressiven Cortisonspritzen – Cortison führt genau wie Impfungen zur Sykose und stimuliert diese weiterhin. Eine "natürliche" Salbe wurde lokal angewendet (natürliche Blutwurz), und die Haut schälte sich ab und blieb an dieser Stelle trocken und haarlos. Ein weiterer Tumor entsprang an der Brust des Pferdes (eine Woche später) und verschwand wieder nach einigen Tagen. Dies ist ein weiterer Beweis für die gute LK, die einen weiteren Tumor produziert, aber auch hier verschwindet dieser infolge einer stärkeren unähnlichen Krankheit (Lahmheit).

Beurteilung

Zu diesem Zeitpunkt versucht der Besitzer, in der Umgebung des Pferdes so viel wie möglich umzustellen, um es zu schützen. Ist dies hilfreich und heilsam? Hilfreich schon, da wir so versuchen, heftige auslösende Umweltfaktoren zu vermeiden, aber *nicht* heilsam, denn wie Hahnemann sagte:

> ***Org § 78:*** *Die wahren natürlichen,* chronischen *Krankheiten sind die, von einem chronischen Miasm entstandenen, welche, sich selbst überlassen und ohne Gebrauch gegen sie specifischer Heilmittel, immerdar zunehmen und selbst bei dem besten, geistig und körperlich diätetischen Verhalten, dennoch steigen und den Menschen mit immerdar erhöhenden Leiden bis ans Ende des Lebens quälen. … indem die robusteste Körper-Anlage, die geordnetste Lebensweise und die thätigste Energie der Lebenskraft, sie zu vertilgen außer Stande sind.*

Vielleicht hatte das Pferd bereits einen sykotischen Hintergrund, aber es steht fest, dass Impfungen, die in solcher Häufigkeit verabreicht werden, das sykotische Miasma verursachen. Es ist nur eine Frage der Zeit (sofern kein Schutz durch andere stärkere und unähnliche miasmatische Zustände besteht), bis die Gesundheit dieses Pferdes dadurch ruiniert wird.

Der behandelnde Homöopath gab aufgrund der Atemwegsprobleme *Kalium carbonicum* und *Calcium carbonicum* als Folgemittel (letzteres hielt er für das wahre Simillimum). *Bryonia* wurde als Akutmittel zur Behandlung von Hustenanfällen eingesetzt. Am Ende dieses Winters ging es dem Pferd gut, es bestanden keine Symptome einer Atemwegserkrankung mehr. Ist dies den Mitteln zuzuschreiben? Der Homöopath behandelte die akuten Krankheiten entsprechend ihrem Auftreten und versuchte, die LK anzuregen, indem er als

Konstitutionsmittel *Calcium carbonicum* verabreichte. Hätte er es besser machen können? Ja.

Das Simillimum hätte zumindest zwei Dinge abdecken sollen – die Ätiologie bzw. veranlassende Ursache (Impfungen) und das überaus aktive sykotische Miasma. War dies der Fall? Nein. Der Homöopath hat den Auslöser nicht erkannt. Die verabreichten Mittel wurden sicherlich nicht aufgrund ihrer antisykotischen Charakteristika gewählt. *Calcium carbonicum* konnte die LK des Pferdes zu einem gewissen Grad anheben, *falls* es tatsächlich sein Konstitutionsmittel war, was jedoch nicht feststeht. Auf Nachfrage erhielt ich ein weiteres Bruchstück an Information – was die absolute Notwendigkeit einer guten Befragung und guten Zusammenarbeit zeigt.

H: Am 5. Oktober 2000 erhielt das Pferd seine obligatorische Kombinationsimpfung. Am 17.10.2000 führte der Tierarzt eine Lahmheitsuntersuchung durch, weil das Pferd Anzeichen einer Lahmheit zeigte. (*Anmerkung: Dies war das erste Mal, dass die LK des Pferdes nach all den vorhergegangenen Impfungen der Wiederholungsimpfung unterlag.*) Der Tierarzt behandelte fünf Tage lang mit entzündungshemmenden Medikamenten und empfahl Polster für die Füße. Am 9.11.2000 wurde der Tierarzt erneut hinzugezogen, da das Pferd immer noch nicht in Ordnung war (*was zeigt, dass antipathische allopathische Medikamente noch nicht einmal schnell wirken!*). Nach weiteren Untersuchungen sagte der Tierarzt, dass das Pferd infolge unpassender Hufeisen Anzeichen eines früheren (fünf bis sechs Wochen alten) Abszesses im rechten Vorderfuß zeigte, wodurch es sehr empfindlich geworden war. Die Besitzerin feuerte den Hufschmied. Nach dieser Episode trat die Lahmheit ein ganzes Jahr lang nicht wieder auf.

Beurteilung

Zuerst einmal müssen wir eine gute timeline erstellen, aber wie Sie hier sehen, vergessen die Leute die Einzelheiten, wenn Sie nicht ganz direkt danach fragen. Und allopathische Ärzte sind in der Regel nicht so beharrlich, wenn es darum geht, die Ereignisse in der richtigen Reihenfolge festzuhalten, so wie wir es benötigen.

Zweitens ist der Abszess eine direkte Folge der Impfungen (ein Abszess ist gewöhnlich tuberkulinisch, syphilitisch oder sykotisch). Betrachten Sie den Zeitraum zwischen den Impfungen und dem Beginn des Abszesses. Er entwickelt sich *schnell*, was der Sykose entspricht. Wenn er syphilitisch oder tuberkulinisch wäre, wäre es zur Fistelbildung oder Nekrose und Knochenbeteiligung gekommen, was hier nicht der Fall ist. So wurde der Hufschmied zu Unrecht entlassen. Hier zeigt sich auch die gute LK des Pferdes, da es trotz weiterer Impfungen bis zum Frühling 2001 keine Symptome mehr zeigte.

H: Was geschah dem behandelnden Homöopathen nach als Nächstes mit dem Pferd? Um im nächsten Frühjahr, 2002, "Allergiesymptomen" vorzubeugen, wurde *Psorinum* (zwei Gaben im Abstand von einer Woche) verabreicht. Was passierte? Der hartnäckige Husten kehrte eine Woche später wieder! Aus diesem Grunde wurde das Pferd mit *Bryonia* behandelt.

Beurteilung

Normalerweise ist es richtig, *Psorinum* zur Vorbeugung von Allergien und Heuschnupfen zu geben, aber hier liegt die Sache anders. Warum?

Erstens hatte dieses Pferd vor der Impfgeschichte im Frühjahr 2001 keine Allergien. Das bedeutet, dass die Impfungen die Causa waren und nicht ein anderer Umweltfaktor wie Pollen. Wenn das Pferd vorher bereits Allergien gehabt hätte, würde ich diesen Schritt vollkommen befürworten. Nun ist der Husten zurückgekehrt. Normalerweise wird dies als gutes Zeichen gedeutet, da es der Heringschen Regel hinsichtlich des Wiederauftretens alter Symptome folgt, aber nur solange sich auch die Lahmheit bessert. Die Besitzerin erzählte mir jedoch, dass sie das Pferd im Winter viel weniger geritten hatte, und sie erinnerte sich daran, dass das Pferd im Frühjahr nach einem langen Ritt "etwas daneben" war und sie deshalb den Tierarzt gerufen hatte. War es schon vor der Frühjahrsimpfung "daneben"? "Ich bin mir nicht sicher, aber ich glaube schon." Daher ist unsere Schlussfolgerung, dass *Psorinum* wirklich nicht angezeigt war und die Lahmheit *nicht* besserte (die tiefste körperliche Ebene). Glücklicherweise hat es nicht geschadet. Was geschah als Nächstes?

H: Als das Pferd dieses Mal geimpft wurde, bekam es eine Split-dose *Thuja, einmalig nur für die Zeitdauer der Injektionen*. Eine Woche später (Mai) wurde *Calcium carbonicum* 1M (das der behandelnde Homöopath für das Konstitutionsmittel hielt) verabreicht. Im Juni fing das Pferd erneut an, lahm zu gehen, und im Juli erhielt es zur Linderung wieder Albuterol®. Ab Mitte Juli bekam das Pferd absolut kein Heu mehr (nachdem es im Allergietest stark positiv auf Schimmelpilze, Eiche und Timotheusgras reagiert hatte), und seitdem bestanden keine Atemwegsprobleme mehr. Aber es zeigt immer noch die anhaltende Lahmheit – die mit unbefriedigendem Erfolg mit *Ruta* und *Hypericum* 1M behandelt wurde.

Beurteilung

Die Lahmheit wurde wieder durch die Impfungen ausgelöst, welche die LK überforderten, insbesondere jetzt, da das Pferd aufgrund des besseren Wetters wieder verstärkt geritten wird. Sogar die Allergien kamen zurück, verschwanden aber "auf wundersame Weise", nachdem das Heu eliminiert worden war. Was ist passiert? Wenn die Lahmheit nun dauerhaft und *schlimmer* als vorher ist, bedeutet das, dass die beiden unähnlichen Krankheiten miteinander wetteifern und die stärkere (die Lahmheit) die schwächere (die Allergien) ersetzt und suspendiert oder *verdrängt* (*nicht heilt!*). Hat sich die LK durch die Entfernung des Heus gebessert? Vielleicht, aber das folgende Geschehen zeigt, dass die LK sich nicht wirklich verbessert hat und dass meine erste Annahme richtig war. Das Pferd zeigt jetzt erstmalig Gemütssymptome (was nie zuvor der Fall war). Es wurde zum ersten Mal im Leben aggressiv und schlug selbst nach seiner Besitzerin. Seit drei Tagen greift es nun auch ein anderes Pferd an, das seit einem Jahr mit ihm zusammen steht. Dies passiert v.a. zur Fütterungszeit, oder wenn sein Stallgenosse von einem Ausritt zurückkommt. Es liebt sein Futter, hat richtiggehend Heißhunger darauf, und es ist ziemlich faul, weshalb *angenommen* wurde, dass *Calcium carbonicum* sein Konstitutionsmittel sei. Aber es ist zu früh, diesen Schluss zu ziehen, denn das Pferd ist gerissen, versucht, sich vor der Arbeit zu drücken und liebt seinen Stall sowie Aufmerksamkeit.

Der Schaden geht tiefer und berührt nun auch die Gemütsebene, so dass es zum ersten Mal im Leben des Pferdes zu aggressivem Verhalten kommt. Dies ist die falsche Heilungsrichtung und endet in einer stärkeren unähnlichen Krankheit und weiteren Schwächung der LK! Wir erzielen hier keinen Fortschritt. Wir müssen handeln.

Warum reagiert das Pferd *jetzt* auf diese Weise? Welche Emotion führt zu diesem aggressiven Verhalten? Können wir die Gedanken des Pferdes lesen? Mit Sicherheit besteht ein Zusammenhang mit der Sykose, da sie in diesem Fall das aktive Miasma darstellt. Da das Pferd keine Fragen beantworten kann, müssen wir versuchen, seine Gedanken zu lesen. Sein aggressives Verhalten tritt besonders zur Fütterungszeit auf, und wenn sein Stallgenosse zurückkehrt. Vielleicht sieht es darin eine Situation, in der es jemand bestehlen oder verletzen will? Das hauptsächliche sykotische Gefühl, das damit einhergeht, ist Argwohn! Es hat den Verdacht, dass man ihm etwas stehlen will, v.a. sein Futter, und reagiert sofort darauf. Wenn das sykotische Miasma auf der körperlichen Ebene stark ausgeprägt ist, gewinnt es auch auf der emotionalen Ebene an Stärke. Sie können keine sykotische Erscheinungsform auf der physischen Ebene und eine syphilitische Ausdrucksform auf der emotionalen Ebene haben. (Merken Sie sich: "Atrophie/Abmagerung der unteren Extremitäten, nach Impfung" – *Malandrinum* und *Thuja* sind die einzigen Arzneien für dieses Symptom.)

Auf der Grundlage der gesamten Vorgeschichte, des NGS-Faktors und der sykotischen Erscheinungsformen wurde *Thuja* Q1, in einer 125ml-Flasche, acht Schüttelschläge, nach Bedarf zu geben, verschrieben; mit der Behandlung wurde am 1. Oktober 2002 begonnen.

H: 19.10.2002: *Thuja* Q1 ist aufgebraucht; es wurde täglich gegeben, da es nach der ersten Dosis zu einer stetigen, aber nicht bemerkenswerten Besserung kam. Ergebnis: Kein aggressives Verhalten, keine Lahmheit, nur der Tumor ist noch vorhanden. Alles andere war normal. Abwarten und *Thuja* Q2 nur dann, wenn die Symptome wieder auftreten.

Besitzerin: Im Oktober 2003 ist das einzige noch bestehende Symptom der Tumor auf der Schulter. Ich lasse jetzt das Blut meines Pferdes auf die Titer verschiedener Krankheiten untersuchen, um festzustellen, ob es die gesetzlich vorgeschriebenen Impfungen braucht. Dann bestehe ich darauf, dass der Tierarzt im Abstand von ein paar Wochen einzeln gegen die verschiedenen Krankheiten impft. Nach jeder Impfung werde ich eine Dosis *Thuja* als Q-Potenz geben. Im vergangenen Frühling hat das Pferd keine Reaktionen gezeigt. Im Moment lehne ich die im Herbst anstehende "Minimalimpfung" ab. Der Stallbesitzer zwingt mich zur Auffrischung, sonst muss ich den Stall verlassen, außerdem verlieren die Pferdetierärzte die Geduld mit mir. Der Husten und die Atemwegsprobleme traten letzten Monat nur zwei

Tage lang auf und waren überhaupt nicht ernsthaft (seltsamerweise während dieses stürmischen, feuchten Hurrikans).

Beurteilung

Wie wir sehen, sind die Impfungen zwar der Auslöser, aber einige sind gesetzlich vorgeschrieben. Zum Glück ist die Besitzerin clever genug, den Tierarzt Einzelimpfungen geben zu lassen, um den Schlag gegen die LK zu vermindern; und als zusätzlichen Schutz gibt sie dem Pferd eine Dosis *Thuja* als Q-Potenz. Die zwei Tage Atemnot kamen nicht überraschend, da sie unter extremen Bedingungen auftraten: während eines heftigen, feuchten (Sykose!), stürmischen Hurrikans, der die LK des Pferdes bedrohte. Dies zeigt uns, dass die Behandlung mit *Thuja* das sykotische Miasma zum großen Teil überwunden hat. Wir sehen, dass die Besitzerin mit der fortwährenden Anfachung und Auslöschung dieses Miasmas kämpft. Heutzutage ist es nicht leicht, das Gleichgewicht zu finden.

H: Februar 2004: Abgesehen von den Auswüchsen auf seiner Schulter scheint es seit Kurzem eine Art arthritischer Entzündung der Hufe zu haben. Es war bei windigem Wetter und bei Wetterwechsel von kalt zu warm etwas kurzatmig. Es reagierte sofort auf *Arsenicum* C200 als Split-dose. Die Besitzerin verlangte wieder, dass die Frühjahrsimpfungen als Einzelimpfungen im Abstand von mindestens zwei oder drei Wochen erfolgten, und gab *Thuja* Q4 (dieselbe Flasche von letztem Jahr) vorbeugend vor und nach den Impfungen. Interessanterweise entwickelte das Pferd während dieser vorbeugenden Behandlung mit *Thuja* Q4 einen Hautausschlag mit Haarausfall, der durch eine Dosis einer tieferen Potenz derselben Arznei schnell beendet wurde.

Beurteilung

Das sykotische Miasma erhebt von Zeit zu Zeit sein abscheuliches Haupt. Jedoch ist die Situation anscheinend durch wohlüberlegte Gaben von *Thuja* Q4 als Unterstützung bei den Impfungen leicht unter Kontrolle zu bringen. Das Auftreten des Hautausschlages – eine klassische Ausdrucksform, um die chronische Krankheit nach außen zu bringen – verschwindet rasch (und das Fell wächst wieder nach), was darauf hinweist, dass die Sykose mehr und mehr unter Kontrolle ist. Wir werden auf das Erscheinen des nächsten anstehenden aktiven Miasmas achten.

Die Notwendigkeit eines akuten interkurrenten Mittels

P: Ich bin mit Giftsumach in Kontakt gekommen, habe es aber abgelehnt, etwas einzunehmen, weil das chronische Mittel, das ich zur Zeit nehme (*Causticum*), so gut wirkt. Ich befürchte, den ganzen Erfolg der letzten Zeit zunichte zu machen, wenn ich ein anderes Mittel gegen die Sumachvergiftung nehme.

Beurteilung

Hier ist ein perfektes Beispiel für den Fall, über den Hahnemann in §S 73 schreibt, wo eine klare Ätiologie vorliegt und das akute Ereignis heftig genug ist, um nach einem akuten interkurrenten Mittel zu verlangen, beispielsweise *Rhus tox., Lilium tigrinum, Anacardium* – welches auch immer das Simillimum in diesem Fall einer Rhusvergiftung ist. Mit der Verabreichung des chronischen Mittels bei einer unähnlichen Krankheit fortzufahren, würde die LK in Unordnung und Verwirrung stürzen. Was würde geschehen? Akzessorische Symptome des chronischen Mittels (*Causticum*) würden eine noch komplexere Krankheit erzeugen. Die akute, heftige unähnliche Krankheit (Rhusvergiftung) suspendiert die chronische natürliche *Causticum*-Erkrankung. Ist der akute Anfall vorüber und kehrt das *Causticum*-Bild zurück, können Sie mit dem *Causticum* dort fortfahren, wo Sie aufgehört haben.

Der Wechsel eines miasmatischen Zustandes

H: Ich habe einen Fall eines fünf Monate alten weiblichen Babys mit Ekzem und Asthma. Die Mutter hat während der Schwangerschaft keine Medikamente genommen. Das Baby reagiert allergisch auf Tiere – es bekommt Nesselausschlag und kratzt sich, läuft rot an und hustet die ganze Nacht bis zum Erbrechen. Bei der Geburt hatte es Nasenausfluss, und das Ekzem begann ein paar Wochen später. Der Husten fängt gegen 8-9 Uhr abends an, wird morgens aber eindeutig schlimmer, wenn es gegen 5 Uhr aufwacht. Das Ekzem trat bereits kurz nach der Geburt am Kopf, an den Händen und Füssen auf. Die erste Impfung erfolgte mit fünf Tagen, bisher hat es acht Impfungen bekommen. Der Vater leidet seit seiner Kindheit an Asthma, und die Mutter reagiert auf alles allergisch (Gräser, Bäume, < Frühling und Herbst). Die Schleimbildung und der Husten konnten mit *Natrium sulphuricum* (C6, 125ml-Flasche, zwei Schüttelschläge, 1 TL aus dem ersten Glas) völlig behoben werden. Das Ekzem wurde schlimmer, sogar ein wenig blutig. Die Blasen sind meistens mit einer klaren Flüssigkeit gefüllt und die Haut fühlt sich heiß an. Jetzt wacht es um 3 Uhr nachts auf, was noch nie der Fall war. Dann muss die Mutter es füttern, was ebenfalls ungewöhnlich ist.

Beurteilung
Wir haben ein "geändertes" Bild mit einem "neuen" Symptom (Erwachen gegen 3 Uhr nachts). *Natrium sulphuricum* hat eindeutig eine Besserung bewirkt und bis zu einem gewissen Grad das vom Vater geerbte sykotische Miasma überwunden (wir können oft feststellen, dass das Miasma das Geschlecht wechselt und wie in diesem Fall vom Vater auf die Tochter übergeht). Das Erwachen um 3 Uhr nachts erfordert Mittel wie *Sulphur* und *Thuja*! *Thuja* ist komplementär zu *Natrium sulphuricum* und ganz offensichtlich ein großartiges Mittel für den NGS-Faktor Impfungen (3), aber dies gilt auch für *Sulphur* (3). Die Entscheidung fällt nicht leicht, da das psorische Miasma bei der Mutter sehr stark ausgeprägt ist. Aber der Hunger zu dieser Zeit, das blutige Ekzem, die bei Berührung heiße Haut, das Erwachen um 3 Uhr nachts und die Verschlimmerung um 5 Uhr weisen insgesamt eher auf *Sulphur* als auf *Thuja* hin. *Sulphur* ist ein dreifach antimiamatisches Mittel, daher deckt unsere Wahl alle prädisponierenden miasmatischen Zustände ab. Und

wenn die Impfungen die Ursache der Exazerbation sein sollten, ist *Sulphur* natürlich ein fettgedrucktes Mittel für "üble Folgen von Impfungen".

H: Aufgrund meiner Beobachtungen verordnete ich *Thuja* C6 (125ml-Flasche, zwei Schüttelschläge, 1 TL aus dem ersten Glas). Nun ist das Gesicht des Babys geschwollen und fleckig, und es hat dreimal erbrochen. Die Eltern sind außer sich! Wie kann ich das wieder rückgängig machen?

Beurteilung
Es geht hier nicht darum, irgendetwas rückgängig machen zu müssen. Es zeigt, wie Hahnemann sich dem Patienten annäherte, als er der Gabe von "Wechselmitteln" bezichtigt wurde. Es ist offensichtlich, dass die sykotische Schicht, die vom Vater vererbt und durch die Impfungen in den ersten Lebensmonaten des Babys verschlimmert wurde, durch die Gabe von *Natrium sulphuricum* gemäß der Split-dose-Methode rasch aufgelöst wurde. *Natrium sulphuricum* und *Thuja* haben alles getan, was sie konnten und sollten. Es sollte uns nicht überraschen, dass sich nach der Überwindung des sykotischen Miasmas nun der nächste stärkere miasmatische Zustand, die Psora, zeigt. Die gegenwärtigen Symptome des Babys weisen in der Tat auf das Wiedererscheinen der Psora hin (welche von dem aktiven sykotischen Zustand suspendiert worden war). Wir müssen nun das von der Mutter vererbte psorische Miasma behandeln, um dieses miasmatische Aufflackern zu korrigieren und dem Baby einen bestmöglichen Start ins Leben zu ermöglichen.

Das psorische Miasma wird am besten mit *Sulphur* überwunden (mit Hinblick auf die obigen Feststellungen). In kleinen und sehr seltenen Gaben entsprechend der 5. Auflage wird *Sulphur* dazu führen, dass Mutter und Kind glücklich und zufrieden sind.

Die auffallende Reaktion gemäß § 246?

H: Ich hatte einen Patienten mit einer 28 Jahre währenden Vorgeschichte von schwerer Psoriasis mit wiederholter Unterdrückung durch kortisonhaltige Salben. Ich verabreichte das Mittel, welches ich für das Simillimum hielt; nach einer trockenen Gabe *Lycopodium* 1M verschwand die Psoriasis am folgenden Tag. Sie kehrte sechs Monate lang nicht zurück. Dann wiederholte ich das *Lycopodium* (als 1M), aber nichts geschah. Ist es Zeit für eine Nosode?

Beurteilung
Als Hahnemann in § 246 forderte, die Gabe im Falle einer "merklich fortschreitenden und auffallend zunehmenden Besserung" nicht zu wiederholen, hatte er sicherlich *nicht* dieses Szenario vor Augen! Was stimmt hier nicht?

Bei der Psoriasis handelt es sich möglicherweise um die weltweit häufigste Hauterkrankung – 60% aller Hautkrankheiten werden mit dem Stempel Psoriasis versehen. Aber sie ist auch eine der am schwierigsten homöopathisch zu behandelnden Erkrankungen (dies um so mehr, wenn sie durch unterdrückende schulmedizinische Behandlungen und wunderverheißende "natürliche" Salben verkompliziert wird), da sie eine Kombination von drei Miasmen darstellt (Psora = Haut, Sykose = dicke Krusten, Syphilis = Blutung). Der trimiasmatische Charakter und die herkömmliche unterdrückende Behandlung, welche mit diesem Zustand einhergehen, führen dazu, dass eine Heilung schwer zu erzielen und zeitraubend ist. Was können wir nach einer Gabe *Lycopodium* erwarten – *falls* es tatsächlich das Simillimum war? Bei so massiver Unterdrückung in der Vergangenheit ist eine "sanfte" Heilung entsprechend § 2 *nicht* möglich. Wir müssen in der Tat eine ähnliche Verschlimmerung erwarten, und der Homöopath beging einen weiteren Fehler, in dem er eine viel zu hohe Potenz verwendete. In diesem Fall wäre eine C6 als Split-dose am besten gewesen. Wenn die Psoriasis des Patienten am nächsten Tag verschwand, dann aus dem Grunde, dass der Homöopath den Zustand genauso *unterdrückt* hat wie ein Allopath es getan hätte! Wenn *Lycopodium* wirklich das Simillimum wäre, hätte es, insbesondere in einer derart hohen Potenz, dazu führen müssen, dass die Symptome weiter *nach außen* getrieben worden wären.

Die Krankheit muss anders ausgedrückt entsprechend der Heringschen Regel von innen nach außen gehen. Der Patient hätte es als "Verschlimmerung" bezeichnet, aber der Homöopath hätte angesichts einer solchen Reaktion vom Beginn der Heilung gesprochen.

Nun geht die "Heilung" in die falsche Richtung, und wir können sicherlich den Schluss ziehen, dass das Mittel falsch war. Die LK des Patienten brauchte sechs Monate, um den Ausschlag zurückzubringen. Und wie viele mentalen und emotionalen Symptome sind in dieser Zeit aufgetreten? Sie sollten den Patienten natürlich nicht gleich in der ersten Woche nach einer solchen "Wunderheilung" danach fragen, wie er sich fühlt. Wer wäre nicht glücklich, nach 28 Jahren ein solch hässliches Übel loszuwerden? Aber nach der anfänglichen Freude müssen irgendwann mentale und emotionale Symptome erschienen sein. Es versteht sich von selbst, dass sowohl der Homöopath als auch der Patient vor lauter Freude über ihren vorherigen Erfolg nichts Eiligeres zu tun hatten, als das magische Mittel zu wiederholen, sobald die Psoriasis wieder auftrat.

Hahnemann warnt uns vor solch "wundersamen" Heilungen:

> *CK (1), S. 156: Doch auch, wenn eine plötzliche, ungemeine, auffallende Besserung eines langwierigen großen Uebels gleich auf die erste Gabe einer Arznei erfolgt, da entsteht mit Recht viel Bedenklichkeit, daß das Mittel nur palliativ gewirkt hatte und daher nie wieder, selbst nicht nach Zwischenmitteln, wieder gegeben werden dürfe.*

Wirklich eine ernüchternde Botschaft! Beachten Sie, dass er von einem "langwierigen großen Übel" spricht: Die Psoriasis ist sicherlich eine solche Krankheit! Wenn man diesen Fall aus Hahnemanns Blickwinkel betrachtet, sollte *Lycopodium niemals* wieder gegeben werden, selbst wenn zwischenzeitlich andere Mittel verabreicht werden!

Solche unterdrückenden Maßnahmen

selbst mit homöopathischen Arzneien erzeugen mit Sicherheit eine noch komplexere Krankheit. In Kapitel 12, Szenario #8, *Entferntes Simile und/oder unterdrücktes Symptom*, finden Sie einen anderen Fall homöopathischer Unterdrückung.

Die echte auffallende Besserung ist eher selten und von anderem Charakter. Ich habe einige Male ins Schwarze getroffen. Einmal war es ein schwerer Fall von rheumatoider Arthritis (RA) bei einem Patienten, der auf eine Gabe *Antimonium crudum* Q1 nicht nur einen Monat lang von allen Schmerzen befreit war, sondern auch mit besserem Schlaf, gesteigerter Energie und (wer würde es bezweifeln!) einer neuen Lebensperspektive reagierte. Anders ausgedrückt, es kam zu einer wunderbaren Besserung auf allen drei Ebenen – körperlich, emotional und mental. Hahnemann vertraute uns an, wie selten dies zu seiner Zeit geschah. In der heutigen Zeit, mit so vielen unterdrückenden Maßnahmen, sind solche wundersamen Reaktionen tatsächlich noch viel seltener. Am Rande bemerkt, der Rheumatologe dieses Patienten war so beeindruckt, dass er eine "Studie" zu RA und *Antimonium crudum* durchführen wollte. Natürlich habe ich nie von einer solchen Studie gehört, vielleicht weil der allopathische Arzt feststellen musste, dass die Homöopathie keine Allopathie mit den entsprechenden Schemata ist!

Akzessorische Symptome

H: Ich habe einen Fall einer Frau, bei der vor einem Jahr MS diagnostiziert wurde. Seitdem die Ärzte ihr die Diagnose mitgeteilt haben, ist sie hochgradig depressiv. Sie macht sich Sorgen um Geld und über die Tatsache, dass "ihr Leben vorbei ist". Sie musste eine Arbeit aufgeben, die sie liebte, und nun hasst sie den Umstand, dass sie ihren Ehemann um Geld bitten muss. Ich gab ihr *Aurum* C200, 125ml-Flasche, sechs Schüttelschläge. Sie erlebte eine großartige Besserung all ihrer mentalen und emotionalen Symptome. Aber nach jeder Dosis tritt ein Problem auf. Sie verspürt einen Druck oder Schmerz unterhalb der Rippen, der die ganze Nacht anhält. Ich las in den Prüfungen nach und fand u.a. auch dieses Symptom. Zweite Dosis: zwei Schüttelschläge, 1 TL direkt aus der Flasche. Dritte Gabe: zwei Schüttelschläge, 1 TL aus dem ersten Glas. Nach der ersten und zweiten Dosis berichtete sie über Besserung auf der Geistes- und Gemütsebene, hatte aber Schmerzen unterhalb der Rippen. Nach der dritten Gabe trat kein Druck auf, aber sie empfand keine mentale oder emotionale Besserung. Was soll ich jetzt machen?

Beurteilung

Diese Geschichte zeigt, dass das Arzneimittel richtig war, in der Tat war es fast das Simillimum. Wir sehen *Aurum* in dieser stolzen Frau, die sich Sorgen um Geld macht und nun depressiv ist, weil sie glaubt, dass ihr Leben dem Ende zugeht. Ihre Reaktionen auf der mentalen und emotionalen sowie auf der körperlichen Ebene waren abgesehen von diesem einen akzessorischen Symptom von *Aurum* großartig. In der Tat finden wir in Herings *Guiding Symptoms* "Druck in den Hypochondrien, wie durch Flatulenz; < nach Trinken oder Essen, und Bewegung" (1997, Vol. 2, S. 296). Normalerweise sollten wir, wenn nur ein einziges akzessorisches Symptom auftritt, während sich alles andere außerordentlich bessert, überhaupt nichts verändern. Aber dieses eine Symptom scheint sehr unangenehm zu sein, deshalb müssen wir eingreifen (vielleicht haben wir hier eine empfindliche Patientin, während beispielsweise ein *Sulphur*-Charakter dies als überaus kleinen Preis für eine derartig überragende Besserung ansehen würde). Wir sehen, dass die Patientin nach der 5. Auflage vorging, die Arzneigaben aber direkt aus der Flasche einnahm. Als sie dann die dritte Dosis aus dem Glas nahm, war keine Besserung sichtbar. Die Lösung ist einfach: Man steigert die Anzahl der Schüttelschläge auf acht und lässt die Patientin weiter 1 TL aus dem ersten Glas nehmen. Auch wenn es vielleicht nicht sofort geschieht, so wird doch irgendwann der Punkt erreicht werden, an dem sie durch die Gabe die erforderliche mentale und emotionale Unterstützung ohne das störende akzessorische Symptom erhalten wird. Dies passiert, weil jede nachfolgende Gabe stärker als die vorherige ist. Wir werden das Simillimum bestimmt finden, denn das Mittel war von Beginn an richtig. Es ist lediglich eine Frage der *Dosierung*!

Diese Kategorie von Fällen verdeutlich die Flexibilität der Split-dose-Methode, ohne kostbare Zeit zu verlieren oder den Patienten unnötig leiden zu lassen, wie es bei der Verschreibung nach der 4. Auflage der Fall ist. Selbst der große Dr. C. Burnett lehrte, dass man manchmal im Wechsel verschlimmern und antidotieren müsste, um das gewünschte Ziel zu erreichen. Aber nicht mit dieser Methode!

Das Versprechen von § 246 der 5. und 6. Auflage – Die Verkürzung der für die Heilung benötigten Zeit um 50 bis 75%

H: Ich habe einer Frau mit schweren Depressionen *Aurum* 10M verabreicht. In der Vergangenheit habe ich trockene Einzelgaben ein- oder zweimal an einem Tag gegeben. Wie soll ich nach der Methode der 5. Auflage vorgehen? Ihre Depression entspricht einem akuten Zustand, sollte sie deshalb ein Glas zubereiten und nur eine Dosis einnehmen, oder für den Fall, dass es hilft und sie mehr davon benötigt, gleich eine Flasche zubereiten? Diese Frau hat ihr erstes Kind während der Geburt verloren. Der Verlust führte zu paranoiden Wahnvorstellungen und Verfolgungswahn, die mit einer Gabe *Kalium bromatum* Q1 schnell aufgelöst wurden. Nun hat die Depression eingesetzt, und zwei weitere Dosen *Kalium bromatum* haben nicht geholfen. Die Patientin ist hörgeschädigt, und die unterdrückenden Medikamente, die sie wegen ihrer Wahnvorstellungen nahm, haben ihr Hörvermögen noch stärker beeinträchtigt. Nun kann sie sich selbst nicht einmal Gitarre spielen hören, was eine der wenigen Freuden in ihrem Leben war.

Beurteilung

Meine hervorragende Studentin hat in *Kalium bromatum* mit seinem Verfolgungswahn und den paranoiden Wahnvorstellungen (*Wahnideen: soll verhaftet werden;*

Verschwörung gegen ihren Vater; verdammt zu sein; ist das Ziel für Gottes Rache; das Leben ist bedroht; wird von der Polizei verfolgt) in Verbindung mit Schuldgefühlen wegen des toten Kindes das korrekte Simillimum erkannt. Nach einer Dosis *Kalium bromatum* folgte eine *sofortige* Auflösung ihrer Paranoia, obwohl die Einnahme von starken antipsychotischen Arzneien über zwei Monate keine Wirkung gezeigt hatte (das gibt Ihnen eine Ahnung von der Kraft und Geschwindigkeit von Q-Potenzen!) Dann setzte eine schwere Depression mit Schuldgefühlen ein, und wir erkennen den Verlust ihres Lebensinhalts (ihr Kind, ihr Gitarrespiel) und "Verzweiflung bei den Schmerzen" – emotionalen Schmerzen in diesem Fall. Dies stellt im Grunde eine Besserung ihres Zustandes dar, denn ihre Wahnideen (die tiefste mentale Ebene) sind einer Depression gewichen. Zweifellos ist hier *Aurum* 10M entsprechend der 5. Auflage (125ml-Flasche, acht Schüttelschläge, Einnahme nach Bedarf, bis die Depression weicht) angezeigt. Beachten Sie, dass **jede** Gabe vor der Verabreichung achtmal verschüttelt werden muss.

Folgekonsultation

H: Sie nahm 1 TL *Aurum* nach acht Schüttelschlägen aus der Flasche und schlief ein. Als sie erwachte, fühlte sie sich besser, nahm aber etliche weitere Gaben innerhalb der nächsten zwei Tage. Sie hatte das Gefühl, dass das Wissen, das Mittel nach Bedarf nehmen zu können, ihr Halt gab. Sie nahm die Arznei das ganze Wochenende hindurch und schlief. Sie berichtete, dass sie sich seit gestern schließlich "im Frieden" fühlen würde. Ich warnte sie, dass sie das Mittel nicht mehr einnehmen sollte, außer wenn sie es wirklich brauchte.

Folgekonsultation 12 Tage später

H: Seitdem meine Patientin *Aurum* genommen hat, ist ihre suizidale Depression erhöhter Reizbarkeit, Ärger und an manchen Tagen einem Kummergefühl gewichen. Nun überwiegen Furcht und erhöhte Empfindsamkeit. Sie sagt: "Negative Dinge belasten mich außerordentlich... (Ich bin) hochgradig reizbar und empfindlich gegenüber allem. Mir ist so, als müsste ich schreien, aber es wird alles in mir unter Verschluss gehalten." Sie hat große Angst davor, wieder in einem *Kalium bromatum*- oder *Aurum*-Zustand zu enden. Sie ärgerte sich sehr über die allopathische Behandlung, die sie erhalten hatte, und zeigte Zorn und Entrüstung. Deshalb gab ich ihr *Staphisagria* Q1, 125ml-Flasche, vier Schüttelschläge. Nach einer Dosis erwachte sie ganz aufgewühlt, mit schrecklichen Rückblenden, über die sie aber nicht sprechen kann. Deswegen antidotierte ich das Mittel. Ich hielt *Staphisagria* für richtig, aber vielleicht war die Dosis zu groß? Ich habe ihr nahegelegt, erst einmal abzuwarten.

Beurteilung

Hier sehen wir wieder eine Besserung ihres Zustandes, was dem vorherigen Simillimum *Aurum* zu verdanken ist. Sie hat sich von "Selbstmordneigung", welche zu der tiefsten emotionalen Schicht gehört (der grundlegendste menschliche Instinkt, das Leben zu erhalten, ist verloren gegangen), zu einem Zustand mit Reizbarkeit und Ärger, in dem wir leicht das Symptom

"Warum ich?" erkennen, weiterentwickelt. Sie durchlebt die verschiedenen Stadien von Kummer, und nun kommt Zorn hoch. Dies ist ein neues Bild, anders ausgedrückt, das Selbstmord-Bild ist nicht wiedergekehrt, sondern jetzt verändert, und erfordert damit ein neues Mittel. Wir können nur über die Geschwindigkeit des Simillimum, das nach der Methode der 5. Auflage verabreicht wurde, staunen.

Aber war *Staphisagria* das richtige Mittel? Natürlich folgt es *Aurum* sehr gut. Trotzdem hat es nur wenig bewirkt, und die LK verlangte wieder mit verstärkter Kraft nach der korrekten Arznei. Erregung, Rückblenden und Verschlossenheit waren lediglich eine Erweiterung der vorherigen Symptome. War es notwendig zu antidotieren? Vielleicht nicht, solange das richtige Arzneimittel verabreicht wird. Aber meine Studentin hat es nicht darauf ankommen lassen und bereits antidotiert. Diese Patientin bleibt in einem kummervollen Zustand, eigentlich hat sie gerade erst angefangen, ihren Kummer zu empfinden und Ärger und Empfindsamkeit zu zeigen (*leicht beleidigt*). Sie spricht davon, dass alles wie in ihr eingemauert ist und nicht herauskommen kann (*unterdrückter stiller Kummer; hartnäckige Gedanken; von unangenehmen Gedanken verfolgt; quälende Gedanken; Gedanken aus der Vergangenheit; Ärger mit Lebhaftigkeit; Beschwerden durch unterdrückten Kummer; Ärger mit blassem, lividem Gesicht*). Sie ärgerte sich auch über die allopathische Behandlung, die sie erhalten hatte (*Hass auf Menschen, die sie beleidigt haben*). Sie haben es zweifellos bereits erraten – hier liegt das Bild von *Natrium muriaticum* vor. Die Entwicklung von *Kalium bromatum* über *Aurum* zu *Natrium muriaticum* ist sehr zu begrüßen und wurde auf die schnellstmögliche Weise erzielt (dies wäre mit der trockenen Gabe gemäß der 4. Auflage nicht gelungen). Sie wären überrascht, wie leicht *Natrium muriaticum* mit *Staphisagria* verwechselt wird. Ich empfahl *Natrium muriaticum* Q1, 125ml-Flasche, acht Schüttelschläge, jeden Abend aus dem ersten Glas, bis zum Eintritt einer Veränderung.

Folgekonsultation

H: Gestern haben wir telefoniert (*vor der ersten Dosis Natrium muriaticum*), und die Patientin wanderte zeitweise herum, um dann wieder zusammengerollt auf dem Sofa – dem "einzigen sicheren Platz" – zu liegen. Sie erzählte mir, dass ihre Beine "eingefroren" seien und sie sich nicht bewegen könne. In Margaret Tylers *Homeopathic Drug Pictures* fand ich das Symptom "Paralyse durch Ärger und Gemütserregung". Sie nahm gestern die erste Dosis *Natrium muriaticum* (20 Tage nach *Kalium bromatum*) und schlief tief und fest; als sie aufwachte, war sie ruhiger. Nachdem sie drei Tage auf dem Sofa verbracht hatte, konnte sie aufstehen, den Abwasch machen und das Abendessen zubereiten. Aber am nächsten Morgen berichtete sie mir, dass sie in der Nacht wieder allgemeine Furcht empfunden hatte, allerdings nicht in absolute Panik geraten war. Deshalb wird sie das Mittel wiederholen, da sie immer noch diese ängstliche Erregung verspürt. Ich trug ihr auf, das *Natrium muriaticum* nur viermal zu verschütteln, da sie sehr empfindlich ist. In der darauffolgenden Nacht erwachte sie mit Ängsten, Gedanken und Rückblenden, die so heftig waren, dass sie fürchtete, wieder ins Krankenhaus gehen zu müssen. Da ich nichts zu verlieren hatte, ließ ich sie 1 TL aus dem Glas nehmen, das sie noch vom Morgen aufgehoben hatte. Sie entspannte sich auf der Stelle. Am nächsten Tag wiederholte sie das Mittel mit je 1 TL morgens und abends. "Jede Dosis hat mich aus dieser Horrorshow herausgezogen." Sie nahm drei Tage lang täglich zwei Dosen, und am vierten Tag ging es ihr nach einer Gabe schlechter. Sensorische Rückblenden, Geist beschäftigt, aber mit Leeregefühl, und unruhig. Ich sagte ihr, dass sie sofort mit der Einnahme AUFHÖREN sollte! Sie beruhigte sich, und es verging fast eine Woche, ohne dass sie das Mittel wiederholte. Sie erzählte mir: "Ich fühle mich besser. Es ist geradezu überwältigend. Ich ging aus, um meine Rückkehr in die geistige Gesundheit zu feiern. Ich kann noch nicht sagen, dass ich wieder vollkommen normal bin, aber die Richtung fühlt sich noch **besser** an als normal. Vor mir liegen hellere Tage. Vielleicht ist Ihre Arbeit schon getan." Ich sagte ihr, dass es ein Prozess und möglicherweise noch nicht vorbei wäre.

Beurteilung
Meine Studentin war vernünftig genug, die Empfindlichkeit der Patientin zu berücksichtigen, aber in § 291 wird auch die *Natur der Krankheit* erwähnt. In diesem Fall ist letztere sehr schwerwiegend, daher muss ihr mit einer gleichermaßen starken Dosis entgegengewirkt werden. Dies wurde von meiner Studentin unterschätzt. Sie versuchte, die Dosis nach der ersten Gabe zu korrigieren. So nahm es einen guten Ausgang, besonders weil meine Studentin in diesem Fall eine hervorragende Verlaufskontrolle durchführte und sofort die ähnliche Verschlimmerung am vierten Tag erkannte. Eine noch bessere Lösung hätte darin bestanden, die Anzahl der Schüttelschläge auf acht zu steigern (statt vier), und täglich eine Gabe zu verabreichen. Aber es war eine erstklassige Arbeit meiner Studentin, und sie zeigt wieder einmal, dass "die Menge oder Dosis wichtig ist!" Die bemerkenswerte Besserung ließ die Patientin glauben, dass sie der Heilung nahe wäre, aber meine Studentin hat richtig erkannt, dass das Problem noch nicht gelöst ist. Die richtige Richtung ist eingeschlagen, das ja, aber eine Heilung ist noch nicht erreicht!

Einen Monat später

H: Sie berichtet, dass es ihr großartig geht. Sie fühlt sich "absolut im Gleichgewicht". Aber die Nächte sind emotional ihre schlechte Zeit, sie erwacht um zwei Uhr voller Angst und Ärger und kann nicht wieder einschlafen. Sie hat das Mittel abends nach Bedarf genommen. Ich habe vorgeschlagen, dass sie das Mittel frühmorgens nehmen sollte. Nun schläft sie besser!

Beurteilung
Normalerweise empfehlen wir die abendliche Einnahme, aber Hahnemann schreibt:

CK (1), S. 171: Die beste Zeit zur Einnahme einer Gabe antipsorischer Arznei scheint weniger Abends, eine Stunde vor Schlafengehn, als früh, nüchtern zu seyn. ... Nach der Einnahme muß sich der Kranke wenigstens eine volle Stunde ganz ruhig verhalten, doch ohne zu schlafen (der Schlaf verspätet die anfängliche Wirkung).

Es kann gut sein, dass das Mittel, welches mit vier Schüttelschlägen "zu schwach" war, zu spät anfing zu wirken. Hahnemann gibt seine Empfehlung hinsichtlich antipsorischer, aber nicht antisyphilitischer oder antisykotischer Arzneien. Und die Verschlimmerungszeit von *Natrium muriaticum* ist gegen 22 Uhr. Es ist immer ratsam, das Mittel möglichst zu einer anderen Zeit als der Verschlimmerungszeit zu geben. Aber das Ergebnis war positiv, und das allein zählt. Wir haben nicht gegen die grundlegenden Prinzipien der Homöopathie verstoßen.

Einen Monat später

H: Die Patientin ist wieder schwanger; eine Überraschung, die ihren mentalen und emotionalen Zustand erneut durcheinander gebracht hat. Mit *Natrium muriaticum* Q3 nach Bedarf ging es ihr gut. Aber es hat den Anschein, dass eine Schwangerschaft für die Patientin nichts als Schmerz und Kummer bedeutet. Ein paar Tage, nachdem sie ihre Schwangerschaft entdeckt hatte, fühlte sie, wie die Mauern sie wieder einschlossen. Die Dinge bekamen einen bösen Anstrich. Die Ärzte erklärten ihr, dass sie im Falle einer erneuten Schwangerschaft keine Homöopathie anwenden könnte, sondern eine Schocktherapie bräuchte. Sie war hysterisch, konnte nicht schlafen, fühlte sich verdammt, geschockt und verzweifelt und hatte große Angst. *Ignatia* 10M wurde als Split-dose gegeben, nicht nur aufgrund der "Beschwerden durch schlechte Nachrichten", die Schwangerschaft, sondern auch wegen der *Monomanie: Angst, dass sie nie wieder schlafen könne; Ruhelosigkeit durch Angst; Wahnidee, ein Unrecht begangen zu haben und ruiniert und verdammt zu sein; Gewissensangst (Schuldgefühl); geistige Erschöpfung durch Kummer.* Am nächsten Tag hellte sich ihr Gemüt auf und sie berichtete, dass sie sich "besser als im letztem Herbst" fühlte. In dieser Nacht schlief sie wie ein Baby.

Die Lage wurde jedoch wenige Tage nach der Einnahme von *Ignatia* 10M (als Split-dose) wieder schlimmer. Als ich den Fall erneut aufnahm, redete sie fortwährend von "Rache" für das, was ihr angetan worden war (*Natrium muriaticum* ist vierwertig bei Hass und zweiwertig bei Hass auf Menschen, die sie verletzt haben). Als ich ihr an diesem Morgen auftrug, eine Dosis *Natrium muriaticum* zunehmen, klang sie sehr erregt. Sie nahm eine Gabe und sollte noch an diesem Tag zu mir kommen, was sie aber nicht tat, da sie einschlief. Die folgende Nacht war sehr viel besser. Sie nimmt jetzt jeden Morgen das *Natrium muriaticum* und funktioniert wieder, sie schläft besser, isst, zieht sich an und geht zur Arbeit. Sie ist wiederhergestellt, zumindest im Augenblick.

Beurteilung

Beifall für meine hervorragende Studentin. Sie erkannte das "akute Ereignis", welches als akutes interkurrentes Mittel *Ignatia* erforderte. Dieses stellte sie nach dem Hören schlechter Nachrichten (wieder schwanger zu sein) schnell wieder her. Es war sehr schlau zu erkennen, dass die Patientin das Mittel zur falschen Zeit einnahm. Sie nahm es noch einmal nachts, als sie sehr erregt war, und es wirkte nicht. War die Erregung zu groß, um von der Dosis beseitigt zu werden? Am Morgen schien es zu funktionieren. Vielleicht war

Hahnemann irgendetwas auf der Spur, als er schrieb, dass man die Arznei morgens einnehmen solle. Um die Wahrheit zu sagen, Hahnemann war immer irgendetwas auf der Spur, und er hatte meistens Recht! Dies soll allen Homöopathen eine Warnung sein, dass es so etwas wie "ein bisschen Herumspielen" mit diesen "harmlosen" Arzneimitteln nicht gibt. Es ist Ihre heilige Pflicht, zu studieren und besser zu werden; die Homöopathie muss zu Ihrem Leben werden! (Siehe auch Kapitel 9.)

105 Tage später

H: Meine Patientin hatte eine Fehlgeburt. Ich hatte sehr intensiv mit ihr gearbeitet (viel Zeit und viele Mittel), obwohl sie mich nicht bezahlen konnte. Sie hatte das Gefühl, mir zur Last zu fallen (obwohl ich ihr sagte, das sie sich darüber keine Sorgen mache sollte), und suchte einen MD-Homöopathen auf, dessen Honorar von ihrer Krankenversicherung bezahlt wurde. Sie erhielt eine trockene Gabe *Stramonium* C200 (4. Auflage!), und nach einem Monat wurde zu *Cannabis indica* C200 gewechselt! Sie verlor jegliche Hoffnung und beschloss, zur nächsten Brücke zu fahren und hinunterzuspringen. Gott sei Dank ging ihr das Benzin aus. Sie wurde eine Woche stationär aufgenommen. Nach all dem setzte der MD-Homöopath sie wieder auf *Stramonium* C12, das täglich eingenommen werden sollte. Es geht ihr nicht gut. Die Familie hat mich um Hilfe gebeten, weil sie wieder Selbstmordgedanken hatte. Ich setzte das *Stramonium* ab und begann mit *Aurum*. Als wir miteinander sprachen, fing sie an, sich besser zu fühlen. Sie erzählte mir, dass es ihr unter *Natrium muriaticum* großartig gegangen war, bis der Arzt zu *Stramonium* gewechselt hatte. Nachdem *Aurum* die Selbstmordgedanken rasch aufgelöst hatte, kehrten wir zu *Natrium muriaticum* zurück.

Beurteilung

Dieser stolzen *Aurum-/Natrium muriaticum*-Patientin erging es nicht gut, nachdem sie meine Studentin verlassen und einen MD-Homöopathen aufgesucht hatte, der den Titel Homöopath nicht verdient. Wer wechselt ein Mittel, wenn es gut wirkt? Nur jemand, der keine Ahnung von Homöopathie hat. Das Ergebnis war beinahe ein Selbstmord! Nicht einer meiner Studenten im ersten Jahr würde einen solchen Anfängerfehler begehen. Man kann nur mutmaßen, warum der Arzt dies tat. Ich frage mich, ob er je von diesem Ausgang erfahren hat! Ich hege leider die Befürchtung, dass es mehr solche Behandler wie ihn als gute Homöopathen gibt.

Einen Monat später

P: Von Tag zu Tag fühle ich mich mehr und mehr wie mein altes Ich ohne die ganze Last. Ich nehme das *Natrium muriaticum* (10M als Split-dose) immer noch jeden Morgen, und es ist ein wahrer Segen. Was für eine Geschichte! Es dauerte weniger als ein Jahr, um von einer klinischen Depression und sogar einem Wahnzustand wieder in die Normalität zurückzukehren.

Beurteilung

Hier sieht man natürlich sehr schön die Geschwindigkeit der Heilung mit gut gewählten Arzneien, die gemäß der 5. Auflage (vor allem in diesem Fall) und als

Q-Potenzen verschrieben werden. Diese Patientin ist vielleicht noch nicht vollständig geheilt (trotz ihrer eigenen Meinung), aber jeder wird zustimmen, dass sie auf dem Weg zu einer vollständigen Wiederherstellung ist, und das ohne die Nebenwirkungen von suchterzeugenden Antipsychotika! Lassen Sie uns eine kurze Differenzierung von *Staphisagria* und *Natrium muriaticum* vornehmen, da diese im vorliegenden Fall von großer Bedeutung war.

Differenzierung von *Staphisagria* und *Natrium muriaticum*	
Staphisagria	Natrium muriaticum
Nach einem Anstoß offen gegenüber dem Behandler	Bleibt verschlossen gegenüber dem Behandler
Raspelt Süßholz, möchte gefallen	Scharfe Zunge, kritisch
Rächt sich nicht; unterwürfig	Kämpferisch; setzt sich zur Wehr
Keine Bitterkeit	Rachsüchtig; Hass
Beschwerden durch Entrüstung, Grobheit, grundlose Beleidigungen, sexuelle Exzesse, Liebeskummer, Kränkung mit Entrüstung, Zorn mit stillem Kummer, unterdrückten Ärger, enttäuschte Liebe	Beschwerden durch Kummer (Tod eines Familienmitglieds, Freundes, Haustieres), Betrug und Täuschung, Kränkung, Zorn mit stillem Kummer, enttäuschte Liebe, alte Enttäuschungen, schlechte Nachrichten
Exzessive Masturbation	Mangel an sexueller Antriebskraft; Abneigung gegen Geschlechtsverkehr
Erotische Träume mit Samenergüssen	Ängstliche Träume, von Einbrechern
Platonische Liebe; hoffnungsloser Idealismus	Falsche Partner; bleibt zu lange
Steht nicht für sich selbst gerade	Steht für sich selbst ein; rachsüchtig
Ärger wird nicht oder nur teilweise zum Ausdruck gebracht	Ärger wird schnell gegenüber den Leuten ausgedrückt, die sie angegriffen haben
Kann nicht Nein sagen; nachgiebig; Resignation	Kann bei fortgeschrittener Pathologie leicht Nein sagen; sagt schnell ihre Meinung
Empfindsam gegenüber anderen	Unsensibel gegenüber anderen
Durstlos	Sehr durstig auf große Mengen
Zystitis, Bauchschmerzen nach Ärger	Herpes nach Ärger
Tics, Gerstenkörner und Kopfschmerzen nach Kummer und Kränkung	Herpes, trockenes Haar, fettiges Gesicht und Kopfschmerzen nach Kummer

75 Tage später

H: Unter *Natrium muriaticum* geht es ihr außergewöhnlich gut. Sie nimmt nun *Natrium muriaticum* 10M als Split-dose ein. Aber ich habe das Gefühl, dass ich irgendetwas Entscheidendes übersehe. Wird ein interkurrentes oder antimiasmatisches Mittel benötigt? Ich habe versucht, es entsprechend § 222 herauszufinden. Kurz zusammengefasst, leidet sie unter mentalen Zusammenbrüchen, die zyklisch zu sein scheinen. Es geht ihr großartig, sie schläft gut und fühlt sich gut. Dann rums! Irgendetwas regt sie auf und sie verliert die Fähigkeit zu funktionieren. Heute morgen berichtete sie, dass sie vor ein paar Tagen erregt und verwirrt war. Der Anblick eines Babys in einem Kinderwagen warf sie aus der Bahn. Später wurde ihr bewusst, dass eine gemütskranke Frau eine Puppe in dem Kinderwagen hatte. Sie ging nach

Hause und rastete aus. Wenn sie in diesen Zustand gerät, wird das Haus unordentlich, sie sitzt herum und starrt die Wand an. Heute Morgen hörte sie Geräusche in den Wänden und glaubte, dass Tiere auf und in den Wänden herumliefen. Das erinnerte sie daran, wie sie vor dem tiefen Wahnzustand war, für den *Kalium bromatum* benötigt wurde. Vor diesen "Episoden" wird sie ein wenig manisch, so liest sie beispielsweise ein Buch in einem durch und sie findet, dass die Zeit zu schnell vergeht. Sie hat *Aurum* zu Hause, aber kein *Kalium bromatum*, deshalb nahm sie, als das *Natrium muriaticum* nicht wirkte, auf eigene Faust das *Aurum*. Sie sagte, dass es ein wenig half ("es nahm die Spitze"). Interessanterweise hat sie, wenn sie sich emotional am besten fühlt, einen Hautausschlag auf ihren Fußknöcheln und Füßen. Sie behandelt ihn nicht. Wenn er verschwindet, gerät sie in einen üblen mentalen Zustand. Ihre Therapeutin gibt zu, dass es ihr verglichen mit der Zeit vor einem Jahr hervorragend geht – und ist erstaunt, dass sie keine allopathischen Medikamente nimmt. Was sollte ich, wenn überhaupt, tun, um ihr weiter zur Heilung zu verhelfen?

Beurteilung

Dieser Fall wurde auf vortreffliche Weise verfolgt, und meine Studentin hat richtigerweise den § 222 genannt, welchem ich noch den § 223 folgen lassen möchte.

Org § 222: Doch darf ein solcher, aus einer acuten Geistes- oder Gemüths-Krankheit durch gedachte, apsorische Arzneien Genesener nie als geheilt angesehen werden im Gegentheile darf man keine Zeit verlieren, um ihn durch eine fortgesetzte, antipsorische, vielleicht auch antisyphilitische Cur von dem chronischen Miasm der, jetzt zwar wieder latenten, aber zu ihrem Wieder-Ausbruche in Anfällen der vorigen Geistes- oder Gemüths-Krankheit, von nun an sehr geneigten Psora, gänzlich zu befreien ...

Neben den in § 221 genannten apsorischen Arzneien (*Aconitum, Belladonna, Stramonium, Hyoscyamus, Mercurius* etc.) wird *Kalium bromatum* ebenfalls als akutes interkurrentes Mittel eingestuft. Schauen wir, was Hahnemann dazu sagt:

Org § 223: Wird aber die antipsorische, (auch wohl antisyphilitische) Cur unterlassen, so ist bei noch geringerer Veranlassung, als bei der ersten Erscheinung des Wahnsinns statt fand, bald ein neuer und zwar anhaltenderer, größerer Anfall davon, fast mit Sicherheit zu erwarten, während welchem sich die Psora vollends zu entwickeln pflegt und in eine entweder periodische oder anhaltende Geistes-Zerrüttung übergeht, welche dann schwieriger antipsorisch geheilt werden kann.

Natürlich ist das Zusammentreffen mit der gemütskranken Person mit der Puppe ein weniger starker akuter Auslöser als ein totgeborenes Kind, aber nach Hahnemann kann dadurch dennoch ein erneuter schwerer Anfall ausgelöst werden. Bei dieser Patientin kam es zum völligen Rückzug, wobei sie nur noch still dasaß und in ihren gefürchteten Wahnideen versank. Diesmal "hörte sie Dinge in der Wand", was in "Wahnidee, Stimmen zu hören" übersetzt werden kann und wo wir *Kalium bromatum* als eines der wenigen kursiv gedruckten Mittel finden. Die Patientin wollte fast instinktiv schon zu *Kalium bromatum* greifen, aber da sie keines hatte, nahm sie *Aurum*, welches "die Spitze kappte" (was bedeutet, dass es ein entferntes Simile war). Ich nehme an, dass eine Dosis *Kalium bromatum* gebraucht wurde und sie rasch aus diesem Zustand befreit hätte. Es heilte sie von ihren früheren Wahnideen, und möglicherweise hätte es das auch in diesem Fall getan. Aber diese Wahnidee war nicht so dauerhaft wie früher, höchstwahrscheinlich aufgrund ihrer stetigen Besserung durch *Aurum* und *Natrium muriaticum*, welche ihre LK gestärkt hatten! Aber wir müssen natürlich etwas tun, um solchen gefährlichen Rückfällen, die durch den "geringsten" Anlass ausgelöst werden, vorzubeugen – nicht, dass der Auslöser so klein gewesen wäre, aber wir wollen selbstverständlich jeglichen gefährlichen Rückfall vermeiden. Hahnemann bezieht sich in den §§ 223, 227 und 230 darauf.

Org § 227: ... *und es ist der Sicherheit gemäß, damit der Genesene nicht wieder, wie nur gar zu leicht, in eine ähnliche Geistes-Krankheit verfalle, ihn einer gründlichen, antipsorischen (auch wohl antisyphilitischen) Cur zu unterwerfen.*

Org § 230: *Sind die, für den besondern Fall der jedesmaligen Geistes- oder Gemüths-Krankheit (- sie sind unglaublich verschieden -) gewählten Heilmittel, dem treulich entworfenen Bilde des Krankheits-Zustandes ganz homöopathisch angemessen, ... so sind oft die kleinstmöglichen Gaben hinreichend, in nicht gar langer Zeit, die auffallendste Besserung hervorzubringen.*

Wo stehen wir jetzt? *Kalium bromatum* war ein notwendiges akutes interkurrentes Mittel, und bevor diese Wahnidee auftrat, konnte die heilende LK der Patientin die Probleme alleine lösen. Aber offensichtlich ist noch mehr zu tun, wie es auch meine exzellente Studentin empfindet. Dabei muss man zwei Möglichkeiten in Betracht ziehen.

Was mir als erstes in den Sinn kommt, ist die Tatsache, dass das syphilitische Miasma in dieser Frau so stark ist, dass die LK ab und an die Unterstützung von *Syphilinum* braucht. Wir wollen diese plötzlichen Tiefschläge bei der Konfrontation mit auslösenden Reizen absolut vermeiden. Die Familiengeschichte zeigt einen syphilitischen Hintergrund an (manische Depression und Alkoholismus der Mutter). Die arme Patientin hat dieses destruktive Miasma geerbt und durch folgende Umstände zum Ausdruck gebracht: Sie war eine sehr vorzeitige Frühgeburt, hat nur eine Brust, ist hörgeschädigt, hatte mehrere Fehlgeburten, ein zu früh geborenes Baby starb nach der Geburt, und sie hat Selbstmordneigungen. Dies bedeutet eine gewaltige Belastung mit dem syphilitischen Miasma. *Syphilinum* hat auch die *Furcht davor sowie die Empfindung, wahnsinnig zu werden.* Mein erster Gedanke ist, kleine Dosen *Syphilinum* zu geben, entsprechend der 5. Auflage in einer 250ml-Flasche, mit vier Schüttelschlägen, bis die Besserung stagniert oder sich ein neues Arzneimittelbild zeigt – welches *Natrium muriaticum* sein kann oder auch nicht.

Die zweite Möglichkeit besteht darin, die Heringsche Regel zu überdenken. Wie wir gesehen haben, ist der wichtigste Aspekt hier *"das Verschwinden der Symptome in der umgekehrten Reihenfolge ihres Erscheinens"*. Der Homöopath muss sehr sorgfältig ein Zeitschema erstellen, um zu sehen, ob es schon einmal solche Phasen gab und ob mit Hilfe der vorherigen Arzneien Schichten entfernt wurden. Fühlt sie sich so wie vor zwei oder drei Jahren? Ist dies der Fall, liegen wir mit *Natrium muriaticum* richtig. Mich bestärkt hier besonders das Auftreten des Hautausschlages auf den Knöcheln. So lange dieser besteht, fühlt sie sich besser! Das bestätigt sicherlich, dass die Patientin auf dem Weg zur Heilung ist. Jede schwere chronische Krankheit, die wahrhaft geheilt wird, endet mit dem Erscheinen eines Hautausschlages.

Somit wird ein sehr gutes Zeitschema in Bezug auf ihren Gemütszustand benötigt (wie immer), um den Fall korrekt zu begleiten. Der erste Schritt besteht trotzdem darin, *Syphilinum* zu geben, sofern nicht *Kalium bromatum* noch angezeigt ist.

Eine Woche später

H: Vor der Einnahme von *Syphilinum* war sie bei der Arbeit verwirrt und machte Fehler. Sie erhielt *Syphilinum* C30, 250ml-Flasche, keinen Schüttelschlag, und fiel sofort in einen tiefen Schlaf. Nach dem Erwachen hatte sie Probleme, das Gefühl zu beschreiben, aber es war so, als hätte sie eine neue Brille aufgesetzt. So sagte sie beispielsweise: "Ich konnte den Weihnachtsbaum ansehen und mich wirklich darüber freuen!" Am nächsten Tag verspürte sie wieder eine leichte mentale Dämpfung, daher verschüttelte sie die Flasche viermal und nahm einen Teelöffel aus dem Glas. Am Nachmittag sprachen wir miteinander und sie sagte: "Ich empfinde keine Angst ... Ich denke immer noch über bestimmte Dinge nach, aber mit anderen Augen, ich bleibe nicht in einer Sache stecken." Gefühle von Ärger steigen hoch, aber vergehen, anstatt zuzunehmen. Sie putzte das Haus und schmückte sogar den Weihnachtsbaum ab. Sie fühlte sich voller Hoffnung. Sie liebt die Homöopathie und versucht, sie zu verstehen, um sie ihrer Therapeutin erklären zu können, welche die homöopathische Behandlung sehr befürwortet.

Beurteilung

Wie ich gehofft hatte, haben zwei Gaben *Syphilinum* bereits begonnen, die Bürde des syphilitischen Miasmas abzubauen. Sehen Sie hier wieder die Notwendigkeit, die Miasmen zu kennen? Diese Patientin wäre ohne die Entfernung des miasmatischen Giftes schon vor langer Zeit verloren und ihre LK unterlegen gewesen, so dass sie in den Tiefen ihrer Gemütskrankheit versunken wäre. Was ist nun zu tun? Die Wiederholung von *Syphilinum* nach Bedarf (die mentale Trübung scheint die Wiederholung des Mittels anzuzeigen). Halten Sie nach dem Auftauchen eines anderen Mittelbildes Ausschau; dann werden wir die Nosode absetzen und das entsprechende Mittel reichen. Wer kann leugnen, dass diese Frau ohne die homöopathische Behandlung nicht auf starke Antipsychotika gesetzt oder sogar in eine Anstalt eingewiesen worden wäre? Die strenge Hahnemannische Behandlung zeigt hier ihre Überlegenheit über alle anderen Maßnahmen in der Welt!

Eine Woche später

P: Lieber Dr. Luc und meine liebe Homöopathin, ich verdanke mein Leben und alles andere meinem Herrn und Erlöser. Aber ich sehe die Arbeit, die Sie geleistet haben, als Teil eines größeren Werkes an. Sie ist wie ein Lied, das heute geschrieben wurde, um Teil eines längeren Liedes zu sein, dass bereits vor Anbeginn der Zeit geschrieben wurde, falls Sie mir diesen Vergleich erlauben. Ohne dieses Werk wäre ich immer noch in einer roboterähnlichen Existenz gefangen, als Folge der starken Medikamente, die mir verabreicht wurden. Ich war das Opfer einer inneren Horrorshow, eines anhaltenden Alptraums voll seltsamer Gedanken und Szenen. Diese Horrorshow war wie ein Feuer; die Medikamente hinterließen Verbrennungen und Narben. Heute habe ich die Freiheit zu lachen, ausgelassen zu sein, zu spät zur Arbeit zu kommen und dafür angeschrieen zu werden. Ich kann aus dem Fenster schauen und meine Gedanken auf Wanderschaft schicken. Ich genieße es, morgens aufzuwachen und nach einer friedlichen Nacht einfach nur dazuliegen. Ich kann weinen. Ich kann das Leben mit einem uneingeschränkten Geist erfahren. Vielleicht kann ich eines Tages wieder Lieder schreiben. Meine liebe Homöopathin sagt, dass noch mehr Arbeit auf uns wartet. Dies ist nur ein Brief. Aber in meinem Herzen widme ich diesen Brief allen guten Homöopathen. Möge dieses Werk viele Generationen hindurch fortgeführt werden, denn das Leben ist kostbar und heilig.

Beurteilung

Dieser überaus ergreifende Brief gibt uns ein gutes Gefühl in Bezug auf unsere Arbeit, und unsere Dankbarkeit gilt Hahnemann dafür, dass er seine Prinzipien dargelegt hat und ein standhafter Verfechter der reinen Homöopathie war. Diese Patientin wurde mit Sicherheit vor einer zombieähnlichen Existenz als Folge psychotroper Medikamente bewahrt, und möglicherweise auch aus den Klauen moderner psychiatrischer Anstalten gerettet. Möge dieser Fall meine Kollegen dahingehend ermutigen, die fortschrittlichen Prinzipien der Homöopathie strikt zu befolgen, und mögen viele Patienten das Glück haben, eine gründliche homöopathische Arbeit zu erleben.

Sechs Wochen später

H: Nach wenigen Dosen *Syphilinum* C30, 250ml-Flasche, kam Ärger in ihren Emails in einer deutlicheren Sprache zum Ausdruck, als ich jemals von ihr gehört hatte ("wütend genug, um zu töten"). Ich wiederholte *Natrium muriaticum*, worauf es ihr sehr gut ging. Vor einer Weile nahm sie wegen Rückenschmerzen, nächtlicher Angst und einem unerklärlichen Verlangen "sich vollaufen zu lassen" (obwohl sie normalerweise nicht trinkt) eine weitere

Gabe *Syphilinum*, und **innerhalb von Minuten** schälten ihre Füße sich wieder ab; es gingen ganze Hautschichten ab. Nun ist sie wieder bei *Natrium muriaticum* angelangt, und ich kann sagen, dass sie irgendwie befreiter und glücklicher ist. Sie erzählte mir, dass sogar ihre Therapeutin bemerkt hat, wie viel "offener" sie nun ist. Vor Kurzem hat ein neuerlicher Vorfall mit einem Baby sie sehr aufgewühlt. Sie befürchtete, dass sie wieder "abstürzen" würde, aber ihre Therapeutin versicherte ihr zum ersten Mal, dass sie nicht glaubte, dass dies passieren würde. Die Therapeutin ist offenbar sehr zuversichtlich, was den Fortschritt dieser Frau angeht – die Veränderung zum Positiven ist derartig signifikant.

Beurteilung

Meine Studentin hat herausragende Arbeit geleistet. Beachten Sie die schnelle Reaktion nach einer Gabe *Syphilinum* – das Abschälen der Haut ist bemerkenswert. Wir haben vielleicht noch ein Stück Weg vor uns, aber die Patientin ist schon einen langen Weg gegangen. Zu diesem Zeitpunkt sind keine neuen Symptome aufgetaucht, folglich wird die Patientin weiter *Natrium muriaticum* nach Bedarf nehmen.

Selbst bei finalen Krankheiten wird das Simillimum durch nichts übertroffen, auch bei Tieren nicht

H: Hier ist ein Fall eines Katers, bei dem die Diagnosen Toxoplasmose, Nierenversagen und Pankreatitis gestellt wurden, welche innerhalb von zwei Wochen nach der Impfung gegen feline Leukose auftraten. Die Antibiotika gegen die Toxoplasmose führten zu Nierenversagen. Ich begann mit *Nux vomica*, weil ich gelernt hatte, damit in sehr verworrenen Fällen anzufangen. Nach *Nux vomica* fraß der Kater zehn Tage lang nicht und er hatte starken Juckreiz und Haarausfall (nicht vom Kratzen). Dann gab ich *Sulphur* Q1. Der Kater begann, 180 g pro Tag zu fressen. Das Hämoglobin war normal, aber das Kreatinin blieb bei 3,4. Der Kater fraß 90 g pro Tag, und der Juckreiz ließ nach, aber sonst kam es zu keiner merklichen Besserung. *Sulphur* wurde bis zur Q4 mit zunehmender Besserung beibehalten. Der Toxoplasmoseter wurde fortlaufend besser. Bei *Sulphur* Q6 hörte der Haarausfall auf. *Sulphur* wirkte langsam, aber stetig. Keine bemerkenswerte Besserung bei *Sulphur* Q8/9.

Das neue angezeigte Mittel ist *Thuja* Q1. Großartige Wirkung, guter Appetit, Toxoplasmose negativ, Kreatinin auf 2,7 gesunken. Der Kater ist fröhlich, lebendig und neugierig. Bei *Thuja* Q3 Verschlechterung des Appetits, starker Juckreiz, tränende Augen. Zurück zu *Sulphur* Q10 mit gutem Ergebnis und besserem Appetit. *Sulphur* Q11/12 wirken nicht mehr. Die Toxoplasmoseter steigen wieder an, schlechter Appetit, Anämie. Das neue angezeigte Mittel ist *Mercurius* Q1, 125ml-Flasche, acht Schüttelschläge. Keine merkliche Besserung.

Was beobachten wir jetzt? Beide Augen sind entzündet; er hält sie geschlossen. Etwas weißer Eiter in den Augen. Überall starker Juckreiz, besonders im Gesicht, an den Pfoten und am Schwanz. Schmutziges Aussehen, tränende, kranke Augen. Schwarze Krusten um Nase und Schnauze, ein altes Symptom; trinkt täglich. Alle Symptome sind nachts schlimmer; schläft die ganze Zeit. Möchte den Kopf zugedeckt haben, so dass der ganze Körper unter der Decke liegt. Wenn ihm warm wird, wechselt er den Platz, um den Kopf im Schatten, den restlichen Körper aber in der Sonne zu haben. Musik oder jeglicher Lärm stört ihn. Sehr anhänglich, schläft gern bei seinem Besitzer. Schlief nur während *Thuja* alleine. Wenn er kurzatmig ist, liegt er auf dem Bauch. Ich verschrieb *Medorrhinum* C200, ½ TL, was zu einer sehr nachteiligen Reaktion führte und sofort abgesetzt wurde. Nun gab ich *Syphilinum* C200, ½ TL, zwei Tage lang. Der Kater begann wieder zu fressen und die Augen wurden klarer. Eine Woche später wiederholte ich *Syphilinum*. Doch die Symptome kehrten wieder, und ich probierte auch *Silicea* und *Pulsatilla* aus. Ich gab einmal *Pulsatilla*, weil ich feststeckte, und dies ein weiteres Mittel ist, dass für verworrene Fälle genannt wurde ... nun glaube ich, dass ich der Verwirrte bin! Durch *Silicea* und *Pulsatilla* kam es zu keiner sichtbaren Besserung, eher zu einer Verschlimmerung bestehender Symptome.

Beurteilung
Der Tierarzt/Student/Homöopath, der mir von diesem Kater schrieb, versicherte mir, dass jedes Mittel aufgrund der Symptomentotalität gewählt wurde. Ich kann das nicht beurteilen, weil ich erst später miteinbezogen wurde. Aber das Ziel dieses Buches besteht, wie ich bereits erläutert habe, im Fallmanagement und nicht im ersten Schritt, dem Auffinden des Similimum. Hahnemann lehrt, in verworrenen Fällen abzuwarten, bis das klinische Bild klar genug ist, um daraufhin zu verschreiben, es sei denn, eine Arznei ist von Anfang an sichtbar. Mit anderen Worten, Sie sollten in verworrenen Fällen oder solchen, die mit zahlreichen allopathischen Medikamenten vorbehandelt sind, nicht automatisch mit *Nux vomica* beginnen. In der Homöopathie ist nichts automatisch, und in diesem Fall führte *Nux vomica* zu einer negativen Reaktion, obwohl *Sulphur* in ansteigenden Potenzen diesem Kater zu helfen schien.

Jedoch wirkte *Sulphur* Q7/8 nicht mehr, so dass aufgrund der üblen Reaktion auf die Impfung, welche zu einer Pankreatitis führte, *Thuja* Q1 verschrieben wurde. Dies war offensichtlich eine gute Wahl, was uns nicht weiter überraschen sollte, da das psorische Miasma durch die Q-Potenzen von *Sulphur* gebändigt wurde. Das sykotische Miasma erhielt dadurch die Vorherrschaft, womit sich die gute Reaktion auf *Thuja* erklärt. Diese hielt während *Thuja* Q1 und 2 an, aber dann "verschlimmerte" sich der Zustand des Katers erneut. In Anbetracht der auftretenden Symptome (generalisierter heftiger Juckreiz, Tränenfluss) scheint die Psora wieder hervorgetreten zu sein. Hahnemann erläutert dies in *Die chronischen Krankheiten*, und wir sollten diesen Wechsel der miasmatischen Zustände erwarten; diese müssen dann entsprechend ihrem Erscheinen behandelt werden. *Sulphur* Q10 wirkt wieder, aber Q11 und 12 schlagen völlig fehl. Dies zeigt, dass wir unsere Patienten (oder in diesem Fall den Besitzer der Katze) immer wieder ermahnen müssen, auf eine Änderung der Symptome zu achten, welche einen Mittelwechsel anzeigt. Wir sollten *Sulphur* Q11/12 nicht vergebens verabreichen – über einen Zeitraum von mindestens sechs Wochen – ohne eine Änderung oder wenigstens keinen weiteren Fortschritt zu sehen. Dann geriet der Homöopath ins Schwimmen und verordnete *Mercurius*, *Syphilinum*, *Silicea* und *Pulsatilla*, was zu minimalen, wenn nicht gar schlechten Ergebnissen führte. Warum zu keinen Ergebnissen? Weil es die falschen Mittel waren. Welche Arznei wird gebraucht? Die Beobachtungen des Besitzers: "Frisst viel Gras (unverdauliche Dinge), überall starker Juckreiz, schläft die ganze Zeit, sieht schmutzig aus, *möchte den Kopf zugedeckt haben, so dass der ganze Körper unter der Decke liegt*, überempfindlich gegenüber Lärm, sehr anhänglich, schläft gern die ganze Zeit im Bett des Besitzers." Anders ausgedrückt, das psorische Miasma steht in voller Blüte, daher wissen wir, dass *Mercurius* und *Syphilinum* (beide antisyphilitisch) sowie *Silicea* und *Pulsatilla* (beide antituberkulinisch) unweigerlich versagen müssen. Brauchen wir wieder *Sulphur*? NEIN! Dies ist ein frostiger *Sulphur*, deshalb benötigen wir jetzt *Psorinum*, welches der Totalität der Symptome entsprechen und gleichzeitig jegliche psorische Blockade in diesem Fall hinwegnehmen sollte! Interessanterweise bringt der Kater nur seinen Kopf in den Schatten, wenn ihm zu warm wird; da er grundsätzlich friert, muss der restliche Körper warmgehalten werden! Dyspnoe < Hinlegen und Unfähigkeit, das Futter richtig zu verstoffwechseln, zeigen *Psorinum* an. Behandlung: *Psorinum* C200, 125ml-Glas, 1 TL nach Bedarf.

Einen Monat später

Eine Woche nach einer Einzelgabe *Psorinum* erlebte der Kater "wundersame" Wirkungen. Alle Symptome besserten sich; die Wunde durch das Beknabbern des Schwanzansatzes verschwand; kein Juckreiz mehr; die Augen sind klar; energiegeladen, möchte hinaus; guter Appetit; uriniert dreimal täglich statt einmal. Nach zwei Wochen ist der Kater immer noch voll Energie, und er hat guten Appetit, aber der Juckreiz ist zurückgekehrt, und er atmet schneller. Drei Wochen später haben Appetit und Energie abgenommen; das linke Auge ist rot; Juckreiz, aber kein Kratzen, bis es blutet. Noch kein Erbrechen und keine neuen Symptome. Ich habe Folgendes repertorisiert:

- Atmung, beschleunigt
- Haut, Juckreiz
- Allgemeines, Seiten, rechts, dann links
- Augen, Venen, Rötung
- Augen, Jucken
- Augen, Tränenfluss
- Haare, Beschwerden, Ausfallen, Alopezie
- Gesicht, Verfärbung, schmutzig

Der Kater war auch reizbar und gleichzeitig sehr liebebedürftig, wenn er krank war. Ich verschrieb *Lycopodium* C6, 250ml-Flasche, acht Schüttelschläge, ½ TL jeden zweiten Tag.

Beurteilung

In diesem Fall bin ich mir nicht sicher, ob das Mittel wirklich so klar ist. Obwohl ein Arzneimittel einer Nosode vorzuziehen ist, bin ich ein wenig beunruhigt, dass das Mittel *Lycopodium* vor allem aufgrund der körperlichen Symptome gewählt wurde. Aus dem obigen Bericht können wir ersehen, dass eine Wiederholung von *Psorinum* (mit der Split-dose-Methode, zu welcher ich riet), eine bessere Wahl gewesen wäre als eine Einzelgabe.

Drei Wochen später

Der Kater hat drei Wochen lang *Lycopodium* bekommen. Zum ersten Mal keine Augensymptome mehr. Der Juckreiz besteht noch, besonders um den Anus herum (< zwischen 2 und 4 Uhr nachts). Mäßiger Haarausfall; Energie und Appetit großartig. Er atmet immer noch schnell. Ich werde im Augenblick mit *Lycopodium* in derselben Dosierung fortfahren.

Beurteilung

Ich dachte, dass die Augensymptome bereits unter *Psorinum* verschwunden wären. Und bei näherer Beobachtung sind die durch *Psorinum* erzielten Resultate denen, die mit *Lycopodium* erreicht wurden, eindeutig überlegen. Ich glaube, dass die Wiederholung von *Psorinum* besser gewesen wäre.

Sechs Wochen später

H: Ich stecke wieder fest. Zehn Tage nach dem letzten Bericht: Sein linkes Auge war blutig rot, schlechter Appetit, Erbrechen und niedrige Energie. Der Besitzer erzählte mir: "Ich gab ihm *Sulphur* entsprechend Ihren Anweisungen, aber danach fing er an, so komisch zu laufen: Er zog seine Hinterbeine nach, als wäre er beinahe gelähmt, und hinkte auf seinem rechten Vorderbein. Später konnte er nicht mit dem rechten Hinterfuß auftreten, deshalb musste ich ihn hineintragen. Ich wiederholte das *Sulphur* noch einmal. Seine Nahrungsaufnahme nimmt rasch ab. Man braucht zwei Stunden, um ihn zu füttern. Das rechte Auge wird rot.

Beurteilung

Nun, da ist es wieder! Wenn man das letzte klinische Symptom genau betrachtet, wird man feststellen, dass es verglichen mit dem Zustand des Katers vor der ersten Verabreichung von *Psorinum* unverändert ist. Die Lösung ist einfach: *Psorinum* C200, 125ml-Flasche, zwei Schüttelschläge, nur 1 TL, aber wiederholen falls notwendig. Wir sehen, dass die Wiederholung von *Psorinum* die bessere Wahl gewesen wäre und wertvolle Zeit gespart hätte.

Einen Monat später

H: Ich gab eine Dosis *Psorinum* in Wasser und eine weitere Dosis am nächsten Morgen. In den darauffolgenden drei Tagen ging es dem Kater viel besser. Alle Symptome verschwanden. Am Tag nach der Gabe von *Psorinum* hatte der Kater starken Husten, aber er erbrach nicht, war voller Energie und verspielt. Zwei Wochen nach der letzten Gabe füllten sich seine Augen mit Eiter. Er sah genauso aus wie bei seinem ersten Besuch, aber zumindest war er energiegeladen. In der zweiten Hälfte der dritten Woche begann er sich viel besser zu fühlen – verspielt, guter Appetit, kein rotes Auge, kein Eiter. Gegen Ende dieser Woche wurde er ruhiger, der Appetit war schlecht, aber das Auge blieb gut. Es traten keine neuen Symptome auf. Es geht ihm viel besser, aber er hat immer noch Toxoplasmose, Erbrechen Husten, tränende Augen, die jederzeit rot werden können. Seit der Verabreichung von *Psorinum* sind vier Wochen vergangen. Was mache ich jetzt?

Beurteilung

Das Bild kehrt immer noch unverändert zurück, daher ist die Wiederholung von *Psorinum* angebracht, denn es hat sich kein anderes Mittelbild gezeigt. Wenn *Psorinum* häufiger wiederholt worden wäre (es wurden nur zwei Dosen verabreicht), würden wir die Heilung beschleunigen. Nichtsdestotrotz war die Reaktion gut. Ein Husten, der verschwand, und dann der Eiter in den Augen sind beides Symptome für das Nachaußenbringen der Krankheit unter dem Einfluss von *Psorinum*. Ich würde dazu raten, mit dem *Psorinum* fortzufahren und jeden zweiten Abend eine Gabe (zwei Schüttelschläge) zu verabreichen, um die Besserung fortzusetzen, die Reinigung von dem psorischen Miasma zu beschleunigen und der LK zu erlauben, ein anderes Mittelbild hervorzubringen.

34 Tage später

Besitzer: Es wurde *Psorinum* C200 gegeben: 125ml-Flasche, zwei Schüttelschläge, ½ TL aus dem ersten Glas, jeden zweiten Morgen. Dem Kater ging es großartig: Sein Appetit war glänzend und beide Augen waren kristallklar, als hätte er nie irgendwelche Probleme damit gehabt. Eine Woche lang war er verspielt wie ein junges Kätzchen. Dann ging es ihm eine Woche lang schlechter: weniger aktiv, geringerer Appetit, und er begann zu erbrechen.

Ich erkannte, dass diese Symptome, einschließlich eines sehr angegriffenen Auges und der Ablehnung von Futter, Zeichen für eine Verschlimmerung waren. Ich setzte das Mittel sofort ab. Der Kater fraß fünf Tage lang nicht, dann begann er, das Futter zu lecken. Er frisst jetzt mehr, aber es dauert lange, ihn zu füttern. Er trinkt mehr Wasser und uriniert mehr. Sein linkes Auge war die letzten 20 Tage blutig, und nach jeder Mahlzeit erbricht er ein wenig. Aber er ist aufmerksam und möchte morgens spielen. Wenn es ihm schlechter geht – selbst wenn er noch gut frisst und sein Auge in Ordnung zu sein scheint –, setzt er nicht mehr täglich, sondern nur noch jeden zweiten Tag Kot ab. Ich habe keine neuen Symptome beobachtet, aber er atmet sogar im Schlaf schnell.

Beurteilung

In den ersten sieben Tagen zeigte *Psorinum* eine bemerkenswert gute Wirkung, was darauf hinweist, dass die LK in ihrem Kampf gegen das hydraköpfige Monster, die Psora, Unterstützung fand. Dann kam es plötzlich erneut zu einer kompletten Rückkehr der Futterverweigerung, das linke Auge wurde wieder blutig, seltenerer Kotabsatz, auch bei guter Futteraufnahme. Diese drei psorischen Manifestationen zeigen in der TCM eine Leberfunktionsstörung an. Wir werden ein Leberentgiftungsmittel brauchen, da es klar ist, dass der Organismus des Katers nach sieben Tagen *Psorinum* von Toxinen überwältigt wurde, was der Grund dafür ist, dass er jegliche Futteraufnahme einstellte. Die schnelle Atmung könnte eine Auswirkung der Leberpathologie sein. Das Bild hat keine neuen Symptome, aber es ist immer noch sehr verschieden von den sieben Tagen unter *Psorinum*. Dem Kater ging es vorher unter *Sulphur* gut (bis Q14), deshalb sollte *Sulphur* wieder unsere erste Wahl sein, und natürlich folgt es gut auf *Psorinum*. Aber in welcher Potenz diesmal? Nachfolgend die herangezogenen Rubriken, um zu sehen, ob *Sulphur* dem Fall entspricht:

- Augen, Entzündung: *Sulph. 3, Lyc. 3, Puls. 3, Merc. 3*
- Augen, Entzündung, Konjunktiven: *Sulph. 3, Lyc. 2, Puls. 2, Merc. 2*
- Augen, Entzündung, pustulös: *Sulph. 3, Puls. 3, Merc. 2*
- Augen, Entzündung, Hornhaut: *Sulph. 3, Lyc. 2, Puls. 2, Merc. 3*
- Augen, Absonderung, Schleim oder Eiter: *Sulph. 2, Puls. 3, Merc. 3*
- Augen, Absonderung, blutig: *Sulph. 1, Lyc. 1, Puls. 2, Merc. 2*
- Augen, Absonderung, eitrig: *Sulph. 2, Lyc. 3, Puls. 3, Merc. 3*
- Appetit vermindert: *Psor. 2, Sulph. 1, Puls. 1, Lyc. 2, Merc. 1*
- Appetit mit Unfähigkeit zu essen: *Sulph. 2*
- Appetit fehlend: *Psor. 2, Sulph. 3, Lyc. 3, Calc. 3, Merc. 2, Puls. 3*
- Appetit fehlend beim Anblick der Speisen: *Sulph. 3*
- Appetit fehlend mit Hunger: *Psor. 1, Sulph. 2*
- Appetit fehlend mit Durst: *Sulph. 3, Psor. 2*
- Magen, Erbrechen, nach Essen: *Sulph. 3, Psor. 1, Puls. 2, Lyc. 2, Calc. 2*
- Magen, Erbrechen, sofort nach dem Essen: *Sulph. 1*

Die Rubriken fehlender Appetit und größerer Durst sind besonders wichtig und zeigen die Gegenwart von *Sulphur* und *Psorinum*. Deshalb ist mein erster Rat, *Psorinum* zu wiederholen, da es in den letzten 20 Tagen nicht wiederholt wurde. Die Symptome haben sich wirklich **nicht** verändert, deshalb sollte man, bevor man das *Psorinum* absetzt, ein oder zwei Dosen wiederholen und sehen, was passiert. Wenn es zu keiner Besserung kommt, scheint *Sulphur* wieder angezeigt zu sein.

Wir dürfen nicht vergessen, dass wir es hier mit einem Fall zu tun haben, der entweder unheilbar ist oder sich an der Grenze zur Unheilbarkeit befindet. Es ist besser, mit der minimalen Dosis fortzufahren. Wenn keine Besserung einsetzt, gibt man *Sulphur*, 250ml-Flasche, zwei Schüttelschläge, jeden zweiten Morgen falls angezeigt (warten Sie auf jeden Fall die Reaktion auf die Testdosis ab, und wenn diese positiv ausfällt, schauen Sie, wie lange sie anhält).

Setzen Sie bei Hautproblemen tiefe Potenzen ein und wiederholen Sie die Gabe nur selten

H: Ein acht Monate altes männliches Baby bekam *Mezereum* C6 als Split-dose. Dieser frostige Patient hat heftigen Juckreiz, > Einhüllen, < kalte Luft, < Kratzen. Das Baby kann aufgrund des starken Juckreizes nicht schlafen. Das Ekzem begann im Gesicht (im Alter von drei Monaten), jetzt bedeckt es im Alter von acht Monaten das

Gesicht, die Kopfhaut, den Brustkorb und die Gliedmaßen. Das Baby kratzt sich, bis es blutet, nässt und ulzeriert; es muss Handschuhe tragen. Seine Windel wird von wässrigem Exsudat durchnässt und klebt dann am Körper fest. Seine Haut wird lederartig und hart, nicht weich. Es bekam die folgenden Dosen:

- Erste Dosis: nicht verschüttet, aus der AVF.
- Zweite Dosis: zwei Tage später mit vier Schüttelschlägen aus der AVF; geringe Besserung.
- Dritte Dosis aus der AVF: am nächsten Tag mit vier Schüttelschlägen; geringe Besserung.
- Vierte Dosis aus der AVF: am nächsten Tag mit vier Schüttelschlägen; merkliche Besserung, bester Tag bis jetzt.

Beurteilung

Das Mittel war das Simillimum. Die Ekzeme von *Mezereum* sind überaus schrecklich und zeigen ein Bild von extremem, heftigem Juckreiz und lederartiger, harter Haut. Es ist wichtig festzustellen, welche Körperregion als erstes von dem Ekzem betroffen ist, da sie als letztes heilen wird, sofern wir das Simillimum finden. War *Mezereum* das richtige Mittel? Das Exsudat könnte Sie an *Graphites* denken lassen. Aber hier ist es mehr ein wässriges *Exsudat*, nicht das typische honiggelbe, klebrige Exsudat, das bei *Graphites* so wohlbekannt ist. T.F. Allen schreibt in der *Encyclopaedia of Pure Materia Medica* über *Mezereum*: "Ausschläge, feucht, die Haut wird nach Kratzen hart, pustulöse Ausschläge, mit Krusten; gelblichweiße Krusten, unter welchen sich gelber Eiter sammelt. (2000, Vol. 6, S. 361). Daher kann dieses *Exsudat* gelb und klebrig sein, aber *Graphites* hat mehr Risse und *Mezereum* juckt mehr.

In Anbetracht der Besserung nach nur vier Gaben (dem Vater nach eine 80%ige Besserung) besteht kein Zweifel, dass *Mezereum* das Simillimum ist, daher müssen wir die Dosierung abwägen! Meine Studentin hat sehr gute Arbeit geleistet. Sobald die Besserung bei 80% lag, sagte sie den Eltern, dass sie das Mittel absetzen sollten, aber sie hatten bereits eine fünfte Dosis gegeben. Natürlich kommt es nun zu einer ähnlichen Verschlimmerung. Die Studentin fragt allerdings, warum die Verschlimmerung nicht aufhörte, nachdem sie das Mittel abgesetzt hatte? Wir lernen schnell, dass Hautkrankheiten (insbesondere solche, die lange Zeit unterdrückt wurden), im Hinblick auf die Potenzwahl, Gabenwiederholung und das Fallmanagement im Allgemeinen eine eigene Kategorie darstellen. Das, was die Eltern und meine Studentin als "Verschlimmerung" bezeichneten, ist schwierig von einem "Nachaußenbringen" zu unterscheiden. Nach diesen wenigen Gaben ist die LK des Kindes so "ermutigt", dass sie das macht, was von ihr erwartet wird, wenn sie nicht unterdrückt wird – sie ermöglicht das Nachaußenbringen. Dieses Kind benötigt *keine* weitere Dosis, bis wir sehen, dass alles stagniert – kein weiteres Nachaußenbringen und keine weitere Besserung subjektiver oder objektiver Zeichen oder Symptome. Nur *dann* wird eine weitere Dosis gegeben, und *warnen* Sie auf jeden Fall die Eltern davor, *irgendetwas nach dieser einen Gabe zu verabreichen*, bevor Sie sich nicht absolut sicher sind, dass alles zum Stillstand gekommen ist. So wie ich es sehe, wird das Baby nur sehr seltene Wiederholungen des Mittels brauchen.

H: *Zwei Tage später* geht es dem Baby ein wenig besser, die "Verschlimmerung" hat aufgehört.

Zwei Wochen später

H: Dem Baby geht es langsam aber sicher besser, es braucht nur alle paar Tage eine Split-dose *Mezereum*. Trotzdem hat der Kinderarzt die Eltern wegen Vernachlässigung ihres Kindes angezeigt und behauptet, dass sie eine Behandlung ablehnten. Die Kinderfürsorge besuchte die Eltern. Der Vater, der vom ersten Tag an großen Anteil nimmt, hat mir viele Fragen zur Homöopathie gestellt. Zum Glück konnte er gut zum Ausdruck bringen, warum er die homöopathische Behandlung gewählt und der schulmedizinischen Behandlung vorgezogen hat, und es reichte aus, um die Behörde zu beschwichtigen. Sie werden den Fall weiter verfolgen und sehen, ob das Ekzem wirklich geheilt werden kann. Sie sprachen auch mit mir lang und breit über die Homöopathie.

Beurteilung

Hier sind zahlreiche Lektionen zu lernen! Sie sollten das Fallmanagement besser gut beherrschen, wenn Sie eine chronische Hauterkrankung übernehmen. Sie müssen den Eltern ausführlich erklären, was auf sie zukommt. Und drittens ist es keine Überraschung, dass allopathische Ärzte sauer werden und sogar so weit gehen, die Eltern und vielleicht auch Sie bei den Behörden anzuzeigen. Meine exzellente Studentin und die gleichermaßen herausragenden und intelligenten Eltern des Babys waren gut vorbereitet, und das hat sich ausgezahlt. Können Sie sich vorstellen, wie das Kind auf eine C30 oder C200, die nach der 4. oder 5. Auflage verabreicht worden wäre, reagiert hätte? Mit einer schrecklichen Verschlimmerung, entsetzlichem Leiden des armen Babys, und höchstwahrscheinlich wäre die ganze Familie für die Homöopathie verloren gewesen. Hier wurden sehr sorgfältig gewählte Dosen mit Erfolg verabreicht, jedes Mal mit vorheriger zweimaliger Verschüttelung, um der LK immer abgeänderte Gaben zuzuführen! Wenn es mein Fall wäre, hätte ich vielleicht sogar noch seltenere Dosen gegeben, und diese aus dem ersten Glas.

25 Tage später

H: Dem Baby geht es langsam aber sicher besser. Es ist schwer zu sagen, ob es immer noch unnötig leidet, vielleicht weil es zu wenig von dem Mittel bekommt? Zuerst gaben wir *Mezereum* C6, 125ml-Flasche, zwei Schüttelschläge, 1 TL aus der AVF, alle drei bis vier Tage nach Bedarf. Gewöhnlich kam es am nächsten Tag zu einer Verschlimmerung, in den folgenden zwei Tagen zu einer Besserung, wobei es normalerweise am dritten Tag am besten aussah. Dann ging es wieder abwärts, und eine weitere Dosis wurde verabreicht. Danach gab ich eine Dosis in ein 125ml-Glas und verabreichte einen TL davon. Beim ersten Mal folgte sofortige Besserung ohne Verschlimmerung. Am dritten Tag sah es schlimm aus, und eine weitere verdünnte Gabe wurde verabreicht, aber es verschlimmerte sich in den nächsten zwei Tagen weiter! Muss die Dosis häufiger wiederholt werden? Muss eine verdünnte Gabe im Allgemeinen häufiger wiederholt werden?

Beurteilung
Die Tatsache, dass es am ersten Tag nach einer Gabe, die direkt aus der AVF verabreicht wurde, zu einer Verschlimmerung kam, zeigt uns, dass es immer noch ein bisschen zu viel war. Daher trat tatsächlich nach dem Wechsel zu einer Gabe aus dem ersten Glas keine Verschlimmerung auf, aber als die Dosis am dritten Tag wiederholt wurde, wurde es fortlaufend schlimmer. Dies ist wirklich kritisch und verwirrend, denn diese eine Gabe aus dem Glas führt zu einem so verstärkten Nachaußenbringen, dass es wie eine Verschlimmerung erscheint. Erinnern Sie sich, das Baby erfuhr eine Besserung, sah am dritten Tag besser aus und hatte keine ähnliche Verschlimmerung. Was ist passiert? Die LK, die bis zu einem gewissen Grad von ihrem heftigen Gegner befreit wurde, ist stärker geworden, so wie es nach jeder *gut gewählten* Gabe der Fall ist, und kann deshalb die Krankheit *weiter nach außen bringen, ohne einen weiteren Reiz von einer zusätzlichen Gabe zu benötigen*. Dies zeigt uns, dass das Baby **weniger Dosen** braucht statt mehr!

Acht Tage später

H: Die Eltern verstanden, dass sie weniger geben mussten, nicht mehr! Letzte Woche wurde eine Dosis verabreicht, und es ging dem Baby fast die ganze Woche gut! Dann wurde das Mittel aus dem Glas wiederholt, und am nächsten Tag sah es so gut aus und fühlte sich so gut wie noch nie.

Das Gesicht war kaum noch gerötet, nur noch rosa. Seine Beine, Arme und das Gesicht fangen an, sich weicher anzufühlen, sind aber immer noch sehr trocken und lederartig. In den letzten Tagen ist die Haut wieder aufgeblüht und juckt stark, aber die Eltern sagen, dass das Kind sehr glücklich ist und nicht wegen des Ekzems weint, deshalb warten wir weiter ab! Dem Baby geht es mit weniger Arznei besser!

Beurteilung
Der Beweis liegt wirklich auf der Hand! Meine Studentin ist meinem Rat sehr präzise gefolgt und war beherzt genug, das Mittel selbst dann nicht zu wiederholen, als die Haut nach einer Woche zwar schlimmer wurde (denken Sie an das Nachaußenbringen!), *das Baby aber glücklich und zufrieden war.* Was würden wir ohne die Möglichkeit einer solchen Anpassung unserer Wasserauflösung machen? Ich muss es noch einmal wiederholen: Ist irgendjemand immer noch der Überzeugung, dass es keine Rolle spielt, ob wir ein oder fünf Kügelchen geben oder einen Teelöffel, einen Esslöffel, ein Glas? Sind Homöopathen denn so blind, dass sie dies in ihrer Praxis nicht sehen? Vielleicht sehen sie es nicht, weil der Patient die Homöopathie nach der ersten Konsultation aufgibt. Und natürlich hätten wir ohne die intelligenten Eltern dieses Babys nicht einen solchen Erfolg erzielen können!

Einen Monat später

H: Ich hatte den Eltern gesagt, dass sie zwischen den einzelnen Gaben so lange wie möglich warten sollten. Sie haben zwischen den einzelnen Dosen fünf bis sechs Tage verstreichen lassen. Dann hörte ich Folgendes: "Wir fangen an, uns Sorgen zu machen, denn in den letzten zwei Wochen hat sich keine Besserung mehr gezeigt, es hat sich eher wieder verschlechtert. Es ging ihm großartig, aber nun nässen seine Wangen schrecklich und sind voller Krusten ... seine Kopfhaut beginnt sich wieder abzuschälen – die Ränder seiner Ohren sind rot und nässen." Ich bat die Eltern um Geduld, erklärte das Nachaußenbringen (ganz in Ruhe, obwohl ich mich wirklich nicht so fühlte) und bat sie noch abzuwarten. Acht Tage später schickten sie mir eine Email. "Jetzt ist alles vom Hals abwärts besser. Seine Haut ist nun wirklich weich, nicht perfekt, aber zu 95% besser." Eine Woche später: "Es ist jetzt eine Woche her, seitdem es zum letzten Mal das Mittel bekommen hat, und heute ist der beste Tag von der ganzen Woche ... es geht ihm von Tag zu Tag besser, deshalb warten wir weiter ab. Auch sein Schlaf wird jede Nacht besser."

Beurteilung

Jetzt haben wir wirklich Grund, uns zu freuen! Dank der ruhigen und beständigen Beratung durch meine Studentin haben die Eltern den ganzen Prozess verstanden – und sehen Sie, was passiert – die Heringsche Regel wird befolgt. Was zuletzt erscheint, verschwindet zuerst. Eine Besserung am ganzen Körper unterhalb des Gesichts zu fast 95%! Zu diesem Zeitpunkt erhielten die Eltern einen Brief ihres Kinderarztes, in dem er schrieb, dass er ihren Sohn nicht länger behandeln würde! Großartig! Den wären wir los!

Zwei Monate später

H: Das Baby hat nun fünf Monate lang *Mezereum* C6 nach Bedarf bekommen, und wir sind gerade zur C12 übergegangen. Am nächsten Tag sah die Haut perfekt aus. Die Eltern waren stumm vor Staunen, als das Baby tatsächlich eine Stunde lang dasaß, einen Keks aß und sich umschaute, ohne sich in dieser Zeit auch nur ein einziges Mal zu kratzen. Stellen Sie sich den früheren Zustand vor, als es sich ständig beinahe 24 Stunden am Tag kratzte. Nebenbei bemerkt, von allen äußerlich angewendeten Dingen, die wir ausprobierten, um seine Haut zu beruhigen, war *Calendula*öl noch am besten.

Beurteilung

Dieser Fall ist sicherlich noch nicht abgeschlossen, aber wir sind doch über den Berg, dank einer hervorragenden Homöopathin und außergewöhnlichen, informierten Eltern! Man braucht immer beide Seiten dazu! Dieses Baby wurde vor der Krankheit gerettet, die sonst unterdrückt worden wäre und sich höchstwahrscheinlich zu Asthma und möglicherweise Epilepsie weiterentwickelt hätte, wie ich es in der Praxis gesehen habe! Ich würde diesen Fall mit Sicherheit keinem Anfänger wünschen, aber wir alle können davon lernen!

Einen Monat später

H: Dem Patienten geht es mit *Mezereum* C12 alle vier bis fünf Tage weiterhin gut.

Bei Verdacht auf körperliche Schäden und in Notfällen – welche Dosis?

H: Wir haben gelernt, dass bei der Anwendung des gewählten Mittels die Potenzwahl der Empfindlichkeit des Patienten, der Natur der Krankheit und der Natur der Arznei entspricht (§ 281). Wenn wir den Verdacht auf einen möglichen Schlaganfall in Verbindung mit tiefgreifendem Kummer haben, welche Potenz wählen wir dann?

Beurteilung

Dies ist in der Tat eine gute Frage, da wir immer sehr vorsichtig sein müssen, sobald sich eine Pathologie manifestiert. Aber die Frage ist: "Wann hat diese Pathologie angefangen?" Als meine Studentin diese Frage stellte, bezog sie sich auf einen Mann, der an einem möglichen Transienten Ischämischen Insult (dem Vorläufer eines Schlaganfalls) litt, wobei es sich auch um einen leichten Schlaganfall mit plötzlicher Taubheit der Beine in der Nacht, Unfähigkeit zu gehen, Schwitzen, hohem Blutdruck und Frösteln beim Öffnen des Fensters gehandelt haben könnte. Das Kummerthema betrifft den Tod eines Sohnes vor ungefähr einem Jahr. Meine Antwort: Hier liegt ein akutes Ereignis vor, welches mit einer hohen Potenz behandelt werden muss. Sobald es ihm besser geht, fahren Sie damit fort, passen die Anzahl der Schüttelschläge aber nach unten an.

Fünf Tage später

H: Es wurde *Carbo vegetabilis* 1M als Splitdose verabreicht. Die Symptome beinhalteten Verwirrung beim Antworten und Befolgen von Anweisungen, starke Atemnot mit "Verlangen" nach Sauerstoff (erinnern Sie sich, dass er in der Nacht des Anfalls das Fenster öffnete), das Gefühl, als würde er kollabieren, und ballonartige Aufblähung des Abdomens. Am nächsten Tag ging er selbst ans Telefon und redete mit kräftiger Stimme. Er sagte: "Sie werden nicht glauben, wie viel besser es mir geht!" Unser Lebensretter *Carbo vegetabilis* hat als Hochpotenz wieder den Tag gerettet! Er hatte sich körperlich überanstrengt, ein Weg, um mit dem Kummer über den Tod seines Sohnes zurechtzukommen.

Mehrere Lektionen im Hinblick auf das Management in einem Fall!

Meine Kommentare sind **fettgedruckt**, die Beobachtungen der Homöopathin in Normaldruck. Dieser Fall wurde mir vorgestellt, nachdem die Homöopathin bereits ein Jahr lang daran gearbeitet hatte. Ich möchte Ihnen an diesem Fall zeigen, was dabei falsch gelaufen ist und warum.

Dies ist der Fall einer älteren Frau, die vor fünf bis sechs Jahren Schwierigkeiten beim Gehen bekam. Davor war sie einige Male gestürzt. Einmal fiel sie die Treppe hinunter und schlug sich den Kopf an, der auch blutete.

Mai bis Juni

Natrium sulphuricum Q1, 250ml-Flasche, brachte großartige Ergebnisse. **Wie schnell ging es ihr besser?** Sie nahm zuerst 1 TL mit vier Schüttelschlägen, und ging mit Beginn der Besserung zu 1 TL, zwei Schüttelschläge, über. Anfangs nahm sie es täglich ein, bis die Besserung einsetzte, dann ließ sie einzelne Tage aus, bis die Symptome wieder schlimmer wurden. **Hat sie es alle zwei oder drei Tage wiederholt? Sie müssen an dieser Stelle ein Einnahmeschema etablieren.** Dieses Mittel führte zu einer anhaltenderen Besserung beim Gehen als alle anderen bisherigen Mittel. In dieser Zeit unter *Natrium sulphuricum* kamen Warzen zurück, die im Verlauf der Jahre unterdrückt worden waren. Ich hatte das Gefühl, dass dies ein gutes Zeichen war, da es sich um ein Nachaußenbringen handelte. **KORREKT! Das Mittel war richtig gewählt.** An diesem Punkt sollte man *Thuja* in Betracht ziehen, zum einen wegen des Wiederauftauchens der Warzen, zum anderen aber auch, weil es das Komplementärmittel zu *Natrium sulphuricum* ist. Die LK verlangt nach diesem Mittel, aber so lange die Besserung mit *Natrium sulphuricum* anhält, ist es in Ordnung, damit fortzufahren (obwohl ich hier bereits zu *Thuja* gewechselt hätte). Es ist offensichtlich, dass es sich hier um eine sehr empfindliche Patientin handelt, und Q-Potenzen sind sehr tief und schnell wirksam. Ich glaube, dass Sie ihre Kraft bei einer derartig empfindlichen Patientin unterschätzen. Eine Dosis der tiefsten Q-Potenz ist stärker als jede Dosis einer C30! Hier zeigt sich bereits, dass eine C6 Split-dose mit sorgfältig erwogenen Wiederholungen angezeigt ist, unabhängig davon, um welches Mittel es sich handelt.

Als sie die Q1 aufgebraucht hatte, verordnete ich ihr Q2, 1 TL, zwei Schüttelschläge. **Diese Dosierung ist ZU hoch, wenn man von einer Q1 mit zwei Schüttelschlägen ausgeht. Es wäre vernünftiger, EINE Testdosis mit zwei Schüttelschlägen aus dem zweiten Glas zu verabreichen (geben Sie ½ TL aus der AVF in ein Glas mit 125 ml Wasser, aus diesem wiederum ½ TL in ein zweites Glas mit 125 ml Wasser, und verabreichen Sie ½ TL aus dem zweiten Glas) und zu schauen, inwieweit sie eine Besserung erfährt und wie lange diese anhält!** Ich stellte wieder klar, dass sie Pausen einlegen und nur dann eine Gabe nehmen sollte, wenn das Gehen erneut schlechter wurde. Erst ging es ihr sehr gut, aber dann kam es zu einer Verschlimmerung. **Das war bei einer solchen Dosierung zu erwarten!** Ich stellte sicher, dass sie nach der ähnlichen Verschlimmerung viele Tage wartete, bis die Symptome unverändert wiederkamen. Dann wiederholte sie das Mittel. Ich reduzierte die Dosis auch auf ½ TL. Es wurde deutlich, dass die Q2 nicht angemessen war. **DAS STIMMT! ZU HOCH, in diesem Fall.**

Anstatt das Mittel abzusetzen, dachte ich, dass eine Centesimalpotenz vielleicht besser wäre, deshalb versuchte ich die C200, zwei Schüttelschläge, aus dem ersten Glas. **Diese Dosis ist immer noch viel zu stark! Es hätte eine C30 oder eine noch tiefere Potenz sein müssen!** Ich glaube trotzdem, dass sie *Thuja* mehr als *Natrium sulphuricum* brauchte, deshalb halfen weitere Gaben von *Natrium sul-*

phuricum der LK nicht, sondern fügten dem Fall vielleicht noch akzessorische Symptome hinzu!

Das funktionierte auch nicht. Sie machte bei jeder Dosis eine Verschlimmerung durch. Rückblickend denke ich, ich hätte zur C6 wechseln sollen, da sie vielleicht nur ein wenig *Natrium sulphuricum* brauchte und eine C6 dann gerade genug gewesen wäre. **Sehr richtig.** In dieser Zeit brauchte sie wegen anderer akuter Symptome ab und an *Arsenicum* als interkurrentes Mittel. *Arsenicum* half nie im Hinblick auf das Gehen, und sie konnte es kaum abwarten, zu *Natrium sulphuricum* zurückzukehren, weil sie dachte, dass es ihr hier sehr half – aber das blieb nicht so. **Was auch immer für akute Symptome bestanden, es waren akute Exazerbationen eines chronischen Miasmas; sie benötigten KEIN akutes interkurrentes Mittel. Dies alles verlangsamte ihre Besserung, denn die LK verlangte nach *Thuja*!**

Juli

Ich wechselte zu *Thuja* Q1, 250ml-Flasche, zwei Schüttelschläge, 1 TL aus dem ersten Glas, weil sie ausgeprägte körperliche sykotische Symptome und viele Symptome von *Thuja* hatte. **Endlich! Das wurde aber Zeit!** Sie nahm 1 TL mit zwei Schüttelschlägen. **Sie hätten aus Ihrer früheren Erfahrung lernen sollen. Das ist viel zu viel für sie, denn Sie haben Schwierigkeiten damit, die richtige Dosis und Wiederholung bei Q-Potenzen zu finden. Geben Sie in Zukunft eine Testdosis! Wenn es zu einer Besserung kommt, warten Sie ab, wie weit diese reicht! Wenn es sich um eine "merkliche Besserung" handelt, warten Sie und schauen Sie, wie oft sie das Mittel braucht.**

Ihr Gehvermögen besserte sich nun noch mehr als unter *Natrium sulphuricum*. **Das liegt daran, dass sie Thuja schon die ganze Zeit brauchte.** Mit wenigen Gaben innerhalb der nächsten Wochen erging es ihr großartig. Aber dann setzte eine Verschlimmerung ein. Ich stellte sicher, dass die Gaben weit genug auseinander lagen, um akzessorische Symptome zu minimieren. Weiterhin reduzierte ich die Dosis auf ½ TL, aber nach jeder Einnahme fühlte sie sich schlechter. **Derselbe Kommentar wie zu *Natrium sulphuricum*; diese Patientin braucht keine Q-Potenzen, es wird einige Zeit dauern, bevor sie Q-Potenzen vertragen kann. Sie müssen sie höchstwahrscheinlich von der C6 an aufbauen, bis Sie die C30 erreichen. DANN können Sie zu Q-Potenzen wechseln, falls sie das Mittel immer noch benötigt.**

Ich wartete einige Zeit und versuchte dann *Thuja* C200, zwei Schüttelschläge, 1 TL. **Dasselbe Szenario und dieselbe Lektion wie bei *Natrium sulphuricum*! Wenn Sie von einer Q1 nach wenigen Gaben hinuntergehen möchten, wechseln Sie wenigstens zur C30. Aber es ist offensichtlich, dass hier eine C6 angebracht ist!** Das half eine Weile, dann setzte wieder eine Verschlimmerung ein. Ich wartete und wartete, dann kehrte ich zu *Natrium sulphuricum* zurück, und das Ganze ging wieder von vorne los. Erst ging es ihr gut, dann begann die Verschlimmerung. **Es gab keinen Grund, das Mittel zu wechseln! Hier war ein Wechsel der Potenz/Dosierung von *Thuja* notwendig, KEIN Mittelwechsel.**

In der Zwischenzeit erzählte sie mir, dass sie noch mehr Warzen bekommen hat. **Weil die LK verzweifelt nach *Thuja* verlangt! Deshalb nehme ich an, dass das sykotische Miasma immer noch stark ist.** Sie sind in ihrem Gesicht, auf dem Bauch und in der Genitalgegend. Eine Warze auf ihrer Stirn sieht beinahe wie ein Leberfleck aus, grau und flach.

August

Schließlich unternahm ich eine ganze Weile gar nichts, um zu sehen, wie es sich weiterentwickeln würde. **Guter Schachzug, obwohl es offensichtlich ist, dass sie *Thuja* in sehr kleinen Gaben braucht, aber zumindest konnte sich ihre LK erholen und möglicherweise Nutzen aus dem *Thuja* ziehen, das Sie ihr vorher gegeben hatten!** Dann bekam sie eine schwere Blaseninfektion. So etwas hatte sie in den letzten Jahren bereits einige Male. **Ein ALTES Symptom, welches KEIN neues Mittel, sondern *Thuja* erfordert (der Fall entwickelt sich entsprechend der Heringschen Regel). Deswegen halfen die von Ihnen versuchten brennenden Mittel (siehe unten) nicht.** Ich probierte viele "brennende" Mittel aus, aber keins schien zu helfen. *Natrium muriaticum* half ein wenig, aber nicht genug, doch half es erstaunlicherweise sehr beim Gehen. **Das liegt daran, dass sie *Natrium*-Qualitäten hat. Zumindest korrespondiert *Natrium muriaticum* weitaus mehr mit *Natrium sulphuricum* und *Thuja* ist zu beiden komplementär. Und vielleicht gibt es in ihrer Vorgeschichte auch eine tiefere Schicht von *Natrium muriaticum* aus der Zeit vor dem Schädeltrauma! Ich bin mir aber nicht sicher, dass sie *Natrium muriaticum* braucht, mir liegen dazu keine Informationen vor! Aber es scheint falsch zu sein, die Mittel immer wieder zu wechseln, wenn das vorherige wirkte, aber zu ähnlichen Verschlimmerungen führte, was eine Anpassung der Dosierung erfordert!**

Apis hat in der Vergangenheit von Zeit zu Zeit geholfen, die Schwellung ihrer Knöchel zu vermindern. Schließlich gab ihr ihr Arzt für Chinesische Kräuterheilkunde etwas gegen ihre Blaseninfektion, und es wurde besser. **Dies ist leider eine Unterdrückung (außer wenn es eine "unbewusste" Heilung war). Sie wird sich auf die weitere Behandlung auswirken! Wenn die LK stark genug ist, wird das Blasenproblem wiederkehren!**

Danach gab ich ihr wegen einiger körperlicher Symptome wie schorfiger, rissiger Lippen und tränender Augen *Natrium muriaticum*. **Was ist mit den mentalen und emotionalen Symptomen von *Natrium muriaticum*? Ich kann es nicht beurteilen, aber lesen Sie meinen vorherigen Kommentar zu *Natrium muriaticum*.** Nach jeder Gabe besserte sich ihr Gehvermögen, aber ihre Blaseninfektion kehrte zurück. **Dies ist der Beweis dafür, dass diese durch die Kräutermedizin TATSÄCHLICH unterdrückt und NICHT geheilt wurde.**

Deshalb setzte ich alles ab und wartete. **Das Beste, was Sie tun können, wenn Sie nicht mehr weiter wissen!**

Schließlich versuchte ich *Medorrhinum* C200, 125ml-Flasche, keine Schüttelschläge am ersten Tag, zwei Schüttelschläge am nächsten Tag, 1 TL. **Ich verstehe, dass Sie eine sykotische Blockade vermuteten,** aber solange das Arzneimittel sichtbar IST (und Thuja ist es gewiss), brauchen Sie keine Nosode. Das Mittel hat Vorrang gegenüber der Nosode!

Zwei Tage später verspürte sie eine gewisse Besserung, aber dann kehrten ihre ursprünglichen Symptome wieder. Ich wartete mindestens anderthalb Wochen und kehrte dann zu *Thuja* Q1, zwei Schüttelschläge, 1 TL zurück, weil sie von weiteren Warzen berichtete. Endlich *Thuja*, wonach ihre LK verlangt hat – aber Sie sollten erkannt haben, dass diese Dame extrem empfindlich ist; sie braucht eine C6! Wieder dasselbe Problem, anfängliche Besserung, dann Verschlimmerung. **Weil die Potenz/Dosis zu hoch ist.** Dies passierte auch mit *Natrium sulphuricum*. **Sie brauchen nur die Potenz/Dosis von *Thuja* anzupassen! Wenn Sie nicht vorsichtig sind, können akzessorische Symptome dazukommen!** Ich denke, dass ich eine C6 hätte geben sollen. Aber ich sehe auch das Bild von *Natrium muriaticum* bei ihr, weil ihr so viele von den Akutmitteln zu *Natrium muriaticum* geholfen haben. Ich warte ab, ob weitere Symptome auftreten würden.

September

Schließlich hatte sie eine akute *Bryonia*-Episode. Es begann mit starken Schmerzen im rechten unteren Abdomen, und ihr linker Arm fühlte sich sehr wund an. Dieser Schmerz im linken Arm war ein altes Symptom, das vor ungefähr fünf Jahren begonnen hatte. **Dieselbe Antwort wie zuvor hinsichtlich der Akutmittel! Die LK braucht *Thuja*, keinen Mittelwechsel, wenn ALTE Symptome auftreten!** Sie nahm zwei ganze Flaschen *Bryonia* 1M ein (bis zu 14 Schüttelschläge, 1 TL), ungefähr alle zwei Stunden über zwei oder drei Tage (die Schüttelschläge der ersten Flasche wurden der zweiten hinzugefügt), und dann gab ich ihr noch eine Dosis *Bryonia* 10M, zwei Schüttelschläge, 1 TL. Danach waren die heftigen Schmerzen vollkommen verschwunden, auch der Arm war in Ordnung. **Sie sehen, was für eine hohe Potenz sie von diesem Mittel benötigt. Das sollte Ihnen sagen, dass es nicht gebraucht wurde. So empfindlich wie sie ist, hätte sie bei dem richtigen Mittel (oder Simillimum) keine 1M, 10M und keine wiederholten Gaben gebraucht, selbst nicht im Akutfall.** Wenn *Bryonia* das Simillimum wäre, würden wir nach einer Gabe eine ähnliche Verschlimmerung und anschließende Heilung erwarten. Aber hier wurde kein interkurrentes *Bryonia* benötigt. Ich dachte, sie hätte vielleicht eine Appendizitis, fand aber heraus, dass sie gar keinen Appendix hat.

Oktober

Nach diesem Vorfall wechselte ich zu *Natrium muriaticum* C30, 250ml-Flasche, zwei Schüttelschläge. Sie nahm es an drei aufeinaderfolgenden Tagen, und ihr Gehvermögen besserte sich zusehends. **Sie braucht immer noch *Thuja*!** Dann setzte ich das Mittel einige Tage aus. Darauf erzählte sie mir, dass sich ihre Füße taub anfühlten, deshalb ließ ich sie das Mittel wieder nehmen. **Dies ist ein akzessorisches Symptom von *Natrium muriaticum*.** Dieses Mal war das Gehen schlechter und schmerzhafter. Ich wartete mindestens eine Woche, um die Verschlimmerung vorüberziehen zu lassen. Dann versuchten wir das Mittel wieder, als sie große Schwierigkeiten beim Gehen hatte. Aber wieder verschlimmerte das Mittel bloß. So wartete ich erneut. **Dies zeigt, dass *Natrium muriaticum* NICHT das Simillimum ist!** Ich fand heraus, dass vor ungefähr fünf Jahren, also zu der Zeit, als ihre Probleme beim Gehen begannen, ein großer dunkler Leberfleck auf der Rückseite ihrer linken Schulter erschienen war.

Ich wiederholte *Medorrhinum* C200, weil ich dachte, dass ihre ausgeprägten sykotischen Symptome noch mehr *Medorrhinum* erforderten. Sie nahm *Medorrhinum* C200, 125ml-Flasche, vier Schüttelschläge, 1 TL am ersten Tag und sechs Schüttelschläge, 1 TL am folgenden Tag. Ihr Gehvermögen, die Wundheit und Steifheit verschlechterten sich, daher wiederholte sie das Mittel mehr als eine Woche nicht, bis das Gehen zunehmend schlechter wurde. **Derselbe Kommentar wie vorher *Medorrhinum* betreffend!** Dann kehrte ich zu *Natrium muriaticum* C30, 125ml-Flasche, zwei Schüttelschläge, 1 TL, zurück, aber es kam zu einer Verschlimmerung. **Wo ist *Thuja*, welches sie so verzweifelt braucht? Kein Grund, die Mittel zu wechseln.** Liegt hier noch eine andere miasmatische Blockade vor? Ich zog *Carcinosinum* stark in Erwägung. Ich hatte das Gefühl, dass das sykotische Bild nicht geklärt werden konnte, bevor diese Schicht nicht beseitigt war. Und *Carcinosinum* ist ein gutes Komplementärmittel zu *Natrium muriaticum*. Es stimmt, *Carcinosinum* kann leicht mit *Medorrhinum* verwechselt werden, aber ich sage es noch einmal, das Mittel IST klar; es wird keine Nosode gebraucht. (Siehe auch Kapitel 11, Differenzierung von *Carcinosinum* und *Medorrhinum*.)

Die *Carcinosinum*-Symptome der Patientin:

- Sie hat diesen großen dunklen Leberfleck auf der Rückseite ihrer linken Schulter. Sie glaubt, dass er vor fünf oder sechs Jahre erschienen ist. **Dies ist SYKOSE, kein Krebsmiasma!**
- Ich glaube, dass die Warze auf ihrer Stirn eher ein grauer Leberfleck ist.
- Chronische Schlaflosigkeit.
- Verlangen nach Schokolade und gewürzten Speisen.
- Letztes Jahr hatte sie ein ernstes Problem mit ihrem Blutzucker, und es wurde die Diagnose Diabetes im Erwachsenenalter gestellt. Seitdem ist ihr Blutzuckerspiegel ziemlich normal. Aber sie kann nicht die Mengen an Schokolade essen, an die sie vorher gewöhnt war. **Das ist zu wenig, um *Carcinosinum* zu verschreiben!**

November

Ich gab ihr *Carcinosinum* C200, keine Schüttelschläge, 1 TL am ersten Tag, zwei Schüttelschläge, ½ TL am nächsten Tag. Seit *Carcinosinum* geht es ihr viel schlechter. Anfangs war sie extrem erschöpft, das Gehvermögen wurde viel schlechter und sie hatte mehr Schmerzen in den Beinen. Als die Woche vorüberging, verschwand die Erschöpfung, aber das Gehvermögen besserte sich nicht. Seit *Carcinosinum* haben sich ihre Symptome verschlechtert. **Ich bin mir nicht sicher, wie viel das *Carcinosinum* tatsächlich dazu beigetragen hat, aber ich glaube, die LK dürstet nach dem so dringend benötigten *Thuja*!** Hält die Verschlimmerung durch *Carcinosinum* noch an? Eine Woche ist vergangen. Bringt das *Carcinosinum* vielleicht nur ihre ursprünglichen Symptome

(Beinprobleme) mit größerer Intensität ans Tageslicht?

Mir ist klar geworden, dass ich ihr nur eine C6 geben kann. **Das ist richtig. Es war schon zu Beginn dieses Falles offensichtlich!** Anfangs dachte ich nicht, dass sie so empfindlich wäre, weil sie so hohe Dosen *Bryonia* bekommen hatte und es ihr gut damit gegangen war. **(Siehe die obige Begründung!)**

Hauptsymptome

- Schwierigkeiten beim Gehen aufgrund hochgradigen Wundheitsgefühls in den Beinen. Die Knie schmerzen und knacken beim Gehen. Die Rückseiten ihrer Knie (Kniesehnen) schmerzen auch sehr.
- Schlimmer bei feuchtem Wetter.
- Seit vielen Jahren geschwollenen Knöchel.
- Sehr guter mentaler und emotionaler Zustand. Sie ist eine ausgeglichene Person: liebevoll, freundlich, großzügig und sehr spirituell.
- Warzen am ganzen Körper (Gesicht, Brüste, Abdomen, Genitalien).
- Steife und taube Knöchel.
- Seit Kurzem hat sie Schmerzen in den Beinen (keine Krampfschmerzen), wenn sie nachts im Bett liegt.
- Schlechte Durchblutung in den Beinen und Füßen. Im Winter sind die Füße sehr kalt.
- Gelegentliches Wundheitsgefühl im linken Arm.
- Trägt immer schwarz.

Nun bittet die Studentin/Homöopathin erstmalig um meine Hilfe, und ich empfehle *Thuja* C6, 250ml-Flasche, zwei Schüttelschläge, 1 TL aus dem ersten Glas, nach Bedarf. Sie müssen eine Testdosis geben: Nur eine Gabe, dann KEINE Wiederholung am nächsten Tag, sondern eine Beurteilung. Wenn sich eine Besserung zeigt, KEINE weitere Gabe; warten Sie ab, wie lange die Besserung anhält. Wenn sie beispielsweise nach drei Tagen aufhört, muss die Patientin ALLE vier Tage eine Dosis nehmen. Diese Patientin ist hypersensitiv und muss entsprechend behandelt werden, um keine Zeit zu verlieren und das Auftreten akzessorischer Symptome und/oder ähnlicher Verschlimmerungen zu vermeiden. Warzen sind das äußerliche Zeichen, das Ihnen sagen wird, wie lange Sie mit *Thuja* fortfahren müssen, OHNE das Mittel zu wechseln! Sie wechseln das Mittel nur, wenn ein GEÄNDERTES Bild auftaucht, aber ich sage voraus, dass die Patientin mit *Thuja* in sehr kleinen und sorgfältig verabreichten Dosen über einen langen Zeitraum gut fahren wird!

Abschließende Beurteilung

Dies ist ein gutes Beispiel dafür, wie vorsichtig wir bei der Verlaufsbehandlung sein müssen; aber bevor Sie die Homöopathin verurteilen, erinnern Sie sich daran, dass wir zweifellos alle ähnliche Fehler begangen haben! Sie können klar erkennen, dass das erste Mittel richtig war, aber dadurch wird deutlich, wie viel schwieriger die zweite Verschreibung ist. Und es verleiht der Aussage von Kent und Hunderten anderer Homöopathen vor uns noch mehr

Gewicht: "Warum erfahren so viele Patienten nach den ersten Gaben eine Besserung und dann scheinbar nicht mehr?"

Diese Homöopathin versucht verzweifelt, die Dosis/Potenz anzupassen, aber leider erfolglos, was sie zu einem weiteren Fehler verleitet – dem Wechsel zu einem Mittel oder einer Nosode, wenn es nicht erforderlich ist. Dies alles verzögert die Heilung dieser Patientin trotz der Anwendung von Hahnemanns fortschrittlichen Methoden.

Warum entwickeln Patienten eine Empfindlichkeit gegenüber Arzneimitteln?

H: Ich brauche Hilfe bei dem Fall einer 32jährigen Frau mit ausgedehnter Endometriose. Eine Hysterektomie schien ihr bevorzustehen, weil sie ständig unerträgliche Schmerzen hatte.

Auf ihrem linken Eierstock befinden sich vier endometriale Zysten, aber der Schmerz betrifft eigentlich die rechte Seite ihres Beines. Dieser Zustand besteht bereits seit 15 Jahren, sie hatte vier Operationen und nahm Medikamente ein. Leider hat all das ihren Zustand nur verschlimmert. Aufgrund all dieser Unterdrückungen war es keine sanfte Heilung, aber sie war sehr tapfer; der Schmerz ist manchmal unerträglich, aber akute interkurrente Mittel wie *Magnesium phosphoricum* und *Cuprum* haben sehr geholfen.

Mit *Thuja* Q1 bis Q4 (vier Schüttelschläge) ging es ihr zwei Jahre lang sehr gut. Ihre Schmerzen dauerten statt fünf nur noch einen oder anderthalb Tage. Im Februar hatte sie eine Fehlgeburt und trauerte schrecklich. Sie hat bereits ein Kind, aber es dauerte vier Jahre bis zur Empfängnis.

Sie setzte die homöopathische Behandlung mit *Thuja* einige Monate lang aus, um ihren Verlust zu betrauern. Sie nahm es ziemlich schwer, aber sie wollte kein *Ignatia* nehmen, weil sie dachte, dass es besser für sie wäre, alleine zu trauern. Als sie bereit war, sich wieder behandeln zu lassen, war sie in besserer Stimmung und wollte wieder schwanger werden. Dann tauchten ein paar körperliche Symptome auf: starke Kopfschmerzen im Wechsel mit Regelschmerzen (wenn die Menstruationsschmerzen nicht so stark sind, hat sie schreckliche Kopfschmerzen), außerdem Migräne, die beinahe zur Ohnmacht führt. Dann entwickelte sie zwischen den Regelblutungen Herzklopfen und plötzliche Enge des Brustkorbs – alle Untersuchungen verliefen negativ. Sie machte sich große Sorgen um ihre Gesundheit (*Arsenicum, Acidum nitricum*).

Sie war fordernd und außerordentlich ärgerlich, und als sie nach ihrem mentalen und emotionalen Zustand gefragt wurde, ging sie in die Defensive und forderte mich auf, damit aufzuhören. "Mein alter Psychologe hat mir nie so viele Fragen gestellt und wusste genauso viel über mein Leben wie Sie" (Geheimnistuerisch: *Lycopodium, Thuja*). Sie hasste es, wenn ich mit ihrem Ehemann redete (natürlich nur mit ihrer Erlaubnis). Sie entriss ihm den Telefonhörer und schimpfte mit mir wegen der Befragung. Die Privatsphäre ist ihr sehr wichtig. Ihr Gedächtnis ist miserabel; sie versteht meine Fragen nicht; ihr Geist ist schwerfällig; sie verliert den gedanklichen Faden; vergisst Wörter; Abneigung gegen Unterbrechung, weil sie versucht, ihren Standpunkt klar zu machen, der aber nicht deutlich wird; sie wiederholt sich, weil sie glaubt, dass ihre Worte keinen Sinn ergeben haben. Sie kann nicht auf eigenen Beinen stehen; wird von anderen Leuten, Fremden, bestimmten Verwandten leicht eingeschüchtert; sie wünscht sich, dazuzugehören und gut dazustehen.

Mit all diesen neuen Symptomen stecke ich fest; sie umfassen:
- Die Migräneanfälle treten wieder während abwechselnder Menstruationszyklen auf.
- Überempfindlich gegenüber allen Arzneien – mit allen Potenzen und Mitteln kommt es zu einer Verschlimmerung! Früher konnte sie bei akuten Krankheiten 1M vertragen, aber jetzt verträgt sie nur noch die C12 mit der allergrößten Vorsicht.
- Koffein führt zu Blackouts beim Fahren; verstärkt die Ohnmachtsneigung, steigert die Herzfrequenz und erzeugt ein "totes" Gefühl. In den letzten sechs Monaten hatte sie auf der Autobahn zweimal beinahe einen Unfall. Normalerweise vertrug sie eine Tasse Kaffee, aber jetzt ist sie zu entkoffeiniertem Kaffee übergegangen. Wenn sie sich irrt und koffeinhaltigen Kaffee trinkt, steigt ihre Herzfrequenz, ihr Brustkorb schnürt sich zu etc.
- Starke Schmerzen auf der rechten Seite (Eierstock und das Bein hinunter) zwischen den Regeln und > während der Regel, halten ein bis zwei Tage an; *Magnesium phosphoricum* hilft bei den Schmerzen während und zwischen den Regelblutungen.
- Seit dem Beginn der Endometriose vor 15 Jahren ist sie kurzsichtig. Sie war im letzten Jahr fünfmal beim Augenarzt, und ihre Augen verändern sich, interessanterweise zum Besseren; UNGLAUBLICH! Der Augenarzt bezeichnet es als ein Wunder in ihrem Alter und sagt, dass es sich eigentlich verschlechtern und nicht bessern sollte. Innerhalb eines Jahres (seit dem sie homöopathisch behandelt wird) ist die Refraktionsstärke ihrer Augen von –4,5 auf –3,25 zurückgegangen und die Besserung geht noch weiter. Der Augenarzt möchte Patienten an mich überweisen, weil er denkt, ich könnte ihr Sehvermögen korrigieren. Ich hätte niemals jemandem erzählt, dass die Homöopathie das Sehvermögen bessern kann!

Warum bessern sich ihre Augen bei all diesen körperlichen Symptomen und was geschieht hier? Ich sehe immer noch viel von *Thuja* in ihr, aber *Thuja* führt zu einer Verschlimmerung. Liegt hier eine miasmatische Blockade vor? Falls dies so ist, welche Potenz wäre bei all ihren Empfindlichkeiten sicher? Ich habe ihr *Arsenicum, Acidum nitricum* und *Lycopodium* als Q-Potenzen gegeben, und es kommt trotzdem zu einer Verschlimmerung. Wie kann es sein, dass jemand eine 1M und Q-Potenzen mit vier Schüttelschlägen verträgt, und dann zur C30 in einer 250ml-Flasche absteigen muss? Was ist passiert? Selbst kürzlich, als sie auf der Autobahn beinahe einen Blackout hatte (mit Herzklopfen, Halsenge, Überhitzung und dann Abkühlung) und ich ihr *Lachesis*

1M gab, ging es ihr erst einmal schlechter. Wir milderten das Ganze mit einer C30 ab, und innerhalb weniger Minuten ging es ihr besser. Und all das nur, weil sie eine Tasse koffeinhaltigen Kaffee getrunken hatte, den sie für entkoffeinierten Kaffee hielt, und an diesem Tag nicht besonders viel gegessen hatte. Beide Vorfälle, bei denen sie fast ohnmächtig wurde, ereigneten sich während des Fahrens.

Beurteilung

Wir können diesen Fall zum besseren Verständnis von Fragen zum Fallmanagement verwenden. Fragen Sie sich immer: Kommen die Symptome des Patienten zurück und erfordern sie noch dasselbe Mittel? Liegt eine Blockade vor? (In diesem Fall sollten unveränderte Symptome wiederkehren.) Wird *Thuja* noch gebraucht? (Dieselben unveränderten Symptome sollten zurückkommen!) Hier ist die Antwort.

Wir haben eine Patientin, die in den letzten Jahren unter *Thuja* eine kontinuierliche Besserung erfahren hat. Dann gab es ein schrecklich trauriges Ereignis (eine Fehlgeburt), welches einen entsetzlichen Schock darstellte; sie "beschloss aber, alleine darüber hinwegzukommen". (Wir müssen die Entscheidung der Patientin, die homöopathische Behandlung zu unterbrechen, respektieren, auch wenn wir wissen, dass diese ihr helfen würde.) Denken Sie immer daran: "Bieten Sie keine Hilfe an, wenn Sie nicht darum gebeten werden!" Die Patientin nimmt nach der Trauerzeit die Behandlung wegen ihrer Endometriose wieder auf, aber was sehen wir jetzt? Sie hat unbewusst ihre Gefühle unterdrückt – stiller Kummer; leicht beleidigt; sehr zurückhaltend in Bezug auf ihr Privatleben; errichtet einen Schutzwall um sich, um sicherzugehen, dass niemand genau weiß, wie es ihr wirklich geht, denn es ist ihr wichtig "gut" dazustehen (was zu weiterer Unterdrückung ihrer Gefühle führt); Zorn, wenn Sie versuchen, diese Mauer des Schweigens zu durchbrechen. Dies alles führt unausweichlich zur Freisetzung weiterer körperlicher Symptome. Es sind schwere physische Symptome, begleitend und ein Abbild des schweren emotionalen Kummers, der ungenügend aufgearbeitet wurde, obwohl sich die Patientin dessen natürlich nicht bewusst ist. Es gibt das Sprichwort: "Die Zeit heilt alle Wunden." Leider nicht immer! Der Homöopath muss sich all die eigentümlichen Symptome ansehen, besonders diejenigen, die verändert sind. Wie fühlte sie sich bei der Fehlgeburt? Das ist das Mittel, welches sie auch JETZT noch braucht!

Hier sind einige Rubriken zu den eigentümlichen Symptomen dieses Falles. In Klammern steht der Grad des Prüfungssymptoms des Arzneimittels; Fettdruck zeigt die gleiche Intensität bei der Patientin an, was bedeutet, dass diese Symptome von besonderem Wert bei der Mittelwahl sind (obwohl *alle* unten aufgeführten Rubriken sowohl zu der Patientin *als auch* zu der Arznei gehören).

- Beschwerden durch stillen Kummer (3).
- **Beschwerden durch Ärger mit stillem Kummer (3).**
- **Beschwerden durch den Tod eines Kindes (3).**
- Ärger durch Widerspruch (3).
- Leicht beleidigt (2).
- < Trost (3).

- **Zorn durch Widerspruch (3).**
- **Krampfhafte Zusammenschnürung des Brustkorbs (3).**
- Zusammenschnürung des Halses (3).
- Ohnmacht (3).
- Hysterie, Ohnmacht (3). In der Homöopathie hat der Begriff "Hysterie" nicht die negative Bedeutung wie in der Allopathie. Denken Sie lieber in der TCM-Terminologie, wo er mit dem stärksten Gefühl des Herzorgans oder Feuerelements korrespondiert. Sie dürfen den schwerwiegenden Kummer dieser Patientin, den sie nach den langen Jahren körperlicher Schmerzen erlitten hat, nicht unterschätzen. All das muss bei solch einer sensitiven, zurückgezogenen Patientin unweigerlich zu extremen Gefühlen führen.
- **Hysterie durch Kummer (2).**
- Steht während des Ärgers neben sich (2).
- **Abneigung gegen Gesellschaft und die Anwesenheit anderer Menschen verschlimmert** (d.h., sie möchte nicht, dass irgendjemand ihr zu nahe kommt und sie nach ihren Gefühlen fragt) (3).
- Konversation verschlimmert (3).
- Furcht vor der Annäherung anderer (in psychologischen Begriffen heißt das, sie möchte nicht nach ihren Gefühlen gefragt werden) (2).
- **Kopfschmerzen durch Kummer (3).**
- Ungeduld (3).
- Reizbarkeit beim geringsten Widerspruch (3).
- Geistige Erschöpfung (2).
- Streitsüchtig (3).
- **Verschlossen (2)**, um ihren tiefen Kummer zu verstecken.
- Abgeneigt zu reden (über ihre Gefühle!) (2).

Wie Sie sehen, **hat** sich das Bild verändert und verlangt nach einem **neuen** Mittel! Natürlich ist selbst jetzt *Thuja* noch sichtbar, auch *Acidum nitricum*. Aber all die oben genannten Symptome gehören zu *Ignatia*. Man muss auch an *Natrium muriaticum* denken, aber erinnern Sie sich daran, das ein *Ignatia*-Zustand noch Monate nach dem Ereignis, welches einen solchen Kummer ausgelöst hat, bestehen kann! Er wird nicht *automatisch* zu einem *Natrium muriaticum*-Zustand! Die Unterdrückung ihrer Gefühle und die Ablehnung von *Ignatia* haben leider zu weiteren schweren körperlichen Ausdrucksformen und einer Verschleppung ihrer vorherigen chronischen Situation geführt. Die Besserung ihrer Augensymptome stehen im Zusammenhang mit einer Reinigung der Leber, und ich glaube, dass die wiederholten Dosen von *Thuja* als Q-Potenz zu der Entgiftung ihrer Leber beigetragen haben! Wie Sie sehen, benötigen wir keine "Drainagemittel" oder "Entgiftungsmittel", um die Leber zu reinigen – das Simillimum wird die ganze Arbeit leisten, wie es in diesem Fall deutlich wird! *Thuja* **hat** Prüfungssymptome wie: *Myopie; Trübung des Sehvermögens wie durch einen Schleier; schwache Augen; Druck als ob feiner Sand darin wäre; Amblyopie mit getrübter Sicht; Gefühl von Trockenheit in den Augen* und viele weitere pathologische Zeichen der Augenstrukturen. Deshalb stellt die Besserung ihrer Augen unter *Thuja* keine Überraschung dar, wenn *Thuja* tatsächlich das Simillimum ist! Dies zeigt wieder, dass selbst Pathologien, die nicht mit der Hauptbeschwerde des Patienten (ursprünglich schwere Dysmenorrhoe) "in Zusammenhang" stehen, gebessert werden, wenn Sie das Simillimum gefunden haben. Um weiteren Erfolg mit dem Augenarzt zu haben, bleiben Sie dabei, das Simillimum zu geben!

Ihre Empfindlichkeit? Aufgrund der Tatsache, dass ihre LK verzweifelt nach *Ignatia* verlangt, wird alles andere die LK stören und möglicherweise akzessorische Symptome hinzufügen, denn die anderen verabreichten Arzneien waren nicht die richtigen Mittel! Ihre Prognose ist vorzüglich, und nach der sorgfältig abgewogenen Verabreichung von *Ignatia* wird die weitere Behandlung mit dem Simillimum (zuerst mit *Thuja*) ihre Dysmenorrhoe weiter bessern und ihre Chancen für eine gesunde Schwangerschaft erhöhen. Dies ist ein perfektes Beispiel für die Notwendigkeit eines akuten interkurrenten Mittels. Geben Sie *Ignatia* C200, 125ml-Flasche, vier Schüttelschläge, nach Bedarf, außer wenn es bereits nach der Testdosis zu einer bemerkenswerten Besserung kommt!

Eine Woche später

H: Nach der ersten Dosis Ignatia C200, vier Schüttelschläge, wurde ihr rechtsseitiger Schmerz schlimmer, wirklich quälend. Ich verringerte die zweite Dosis auf zwei Schüttelschläge und der Schmerz nahm ab, aber die Herzsymptome, Halsenge und die Luftnot traten wieder auf, besonders während des Fahrens. Ich habe das Mittel nicht wiederholt, aber diese Wirkung hielt zwei Tage an. In ungefähr drei Tagen wird ihre Regelblutung einsetzen. Seit ihrer Fehlgeburt musste sie so viele Hindernisse überwinden, was ihren Zustand verschlechtert hat. Sie brauchte vier Jahre, bevor sie mit ihrem ersten Kind schwanger wurde, und bei der zweiten Schwangerschaft hat sie so viel Kummer in Zusammenhang mit der Fehlgeburt erlebt.

Beurteilung

Offensichtlich hat die erste Gabe zu einer ähnlichen Verschlimmerung geführt, und die zweite Dosis hat trotz einer verringerten Anzahl von Schüttelschlägen ebenfalls verschlimmert, wenn auch etwas weniger. Ich denke, das rührt auch daher, dass ihre Menstruation kurz bevorsteht. Warten Sie, bis die Regel vorbei ist, und geben Sie dann eine Testdosis *Ignatia* C200, 250ml-Flasche, zwei Schüttelschläge nach Bedarf.

Fünf Wochen später

H: Meiner Patientin geht es zu 50% besser. Wenn *Ignatia* die Heilung nicht vollendet, ist es dann ratsam, *Natrium muriaticum* folgen zu lassen? Ich kann einige Symptome durchschimmern sehen.

Beurteilung

Solange das wiederkehrende Bild unverändert ist, sollte *Ignatia* in angemessenen Gaben wiederholt werden. Natürlich ist es durchaus möglich, dass eine ältere Schicht von *Natrium muriaticum* zum Vorschein kommt. Aber wir dürfen nicht automatisch *Natrium muriaticum* geben (d.h., nicht nur, weil es das chronische Mittel von *Ignatia* ist), solange *Ignatia* noch wirkt.

War es eine Unterdrückung?

H: Ich hatte diese Woche einen Patienten, der von einer Spinne gebissen wurde. Ich gab ihm *Ledum*, das die Entzündung in derselben Nacht beseitigte. Die unangenehme Empfindung war am Mittag des folgenden Tages verschwunden, und es kam zu keiner Absonderung. Deshalb frage ich mich, ob meine Behandlung unterdrückend war und ob ich lieber *Silicea* hätte geben sollen. Ich vermute, dass wir manchmal unabsichtlich unterdrücken, auch wenn wir glauben zu heilen.

Beurteilung
Die sofortige Verabreichung des Simillimum kann bei einem akuten Geschehen verhindern, dass sich der gesamte Prozess weiterentwickelt, so wie es hier der Fall war! Sie haben also das Richtige gemacht und einen *Silicea*-Zustand verhindert. Wenn dies ein chronischer Zustand gewesen wäre, hätten Sie es als Unterdrückung bezeichnen können, aber nicht hier! Meinen Glückwunsch! Vergessen Sie nicht, was Hahnemann in § 154 schrieb:

Org § 154: ... eine Krankheit von nicht zu langer Dauer wird demnach gewöhnlich durch die erste Gabe desselben (des passendsten, homöopathischen, specifischen Heilmittels) ohne bedeutende Beschwerde aufgehoben und gelöscht.

Das bedeutet, dass Sie mit dem Simillimum in akuten Fällen nach einer leichten ähnlichen Verschlimmerung eine sofortige Heilung mit einer einzigen Gabe erwarten können!

Wie und wann eine Nosode wiederholt wird

H: Ich habe einen Ekzemfall, den ich vor drei Wochen mit einer Gabe *Psorinum* C6 in Wasser begonnen habe. Nun habe ich die Methode nach der 5. Auflage gelernt und der Patientin eine C30 gegeben. Soll ich sie das *Psorinum* alle zwei Tage einnehmen lassen? Wie sollte ich weiter vorgehen? Nach der letzten Dosis (gestern) sagte sie: "Mit diesem Juckreiz kann ich leben", und sie klang beschwingt, während sie normalerweise pessimistisch ist.

Beurteilung
Zuerst einmal müssen Sie sich daran erinnern, dass es keine mechanische Wiederholung gibt (wie "jeden zweiten Tag"), sondern dass wir schauen müssen, wie lange die Besserung nach der letzten Gabe anhält. Nach der letzten Dosis kam es zu einer beträchtlichen Besserung – nicht nur, dass der Juckreiz jetzt erträglich ist, sondern auch, dass ihr mentaler und emotionaler Zustand sich gebessert hat (*Verzweiflung an der Genesung*). Sie haben zwei Möglichkeiten. Zum einen kann das Bild eines neuen Mittels auftauchen (danach müssen wir immer Ausschau halten!); in diesem Fall setzen Sie die Nosode sofort ab und geben dieses Mittel. Die zweite Möglichkeit besteht darin, dass die LK,

sofern sich kein neues Mittelbild zeigt, nach einer weiteren Gabe der Nosode verlangt, indem der Juckreiz zurückkehrt, auch wenn er nicht mehr so stark ist wie vorher. Die Anwendung von § 246 erlaubt uns, die Gabe zu wiederholen, *während der Patient eine Besserung erfährt*!

Drei Wochen später

H: Bis jetzt konnte ich ihr keine weitere Dosis *Psorinum* C30 (zwei Schüttelschläge, aus dem ersten Glas) geben, aber ihr Juckreiz hat erheblich abgenommen. Sollte ich ihr sagen, dass sie das *Psorinum* weiter nehmen soll, bis der Juckreiz *vollkommen* verschwunden ist? Sie ist immer noch sehr frostig. Auf welche Grundlage sollte ich meine Entscheidung stützen, ihr eine weitere Gabe zu verabreichen?

Beurteilung
Dieselbe Antwort wie zuvor. *Psorinum* scheint immer noch angezeigt zu sein, da das Bild unverändert zurückkehrt und sie immer noch sehr frostig ist (ein entscheidendes Charakteristikum!).

Zwei Tage später

H: Die Patientin erzählt, dass ihre Symptome *überaus heftig* zurückgekehrt sind! Die Linderung nach der Arznei hielt nur zwei Tage an. Ich trug ihr auf, heute eine weitere Dosis einzunehmen, und wir werden sehen, was geschieht.

Beurteilung
Hier ist die klare Antwort! Sie braucht eine Gabe *Psorinum* alle drei Tage, bis sich ein neues Mittelbild zeigt! Jede folgende Dosis ist aufgrund der Schüttelschläge nach der Methode gemäß der 5. Auflage etwas stärker, so dass eine fortschreitende Besserung sichergestellt ist!

Fünf Tage später

H: Die letzte Gabe brachte ihr ein paar Tage Erleichterung, bevor der Juckreiz wiederkehrte. Dieses Mal jucken jedoch ihre Fußsohlen und Handflächen; das hatte sie noch nie. Es trat noch ein anderes neues Symptom auf; sie wachte um 3 Uhr nachts auf und schwitzte. Sie hat seit Jahren nicht geschwitzt. Gemessen an einer Skala von 1 bis 10 hat ihr Juckreiz von 10 auf 4 abgenommen. Außerdem hat sie eine großartige Besserung auf der mentalen und emotionalen Ebene erfahren. Sollte ich ihr eine weitere Dosis geben? Sollte ich die Anzahl der Schüttelschläge erhöhen?

Beurteilung
Das Bild ändert sich langsam, während die LK zunehmend von dem psorischen Gift befreit wird und weitere Symptome produzieren kann – Juckreiz an neuen Stellen und Schweiß, der vorher unterdrückt war. Die Krankheit scheint nach außen zu kommen, deshalb geben Sie eine weitere Dosis *Psorinum*, welche vielleicht zur Enthüllung eines neuen Mittelbildes führt, insbesondere wenn sie anfängt, weniger zu frieren! Erhöhen Sie nicht die Anzahl der Schüttelschläge, denn die LK reagiert gut auf diese Dosis, und die nächste Gabe wird ohnehin stärker sein als die vorherige. Wir wollen keine ähnliche Verschlimmerung mit verstärktem Juckreiz!

Zwei Tage später

H: Die Patientin nahm gestern eine weitere Dosis ein, und jetzt hat sie großes Verlangen nach Süßigkeiten und streckt ihre heißen Füße nachts aus dem Bett. Sie kann sich endlich auf das *konzentrieren*, was ich ihr erzähle und fühlt sich sehr unbeschwert. Nach der letzten Gabe *Psorinum* begann sie sich zu kratzen, bis es blutete. Nachdem ich gesehen habe, wie schnell sich dieser Fall mit der Split-dose-Methode weiterentwickelt hat, bin ich überzeugt davon!

Beurteilung

Wie vorhergesagt, ist die LK zunehmend von dem psorischen Gift befreit und zeigt nun klare *Sulphur*-Symptome. Betrachten Sie ihre bemerkenswerte Besserung auf der mentalen und emotionalen Ebene, die uns zeigt, dass eine echte Heilung stattfindet. Das Kratzen, bis es blutet, könnte eine weitere Ausdrucksform von *Sulphur* sein! Ich empfehle, ein paar Tage zu warten, bis die neuen Symptome dauerhaft sind; ist dies der Fall, wird *Sulphur* C6 als Splitdose, 250ml-Flasche, vier Schüttelschläge, jeden zweiten Morgen oder seltener, gebraucht werden.

Acht Tage später

H: Nach der letzen Gabe *Psorinum* wurde die Frau warmblütig und das "Kratzen, bis es blutet" kehrte zurück. Ich wartete vier Tage, und da diese Symptome blieben, gab ich ihr *Sulphur* C6, 125ml-Flasche, zwei Schüttelschläge, zweites Glas (ich konnte keine 250ml-Flasche bekommen). Am nächsten Tag war der Juckreiz noch schlimmer und trat an neuen Stellen auf, wo es vorher noch nie gejuckt hatte; sie erwachte nachts, um zu kratzen. Der Juckreiz hat neue Charakteristika – stechend, brennend, ein prickelndes Brennen, wie von heißen Nadeln. Das erinnerte sie an das Gefühl von damals, als sie Sulfonamide einnahm, wodurch das Ekzem vor elf Jahren ausgelöst wurde. Sie klagt darüber, dass sie keine Energie hat und wieder friert. Ich sagte ihr, dass sie das Mittel nicht wiederholen und mich informieren sollte, wenn sie eine Besserung spürte. Heute, fünf Tage später, haben der Juckreiz und das Brennen abgenommen. Sie hat immer noch dieses prickelnde nadelähnliche Gefühl. Sie schläft nachts immer noch nicht durch, aber ihre Stimmung ist besser. Ihr ist nicht länger heiß oder kalt, sie fühlt sich normal. Sie hat Angst, das *Sulphur* noch einmal zu nehmen. Was denken Sie?

Beurteilung

Hier erhalten wir wieder eine Lektion zur "kleinstmöglichen Gabe". Hahnemann schreibt:

CK (1), S. 149: Ueberhaupt kann der Arzt, nächst der unhomöopathischen Wahl des Arzneimittels, keinen größern Fehler begehen, als erstens, die nach vielfältigen Versuchen bis soweit (durch die Erfahrung genöthigt) von mir gemäßigten, bei jeder antipsorischen Arznei angezeigten Gaben für zu klein zu halten…

In der Tat werden unerfahrene Homöopathen genau hier scheitern. Müssen wir noch einmal darauf hinweisen, was für eine kleine Dosis zu einer solchen ähnlichen Verschlimmerung geführt hat? Diejenigen, die aufs Geratewohl Hochpotenzen verabreichen, diese auch noch häufig wiederholen und dann behaupten, dass sie niemals Verschlimmerungen beobachten: Haben sie ihre Augen offen? Wird ein anderes Mittel benötigt? Nur wenn sich das Bild *ändert*. Hat es das getan? Nein! Der "Juckreiz an neuen Stellen" ist lediglich ein weiteres Nachaußenkommen, und der "Wechsel" der Charakteristika des Juckreizes zeigt immer noch *Sulphur* an (es ist dreiwertig bei "Haut, Schmerzen, prickelnd" und zweiwertig bei "Haut, Schmerzen, stechend"). Und die Patientin sagt: "Das erinnert mich daran, wie alles angefangen hat!" Das Nachaußenbringen und die Wiederkehr alter Symptome sind Teil der Heringschen Regel und signalisieren, dass wir dabei sind, eine echte Heilung zu vollbringen. Diese Heilung war allerdings nicht "sanft". Ich habe bereits die Warnung ausgesprochen, dass die Dosis kaum zu klein sein kann, wenn Sie es mit chronischen Hautkrankheiten zu tun haben. Eine 250ml-Flasche wäre besser gewesen. Nun hat die Patientin trotz der Heilungsfortschritte "Angst vor *Sulphur*, weil sie das Gefühl hat, dass es sie zurückwirft".

Was ist zu tun? Warten Sie ab, denn diese Patientin kommt gerade aus der ähnlichen Verschlimmerung heraus, welche fünf Tage angehalten hat. Das zeigt Ihnen, dass Sie die Dosis reduzieren müssen. Wenn kein weiterer Fortschritt mehr feststellbar ist, werden wir *Sulphur* C6, 250ml-Flasche, zwei Schüttelschläge, ½ TL aus der AVF und ½ TL aus dem ersten Glas geben. Warten Sie vor der Wiederholung die Reaktion ab und passen Sie die Dosis falls notwendig an. In psychologischer Hinsicht mag es hilfreich sein, die Flasche mit *Sac. lac.* zu bezeichnen, sonst könnte Ihre Patientin es ablehnen, diese "üble" Medizin zu nehmen.

Zwei Tage später

H: Die Besserung schreitet fort. Die Patientin schläft bis fünf Uhr morgens durch (*Sulphur*-Zeit) und sie ist damit einverstanden, *Sulphur* noch eine Chance zu geben (ich denke, das liegt an der mentalen und emotionalen Besserung). Der Juckreiz tritt nur morgens beim Erwachen auf und wenn sie zu Bett geht. Eine weitere gute Neuigkeit ist, dass sie keine Blutdruckmedikamente mehr nimmt und dass ihr Arzt ihren Blutdruck noch nie so niedrig erlebt hat!

Beurteilung

Wie Sie sehen, hält die Besserung durch diese eine Gabe immer noch an, deshalb werden wir erst einmal nicht wiederholen. Wenn irgendein Allopath (oder Homöopath) davon überzeugt werden muss, wie wichtig es ist, die Totalität der Symptome und die ganze Person zu berücksichtigen, dann sollte diese Besserung des Blutdrucks Beweis genug sein, obwohl das Mittel natürlich nicht aufgrund des Bluthochdrucks der Patientin gewählt wurde.

Eine Woche später

H: Die Besserung der Patientin schreitet nach der letzten Gabe *Sulphur*, die vor zwei Wochen eingenommen wurde, **immer noch** fort! Ihre Stimmung ist GROSSARTIG, und in den letzten zwei Tagen hat der Juckreiz beinahe gänzlich aufgehört. Ich habe ihr gesagt, dass sie mich anrufen soll, wenn der Juckreiz wieder anfängt.

Beurteilung

Sind wir nun von der Notwendigkeit der kleinstmöglichen Gabe, die nicht mechanisch wiederholt wird, überzeugt? Abwarten und beobachten, aber nicht, weil wir die Methode nach der 4. Auflage angewendet haben. Wir erleben großartige, schnelle Erfolge (§ 2), weil wir die Methode gemäß der 5. Auflage verwendet haben – nicht die Methode nach der 6. Auflage – für den Fall, dass Sie die Split-dose-Methode der 5. Auflage nicht für nützlich halten!

Eine andere Studentin von mir verordnete sich selbst *Carcinosinum* aufgrund ihrer eigenen gesundheitlichen Probleme und lieferte damit einen weiteren Beweis für die Wirksamkeit einer in angemessenen Abständen wiederholten Nosode. Sie nahm eine Dosis *Carcinosinum* 1M ohne Schüttelschläge und drei Wochen später eine weitere Dosis mit zwei Schüttelschlägen. Es stellte sich aber keine Wirkung ein. Als ich während des Unterrichts erläuterte, dass Nosoden nach Bedarf wiederholt werden könnten, bis sich ein anders Mittel deutlich zeigt, fing meine Studentin wieder mit der Einnahme von *Carcinosinum* an, zwei Schüttelschläge, jeden zweiten Tag. Auf diese Weise konnte sie ihren Fortschritt sorgfältig überwachen und die Nosode absetzen, sobald es zu einer bemerkenswerten Reaktion kam oder das nächste Mittel klar zutage trat. "Nach weiteren fünf bis acht Gaben war das nächste Mittel deutlich sichtbar! Interessanterweise fühlte ich mich während der Einnahme von *Carcinosinum* großartig, so wie sich jemand fühlt, wenn er sein Simillimum bekommen hat – total unterstützt. Nach nunmehr fast zwei Monaten merke ich, dass *Carcinosinum* mir dabei geholfen hat, große Fortschritte in meinem eigenen Fall zu machen. Ich weiß, dass ich das nicht sagen könnte, wenn ich die Nosode nicht entsprechend der 5. Auflage genommen hätte."

Die Behandlung von lokalen und inneren Leiden mit der angezeigten Arznei

H: Ich hätte nie gedacht, dass ich Hilfe in einem Fall von Erfrierungen benötigen würde, aber letzte Nacht rief mich eine Patientin notfallmäßig wegen Erfrierungen an. Sie war beim Wandern gestürzt und wurde erst nach drei Stunden gefunden. Sie hat Erfrierungen am linken Bein, und ihre Ärzte möchten eine Hauttransplantation vornehmen. Das Fleisch ist roh und rot, voller Blasen und nässend (hauptsächlich Wasser). Es ist noch nicht infiziert, aber es schmerzt, und wenn die Haut abtrocknet, verfärbt sie sich braun. Kälte lindert den Schmerz.

Beurteilung

Gehen wir schnell zu den Lieblingsmitteln von Hahnemann und von Bönninghausen: *Arsenicum* und *Agaricus* waren ihre Hauptmittel. Der Umstand, dass Kälte bessert, zeigt *Arsenicum* an. In unserem Repertorium finden wir:

- Extremitäten, Schmerz, Finger, Erfrierung, wie von: *Agar. 3, Lyc. 1*
- Extremitäten, Entzündung, Zehen, Erfrierung: *Agar. 2*
- Gesicht, Schmerz, Erfrierung, wie von: *Agar. 3*

Ich würde *Agaricus* und *Arsenicum* auf dieselbe Stufe stellen. Die Anwendung der Methode nach der 5. Auflage und eine 1M-Potenz sind zwingend notwendig, um schnelle Ergebnisse zu erzielen. Die Lektüre der Prüfungssymptome von *Arsenicum* in Herings *Guiding Symptoms of Our Materia Medica* zeigt, wie passend es bei Erfrierungen ist. Wir lesen:

Gangränöse Vesikel auf einer serösen Schwellung; gangränöse Tendenz von Wunden; der betroffene Körperteil ist heiß, mit heftigen Schmerzen; Entzündung um die wunde Stelle herum; die Umgebung der Vesikel ist schmerzhaft, stechend und ziehend; schmerzhafte gangränöse Wunden nach einem Abszess (1997, Vol. 2, S. 101).

Zwei Tage später

H: Das *Arsenicum* hilft bereits; innerhalb von zwölf Stunden hat die Schwellung erheblich abgenommen. Der Schmerz war so unerträglich, dass wir schon dachten, es wäre vielleicht ein Knochen gebrochen; es sollte geröngt werden. Sie fährt mit *Arsenicum* 1M als Split-dose fort. Sollten wir *Arsenicum* lokal applizieren? Soll ich sie einfach etwas von der Lösung nehmen, diese in noch mehr Wasser verdünnen und saubere Gaze damit tränken lassen? Was sollte ich, wenn überhaupt, hinsichtlich des Infektionsrisikos unternehmen? (Ich weiß, dass *Calendula* antiseptisch wirkt. Ich habe *Arsenicum* nicht lokal angewendet.) Das wässrige Exsudat brennt (3), wenn es das Bein hinunterläuft.

Einen Tag später

Gestern Abend nahm sie die ersten beiden Gaben *Arsenicum*, dann schlief sie ein und erwachte gegen ein Uhr nachts mit Schmerzen – auf einer Skala von 1 bis 100 liegt der Schmerz bei 100! Sie nahm *Arsenicum* heute stündlich ein, und der Schmerz verringerte sich bis auf 40 (Skala 1 bis 100). (Schmerzmittel linderten den Schmerz nicht, deshalb nahm sie keine mehr.) Sie kann zum ersten Mal seit dem Unfall wieder einen Schuh anziehen. Bessere Beweglichkeit; sie kann das Bein beugen. Die Blasen platzen, und jetzt wird die Haut schwarz und löst sich ab. Die Ärzte wollten diese tote Haut entfernen; aber sie ließ es nicht zu, weil es so schmerzhaft war. Ich sagte, dass man es ruhig so belassen könnte. Soll ich die *Arsenicum*-Lösung auftragen und dann einen Verband anlegen? (Sie verwendete eine allopathische Salbe und wickelte das Bein in Gaze ein.) Ich sagte ihr, dass sie im Augenblick nichts auf das Bein auftragen sollte.

Beurteilung

Es besteht kein Zweifel, dass wir auf dem richtigen Weg sind! Hahnemann warnt davor, das angezeigte Mittel lokal (in homöopathischen Dosen) auf die Läsion aufzutragen (§§ 194 und 285), weil er sich auf akute Exazerbationen und äußerliche Ausdrucksformen chronischer Miasmen bezieht. Hier liegt ein schweres akutes Miasma vergleichbar mit einer Verbrennung dritten Grades vor, und die gleichzeitige innerliche und äußerliche Anwendung des homöopathischen Arzneimittels kann angeraten werden. Wir müssen *Arsenicum* topisch (mit sterilem Wasser aus dem 125ml-Glas verdünnt) mit steriler Gaze aufbringen. Aus den Prüfungen können wir ersehen, dass es wie ein Antiseptikum *wirken wird*. Aus meiner eigenen Erfahrung mit Gangränfällen kann ich sagen, dass sich die Haut unter dem Einfluss des Simillimum abschält, so als ob man ein feines chirurgisches Messer genommen hätte.

Einen Tag später

H: Interessanterweise sagte die Frau heute Morgen: "Es sieht so aus, als wäre ich genäht worden." Die Schwarzfärbung bildet jetzt nur noch eine Linie. Letzte Nacht rief sie an, weinte und sagte, dass die mit (unverdünnter) *Arsenicum*-Lösung getränkte Gaze auf ihrem Bein sehr weh tat. Ich erhielt diese Nachricht heute Morgen. Aber dann berichtete sie von einer "erheblichen Besserung!" Sie sagte: "Wir erzielen hier eine außerordentliche Besserung!" Die rohe Stelle ist nicht länger roh; mehr rosa als rot, und die reichliche Absonderung hat nachgelassen. Die Schwellung ist vermindert, von 10 auf 4. Sie beließ die *Arsenicum*-Kompresse die ganze Nacht auf dem Bein, und morgens war sie trocken "wie Zement", so dass sie kaltes Wasser darauf gab, um sie abzulösen. Als sie die Auflage entfernt hatte, war sie **erstaunt** über die dramatische Besserung. Ich legte ihr ans Herz, die Lösung vor der Anwendung zu verdünnen und etwas Vitamin E hinzuzufügen, um das Festkleben zu verhindern.

Beurteilung

Hier haben wir ein hervorragendes Beispiel dafür, wie machtvoll die Homöopathie sein kann, selbst in den dramatischsten Fällen. Zu der Zeit, als ich diesen Bericht erhielt, hatte ein anderer Student von mir einen Fall eines Kochs mit einer schweren Verbrennung, der ebenfalls mit *Arsenicum* behandelt wurde. Am nächsten Tag war von der Verbrennung nichts mehr zu sehen. Es ist interessant, dass *Arsenicum* sowohl bei Erfrierungen als auch bei Verbrennungen angezeigt ist – wie "Feuer und Eis!"

Von Bönninghausen schreibt in seinen *Kleinen medizinischen Schriften* über solche Fälle:

> *... ein junges Mädchen von 18 Jahren, (welches ich nicht gesehen) hatte sich vor drei Tagen mit siedendem Wasser den Fuß und Unterschenkel verbrannt, die Brandstelle zuerst mit Hausmitteln und dann mit Ung. Basil. behandelt und dadurch das Uebel so sehr verschlimmert, daß sie vor Brennen und Kriebeln darin weder Tag noch Nacht Ruhe hatte. ... Ars. 0/200, Canth. 0/200 ... Alle 2 Abende ein Pulver zu nehmen ... erhielt ich Nachricht, daß die Brandstellen in 8 Tagen ganz geheilt seien ... (1984, S. 476-477).*

Ein anderer von Bönninghausen-Fall:

... ein Kind von anderthalb Jahren, war vor 2 Tagen mit dem Kopfe gegen den glühenden Ofen gefallen und hatte sich dabei die linke Seite des Gesichts dermaßen verbrannt, daß ein Teil der Haut am Ofen hängen geblieben war. ... Gebraucht war Leinöl und Watte, aber ohne Linderung. ... reichte ich Ars. 0/200, Hep. 0/200, alle 2 Abende ein Pulver ... Völlige Heilung, ohne weitere Arznei. (Ibid, S. 479).

Ich wage kaum daran zu denken, was in der heutigen Zeit mit solchen Fällen geschehen würde – sofortige stationäre Krankenhausaufnahme, Antibiotika, Isolation, chirurgische Entfernung abgestorbener Haut und ... eine immens hohe Krankenhausrechnung!

H: Der Frau mit der Erfrierung geht es bemerkenswert gut, es heilt schnell. Am 2. Februar 2004, also bereits wenige Tage nach *Arsenicum* 1M (29. Januar 2004) und 10M (31. Januar 2004) als Split-dose, ging sie wieder zur Arbeit. Vor *Arsenicum* heilte das Bein überhaupt nicht. Die Schmerzen waren erst unerträglich und brennend (sie war in Tränen aufgelöst), dann klopfend und brennend; jetzt juckt die betroffene Haut stark. Die Haut ist extrem straff, verursacht ein "ziehendes Gefühl" und schält sich "wie zerknittertes und krümeliges Toilettenpapier". Das Ganze ist abgetrocknet, es gibt keinen Eiter und keine rohen Stellen mehr. Ist es richtig, dass ich sie mit der topischen Anwendung von *Arsenicum* aufhören ließ, und ist es jetzt besser – oder zumindest in Ordnung – öfter ein aufweichendes Mittel zu verwenden (Calendulaöl oder -salbe, Schwarzwurzelbalsam, Olivenöl)? Ich möchte mit dem *Arsenicum* auch nicht zu früh aufhören, aber natürlich ist es inzwischen weniger angezeigt. Ein weiteres Symptom, das seit der Erfrierung neu aufgetreten ist, besteht darin, dass das betroffene Bein unwillkürlich zuckt (könnte das mit ihrer MS zusammenhängen?). Ich behandle sie wegen der Krise, die sich erst vor so kurzer Zeit zum Guten gewendet hat, mit größter Vorsicht! Haben Sie irgendwelche Ideen, was den nächsten Schritt angeht?

Beurteilung
Das Zucken des Beines kann entweder die Rückkehr eines alten Symptoms sein, falls es früher schon einmal vorkam (die aufgeschobene chronische Krankheit kommt wieder zum Vorschein), oder, was wahrscheinlicher ist, Teil des Heilungsprozesses, "eine Wiederkehr der Sensibilität" des heilenden Gewebes. Um diese wiederkehrende Sensibilität zu verstehen, lesen Sie bitte noch einmal den *Helleborus*-Fall von Kent in Kapitel 12.

Dieser Fall folgt der Heringschen Regel, denn der Juckreiz zeigt den Heilungsprozess an. Das Abschälen der Haut wird höchstwahrscheinlich von einer Neubildung der Haut gefolgt werden. Ich stimme zu, dass es nicht notwendig ist, die lokale Applikation fortzusetzen; Sie könnten eine Gabe *Calendula* C200, täglich zur innerlichen Einnahme, in Erwägung ziehen. Sie könnten das *Arsenicum* auf eine Dosis nach Bedarf reduzieren.

Am nächsten Tag

H: Die Patientin hatte in der Vergangenheit tatsächlich Zuckungen des rechten Beines. Sie hat das *Arsenicum* nun seit 24 Stunden nicht wiederholt, und die Besserung schreitet fort. Heute hat sie zum ersten Mal geduscht. Sie sagt: "Sie werden es nicht glauben! Es sieht so aus, als würde nicht einmal eine Narbe zurückbleiben!"

Beurteilung
Es entwickelt sich alles in die richtige Richtung. Es wäre interessant zu sehen, ob das Zucken des rechten Beines im Rahmen der Heilung abnimmt oder ob es tatsächlich ein Teil der alten Symptomatik der aufgeschobenen und nun wiederkehrenden chronischen Krankheit (MS) ist.

Drei Wochen später

H: Der Patientin geht es unglaublich gut. Es hat sich nicht einmal eine Narbe gebildet. Die Haut hat sich einfach "aufgerollt" und neue Haut enthüllt. Die anfängliche Heilung ging sehr zügig vonstatten. Das unkontrollierte Zucken des Beines hörte auf. Nun klagt sie darüber, dass das Bein immer noch geschwollen ist, und zum ersten Mal seit etlichen Wochen hat sie erzählt, dass es ein wenig "brannte". Deshalb ließ ich sie wieder *Arsenicum* einnehmen, da mir klar war, dass noch ein tiefliegender Gewebeschaden vorliegen kann, obwohl die sichtbare Haut bereits vollkommen abgeheilt ist.

Beurteilung
Nun wissen wir in der Tat, dass das Zucken wirklich auf die Revitalisierung des Gewebes nach der Schädigung zurückzuführen war. Es kann nicht die Rückkehr eines alten Symptoms gewesen sein, weil ein solches viel länger angedauert hätte. Ich denke, dass das *Arsenicum* wieder angebracht ist, da sich erneut ein brennendes Gefühl bemerkbar macht. Wir müssen auf tieferliegende Schäden achten, besonders im Hinblick auf das Gefäßsystem. Aber im Augenblick ist das Bild unverändert zurückgekehrt, so dass kein neues Mittel benötigt wird.

Zwei Tage später

H: Nachdem sie wieder *Arsenicum* nimmt, hat sie heute mehr Gefühl in den Beinen und Zehen. Ihr Bein fühlt sich auch nicht mehr so zusammengeschnürt an. Wir werden im Augenblick bei *Arsenicum* bleiben!

Beurteilung
Sie sind auf dem richtigen Weg: Geben Sie *Arsenicum* nach Bedarf.

Teil 5:
Hahnemanns Pariser Krankenjournale (1835-1843)

Vorwort

Das *Institut für Geschichte der Medizin* der Robert Bosch Stiftung in Stuttgart hat mir kürzlich Hahnemanns Pariser Krankenjournale als Mikroficheversion geschickt. Mein aufrichtiger Dank und meine Wertschätzung richtet sich an die wunderbaren Menschen dieses Instituts. Ein gründliches Studium dieser hervorragenden Krankenjournale in französischer Sprache kann uns einen direkten, klaren und objektiven Überblick über Hahnemanns Praxis in seinen späteren Lebensjahren liefern. Aufgrund der gewaltigen Ausmaße dieser monumentalen Dokumentation brauche ich mehr Zeit, um sie zu studieren. Dennoch hatte ich bereits genügend Zeit, um sie genau durchzusehen und klare Bestätigungen für Hahnemanns Theorien zu finden. Diese Krankenjournale zeigen, dass er immer auf der Suche nach neuen Ansätzen war, um seine Methoden weiter zu verbessern, ohne dabei die von ihm entwickelten heiligen Gesetze der Homöopathie zu verletzen. Ein sorgfältiges Studium dieser Krankenjournale sollte den vielen Spekulationen und modernen Mythen über die Art und Weise von Hahnemanns Pariser Praxis ein Ende bereiten.

Ich bin bei der Durchsicht der Krankenjournale auf einige Schwierigkeiten gestoßen. Die französische Sprache ist kein Problem, aber ich brauchte eine gewisse Zeit, um mich an Hahnemanns Handschrift (eine typische Ärztehandschrift!) zu gewöhnen. Das Datum ist nicht immer mit dem entsprechenden Jahr aufgeführt, daher ist es manchmal nicht klar, auf welches Jahr er sich bezieht. Hahnemann verwendete oft sehr kurze Abkürzungen für seine Arzneimittel (z. B. HS für *Hepar sulphuris*) und Dosierungen. An anderen Stellen wird eine kurze Erstkonsultation erwähnt, aber ich kann keine Folgekonsultation finden. Hahnemann hatte die Angewohnheit, hinter jedem Fall einige Seiten frei zu lassen. Wenn der Patient nicht wiederkam, benutzte er diese Seiten für einen anderen Fall. So kann es ein wenig Kopfzerbrechen bereiten, einen Fall zu verfolgen, aber ich habe mich bemüht, die Dinge so weit wie möglich zu klären. Das Robert Bosch Institut bewahrt mehr als 54 Bände von Hahnemanns Krankenjournalen auf. In dem vorliegenden Buch kann ich Ihnen aufgrund von Zeitmangel nur einen kleinen Einblick in dieses monumentale Werk bieten. Ich hoffe, diese fesselnden Bücher zu einem späteren Zeitpunkt in Form eines anderen Buches gründlicher erforschen zu können

Jedem, der der französischen oder deutschen Sprache mächtig ist, kann ich die Krankenjournale DF5 und DF2 des Haug Verlages, Heidelberg, nur wärmstens empfehlen.

Teil 5
Die späten Jahre Hahnemanns – Theorie und Methodik

"Diejenigen, die behaupten, dass sie die Homöopathie geprüft und für falsch befunden haben, bezeugen damit nur ihre eigene Unwissenheit." – Kent

Schwierigkeiten beim Studium der Pariser Krankenjournale

Hahnemanns Krankenjournale aus der Zeit von 1835 bis 1843 sind die Zeugnisse seiner umfangreichen Praxis in Paris. Aufgrund der großen Zahl von Patienten konnten Melanie und Samuel Hahnemann dem einzelnen Patienten nur eine begrenzte Zeit widmen. Schon aus diesem Grund überrascht es kaum, dass ihre Aufzeichnungen eher dazu dienten, die Beschwerden ihrer Patienten kurz und präzise festzuhalten, als dazu, Hahnemanns Gedanken und Beobachtungen vollständig wiederzugeben. Obwohl sie die homöopathischen Gedankengänge quasi in *Embryonalform* zeigen, waren alle Kardinalprinzipien bereits entwickelt und wurden entsprechend berücksichtigt. Seine Anweisungen in diesen Fällen sind nicht immer klar, aber es ist offensichtlich, dass Hahnemann sie nur für sich selbst aufschrieb und nicht für nachfolgende Generationen von Homöopathen. Tatsächlich schrieb Melanie Hahnemann die meisten Notizen, vor allem zu den Beschwerden der Patienten. Ihre Notizen (auf Französisch) werden häufig durch Hahnemanns Eintragungen ergänzt – im Allgemeinen ebenfalls auf Französisch, aber manchmal auch ganze Sätze oder nur Worte in seiner Muttersprache Deutsch.

Gewöhnlich schrieb er ein ungewöhnliches Symptom auf, zu dem er dann mit Hilfe eines Repertoriums mehrere zugehörige Arzneimittel notierte. Das bedeutet jedoch nicht, dass er die Verschreibung sofort auf eines dieser genannten Mittel hin änderte. Ich habe festgestellt, dass er meistens mit der vorher verabreichten Arznei fortfuhr. In manchen Fällen trat später eines der erwähnten Mittel zutage. Es scheint, als hätte er sich eine gedankliche Notiz gemacht, aber auf weitere bestätigende Symptome von Seiten der Lebenskraft (LK) gewartet, die ihn zu einem Mittelwechsel führen würden. Ich habe einige der Rubriken in seinem Repertorium mit dem Repertorium von Kent verglichen und konnte auf Anhieb erkennen, dass ihm wesentlich weniger Arzneimittel zur Verfügung standen. So notierte er beispielsweise bei "Schwere der Augenlider" *Aconitum, Belladonna, Calcium carbonicum, Cocculus, Hyoscyamus, Mercurius, Phosphorus, Sepia, Spigelia* und *Sulphuricum acidum*. Die meisten dieser Mittel finden sich auch im Kentschen Repertorium, aber

Kent standen viel mehr Arzneien zur Verfügung, und einige davon, wie *Causticum*, *Conium*, *Gelsemium* und *Rhus tox.* sind hier fett gedruckt.

Bei der Betrachtung all dieser Fälle kann man sicherlich feststellen, dass Hahnemann es selten eilig damit hatte, die Mittel zu wechseln, es sei denn, ein neues Symptomenbild trat deutlich zutage. Er scheute sich nicht, Placebo zu verschreiben und auf weitere Symptome zu warten. Angesichts der kleinen Zahl verfügbarer Arzneien war ich überrascht, wie oft er anhand eines Minimums an Symptomen verschrieb, die alle ungewöhnlicher Natur waren, so als ob er sich Schritt für Schritt durch den Fall des Patienten arbeitete.

Hahnemann praktizierte in Anlehnung an das, was er selbst in seiner letzten Auflage des *Organon* niederschrieb. Unabhängig davon, welche Symptome er als Grundlage für seine Verschreibung wählte – ob Geistes- oder Gemütssymptome, körperliche, krankheitsspezifische, allgemeine oder besondere Symptome – sie alle entsprachen § 153 – *sie waren sowohl für seinen Patienten als auch für das gewählte Arzneimittel ungewöhnlich und eigenheitlich* (charakteristisch). Und die Änderungen ab der 5. Auflage hatten einen festen Platz in seiner Praxis – die Anwendung von Wasserauflösungen und häufigeren Wiederholungen der Arznei.

Der Beginn aller Fälle mit *Sulphur*

Manche Homöopathen (einschließlich Rima Handley, s. *Auf den Spuren des späten Hahnemann*) behaupten, dass Hahnemann auf jedes zum Vorschein kommende Symptom hin verschrieb und alle Fälle mit *Sulphur* eröffnete. "Da ein jeder die Psora hatte, scheint er gefolgert zu haben, müsse auch jeder von *Sulphur* profitieren." (Handley 2001, S. 21). Die Pariser Krankenjournale zeigen, dass Hahnemann nach seinen Experimenten in den Jahren um 1830 konservativer geworden war. Er versuchte, den Patienten so lange wie möglich mit einem einzigen Mittel zu behandeln, und verabreichte oft als Zwischengabe ein Placebo, während er auf eine Weiterentwicklung des Krankheitsbildes wartete. Sogar auf dem Höhepunkt seiner *Sulphur*- und Psora-Zeit (um 1835) begann er wirklich nicht jeden Fall mit der Gabe von *Sulphur*; *die meisten schon,* aber nicht *alle.* Warum ging er auf diese Weise vor? Zu seiner Zeit wurde von den Allopathen lediglich eine einzige chronische Krankheit, die Syphilis, als unheilbar angesehen, während man die Krätze und die Feigwarzenkrankheit für heilbar hielt. Hahnemann bedauerte den Mangel an Einsicht bei seinen allopathischen Kollegen:

CK (1), S. 52: Er (der Kranke) sucht sich um jeden Preis von dieser Qual zu befreien, und da es keine gründliche Hülfe bei den Aerzten alter Schule für ihn giebt, so sucht er wenigstens sich von dem unausstehlich jückenden Ausschlage, es koste auch sein Leben, zu befreien, wozu ihm die Mittel gar bald an die Hand gegeben werden, theils von andern unwissenden Leuten, theils von den allöopathischen Aerzten und Wundärzten.

Und weiter:

> **CK (1), S. 56:** ... indem sie hierdurch die ... innere Krätzkrankheit (Psora) bloß entfesseln, statt sie zu vernichten und zu heilen, und so das tausendköpfige Ungeheuer, statt es zu besiegen, durch Niederreißung der dasselbe einschließenden Schranken, unerbittlich auf den betrogenen Kranken loslassen, zu dessen Verderben?

Um seine Botschaft zu untermauern und vor unbedachter Unterdrückung – oft mit schwefelhaltigen Salben – zu warnen, gibt er in *Die chronischen Krankheiten* (CK (1), S. 21-41) zahlreiche Beispiele. Nachstehend ein typisches Beispiel:

> **CK (1), S. 40, Fußnote:** Ein zwanzigjähriger Student bekam die feuchte Krätze, welche die Hände so einnahm, daß er zu seinen Geschäften untauglich ward. Eine Schwefelsalbe vertrieb sie ihm. Aber kurz nachher zeigte sich, wie sehr seine ganze Gesundheit dadurch gelitten hatte. Er ward verrückt, sang oder lachte, wo es sich nicht geziemte, und lief bis er aus Müdigkeit zu Boden sank. Von Tage zu Tage ward er an Seele und Körper kränker, bis ihn zuletzt der Halbschlag rührte und tödtete. Man fand die Eingeweide des Unterleibes alle unter einander zu einer festen Masse verwachsen, die mit kleinen Geschwüren besetzt war, voll Knoten zum Theil in der Größe der Wallnüsse, worin sich eine zähe, gypsartige Materie befand.

Ich frage mich, wie viele Fälle von Geisteskrankheit heutzutage in Wahrheit durch die Unterdrückung von Hautkrankheiten hervorgerufen werden. Wir werden keine Hochrechnung aufstellen können, solange die Allopathie nicht ihre Fehler eingesteht, was in absehbarer Zeit nicht zu erwarten ist. Und während Hahnemann sich hauptsächlich mit Unterdrückungen durch Salben, mineralische Bäder, Ätzmitteln und Aderlass abgeben musste, sind die Allopathen heute mit "weit überlegenen" Methoden gerüstet, um die Krankheit unwissentlich nach innen zu treiben, ohne jemals das noch größere Unglück, das unausweichlich folgt und folgen muss, zu erwarten.

Zu Hahnemanns Zeit war es völlig normal, dass viele chronische Manifestationen der Psora unterdrückten Hautausschlägen entsprangen und *Sulphur* als Anfangsmittel benötigt wurde. Natürlich hatte es Hahnemann, sobald er mit *Sulphur* begonnen hatte, nicht eilig, das Mittel zu wechseln, selbst wenn es mit dem Wohlbefinden des Patienten auf und ab ging. Aber er ging zu dem angezeigten Mittel für die einzelnen Schichten über, sobald diese an der Oberfläche erschienen, und setzte bei seinen chronischen Fällen akute interkurrente Mittel ein, darunter sogar *Psorinum* entsprechend der Empfehlung von Hering.

Interessanterweise verabreichte er in den Jahren 1835 und 1836 tatsächlich bei fast all seinen Fällen zuerst *Sulphur*, aber bei 84 stichprobenartig herausgesuchten Fällen aus der Zeit von 1835 bis 1842 begannen 50 mit *Sulphur*, 10 mit *Hepar sulphuris*, 3 mit *Nux vomica*, 2 mit Placebo und jeweils einer mit den folgenden Arzneimitteln: *Arnica, Arsenicum, Belladonna, Calcium carbonicum, China, Clematis, Cuprum, Jalapa* und *Pulsatilla*. Er schien die Folgeverschreibung von *Hepar sulphuris* zu favorisieren, da dieses oft auf *Sulphur* folgte. Nur Placebo wurde in vielen Fällen noch häufiger als *Hepar sulphuris* als interkurrentes Mittel verordnet. Hahnemann schien in der Zeit, in der Placebo verabreicht wurde, oft abzuwarten, ob die Symptome von Dauer waren (Besserung oder Verschlimmerung).

Von Bönninghausen schreibt in seinen *Kleinen medizinischen Schriften*, dass er zwei Monate nach Hahnemanns Tod einen persönlichen Brief erhielt, in dem zwei Fälle aus Hahnemanns Pariser Praxis dargestellt wurden. In beiden Fällen verwendete Hahnemann ein Einzelmittel und in Wasser aufgelöste Potenzen, wobei er die Dosis mit zunehmendem Fortschritt vorsichtig anpasste. Er begann nicht mit *Sulphur* (in beiden Fällen war *Belladonna* das erste Mittel) und er verschrieb die angezeigten Arzneimittel auf Grundlage der Totalität der auftretenden Symptome (von Bönninghausen 1984, S. 321-326).

Es kann nicht bestritten werden, dass die Psora das am meisten aktive Miasma zu Hahnemanns Zeit war (in sieben von acht Fällen). Er erwähnt sogar, dass ein allopathischer Kollege allein durch den Umstand, dass er bei all seinen Verschreibungen in chronischen Fällen Schwefelblumen zusetzte, ungeheuren Erfolg in seiner Praxis hatte. Hahnemann schreibt:

> **CK (1), S. 128, Fußnote:** *In geringer Gabe angewendet, unterläßt der Schwefel nicht, als eine zu den antipsorischen gehörige Arznei, einen kurzen Anfang zur Heilung der chronischen (unvenerischen, also Psora-) Krankheiten zu machen. Ich kenne einen Arzt in Sachsen, der sich einen großen Ruf bloß dadurch erworben, daß er, ohne zu wissen, warum er's that, bei fast allen chronischen Krankheiten schier allen seinen Recepten Schwefelblumen zusetzt, was im Anfange solcher Kuren auffallend gute Wirkung hervor zu bringen pflegt – doch, natürlich, bloß im Anfange, und dann geht auch seine Hülfe zu Ende.*

Die Haupterscheinungsform der Depression stand zu seiner Zeit mit der Psora in Zusammenhang und wurde durch die Unterdrückung eines Ausschlages oder Juckreizes hervorgerufen.

> **CK (1), S. 8:** *... daß unzählige Beobachtungen der Aerzte, so wie nicht selten meine eignen Erfahrungen gelehrt hatten, wie auf durch böse Kunst unterdrückten ... Krätz-Ausschlag chronische Leiden mit gleichen oder ähnlichen Symptomen, bei sonst gesunden Menschen, augenscheinlich gefolgt waren.*

Daher erstaunt es mich nicht, dass Hahnemann als miasmatischer Verschreiber viele seiner Fälle mit einem (manchmal auch zwei) Globuli *Sulphur*, die in sieben Esslöffeln Wasser und einem Esslöffel Branntwein aufgelöst wurden, begann, um der Lebenskraft bei der Überwindung des miasmatischen Giftes und der zu dieser Zeit üblichen tiefgreifenden unterdrückenden Maßnahmen zu helfen. Beachten Sie, dass *Sulphur* auch ein Mittel bei "Reaktionsmangel" ist.

Wir müssen uns in Erinnerung rufen, dass sich die Methoden von 1835, 1837, 1839 und die von 1840 bis 1842 erheblich unterscheiden. Wenn wir über Hahnemanns späteres Lebenswerk sprechen, müssen wir es in der richtigen Reihenfolge betrachten, um die Entwicklung seiner revidierten Methoden von ihren Anfängen bis hin zu ihrer endgültigen und beinahe perfekten Fassung zu erkennen. Die Vorstellung, dass sich Hahnemanns Privatpraxis völlig von seinen Publikationen unterschied, ist falsch und beruht auf einem mangelnden Verständnis für die Entwicklung seiner Methoden im Laufe der Jahre und ihre Anwendung in praktischer Hinsicht. Daher behaupten manche, dass sich das, was er privat praktizierte, von dem, was er öffentlich verkündete, unterschied und dass wir deshalb nicht dem *Organon* zu folgen brauchen. Andere wiederum haben dieses fehlende Verständnis dazu benutzt, die Verwendung von Kombinationsmitteln und abwechselnden Mitteln sowie häufige Mittelwechsel rational zu erklären.

Die Verschreibung auf jedes neu erscheinende Symptom

Zuerst möchte ich betonen, dass Hahnemann seine erste Verschreibung **nicht** schnell änderte *und schon gar nicht* auf "jedes neu erscheinende Symptom" hin. Obwohl er und Melanie häufig neue Symptome bzw. die fehlende oder unmaßgebliche Veränderung der Symptome notierten, beeindruckte es mich, wie oft er mit *Sulphur* oder *Hepar sulphuris* fortfuhr oder ein Placebo einschob, selbst wenn es dem Patienten "offensichtlich" schlechter zu gehen schien. Schließlich wechselte er aufgrund eines ganz spezifischen und eigentümlichen Symptoms zu einem neuen Mittel über.

Hahnemann dokumentiert bei seinen Verschreibungen nicht die gesamte Analyse seiner Fälle, da die Krankenjournale **nur zu seinem Gebrauch** bestimmt waren. Auch Margaret Tyler gab zu, dass "je mehr ich praktiziere, desto weniger schreibe ich auf", was nicht heißen soll, dass sie in ihren späteren Jahren faul wurde. Sie wurde einfach nur immer gewandter bei der Wahrnehmung der eigentümlichen Symptome gemäß § 153, wohingegen der weniger geschickte Homöopath alles aufschreibt und später versucht, diese seltenen Symptome herauszufinden. Wir können davon ausgehen, dass Hahnemann genug über seine Fälle wusste, um nur das Wichtigste aufzuschreiben. Darüber hinaus gab er dem Patienten, wenn der Fall unter einem bestimmten Mittel gut lief, eine Flasche mit Placebo, das bis zur nächsten Konsultation, die gewöhnlich ein bis zwei Wochen später stattfand, eingenommen werden sollte. Aber der Eindruck, dass er auf jedes neu auftauchende Symptom hin verschrieb – was sehr **rasche** Mittelwechsel nahe legt –, unabhängig davon, **welcher Art das Symptom ist**, ist völlig falsch. Urteilen Sie selbst anhand der folgenden Fälle. Sie vermitteln uns auch einen Eindruck davon, welche Arten von Krankheiten Hahnemann behandelte.

- Amé de Borland, 20 Monate alt, erhielt ursprünglich aufgrund eines chronischen Hustens *Hepar sulphuris*; als Akutmittel wurde nun *Chamomilla* wegen flüssiger grüner Durchfälle nach dem Durchbruch eines Zahnes verschrieben; nachdem der Durchfall abgeklungen und als einzige Beschwerde noch Heiserkeit mit Husten bei Tag und Nacht zurückgeblieben war, bekam er *Causticum*.
- Sein Bruder Alexis, der 14 Tage lang von einer Grippe ergriffen war, erhielt sieben Tage lang *Sulphur*, dann neun Tage lang Placebo und schließlich *Aconitum* und *Belladonna* (Riechmethode) wegen plötzlicher Magenschmerzen mit hohem Fieber; das letztgenannte Arzneimittel wurde ungefähr alle vier bis fünf Tage in Hahnemanns Praxis nach der Riechmethode verabreicht.
- Charles Petit erhielt aufgrund einer chronischen Blepharitis zuerst einen Monat lang *Sulphur* und dann wegen einer Episode von "zwei Tagen ohne Stuhlgang" *Nux vomica*. Zu diesem Zeitpunkt notierte Hahnemann *Chamomilla, Nux vomica, Euphorbium, Phosphoricum acidum* und *Silicea* (aus seinem Repertorium), bevor er *Nux vomica* verabreichte.
- Thomas Warden bekam wegen seines Asthmas (ausgelöst durch feuchte Kälte und Durchnässung) anfangs *Sulphur*, worauf die Verschreibung (nach einem Monat) zu *Lycopodium* wechselte, als er über eine schmerzhaft geschwollene Leber mit Ruhelosigkeit und nächtlichem Herumwälzen im Bett klagte.
- Mme. D'Espinacy klagte drei Monate nach der Entbindung über eine steinharte Brust mit Juckreiz und enormer Schwellung (zehnmal größer als ihre rechte Brust). Während der Schwangerschaft hatte sie unter wiederkehrenden nervösen Zusammenbrüchen gelitten, die fünf bis sechs Mal am Tag stattfanden. Nach der Einnahme von *Sulphur* für die Dauer von einem Monat besserten sich der Schmerz und die Schwellung der Brust, und Hahnemann fuhr mit *Calcium carbonicum* über sieben Tage fort, nachdem sie acht Tage lang Verstopfung und die letzten beiden Tage gar keinen Stuhlgang gehabt hatte – ein Beispiel für eine Mittelreihe. Darauf setzte er die Behandlung mit *Sulphur* fort. Er wechselte drei Monate lang nicht (außer, um Placebo zu geben); dann bestanden keine Schmerzen und Juckreiz der Brust mehr, aber nun klagte sie über Schwindel beim Vornüberbeugen, spät einsetzende und zu schwache Menstruation, kongestive Kopfschmerzen und Knoten in der Brust. Jetzt berücksichtigte er das Ergebnis seiner Repertorisation; in allen oben genanten Rubriken ist in seinem Repertorium *Graphites* enthalten. *Graphites* wurde für 45 Tage verordnet, worauf er schließlich wegen des harten Knotens in der Brust zu *Conium* wechselte.
- A. Michelon, ein kleines Kind, das von einem anderen Homöopathen, Dr. Hoffmann, überwiesen worden war, erhielt aufgrund einer faulig riechenden Absonderung am Kopf, die nach einer Impfung aufgetreten war, *Hepar sulphuris*. Es bestanden auch Augenschmerzen mit Entzündung beider Augen. Hahnemann brauchte sieben

Wochen mit einer Unterbrechung mit Placebo über drei Wochen, bevor er das Mittel wechselte; die Augen waren nun erheblich gebessert, beinahe normal. Er wechselte zu *Calcium carbonicum* (in diesem Fall war kein neues oder ungewöhnliches Symptom angegeben, um anzuzeigen, warum er wechselte). Nachdem dieses Mittel über einen Monat gegeben worden war, die Sicht nun etwas stärker getrübt und ein Druckgefühl im Auge aufgetreten war, wechselte er zu *Sulphur*. Außerdem hatte der Junge einige Tage vor der Konsultation Kolikanfälle und Durchfall (dreimal innerhalb von zwölf Stunden).

- Mme. Michelon, die Mutter des Jungen, wurde mit Introversion des Uterus und Prolaps der Vagina vorstellig, welche sie sich bei einer brutalen Entbindung durch einen unerfahrenen Arzt, der sie 54 Stunden in den Wehen gelassen hatte, zugezogen hatte. Die Nachgeburt und das Kind (ihr erstes) wurden wie eine Bombe herausgeschleudert. Der Homöopath, der sie ursprünglich behandelt hatte, konnte sie davon heilen, aber nun klagte sie über Juckreiz und Entzündung der Genitalschleimhäute mit Schmerzen beim Geschlechtsverkehr; sie konnte nur ungefähr einen Kilometer laufen und bekam Herzschmerzen, wenn sie in einer Kutsche fuhr. Hahnemann notierte sofort einige Rubriken und Arzneien, die diesem Fall entsprachen, verwendete aber keines davon, sondern verordnete für einen Monat *Sulphur*; dann wechselte er zu *Ipecacuanha*, als sie weiterhin über Herzschmerzen, Appetitmangel und die Wiederkehr eines alten Symptoms, eines Erysipels, klagte; später kehrte er wiederum zu *Sulphur* zurück. Nach 14 Tagen erachtete er es für notwendig, als akutes interkurrentes Mittel *Aconitum* (Riechmethode!) zu geben, weil sie sich selbst (mit einer Nadel?) in die Hand gestochen hatte und diese nun rot war und brannte. Zu seiner Freude besserte das Riechen an *Aconitum* die Herzschmerzen sowie die Schwellung und das Schweregefühl im Arm, nachdem es zuerst eine Periode mit Traurigkeit, Hysterie und Weinen ausgelöst hatte. Darauf verordnete er Placebo, mit weiterer Besserung in der darauffolgenden Zeit, bevor er die Behandlung mit *Sulphur* wieder aufnahm.

- Mme. Barry, eine 60 Jahre alte Witwe mit vier Kindern, erhielt aufgrund von Schwierigkeiten beim Stuhlgang, die bereits seit 15 Jahren bestanden, *Sulphur*. Der Stuhl blieb im Anus stecken, und sie drückte mit einem Finger in die Scheide, um ihn herauszubefördern. Nach drei Wochen wechselte er zu *Ignatia*, da die kleinste Gemütserschütterung zu ziehenden Schmerzen in den Nieren führte und sie beständig eindöste (neues Symptom). Hahnemann verwendete die Rubrik "Verengung des Anus" (das Repertorium Synthesis, Edition 9.1, übersetzt diese Rubrik in "Rektum, Zusammenschnürung"), in der die folgenden Mittel aufgeführt sind: *Camphora, Conium, Ignatia, Lachesis, Natrium muriaticum, Nux vomica, Opium* und *Plumbum*. Auch im Synthesis finden wir unter "Rektum, Zusammenschnürung, schmerzhaft" *Ignatia, Lachesis, Nux vomica* und *Plumbum* in Fettdruck. Hahnemann gab

Ignatia über neun Tage und Placebo über weitere fünf Tage. Darauf folgte wegen Juckreiz am Oberkörper und unteren Rücken, mit Hitze im Mund und trockenen Lippen, wieder *Sulphur*. Drei Wochen später erhielt die Patientin eine Riechdosis *Stannum* (Schwellung der Füße und nächtliche Schwierigkeiten beim Nachdenken, wenn sie nervös war) in seiner Praxis, und er trug ihr auf, an diesem Tag kein *Sulphur* einzunehmen, sondern erst am nächsten Tag damit weiterzumachen.

- Msr. Hémet, ein 29 Jahre alter Geigenlehrer, kam wegen einer winterlichen Grippe, aber auch wegen rezidivierender Fieberschübe, die er bereits seit fünf Jahren hatte und gegen die er allopathische Chinatabletten eingenommen hatte. Er klagte über Bauchschmerzen nach dem Essen, die wie Flammen zum Hals aufstiegen. Nach der anfänglichen Gabe von *Sulphur* (in Wasser) im Wechsel mit Placebo über jeweils vier Tage erhielt er nach 34 Tagen eine Gabe *Arsenicum* C18 zum Riechen in der Praxis – wegen Brennen in der Magengegend und unruhigen Nächten mit Herzklopfen. Er sollte am nächsten Tag mit *Sulphur* fortfahren. Sieben Tage später verschrieb Hahnemann *Carbo vegetabilis* aufgrund einer brennenden Empfindung im Nacken und Magen.

- Msr. Gaston de Pontalba erhielt wegen seiner Asthmaprobleme vier Monate lang *Sulphur* in absteigenden Potenzen: Er konnte nicht schnell laufen, ohne starkes Herzklopfen und Beklemmung des Brustkorbs zu bekommen. Nur einmal am Ende dieser vier Monate wurde für sieben Tage ein Placebo verordnet, so als ob Hahnemann auf ein neues Symptomenbild gewartet hätte. Tatsächlich verabreichte er dann *Antimonium crudum* aufgrund eines Gefühls von Blutandrang im Kopf, brennenden Wangen, großer Erschöpfung, Durstlosigkeit und einem Schwächegefühl bei Hitze oder Traurigkeit. Nach neun Tagen wechselte Hahnemann zu *Ammonium carbonicum* wegen einer akuten Erkältung mit häufigem Niesen und laufender Nase, wodurch der Schlaf gestört wurde. Dieses Mittel wurde nur über drei Tage gegeben, weil die Symptome dann verschwanden. Bevor er zu *Sulphur* zurückkehrte, schob Hahnemann Placebo über 13 Tage ein! In den darauffolgenden Monaten verordnete er für jeweils einen Monat *Sulphur* und Placebo.

Zusammenfassung von Hahnemanns Methodik

Hahnemann verschrieb nicht auf *jedes neu erscheinende Symptom* hin. Es musste eigentümlich sein, und selbst das bedeutete nicht automatisch einen Mittelwechsel. Er setzte das ursprüngliche Mittel oft fort oder verschrieb Placebo! Wir müssen uns auch vergegenwärtigen, dass er sich an das hielt, was Hering so treffend festgestellt hatte: "Die zuletzt erscheinenden eigentümlichen Symptome sind für die Verschreibung am Wichtigsten, sie zeigen die nächste Arznei an!"

Hahnemanns Verschreibungen zeigen, dass er zwischendurch oft ein Repertorium (vermutlich von v. Bönninghausen und G.H.G. Jahr) hinzuzog. Bei einem eigentümlichen Symptom notierte er die verschiedenen Arzneien aus der entsprechenden Rubrik. Sogar hier fuhr er meistens mit dem ursprünglich angezeigten Mittel fort.

Er behandelte häufig Akutfälle, die er wohl als akute Exazerbationen chronischer Miasmen, insbesondere der Psora, ansah. Wie in dem vorliegenden Buch erläutert wurde, kehrte er nach dem Abklingen der akuten Erscheinungen zu seiner chronischen Verschreibung zurück. Oft warf er einen Blick auf die Zunge, erklärte aber nicht, was er mit dieser Information anfing.

Unterdrückende Maßnahmen

Wie bereits erläutert, behandelte Hahnemann in Paris zahlreiche Fälle von aktiver Psora, Sykose und Syphilis, die auf die schlimmste Art und Weise unterdrückt worden waren. Die heutigen schulmedizinischen Medikamente sind mit denen zu Hahnemanns Zeit nicht zu vergleichen. Seine Pariser Krankenjournale geben Zeugnis über die mehr als primitiven und fatalen chirurgischen Eingriffe und den Gebrauch giftiger Arzneien ab. Syphilis (oder die "große Pocke", wie sie auch genannt wurde) wurde von den Ärzten mit massiven Dosen Quecksilber behandelt. Professor Hunter, zu Hahnemanns Zeit die allopathische Autorität auf dem Gebiet der sexuell übertragbaren Krankheiten, sah in der Gonorrhoe anfangs eine Erscheinungsform der Syphilis: "Gonorrhoe und Schanker sind die Folgen desselben Giftes." Und weiter: "Quecksilber ist das großartige spezifische Heilmittel für die Pocke und den Schanker, und es gibt kein anderes, auf das wir in gleichem Maße zählen können." (Quétel, 1990, S. 82 und 84). Die Standardbehandlung von Syphilis bestand im 18. und 19. Jahrhundert erst in Quecksilbersalben, später aber in oralen Dosen von Quecksilber und Kaliumjodid. Natürlich war auch der Aderlass allseits beliebt. Blutegel wurden oft zusätzlich bei einer Behandlung eingesetzt. Viele von Hahnemanns Patienten hatten offenbar solche Schrecken erlebt.

Einige Beispiele aus seinen Pariser Aufzeichnungen:

- "Bourgondisch plaster (*sic*)" bei Alexis Burland gegen Grippe
- Aderlass oder Venenschnitt – Charles Petit (fünfmal) gegen seit sechs Jahren bestehende chronische Blepharitis; Msr. Hémet bei Hepatitis, was zu Atemnot führte, worauf er wieder zur Ader gelassen wurde; Mme. Mayard wegen einseitiger Blindheit: Msr. Haron gegen Sehstörungen und Augenschmerzen, ausgelöst durch Biertrinken (Hahnemann notierte, dass das Glas, aus dem er trank, höchstwahrscheinlich schmutzig war); Mme. Chatelard bei Brustbeklemmung, Nachtschweißen und anhaltendem Fieber, fünf Monate nach der Entbindung (neben Ätzmitteln).
- Blutegel bei Msr. Gaston de Pontalba gegen Atemnot bei schnellem Laufen (Asthma).

- Quecksilbersalbe zur Behandlung eines Schankers bei Offizier Lemarchand.
- Häufige Erwähnung der Anwendung von Abführmitteln und Einläufen bei Menschen, die an Verstopfung litten – in dieser Hinsicht hat sich also bis heute nicht viel geändert!

Interessanterweise notiert Hahnemann es zwar oft in seinem Krankenjournal, wenn der Patient Kaffee trinkt oder Kräuterzusätze zum Baden nimmt, aber meistens erhebt er keine Einwände dagegen. Auf der anderen Seite gibt es Fälle, in denen er Kaffee und Tee ausdrücklich verbietet.

Die Geistes- und Gemütssymptome und die "Niemals-gesund-seit-Faktoren"

Hahnemann entwickelte sich in seinen späteren Lebensjahren zu einem miasmatischen Verschreiber, was aber nicht bedeutet, dass er emotionale Faktoren als mögliche Ursache oder Erscheinungsform der Krankheit an sich nicht mehr berücksichtigte. Auch schenkte er den veranlassenden Ursachen wie klimatischen Faktoren, Impfungen, ungesunder Umgebung etc. nach wie vor große Aufmerksamkeit.

Einige Beispiele aus den Pariser Krankenjournalen:

- NGS (Niemals gesund seit) Durchnässung (feuchte Kälte), mit nachfolgender Erkältung, die sich zu Asthma weiterentwickelte (Thomas Warden).
- Mme. D'Espinacy, die während ihrer Schwangerschaft an nervösen Zusammenbrüchen (kann nicht eine Minute still sitzen) gelitten hatte, welche im Laufe der Behandlung erneut auftraten, erhielt von Hahnemann Placebo, da es sich um die Rückkehr eines alten Symptoms handelte.
- NGS Impfung, mit Entwicklung eines Ausschlages auf dem Kopf, ohne Krusten, aber mit Absonderung eines faul riechenden Exsudates bei einem kleinen Kind (A. Michelon).
- Der Fall von Mme. Barry (siehe oben), in dem er *Ignatia* bei bohrenden Nierenschmerzen durch Gemütserregung verschrieb.
- Mme. Mayard litt an Kopfschmerzen und Blindheit, nachdem sie von einem Mann beim Abendessen beleidigt worden war.
- Msr. Lemarchand, ein Offizier, litt an starken Kopfschmerzen, verursacht durch einen heftigen Wutanfall; nun zeigte er Monomanie und hatte die fixe Idee, dass die Leute ihm etwas antun wollten. Diese fixe Idee belastete ihn weitaus mehr als der kürzliche Tod von zwei Schwestern seiner Frau. Er redete ständig über seine Wahnidee und musste immer davon abgelenkt werden.
- Fräulein Patten, eine alte Jungfer von 70 Jahren, litt an Kurzsichtigkeit. Sie erlitt einen großen Kummer über eine Tante, worauf sich ihr Sehvermögen verschlechterte.
- Monomanie bei Fräulein Crook, 25 Jahre alt, hinsichtlich ihrer Gesichtsbehaarung, die sie außerordentlich quälte, obwohl sie nur sehr wenig Bartwuchs über der Oberlippe hatte.

- Msr. Truelle litt nach einer Jagd in den Sümpfen an rheumatischen Schmerzen und anhaltenden Kopfschmerzen.
- Mme. Grollard litt seit zwei Jahren an Blutungen und Leukorrhoe, nachdem sie einen entsetzlichen Schock erlitten hatte, als sie erfuhr, dass ihre Nichte ermordet worden war.
- Mme. Taret, die Ehefrau eines Offiziers, erhielt eine Riechdosis *Ignatia* mit nachfolgender Verschreibung von *Ignatia* als Wasserauflösung, weil sie sich große Sorgen um ihren Mann machte, der im konstantinischen Krieg kämpfte.
- Mme. De Guéroult nahm *Ignatia* wegen des Todes ihres Schwiegervaters und ihrer Reizbarkeit und Traurigkeit vor der Menstruation.

Hahnemann erwähnte eine veranlassende Ursache (eine körperliche – beispielsweise einen Sturz – oder eine Gemütserschütterung), aber er ging nicht unbedingt mit der Verabreichung eines interkurrenten Mittels oder einer damit im Zusammenhang stehenden ersten Verschreibung darauf ein. Wir können nur schwer beurteilen, warum er das nicht tat. Ich denke, dass er die Notizen nur für seinen eigenen Gebrauch niedergeschrieben hat, und nicht, damit wir seine vollständigen Gedankengänge nachvollziehen können. Manchmal befolgte er § 73 und verschrieb ein akutes interkurrentes Mittel, wenn es sich um ein mäßiges bis schwerwiegendes Ereignis handelte und der NGS-Faktor klar war. Wir können jedenfalls deutlich erkennen, dass er gewöhnlich erst darüber nachdachte, das allgegenwärtige psorische Miasma zu bereinigen, und im Wechsel damit Placebo zu verabreichen, bevor er zu einem spezifischeren Mittel wechselte.

Wunder?

Uns alle mag die Tatsache trösten, dass die Patienten nach ihrem ersten Besuch bei Hahnemann noch weit von einer Heilung entfernt waren. Manchmal erfuhren sie keine Besserung, sondern sogar eine Verschlimmerung. In einem Fall brauchte er acht Monate, um eine Grippe zu heilen, bei der es sich höchstwahrscheinlich um die akute Exazerbation eines chronischen Miasmas handelte. Manche Patienten wurden mehr als zwei Jahre lang behandelt und zeigten immer wieder die Rückkehr derselben unveränderten Symptome. Aber eines können wir dennoch von Hahnemann lernen: Er wartete entweder geduldig ab oder er verabreichte sein zweithäufigstes Mittel, *Sac. lac.* Es stimmt, dass manche Patienten ihn verließen, nachdem sich kein großer Fortschritt zeigte. Andere kamen nur ein einziges Mal und dann nie wieder. Manchmal antidotierte er eine Arznei mit Kampfer, wenn es zu einer schweren Erstverschlimmerung kam, beispielsweise im Fall von Mme. De Guéroult (starke Kopfschmerzen, > geringste Bewegung, wo *Bryonia* angezeigt war). Aber später wiederholte er dieselbe Arznei, dieses Mal aber im zweiten Glas. Hahnemann behandelte diese Patientin fast drei Jahre lang und hielt das Auf und Ab bei ihrem klinischen Bild fest. Bei der Betrachtung ihrer wiederkehrenden Symptome hat es den Anschein, dass sie an einer (von ihrem Ehemann) sexuell übertragenen Krankheit litt, die sich als Heilungshindernis herausstellte. Aber sie erlebte auch oft vielversprechende Besserungen. Wir sehen Hahnemanns Freude über eine deutliche Besserung in einem langdauernden Fall, wobei er zu diesem Zeitpunkt häufig eine Zeit lang Placebo verordnete. Er musste sich sicherlich mit vielen verschiedenen Krankheiten auseinandersetzen: mit sexuell übertragbaren Krankheiten, sexueller Dysfunktion, chronischen Erkältungen, Asthma, Migräne, Tuberkulose, Sprachstörungen, Tonsillitis, Komplikationen nach der Entbindung, Epilepsie, nervösen Zusammenbrüchen, Verstopfung und Amenorrhoe. Dies sind nur einige der anfänglichen Diagnosen, die ich bei den ganzen Fällen entdeckt habe.

Dosierung und Anpassung der Dosis

Einige Erkenntnisse zu Hahnemanns Dosierungsmethodik habe ich nicht nur in den Mikroficheausgaben, sondern auch in seinem Werk *Die chronischen Krankheiten* und in von Bönninghausens *Kleinen medizinischen Schriften* gewonnen. Wie in dem vorliegenden Buch bereits erwähnt wurde, schreibt Hahnemann in *Die chronischen Krankheiten*, dass die LK die Wiederholung derselben (unveränderten) Dosis selbst in nur zwei aufeinander folgenden Gaben nicht ertragen kann und dass das Hinzufügen von Schüttelschlägen zu jeder folgenden Dosis den Dynamisationsgrad genug verändert, um den Fall voranzubringen. Er schreibt weiterhin:

CK (3), S. 10: Hat nun der Arzt die mehrern Esslöffel einer solchen Auflösung nach einander auf solche Art ausbrauchen lassen, ... so nimmt er, wenn die Arznei fortwährend sich bisher dienlich erwiesen hatte, ein oder zwei Kügelchen derselben Arznei von einer niedrigen Potenz (z.B. wenn er vorher sich der dreissigsten Verdünnung bedient hatte, nun ein oder zwei Kügelchen der vier und zwanzigsten) macht davon die Auflösung in etwa eben so viel Esslöffeln Wasser mittels Schütteln der Flasche, setzt wieder etwas Weingeist oder einige Stückchen Kohle hinzu und lässt diese Auflösung eben so, oder in längern Zwischenräumen, auch wohl etwas weniger auf einmal, doch jedes Mal nur nach fünf- sechsmaligem Schütteln ausbrauchen.

Hahnemann verwendete in vielen seiner Pariser Fälle in der Zeit von 1835 bis Mitte 1838 dasselbe Mittel, sofern es immer noch angezeigt war, in absteigender Potenzhöhe. Die meisten Mittel in der C30 wurden in 15 Esslöffeln Wasser und einem Esslöffel Branntwein aufgelöst. Nach der Verschüttelung wurde ein Esslöffel in einem Glas Wasser (wahrscheinlich 125 ml) aufgelöst, und aus diesem Glas nahm der Patient einen, zwei oder drei Teelöffel täglich ein. Aber sobald Hahnemann in diesen Fällen eine Besserung feststellte, ging er zu einer tieferen Potenz über (von der C30 zur C24 zur C18 etc.), sobald die ursprüngliche Flasche aufgebraucht war, oder sogar schon früher.

Die Riechmethode wurde mit Sicherheit regelmäßig von Hahnemann angewendet. Gewöhnlich ließ er den Patienten in seiner Praxis eine Gabe eines anderen als des von ihm verschriebenen chronischen Mittels (oft *Sulphur*) einatmen. Er wies den Patienten an, nur an diesem Tag mit der chronischen Arznei auszusetzen, am nächsten Tag aber damit fortzufahren. Dies war bei Akutfällen sicherlich eine beliebte Methode von Hahnemann und von Bönninghausen, da sie hier die Wirksamkeit der Riechmethode unter Beweis stellen konnten.

Die Verschreibung einer Riechdosis beruhte gewöhnlich auf einem akuten eigentümlichen Symptom, so wie das Riechen an *Arsenicum* bei Erregung und Herzklopfen in dem Fall von Msr. Hémet. Daneben wurde bei einem kleinen Kind mit Durchfall und Abgang eines Wurms das Riechen an *China* angewiesen. In anderen Fällen war die Riechmethode Teil der chronischen Behandlung und wurde einmalig in Hahnemanns Praxis angewendet, so wie im Fall von Dr. Garnier, welcher während seiner Behandlung mit *Hepar sulphuris* aufgrund von Tagesschläfrigkeit, Gelenkschmerzen mit Schmerzen in der rechten Hüfte und Juckreiz zwischen den Schulterblättern einmalig an *Mercurius* riechen sollte.

Von 1838 an verwendete Hahnemann zunehmend höhere Potenzen als die C30. Ich bin auf Fälle gestoßen, in denen er eine C165, C191 und C200 einsetzte. In dieser Zeit löste er die Arzneien bei empfindlichen Patienten auch in einem zweiten Glas auf, er verschüttelte also beispielsweise *Sulphur* C191 in sieben Esslöffeln Wasser und einem Esslöffel Branntwein, gab einen Esslöffel davon in ein Glas und aus diesem wiederum einen Teelöffel voll in ein zweites Glas. Aus diesem zweiten Glas wurde nun täglich ein Teelöffel verabreicht. Ab 1840 tauchen in seinen Fällen auch Q-Potenzen auf.

Schlussfolgerung

Was beweist das alles? Hahnemann war bis zu seinem Tod unermüdlich auf der Suche nach neuen Wegen, um seinen Patienten besser helfen zu können, und er experimentierte fortwährend in der Praxis, bevor er seine endgültigen Gedanken in seinem Meisterwerk, dem *Organon*, niederschrieb. Es wäre eine Lüge, würde ich behaupten, dass ich den jeweils nächsten Schritt in diesen Krankenjournalen immer verstanden hätte. Aber seine Absicht bestand wiederum nicht darin zu lehren, sondern Aufzeichnungen für sich selbst festzuhalten. Die Lehre hatte ihren Platz in den aufeinander folgenden Auflagen des *Organon*.

Bevor wir unsere eigenen Experimente hinzufügen, täten wir gut daran, den präzisen Anweisungen in der 5. und 6. Auflage des *Organon* zu folgen. Nur wenn wir diese in der Praxis beherrschen (und damit großartige Erfolge erzielen), sollten wir weiter auf diesen wundervollen Grundlagen aufbauen. Ich für meinen Teil hatte nie einen Grund, weiterzuforschen, und ich bin Hahnemann auf ewig dankbar für sein brillantes Lebenswerk.

Anhang A: Reaktionen auf die erste Gabe[1]

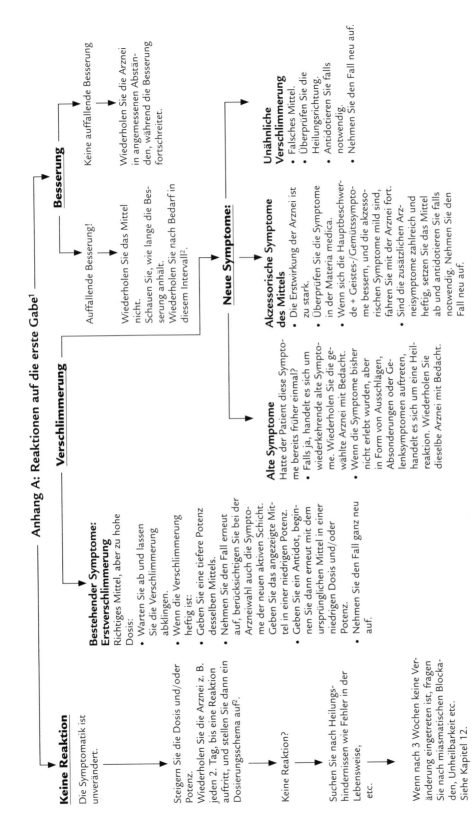

Keine Reaktion

Die Symptomatik ist unverändert.

Steigern Sie die Dosis und/oder Potenz.
Wiederholen Sie die Arznei z. B. jeden 2. Tag, bis eine Reaktion auftritt, berücksichtigen Sie auch die Arzneiwahl auf[2].

Keine Reaktion?

Suchen nach Heilungshindernissen wie Fehler in der Lebensweise, etc.

Wenn nach 3 Wochen keine Veränderung eingetreten ist, fragen Sie nach miasmatischen Blockaden, Unheilbarkeit etc. Siehe Kapitel 12.

Verschlimmerung

Bestehender Symptome: Erstverschlimmerung

Richtiges Mittel, aber zu hohe Dosis:
- Warten Sie ab und lassen Sie die Verschlimmerung abklingen.
- Wenn die Verschlimmerung heftig ist:
- Geben Sie eine tiefere Potenz desselben Mittels.
- Nehmen Sie den Fall erneut auf, berücksichtigen Sie bei der Arzneiwahl auch die Symptome der neuen aktiven Schicht. Geben Sie das angezeigte Mittel in einer niedrigen Potenz.
- Geben Sie ein Antidot, beginnen Sie dann erneut mit dem ursprünglichen Mittel in einer niedrigen Dosis und/oder Potenz.
- Nehmen Sie den Fall ganz neu auf.

Besserung

Keine auffallende Besserung

Wiederholen Sie die Arznei in angemessenen Abständen, während die Besserung fortschreitet.

Auffallende Besserung!

Wiederholen Sie das Mittel nicht.
Schauen Sie, wie lange die Besserung anhält.
Wiederholen Sie nach Bedarf in diesem Intervall[2].

Neue Symptome:

Alte Symptome

Hatte der Patient diese Symptome bereits früher einmal?
- Falls ja, handelt es sich um wiederkehrende alte Symptome. Wiederholen Sie die gewählte Arznei mit Bedacht.
- Wenn die Symptome bisher nicht erlebt wurden, aber in Form von Ausschlägen, Absonderungen oder Gelenksymptomen auftreten, handelt es sich um eine Heilreaktion. Wiederholen Sie dieselbe Arznei mit Bedacht.

Akzessorische Symptome des Mittels

- Die Erstwirkung der Arznei ist zu stark.
- Überprüfen Sie die Symptome in der Materia medica.
- Wenn sich die Hauptbeschwerde + Geistes-/Gemütssymptome bessern, und die akzessorischen Symptome mild sind, fahren Sie mit der Arznei fort.
- Sind die zusätzlichen Arzneisymptome zahlreich und heftig, setzen Sie das Mittel ab und antidotieren Sie falls notwendig. Nehmen Sie den Fall neu auf.

Unähnliche Verschlimmerung

- Falsches Mittel.
- Überprüfen Sie die Heilungsrichtung.
- Antidotieren Sie falls notwendig.
- Nehmen Sie den Fall neu auf.

---

1 Diagramm von John Munno und Dr. Luc De Schepper
2 Erstellen eines Dosierungsschemas
- Wenn der Patient zu irgendeinem Zeitpunkt eine 50%ige Besserung erfährt, wiederholen Sie das Mittel nicht, bis die Symptome unverändert wiederkehren.
- Wenn der Patient ab der ersten Gabe eine gewisse Besserung erfährt, wiederholen Sie das Mittel nicht. Warten Sie ab, wie lange die Besserung anhält (bis die Symptome unverändert wiederkehren). Der Patient nimmt die Arznei z. B. am Montagmorgen ein und verspürt bis Mittwoch eine Besserung. Am Mittwoch fühlt er sich wieder schlechter (die gleichen Symptome kehren unverändert zurück). Das zeigt Ihnen, dass der Patient das Mittel jeden 2. Tag einnehmen kann, bis eine entscheidende Besserung eintritt.

Anhang B

Muster für die Einnahmevorschrift

Sehr geehrter Herr Schmidt, diese Flasche Pulsatilla C30 ist für Sie. Sie ist mit ca. 1/8 Teelöffel Alkohol konserviert, so dass Sie sie eine Weile aufbewahren können.

Einnahmevorschrift

Versuchen Sie, 20 Minuten vor und nach der Einnahme des Mittels nichts zu essen oder zu trinken. Vermeiden Sie auch die Einnahme kurz vor oder nach dem Zähneputzen.

1. Schütteln Sie die Flasche achtmal vor jeder Einnahme. Schütteln bedeutet, die Flasche gegen Ihre Handfläche zu schlagen. Versetzen Sie der Flasche einen recht harten Schlag aus einer Entfernung von ca. ½ Meter.
2. Verdünnen Sie 1 Teelöffel des Mittels in einer Tasse mit ca. 125 ml reinem Wasser (destilliertes oder Quellwasser).
3. Rühren Sie kräftig um. Nehmen Sie 1 Teelöffel dieser Verdünnung ein. Schütten Sie den Rest in der Tasse weg.
4. Nehmen Sie das Mittel am nächsten Tag nicht ein. Rufen Sie mich an oder schicken Sie mir eine E-Mail, um über Ihre Reaktion zu berichten. Wenn sich keine Veränderung eingestellt hat, können Sie die Arznei jeden zweiten Tag einmal auf die gleiche Weise einnehmen.
5. Die folgenden Richtlinien finden dann Anwendung, wenn ich entschieden habe, dass Sie die Arznei wiederholt einnehmen müssen:
   - Wenn Sie zu irgendeinem Zeitpunkt eine **erhebliche Besserung** bemerken (50% oder mehr), **beenden** Sie die Einnahme und rufen Sie mich an.
   - Wenn Sie zu irgendeinem Zeitpunkt eine **Verschlimmerung** bemerken, **beenden** Sie die Einnahme und rufen Sie mich an.
   - Wenn Sie die **Wiederkehr eines alten Symptoms** bemerken, **beenden** Sie die Einnahme und rufen Sie mich an.
   - Wenn ein **Symptom auftritt, das Sie noch NIE hatten**, **beenden** Sie die Einnahme und rufen Sie mich an.
   - Wenn Sie innerhalb von drei Wochen **keine Veränderung** bemerken, **rufen Sie mich an**.
   - Wenn ich nicht erreichbar bin und Sie nicht wissen, was Sie tun sollen, **beenden** Sie die Einnahme.
6. Rufen Sie mich einmal pro Woche an, um die neuesten Veränderungen mitzuteilen.

Wir werden Ihre Reaktion auf das Mittel kontinuierlich bewerten.

Epilog

Die Begründer der Homöopathie sind Samuel Hahnemann – ohne seine Vision hätten wir keine grundlegende Philosophie – von Bönninghausen – ohne den wir kein Repertorium hätten, und Constantin Hering – ohne den wir keine *Leitsymptome unserer Materia Medica* hätten. Ich würde einen Fehler begehen, wenn ich nicht den unermüdlichen Kämpfer Adolph Lippe (1812-1888) erwähnen würde, der einer der besten, wenn nicht gar der allerbeste Verschreiber seiner Zeit und der folgenden Generationen war. Er war der Sohn des Grafen Ludwig und der Gräfin Augusta zur Lippe, Nachfahren eines alten, berühmten Geschlechts. Lippe war ein gestrenger und unerschütterlicher Homöopath, der hart arbeitete und Hahnemann bis ins kleinste Detail nachfolgte. Er war auch ein standhafter und kompromissloser Vertreter der reinen Hahnemannischen Homöopathie. Für ihn war das *Organon* in der Wissenschaft und Kunst der Heilung von Kranken das letztendlich Entscheidende. Seiner Meinung nach bot allein die Homöopathie, wie sie von Hahnemann gelehrt wurde, echte Wege zur Heilung und war bei akuten wie bei chronischen Krankheiten gleichermaßen anwendbar. Alle anderen Methoden waren lediglich palliativ, wenn nicht gar verwerflich und schädlich. Er nahm kein Blatt vor den Mund, wenn er seine Haltung verteidigte. Er griff all diejenigen heftig an, die für das, wie er es nannte, "Pathologisieren" der Materia Medica eintraten, ebenso wie diejenigen, die Arzneien im Wechsel gaben. Er war mit einer Begabung für die Analyse der Mittel und einer überragenden Auffassungsgabe bei der Wahrnehmung der eigentümlichen Symptome des Patienten gesegnet. Adolph Lippe sollte für jeden Homöopathen ein Glanzlicht darstellen, jemanden, den wir in der eigenen Praxis gern nachmachen würden!

Die Homöopathie ist wie eine Eiche, die auf dem fruchtbaren Boden des *Organon der Heilkunst* wächst; ihre Wurzeln sind die *Reine Arzneimittellehre* und ihre Zweige das Repertorium. Alle späteren Homöopathen sind ihre zahlreichen Blätter: Homöopathen, welche diese Grundlagenwerke über die Jahrhunderte hinweg verwendet haben, um ihre Patienten zu heilen. Aber keiner dieser späteren Homöopathen, außer vielleicht J.T. Kent und T.F. Allen, hat etwas so Wertvolles beigetragen wie die vier oben genannten Männer.

Hahnemann hat ein Heilungsmodell entwickelt, das auch mit den Begriffen der orthodoxen Medizin des 21. Jahrhunderts immer noch nicht erklärt werden kann. Aus diesem Grund bleibt die Homöopathie die *Medicina Futura*. Wenn die wissenschaftliche Welt die alten Paradigmen der chemischen Pharmakologie erst einmal überwunden hat, werden viele der Ideen Hahnemanns mehr Sinn ergeben und neue Modelle aufgestellt werden. Zeitgenössische Homöopathen haben die Materia Medica durch neue Prüfungen und Repertorien erweitert. Dennoch sind viele

Facetten von Hahnemanns ursprünglichem System verloren gegangen oder sie werden völlig missverstanden.

Die fortgeschrittenen Methoden der Auflösung von Arzneien sind in Wahrheit nicht einfacher anzuwenden als die Methode der trockenen Gabe entsprechend der 4. Auflage des *Organon*. Einige Homöopathen glauben, dass sie aufgelöste Arzneien täglich über Wochen in einer mechanischen Art und Weise geben können, ohne dabei auf eine gute Patientenführung zu achten. Diese neuen Methoden erfordern im Gegenteil mehr Erfahrung und Geschick als die trockenen Gaben. Es mag eine Weile dauern, bis man die Grundlagen meistert, aber die Mühe wird sich zehnfach auszahlen. Hahnemann beschreibt in einer Fußnote die Mühsal, die vor uns liegt, und verdammt die Pseudohomöopathen wegen ihrer Nachlässigkeit und Frivolität.

Org § 148, Fußnote: Aber dieses mühsame, zuweilen sehr mühsame Aufsuchen und Auswählen des, dem jedesmaligen Krankheits-Zustande in allen Hinsichten homöopathisch angemessensten Heilmittels, ist ein Geschäft, was ungeachtet aller lobwerthen Erleichterungs-Bücher, doch noch immer das Studium der Quellen selbst und zudem vielseitige Umsicht und ernste Erwägung fordert, auch nur vom Bewußtseyn treu erfüllter Pflicht seinen besten Lohn empfängt – wie sollte diese mühsame, sorgfältige, allein die beste Heilung der Krankheiten möglich machende Arbeit den Herren von der neuen Mischlings-Sekte behagen, die mit dem Ehrennamen, Homöopathiker sich brüsten, auch zum Scheine Arznei geben von Form und Ansehen der homöopathischen, doch von ihnen nur so obenhin (quidquid in buccam venit) ergriffen, und die, wenn das ungenaue Mittel nicht sogleich hilft, die Schuld davon nicht auf ihre unverzeihliche Mühescheu und Leichtfertigkeit bei Abfertigung der wichtigsten und bedenklichsten aller Angelegenheiten der Menschen schieben, sondern auf die Homöopathie, der sie große Unvollkommenheit vorwerfen (eigentlich die, daß sie ihnen, ohne eigne Mühe, das angemessenste homöopathische Heilmittel für jeden Krankheits-Zustand, nicht von selbst wie gebratene Tauben in den Mund führe!). … Ihrer warte der gerechte Lohn, daß sie, einst erkrankt, auf gleiche Art kurirt werden mögen!

Meiner Meinung nach bezieht sich Hahnemann auf diejenigen, einschließlich der Ärzte, welche die Homöopathie aufgeben, sobald ein gewisses Nachdenken erforderlich wird, da sie es nicht geschafft haben, sich das notwendige Wissen anzueignen oder die Geduld für das pflichtbewusste Studium dieser schwierigen Wissenschaft und Kunst aufzubringen. All diejenigen, die Prinzipien ändern möchten, welche sie nicht verstanden haben, und das, was sie nicht beherrschen, durch etwas ersetzen möchten, was sie in ihrer Unwissenheit erdacht haben, machen keine Fort-, sondern Rückschritte. Hahnemann hätte sich wohl auch auf Unternehmen bezogen, die sogenannte "homöopathische" Produkte vermarkten, deren Inhaltsstoffe zwar in homöopathischen Potenzen vorliegen, die aber nie geprüft wurden oder in den Prüfungen nicht die Eigenschaften aufwiesen, welche das Unternehmen für sie in Anspruch nimmt (z. B. "homöopathische Tabletten" gegen Schnarchen). Auch

Hering verurteilt diejenigen, die übereifrig danach streben, wissenschaftlich zu erscheinen und aus diesem Grund den Gebrauch von homöopathischen Spezifika vertreten. Ihm zufolge klagen diese "homöopathischen" Praktiker aber wiederholt über mangelnden Erfolg in ihrer Praxis und fallen schließlich wieder in die Dummheiten der alten Schule zurück (hören Sie bei der Bezeichnung Pseudohomöopathen etwas läuten?).

Neue Theorien stellen für mich kein Problem dar, solange sie unseren geheiligten Prinzipien nicht widersprechen. Aber bevor Sie glauben, etwas Neues entdeckt zu haben, studieren Sie erst Hahnemann! Sie werden höchstwahrscheinlich feststellen, dass er es bereits getan hat! Stellen Sie die in diesem Buch beschriebenen Erkenntnisse auf den Prüfstand und veröffentlichen Sie dann Ihre Ergebnisse. Schließen Sie sich nicht der bedauernswerten Gruppe derjenigen an, die "nicht glauben, weil sie nicht nachforschen, und nicht nachforschen, weil sie nicht glauben."

Wir müssen uns daran erinnern, dass der wahre Niedergang der Homöopathie in der Zeit um 1900 und sogar schon vorher nicht ausschließlich der American Medical Association oder dem Flexner Report[1] (aufgrund dessen viele homöopathische Ausbildungsstätten 1909 geschlossen wurden) zu "verdanken" war. Es war eher eine "innere Angelegenheit", verursacht durch die mangelhafte Ausbildung in reiner Homöopathie an jenen Einrichtungen, die bei der Inspektion als unwürdig eingestuft wurden. Bereits 1900 praktizierten in den Vereinigten Staaten weniger als 150 "reine" Homöopathen. Die meisten "Halbhomöopathen" setzten tiefe Potenzen ein, wodurch sich die Vorstellung von einem Kampf zwischen Hoch- und Tiefpotenzverschreibern entwickelte. Wahre Homöopathen erzielen sowohl mit tiefen als auch mit hohen Potenzen Erfolge, die, wie wir bereits gesehen haben, mit der Anwendung von Hahnemanns fortgeschrittenen Methoden sogar noch größer werden. Wenn man sich die heutigen homöopathischen Zeitschriften in Europa und den Vereinigten Staaten ansieht, stellt man fest, dass die meisten von ihnen die Veröffentlichung von "unreiner" Homöopathie gestatten, um "ihre Offenheit zu zeigen". Und Herausgeber, die strengere Maßstäbe in Anlehnung an Hahnemann vorschlagen, werden von den "Teilhomöopathen" hinausgeekelt, die den reinen Homöopathen auch heute noch genau wie in der Vergangenheit zahlenmäßig weit überlegen sind. Es scheint mir, als hätten wir nur wenig aus der Vergangenheit gelernt. Lassen Sie mich noch einmal daran erinnern, was der unermüdliche Hahnemann zu diesem Thema zu sagen hatte:

Wenn wir es mit einer Kunst zu tun haben, an deren Ende die Rettung von Menschenleben steht, wird jede Nachlässigkeit in unserem Bemühen, wahre Meister darin zu werden, zum Verbrechen! (Dudgeon 1990, S. xlvii).

---

[1] *1909 wurde Abraham Flexner von der Carnegie Foundation beauftragt, alle medizinischen Ausbildungsstätten in den Vereinigten Staaten einschließlich der homöopathischen Schulen zu inspizieren. Von den zu jener Zeit bestehenden 15 Homöopathieschulen erhielt nur eine Handvoll die Erlaubnis, weiter zu unterrichten.*

Der Kampf um die Erhaltung der Hahnemannischen Homöopathie wird weitergehen. Die Homöopathie kann nur gedeihen, wenn die Reinheit ihrer Methode, das *sine qua non* der großartigen Erfolge, die sie erzielen kann, respektiert wird. Die Vorstellung von einer individuellen Behandlung, welche der Homöopathie zugrunde liegt, stellt für die Allopathie nach wie vor die größte Bedrohung dar. Hahnemann schreibt in einem Artikel seiner *Kleinen medicinischen Schriften* mit dem Titel *Wie ließe sich wol die Homöopathie am gewissesten wieder ausrotten?*, dass die Homöopathie bei der Heilung der Kranken sehr viel erfolgreicher ist als die Allopathie. Auch heute kann dies von den Allopathen nicht toleriert werden, und Hahnemann erklärt auch die Gründe dafür:

1) weil die Apotheker unter ihrer Ausübung so sehr leiden würden,
2) theils die nach alter Art gelehrter Aerzte große Zahl sich gar zu auffallend in Schatten gestellt sehen würde, wenn die homöopathischen Curen in ihrer Nähe ungleich mehr leisteten, als die bisherige Medizin vermochte.

Diese beiden, durch die Homöopathie gefährdeten Geschäftsmänner, die Apotheker und die nach der alten Medizin heilenden und lehrenden Aerzte, haben daher schon alles Mögliche aufgeboten, um das Publicum gegen diese neue Heilart einzunehmen; sie haben sie ins Lächerliche zu drehen, sie zu verunglimpfen, und ihren Ausübern allerley Schmach öffentlich anzuthun gesucht (Hahnemann 2001, S. 757).

Wie wahr diese Worte auch heutzutage noch erscheinen! Die Allopathie braucht sich nur die Erfolge der Homöopathie bei den Epidemien in der Vergangenheit wie z. B. der Spanischen Grippe im Jahre 1918 anzusehen (mit einer Mortalität von einem Prozent bei homöopathisch behandelten Patienten im Vergleich zu 30 Prozent bei allopathischer Behandlung). Es ist immer wieder erstaunlich, dass "sie es einfach nicht sehen"! Wir zeigen ihnen Ergebnisse und sie sehen sie nicht! In meiner Praxis habe ich eine Thrombose des Pfortadersystems geheilt, und der behandelnde Arzt an der Mayo Klinik zuckte nur mit den Schultern, obwohl er geäußert hatte, "dass dies in der Realität unmöglich sein müsste und er so etwas noch nie gesehen habe". Wenn die Homöopathie dort heilt, wo alles andere versagt hat, sind die meisten Allopathen davon überzeugt, dass es sich entweder um eine Fehldiagnose (ihre!) oder eine spontane Remission gehandelt haben muss.

Einer meiner besten Studenten behandelte ein 17 Monate altes Kind mit einem Ekzem und hochgradigem Untergewicht infolge ungenügender Nahrungsaufnahme. Nach einwöchiger Behandlung mit dem Simillimum zeigte die Haut eine deutliche Besserung und der Appetit nahm zu, was zu einer Gewichtszunahme von einem Pfund in dieser einen Woche führte. Der Kinderarzt erklärte den Eltern, dass diese Behandlung "gefährlich" sei und verschrieb Antihistaminika, *"deren Nebenwirkungen zu einer Gewichtszunahme führen würden"*. Wessen Behandlung ist hier gefährlich und unterdrückend? Wir können doch nicht gewinnen, um am Ende zu verlieren!

In einem anderen Fall wurde bei einem Hund (im MRT) ein großer Gehirntumor diagnostiziert; dem Besitzer wurde eröffnet, dass der Hund nur noch drei Monate zu leben habe. Chemotherapie wurde abgelehnt, und nach einem Jahr homöopathischer Behandlung zeigte ein Folge-MRT, dass die Tumormasse "signifikant kleiner geworden und das Ödem verschwunden war". Die einzige Reaktion des Tierarztes war, dass die Diagnose (seine!) falsch gewesen sein musste. Es gibt Tausende solcher Geschichten! Wie in der Vergangenheit muss der wahre homöopathische Arzt gegen die allopathischen Institutionen *und* die Halb- oder Pseudohomöopathen kämpfen.

Ich schätze die Worte, mit denen Rachele Aives, eine meiner Studentinnen im ersten Jahr, ihre Sichtweise der Homöopathie zum Ausdruck brachte:

Das Leben ist eine Reise. Wenn sie anstrengend und lang wird, ist die Homöopathie eine Oase, wo wir unseren Durst stillen können. Wir können von diesem Jungbrunnen trinken – sein wohltuender Strom wird wie ein innerer Wirbel durch uns hindurch fließen und Verstand, Körper und Geist vereinen, bis er die Seele, unser Innerstes, unsere Lebenskraft, unsere geistartige Dynamis erreicht. Dort strömt er wie ein Fluss, reißt alles mit sich, was wir in all unseren Leben erfahren haben, verbindet uns mit unserem kollektiven Unterbewussten und geleitet uns sanft zu Ebbe und Flut des Lebens, wo wir uns mit der übrigen Welt zu einem einzigen lebenden und atmenden Organismus vereinen – ganz Wind, Feuer, Erde, Metall und Wasser.

Sie ist vielleicht erst in ihrem ersten Studienjahr, aber sie versteht schon mehr vom homöopathischen Geist als andere, die ich kenne und die bereits seit 20 Jahren praktizieren. Möge dieser Geist uns beständig anregen, das Richtige zu tun! Ich hoffe, dass dieses Buch Ihnen zu mehr Einsichten in das schrittweise homöopathische Fallmanagement verhilft, damit Sie tanzenden Schrittes von Sri Lanka in das verheißene Land Shangri-La ziehen können!

Lassen Sie mich mit Hahnemanns eigenen Worten über die Homöopathie schließen:

CK (1), S. 155, Fußnote: Ich fordre gar keinen Glauben dafür, und verlange nicht, daß dieß Jemanden begreiflich sey. Auch ich begreife es nicht; genug aber, die Thatsache ist so und nicht anders. Bloß die Erfahrung sagt's, welcher ich mehr glaube, als meiner Einsicht. Doch, wer will sich anmaßen, die unsichtbaren, im innern Schooße der Natur bisher verborgenen Kräfte zu wägen, oder sie in Zweifel zu ziehn, wenn sie nun durch eine neue, bisher unerfunden gewesene Verrichtung (dergleichen die bisher nach ihrer großen Wirkung nicht gekannte Potenzirung durch langes Reiben und Schütteln ist, wie jetzt die Homöopathie lehrt), aus dem rohen Zustande todt scheinender Substanz hervorgebracht werden. Wer sich aber deß nicht bescheiden und es daher nicht so nachthun will, wie ich hier nach langjähriger Prüfung und Erfahrung lehre – was wagt denn der Arzt, wenn er es genau so nachahmt? – wer es nicht genau so nachthun will, der kann auch diese große, größte Aufgabe der Kunst unaufgelöst, der kann die wichtigen, langwierigen Krankheiten auch ungeheilt lassen, wie sie bis zu meiner Lehre richtig ungeheilt geblieben sind. Mehr habe ich hierüber nicht zu sagen. Meine Pflicht däuchtete mir's zu seyn, die großen Wahrheiten der bedürftigen Welt zu übergeben, unbekümmert, ob man sich überwinden werde, darnach pünktlich zu handeln, oder nicht. Geschieht's nicht pünktlich, so rühme man sich nicht, mir nachgeahmt zu haben, und erwarte keinen guten Erfolg.

Probieren Sie diese fortgeschrittenen Methoden selbst aus, sammeln Sie Erfahrungen damit und Sie werden ein echter klassischer Hahnemannischer Homöopath werden, der von all seinen Patienten geliebt wird.

"Ars Longa, Vita Brevis!"
– Dr. Samuel Hahnemann

Bibliographie

Allen, T.F. 2000[1]: *Encyclopaedia of Pure Materia Medica*. New Delhi: B. Jain Publishers Pvt. Ltd.

Aspinwall, M. 2003: A lousy business. *Homeopathy Today*. 23(8): 12-13

Blasig, T., u. P. Vint 2001: *Arzneimittelbeziehungen*. Hahnemann Institut

Boericke, W. 1927: *Pocket Manual of Homeopathic Materia Medica with Repertory, 9. Aufl.* Kalifornien: Boericke & Tafel

Boger, C.M. 2000: *Boenninghausen's Characteristics Materia Medica and Repertory*. New Delhi: B. Jain Publishers Pvt. Ltd.

Chitkara, H.L. 1992: *Best of Burnett*. New Delhi: B. Jain Publishers Pvt. Ltd.

Clarke, J.H. 1999: *Dictionary of Practical Materia Medica*. New Delhi: B. Jain Publishers Pvt. Ltd.

De Schepper, L. 1999: *Hahnemann Revisited*. New Mexico: Full of Life Publishing

De Schepper, L. 2003: *Homeopathy and the Periodic Table*. New Mexico: Full of Life Publishing

De Schepper, L. 2003: A homeopathic physician in Kenya. *Homeopathy Today*. 23(7): 9

Dudgeon, R.E. 1990: *Lectures on the Theory and Practice of Homeopathy*. New Delhi: B. Jain Publishers Pvt. Ltd.

Eizayaga, F. 1991: *Treatise on Homeopathic Medicine*. Buenos Aires: Marecell

Foubister, D.M. 1939. The Carcinosinum Drug Picture. *British Homeopathic Journal*. März: 202-213

Gladwin, F.E. 1928: Tuberculinum. *Homeopathic Recorder*. März (XL): 214

Hahnemann, S. 1987: *Organon der Heilkunst, 6. Aufl.* Heidelberg: Haug

Hahnemann, S. 2001: *Gesammelte kleine Schriften*. Heidelberg: Haug

Hahnemann, S. 2001: *Organon-Synopse*. Heidelberg: Haug

Hahnemann, S. 2003: *Gesammelte Werke (hier: Organon der Heilkunst 5. Aufl. 1833 u. 6. Aufl. 1958, Reine Arzneimittellehre, 2. u. 3. Aufl. 1825-1833, Die chronischen Krankheiten, 2. Aufl. 1835-1839)*. Berlin: Digitale Bibliothek

Handley, R. 2001: *Auf den Spuren des späten Hahnemann*. Stuttgart: Sonntag

Hering, C. 1997: *The Guiding Symptoms of Our Materia Medica*. New Delhi: B. Jain Publishers Pvt. Ltd.

Kent, J.T. 1990. *Lectures on Materia Medica*. New Delhi: B. Jain Publishers Pvt. Ltd.

Kent, J.T. 1994: *New Remedies, Clinical Cases, Lesser Writings, Aphorisms & Precepts*. New Delhi: B. Jain Publishers Pvt. Ltd.

Kent, J.T. 1996: *Repertory of Homeopathic Materia Medica*. New Delhi: B. Jain Publishers Pvt. Ltd.

Kent, J.T. 2001: *Zur Theorie der Homöopathie, 4. Aufl.* Heidelberg. Haug

Knerr, C. 1992: *Life of Hering*. New Delhi: B. Jain Publishers Pvt. Ltd.

Lippe, A. 1886: Peace offerings: An olive leaf. *Homeopathic Physician*. Oktober: 362-368

Quétel, C. 1990: *History of Syphilis*. Cambridge: Polity Press

Reichenberg-Ullman, J., u. R. Ullman 2003: Healing with homeopathy – The best of

---

[1] *Bei älteren Werken, beispielsweise von Hahnemann, von Bönninghausen, Kent, Hering etc., werden die Jahreszahlen der Nachdrucke bzw. Neuauflagen angegeben.*

homeopathy: Learning directly from a master. *Townsend Letter.* 235/236 (Februar/März): 56-57

Reichenberg-Ullman, J., u. R. Ullman 2003: Healing with homeopathy – Dramatic cure for depression: A case of Red-Tailed Hawk. *Townsend Letter.* 238(Mai): 46-48

Roberts, H.A. 1939: Remedies complementary, inimical and antidotal. *Homeopathic Recorder.* LIV (No. 2): 9

Roberts, H.A. 1976: *Art of Cure by Homeopathy.* New Delhi: B. Jain Publishers Pvt. Ltd.

Scholten, J. 1996: *Homeopathy and the Elements.* Niederlande: Alonnissos

Scholten, J. 2002: Dogmatism in homeopathy. *Homeopathic Links.* 15: 15-16

Schroyens, F. 1998: *Synthesis: Repertorium Homeopathic Syntheticum, Ed. 7.1.* London: Homeopathic Book Publishers

Shepherd, D. 1974: *More Magic of the Minimum Dose.* Essex: C.W. Daniel Company Ltd.

Shepherd, D. 1995: *Das Wunder der unsichtbaren Kraft.* Murnau: Lage & Roy

Upadhyay, R.P. 2003: Need of frequent repetition of the remedy in high potency in chronic cases with causal hypothesis. *Townsend Letter.* 235/236 (Februar/März): 80-84

Verspoor, R. 2003: The myth of individualization. *Homeopathy Today.* 23(8): 32

Von Bönninghausen, C.M.F. 1984: *Kleine medizinische Schriften.* Heidelberg: Arkana

Wells. P.P. 1887: Errors in Drug Proving. *Homeopathic Recorder.* Oktober:359-360

Wright-Hubbard, E. 1951: The use of nosodes in children. *Homeopathic Recorder.* Juni: 294-297

Wulfsberg, T. 1998: *Three Pieces of Gold.* Norwegen: Homeopati Bokhandelen

Sachregister

Abwechselnde Gabe von Mitteln 108-110
Ähnliche Krankheiten 28-30
Ähnliches heilt Ähnliches 19-22
Akute Fälle / Krankheiten / Behandlung 55, 83-84, 88-90, 149-156, 167-168, 199-200, 211, 379
Akute Exazerbation eines chronischen Zustandes 245
Akute interkurrente Mittel / akute Zwischenmittel 139-156, 199-200, 246, 334, 341, 367, 383-387
Akute und chronische Arznei 289-290, 292-293
Akzessorische Symptome 81-86, 207-208, 221, 232, 345-346, 407
Allergiespritzen 22
Allopathische Medikamente / Behandlung 23-25, 148, 226, 257, 266, 276, 286
Alte Symptome 236, 407
American Medical Association 66, 413
Antidote / Homöodote 251, 263-267
Arznei
    Anweisungen 409
    Zubereitung 56-59, 305
    Wasserauflösungen 50-55
Arzneikrankheit, künstliche 21, 199, 208, 220
Arzneimittelresistenz 29
Auffallende Besserung 62, 192, 407
Aufhebung der Mittelwirkung 117-137, 230, 295
Babys 306
Bandwürmer 293
Besserung, Arten der
    Erhebliche (s. auffallende Besserung)
    Keine (Szenario #2, #6, #12) 195, 219, 240
    Kurzzeitige (Szenario #3) 205
    Langdauernde, dann plötzliche Verschlimmerung (Szenario #10) 232
    Langsam mit langdauernder Verschlimmerung (Szenario #5) 215
    Minimale (Szenario #8) 224
    Nach kurzer Erstverschlimmerung (Szenario #4) 212
    Sofortige (Szenario #1) 190
    Sofortige, aber nur kurze, gefolgt von langer Verschlimmerung (Szenario #9) 228
Carcinosinum 174, 296
Chronische Fälle 88, 309-387
Chronische interkurrente Mittel 157-183
Chronische Komplementärmittel und akute Arzneien 245
Chronische und akute Arznei (s. akute und chronische Arznei)
Cremes 97, 99
Diät 121-132
Die chronischen Krankheiten 39
Dosierung (Menge der Arznei) 44-48, 75-78, 309-310, 404-405
Drüsenextrakte 269
Einreibung (Hautmethode) 77, 222
Einseitige Krankheiten / Symptome 90, 142, 218, 221, 236, 242, 276-279, 286, 302, 317, 357-362
Elemente 248-249
Epidemische Verschreibung 170
Erstverschlimmerung 57, 59, 66, 83, 185, 212, 263-266, 305
Erstwirkung 20, 31-33, 103
Fehlverschreibung 240-241, 368-374
Feindliche Mittel 243, 251-252
Folgemittel (s. Komplementärmittel)
Folgeverschreibungen 185-242, 407
Gegenwirkung, entgegengesetzte 33
Grundarzneien, flüssige 277
Hautprobleme 77, 362-366
Heilbarkeit, eingeschränkte 231
Heilreaktion 37-38, 188, 241, 287
Heilungshindernisse 117-137, 198-199
Heringsche Regel 93, 234-240, 278, 302

Herzprobleme 268
Hippokratische konstitutionelle Temperamente (s. Temperamente)
HIV 300
Hochpotenzen 42-44, 49, 405
Homogene Mittel 287-300
Hypersensitiv 56, 75-78, 216-217, 219-220, 221-222, 374-378
Hypochondrie 223
Hyposensitiv 56, 75-78, 195, 204
Hysterische Patienten 223
Iatrogene Diät 130
Impfungen 22, 29, 33, 151, 335-341
Impfungen, homöopathische (s. Prophylaxe)
Inokulationen (s. Impfungen)
Interkurrente Mittel 139-183, 269, 311-314
Isopathie 159-163, 170-171
Jenichen 43-44
Kaffee 122-125
Kentianische Homöopathie 44
Kinder 306
"Kleine" Mittel 271-274
Klinische Fälle 307-387
Kollaterale botanische Gruppen 248
Kombinationsmittel 102-108
Kompatible Arzneien (s. Komplementärmittel)
Komplementärmittel 243-251
Komplexe Krankheit 26-27, 30, 46, 87, 335-341
Konkordante Arzneimittel 247
Konservierungsmittel (Alkohol, Glycerin) 295
Konstitution 284
Konstitutionelle Temperamente (s. Temperamente)
Korsakoff 43
Krebs 287-288, 290-291, 296
Kurative Gegenwirkung 33
Kurative Nachwirkung 36
Läuse 270-271
Latenz 24, 100, 106, 142, 148, 152, 284
Lebenskraft 15, 19
Lebensweise 117-137, 208, 226
Lokale Behandlung 96-100, 269-270, 317-319
Lokalisierte Krankheit 287
Lokalkrankheiten 90, 95-100, 218, 236, 272-274, 276-277, 287, 301
Lyme-Krankheit (Borreliose) 261
Magnetisieren 324-328
Management
    Beispiele (klinische Fälle) 307-387
    Richtlinien 185-242
    Fragen 253-306
Medorrhinum 177-179
Mesmerisieren (s. Magnetisieren)
Miasmatische Blockade 165, 167, 200-202, 211-212, 227, 230
Miasmatische Zustände 250-251, 342-343
Miasmen 113, 268, 293
Miniatur-Arzneiauflösung 61, 222, 328
Mittelreihen 246-247
Mückenstiche 267
Mythen und falsche Auffassungen 70-73, 101-116
Narbenkeloide 288
Natrium muriaticum 352
Natürliche Krankheit 21, 82, 85, 87
Nebensymptome (s. akzessorische Symptome)
Neue Symptome (Szenario #12) 240, 407
Niemals-gesund-seit (NGS) 166, 201, 319-324, 402-403
Nosoden 157-183, 276, 286, 334, 358, 370
    Anwendung 172
Organon
    4. Auflage 39
    5. Auflage 49
    6. Auflage 65
Palliation 220, 225, 227, 231
Paragraphen
5 – 285
6 – 285, 297
7 – 272, 292, 298
29 – 21
35 – 22
36 – 23, 24
38 – 24, 26, 90, 199
39 – 25

40 – 26
42-46 – 27-29
61 – 20, 29
63 – 31
64 – 32-33
65 – 34
67 – 148
68 – 36
69 – 35-36
73 – 150, 152-154, 228, 313
77 – 121, 132, 150
78 – 133, 337
81 – 284
82 – 146
99 – 146
100 – 155
103 – 262
143 – 299
148 – 412
153 – 85
155 – 81
156 – 82
157 – 83, 186
158 – 84
161 – 60, 67, 186
163-165 – 84-86
167-169 – 86-88
171-183 – 89-92
185-187 – 95-96
188 – 301
189 – 96, 301
190 – 96
194 – 98
197 – 99
198 – 99
201 – 98, 225
202 – 225
203 – 100
210 – 303
211 – 303
213 – 146
221 – 142
222-223 – 353
227 – 354
230 – 354

240 – 40
242 – 40
245 – 40
246 – 52, 108, 187, 198, 211, 233, 331, 346-357
247 – 197
248 – 198, 332
249 – 187, 241, 252, 264
252 – 117
253 – 191
259 – 122, 128
260 – 132
263 – 131
273 – 103
274 – 103
275 – 46
276 – 46, 188, 219
277 – 47
279 – 59, 67
281 – 75, 219, 237
285 – 99
286 – 50, 326
287 – 51, 326
Pariser Krankenjournale 389-405
Pathologie 193, 209, 213, 217, 227, 292
Pflanzenfamilie 248
Placebo 110, 223, 394-405
Plussing-Methode 58-59
Pocken 276
Polychrest 271
Potenz / Dosis 32, 75-78, 196-198, 206-208, 216
   Anpassung 71-72, 294, 404-405
   Wahl 77-78
Probleme von Seiten des Patienten 133-137, 202-204, 223
Prophylaxe 167, 170, 258-262, 276, 334
Prüfungen 104, 274
Psorinum 157
Psychologische Blockaden / Faktoren 133-137, 202-204, 223
Q-Methode und Split-dose-Methode (s. Split-dose-Methode und Q-Methode)
Q-Potenzen / Methode 60-61, 65-73, 330-332
Reaktion, keine 195-200, 407

Reaktionsmangel 286
Reihentherapie 106-108
Rekonvaleszenz 167
Riechmethode (Riechenlassen) 77, 222, 398-405
Rückfall 167
Sac. lac. (s. Placebo)
Schichten 24-25, 232-242, 276, 302
Schicht der krankhaften Veränderungen 218, 276
Schlaf 194, 199
Schüttelschläge 50-59
Sekundärwirkung 20, 31-38, 103-104, 206
Simile 93
    Entferntes 85, 93, 208, 224-226, 229
    Nahes 84, 93
    Zwei bei einem Fall 87
Simillimum 15, 37, 81-82, 85, 92-94, 190-193, 201, 232-233, 255
Speisen, Verlangen / Abneigung 258
Split-dose-Methode 55-59, 68
Split-dose-Methode und Q-Methode 58, 68
Stadien der homöopathischen Heilung 38
Staphisagria 352
Streptococcinum 180
Sulphur 394
Symptomatische Behandlung 286-287
Symptome
    Besondere 291
    Eigentümliche 333, 394, 397-400
    Geistes-/Gemüts- 275, 285-286, 402-403
        Mangel an 168
    Sich ändernde 165
Symptomenarmut 90-92
Tabak 122-123, 295
TCM-Elemente (s. Temperamente)
Tee 124, 125
Temperamente 279-283
Träume 192, 310

Trockene Gabe 13-14, 40-48, 49-63, 68, 72, 77
Tuberculinum 94, 268
Tuberkulose 275
Überempfindlichkeit (s. hypersensitiv, Ultraempfindlichkeit)
Ultraempfindlichkeit 56, 76, 276
Unähnliche Krankheiten 22-27, 82, 90, 100, 120, 139, 148, 154, 213, 265, 407
Unähnliche Verschlimmerung 22-27, 213, 241, 264
Unheilbarkeit 210, 217, 220, 227, 231
Unterbrechung der Mittelwirkung 117-137, 230, 295
Unterdrückung 95-100, 213, 224-226, 236-237, 268, 277, 344, 395, 401-402
Vermischen von Arzneien (s. Kombinationsmittel)
Verschlimmerung (s. Erstverschlimmerung, unähnliche Verschlimmerung) 185-188, 212-223, 228-233, 258, 262-263, 274, 407
    Kurze 212
    Lange 215, 228
    Plötzliche 232
    Verzögerte 230
Verschlimmerung der Krankheit und arzneibedingte Verschlimmerung 274
Verschreibung bei Epidemien 170
Verwachsungen 288
Von-Bönninghausen-Methode 140, 144
Wasserauflösungen 50-63
Wiederholung der Gabe 52-55, 75-78, 192-193, 210, 214, 407
Wiederkehr alter Symptome 237-239
Wiederkehr unveränderter Symptome 192, 205-212
Zweite Verschreibung 185-242

NEUER TITEL VON MASSIMO MANGIALAVORI

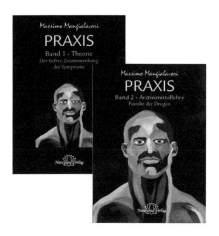

Praxis

Band 1, Theorie: Der tiefere Zusammenhang der Symptome
Band 2, Arzneimittellehre: Familie der Drogen

512 Seiten, geb., € 110,-

„Die Praxis hat für meine Arbeit einen höheren Stellenwert als die Theorie der Arzneimittelprüfung. Das theoretische Studium dynamisierter Substanzen ist gewissermaßen der Funke, der das Feuer klinischer Wirkung und Erfahrung auslöst."

Der begnadete italienische Homöopath hat in diesen zwei Bänden zum ersten Mal seine theoretischen Grundlagen selbst niedergelegt. Seine Klassifizierung ordnet die Symptome in allgemeine und spezielle Zusammenhänge. Man erkennt damit auch übergreifende Themen ganzer Mittelgruppen.

Am Beispiel der ‚Drogenmittel' schildert Mangialavori im zweiten Band, wie man aus dem Verständnis allgemeiner Themen zuerst auf eine ganze Gruppe ähnlicher Mittel stoßen kann, aus der man dann durch individuelle Differenzierung in der Anamnese das Simillimum herausfiltert. Was solche Mittel bewirken können, das zeigen die hochklassigen Fälle. Homöopathie auf höchstem Niveau.

NEUE TITEL VON MASSIMO MANGIALAVORI

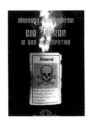

Die Säuren
Selbstzerstörung

Seminarmitschrift von Deborah Vidal
280 Seiten, geb., € 38.-

Das Bild einer Mittelgruppe tritt erst dann richtig klar hervor, wenn man ähnliche Gruppen mit ihr vergleicht. Die Differentialdiagnose ist die eigentliche Kunst der Homöopathie, und diese nuancierte Unterscheidung wird uns hier meisterhaft gezeigt. Nach der Herausarbeitung der Säurethemen werden sie mit anderen Familien verglichen. So ersteht schließlich der Säure-Genius so klar vor unserem geistigen Auge, dass man ihn in der Praxis mit Sicherheit erkennen kann.

Der Autor ist bekannt für seine Fallbeispiele von höchster Qualität. So gibt er wunderschöne Portraits von Acidum aceticum, benzoicum, citricum, gallicum, hydrocyanicum, oxalicum, picricum, fluoricum, muriaticum und sulphuricum. Ferner findet man sehr treffende Charakterisierungen der Familien der Compositae, Solanaceae und Cactaceae, wie auch der Halogene, Schlangen, Parasiten, Insekten und Spinnen. Auch einzelne Mittel wie Calendula, Millefolium, Gratiola, Chamomilla und andere werden plastisch charakterisiert, und man wird sie in dieser einfachen Prägnanz selten finden. Allein diese Goldkörner würden das Buch schon lohnen. Damit geht es weit über das eigentliche Thema hinaus. Eine echte Fundgrube!

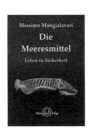

Die Meeresmittel
Leben in Sicherheit

Seminarmitschrift von Vicky Burley.
300 Seiten., geb., € 48.-

In dieser editierten Seminarmitschrift des beliebten italienischen Autors schildert er in seiner wunderschön portraitierenden Weise 17 tierische und 11 mineralische Meeresmittel mit vielen differentialdiagnostischen Hinweisen auf andere ähnliche Einzelmittel oder Mittelgruppen.

Massimo Mangialavori illustriert seine treffenden Mittelcharakteristika durch hochkarätige Fallschilderungen, die die Patienten mit einem lebendigen Reichtum an wörtlichen Bildern ins Gedächtnis des Lesers förmlich einbrennen. So findet man
Mittel wie Aqua marina, Spongia, Corallium rubrum, Medusa, Asterias, Murex, Venus, Calcarea carbonica, Homarus, Ambra, Sepia, Gadus, Oleum jecoris, Pecten jacobaeus, Astacus und Badiaga.
Moderne Homöopathie mit kunstvoll erzählten Portraits im Stile hoher italienischer Renaissancekunst!

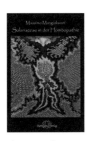

Solanaceae
Ein Alptraum zwischen Licht und Dunkel

Seminarmitschrift von Betty Wood
360 Seiten, geb., € 55.-

„Gewalterfahrung ist keine unbedingte Voraussetzung bei der Ätiologie eines Belladonna-ähnlichen Zustands. Es gibt viele Arten der Gewalt. Ich verwende lieber die allgemeine Idee der Deprivation, des gewaltsamen Liebesentzugs: Jemand hat das Gefühl, etwas nicht bekommen zu haben, was ihm als Kind oder als Mensch wirklich zustand. Bei den Solanaceae wurde ein Grundbedürfnis verweigert. Was ich brauche, ist verboten. Es kann ein gewaltiger Eifersuchtsdruck entstehen, wenn diese Person sieht, dass ein anderer das bekommt, was ihr vorenthalten wurde. So entstehen infantile Tötungsimpulse. Dieser verdrängte Triebdruck ist so explosiv, dass er unter allen Umständen zurückgehalten werden muss. Diese dunkle Schattenseite muss unbedingt unter Verschluss gehalten werden und darf nicht ans Licht kommen."

Diese allgemeine Thematik der Belladonna-ähnlichen Mittel wird mit hochklassigen Falldarstellungen plastisch dargestellt. Die einzelnen Mitglieder dieser Familie und verwandte Mittel werden so genau differenziert, dass ihre Verschreibung leicht wird. Doch hier wird noch mehr gezeigt als eine einzelne Mittelgruppe: ein begnadeter Homöopath gibt Einblick in seine ganze Denk- und Arbeitsweise. Man lese nur das Kapitel über die Hierarchie der Symptome, so hat man am Beispiel der Compositae einen treffenden kurzen Überblick über Mangialavoris ganze Methodik. Auch andere Familien wie die Schlangen werden kurz gestreift und zahlreiche andere Themen von hohem allgemeinem Interesse diskutiert. Ein absolutes Highlight der modernen Homöopathie!

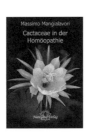

Cactaceae
Absolute Selbstgenügsamkeit

Seminarmitschrift von Betty Wood
192 Seiten, geb., € 19.-

In seiner langjährigen klinischen Erfahrung als Arzt entdeckte Mangialavori, dass die Cactaceae besonders sterbenden Patienten wunderbar helfen können, den letzten Monaten und Wochen ihres Lebens in Würde entgegenzusehen. Obgleich seine Patienten zu krank waren, um wieder gesund werden zu können, ging es ihnen mit Mitteln aus dieser Planzenfamilie körperlich doch besser. Außerdem wurde ihr verbleibendes Leben durch die Auflösung emotionaler Konflikte innerlich reicher und wertvoller. Mangialavori zeichnet in diesem Buch ein vollständigeres Bild einiger Kakteenmittel, die in unserer Literatur bisher unterrepräsentiert blieben. Beschrieben sind unter anderem Cereus serpentinus, Opuntia vulgaris, Opuntia alba spina und Agave americana. Ferner zeigt Mangialavori bekanntere Mittel wie Cactus grandiflorus and Cereus bonplandii in ganz neuem LichtBeeindruckend sind wie immer die Präzision und Sorgfalt, mit der der liebenswerte italienische Autor seine hochklassigen Fälle schildert und ihnen die relevanten Informationen entnimmt. Ein echtes Juwel der Homöopathie!

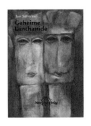

Jan Scholten

Geheime Lanthanide

Wege zur Unabhängigkeit

560 Seiten., geb., € 75,-

Jan Scholten hat hier ein Jahrhundertwerk der Homöopathie geschrieben, das unsere Medizin ebenso nachhaltig beeinflussen wird wie das Organon. Er schenkt uns hier nicht nur den lange verborgenen Schlüssel zur therapeutischen Anwendung der Seltenen Erden, sondern präsentiert uns gleichzeitig eine abgerundete Methodik zur Mittelfindung aller anderen Elemente des Periodensystems, deren allgemeine Tragweite für eine Gesamtsystematik der homöopathischen Mittel man erst zu ahnen beginnt. Nachdem die „Theorie der Elemente" gegen Ende des 20. Jahrhunderts allmählich eine Revolution in der Homöopathie auszulösen begann, krönt dieses neue Buch zum Beginn des neuen Jahrhunderts das begonnene Werk.

Es ist das konzentrierteste, rundeste und beste Werk des Autors. Es präsentiert eine völlig neu entdeckte Mittelgruppe, die den Arzneischatz der Homöopathie entscheidend bereichert. Die Lanthanide werden für die homöopathische Medizin bald ebenso unersetzlich sein, wie sie es seit Jahrzehnten für die moderne Technik geworden sind. Ein Hauptthema dieser Elemente ist die Selbstbestimmung und das innere Bedürfnis nach Unabhängigkeit, was auch ein Hauptthema unserer Zeit widerspiegelt. In 79 Fallbeispielen wird gezeigt, dass viele schwer therapierbare Krankheiten unserer Zeit nun durch diese Mittel bessere Erfolgschancen haben: Autoimmunkrankheiten, Migräne, Legasthenie, zahlreiche Augenkrankheiten, chronische rheumatische Erkrankungen, Morbus Crohn und Colitis ulcerosa sind nur einige Indikationen.

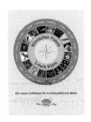

Louis Klein

Klinischer Fokus

Ein neuer Leitfaden für homöopathische Mittel

292 Seiten, geb., € 39,-

Insgesamt 27 interessante Mittel werden hier so neu und lebendig beschrieben, dass sie dem Leser wie treffend charakterisierte Menschen begegnen. Neu geprüfte Mittel wie Wasserstoff, Neon, Regenwurm und Koriander sind darunter, doch auch alte Bekannte wie Bryonia, Graphit und Karbolsäure erscheinen im neuen Licht. Der Autor verglich seine besten klinischen Fälle und unterschied so, welche Prüfungssymptome die Idee des Mittels zum Ausdruck bringen und welche eher dem Prüfer als dem Mittel zuzuordnen sind.

Lou's homöopathische Verschreibungen sind von unvergleichlicher Tiefe und Subtilität, und seine Arzneimittelkenntnisse sind enorm; dieses Buch sollte jeder Homöopath gelesen haben - Jan Scholten

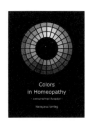

Ulrich Welte
Farben in der Homöopathie
Colors in Homeopathy

Zweisprachige Ausgabe, 68 kartonierte Seiten, 120 Farbfelder **mit Farb-Repertorium** und einem Manual, Spiralbindung, € 58,-

Jan Scholten hat an diesem Buch aktiv mitgewirkt und das Vorwort dazu geschrieben. Die Farbvorliebe kann als direkter Ausdruck der inneren Verfassung des Patienten betrachtet werden. Damit ist sie ein signifikantes und spezifisches homöopathisches Symptom. In zahlreichen Fällen hat sie sich als Hinweisgeber oder als bestätigendes Symptom für die korrekte Diagnose eines Heilmittels nützlich gezeigt. 18 Jahre klinischer Erfahrung mit diesem Symptom und Tausende von Fällen stehen hinter diesem Buch. Die Farbvorliebe als homöopathisches Symptom wurde 1985 von H.V. Müller entdeckt und Anfang der 90er Jahre publiziert. Die 120 Farben in diesem Buch wurden nach klinischer Relevanz ausgesucht und gestatten die einfache und doch ausreichend genaue Bestimmung der Farbvorliebe. Die entsprechenden Mittel kann man in der Farbe/Mittel-Liste wie in einem Repertorium in gewohnter Weise nachschlagen. Sie enthält in der gedruckten Version inzwischen mehr als 450 gut gesicherte Mittel. Auf unserer Webseite stellen wir mit regelmässigen Updates aus einer weltweiten Zusammenarbeit auch die neuesten Farb-Mittelbeziehungen mit mehr als 800 Mitteln zur Verfügung.

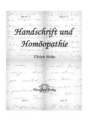

Ulrich Welte
Handschrift und Homöopathie

750 Abbildungen von Handschriften zugeordnet zu 315 Einzelmitteln, Großformat 23,4 x 30,3 cm, € 58,-

Die Handschrift kann als struktureller Ausdruck der Persönlichkeit des Patienten betrachtet werden. Damit ist sie ein signifikantes homöopathisches Hintergrundssymptom. In zahlreichen Fällen hat sie sich als bestätigendes Symptom oder als direkter Hinweisgeber für die korrekte Diagnose eines Heilmittels nützlich gezeigt. 20 Jahre klinischer Erfahrung mit diesem Symptom und Tausende von Fällen stehen hinter diesem Buch.
Es wurden nur Mittel aufgenommen, die mit mindestens zwei ähnlichen Handschriften vertreten sind. Die praktische Auswertung der Handschrift als differenzierendes Symptom wird an Hand von über 100 Fallbeispielen anschaulich präsentiert. Dieses Buch ist in seiner Art einmalig und ist auch ohne graphologische Kenntnisse für die klinische Arbeit von großem Gewinn.

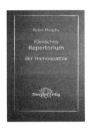

Robin Murphy

Klinisches Repertorium der Homöopathie

Ein modernes, praktisches, alphabetisch geordnetes Repertorium

2304 S., geb. mit Goldprägung, € 148,-

Deutsche Erstausgabe des "Homeopathic Clinical Repertory", das in den USA bereits große andere Repertorien überholt hat. Ein Vorteil ist seine einfache alphabetische Struktur, die die Handhabung erleichtert und selbst Anfängern einen schnellen Zugang ermöglicht. Viele Homöopathen bestätigten uns, dass das Werk handlich und praktisch ist, und dass sie nur noch mit dem Murphy arbeiten, seit sie ihn kennengelernt haben. Vom Umfang steht es anderen großen Repertorien nicht nach (über 2.300 Arzneimittel).

Einzigartig bei diesem Repertorium ist ein klinischer Teil, der Krankheitsbilder und Diagnosen zusammenfasst, die in anderen Repertorien über die Rubriken verstreut sind. Außerdem gibt es Kapitel über Impfungen, Konstitution und Vergiftungen und einen Wortindex, die man in anderen Repertorien so nicht findet. Enthält neue klinische Rubriken wie Ebola, ADHS, Chronic Fatigue und Multiple Sklerose.

„Dies ist ein einzigartiges Repertorium, das dem Praktiker hilft, das Simillimum sowohl auf der Grundlage von klinischen als auch klassischen Symptomen zu finden... Murphys Konzept der Totalität basiert sowohl auf klinischer als auch auf klassischer homöopathischer Praxis. Es umfasst die Allgemeinsymptome Kents, sämtliche Symptome von Bönninghausens, Bogers pathologische Allgemeinsymptome und andere handfeste klinische Grundsätze der Verordnung." - Dr. Shashi Kant Tiwari

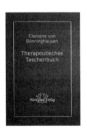

Clemens von Bönninghausen

Therapeutisches Taschenbuch

ca. 360 Seiten, geb., mit Goldprägung, € 35,-

Bönninghausens Methode kann als wertvolle Ergänzung des Kent'schen Ansatzes gesehen werden.

Während Kents Repertorium auf akribische Detailgenauigkeit der Symptome Wert legt und damit der Strukturgeber aller neueren großen Repertorien wurde, benützt Bönninghausen oft zusätzlich einzelne Teile vollständiger Symptome wie Bausteine und generalisiert diese. Er nähert sich auch den Mittelbildern flexibler. Sein Therapeutisches Taschenbuch ist eher wie ein Baukasten-system aufgebaut, und wer mit seinen Elementen zu spielen gelernt hat, kann wunderbar flexibel arbeiten. Boger und Phatak führten diesen Ansatz weiter. Das Therapeutische Taschenbuch ist ein echter zeitloser Klassiker mit Arzneimittellehre und kurzem Repertorium in einem Band. Neugesetzte Auflage, die Mittelabkürzungen wurden auf den heutigen Stand gebracht. Der Text der Originalfassung von 1846 wurde beibehalten.

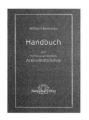

William Boericke
Handbuch der homöopathischen Arzneimittellehre

712 S., geb. mit Goldprägung, € 35,-

Die preislich günstigste und gleichzeitig umfassendste Boericke-Ausgabe. Neuübersetzung des beliebten Klassikers, wobei sämtliche kleinen Mittel, die Boericke sonst nur als Querverweise nannte, alphabetisch integriert sind. Damit umfasst der Boericke mehr als 1.200 Mittel. Die pflanzlichen Mittel wurden außerdem mit ihrer botanischer Familienzugehörigkeit versehen.

Über 50 neue wichtige Arzneimittel wurden aufgenommen. Bei diesen Mitteln wurden auch Entdeckungen von Rajan Sankaran, Jan Scholten, Massimo Mangialavori und Louis Klein berücksichtigt. Auch werden anhand von Beispielen eine übergeordnete Sichtweise von Pflanzenfamilien, Mineralien und Tiermitteln dargestellt.

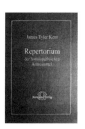

James Tyler Kent
Repertorium der homöopathischen Arzneimittel

1.504 Seiten, geb., mit Goldprägung und gestanztem Daumenregister, € 85,-

Das Kent'sche Repertorium war das Hauptwerkzeug von Generationen klassischer Homöopathen und ist wegen seiner klaren Gliederung zum Strukturgeber der gängigsten neueren Repertorien geworden. Als Basis für solide Repertorisation ist es unverändert gut geeignet. Besonders wegen seiner Verlässlichkeit wird es auch heute noch von vielen Homöopathen benutzt.

Das Repertorium war das Lebenswerk von James Tyler Kent. Er arbeitete daran jahrzehntelang bis zu seinem Lebensende, wobei er es beständig mit Arzneimittelprüfungen und klinischen Erfahrungen ergänzte.

Das vorliegende Werk ist eine originalgetreue Neuübersetzung des bewährten Klassikers und beinhaltet im Vergleich zu anderen Übersetzungen keine Zusätze. Die Mittelbezeichnungen wurden aktualisiert. Das Werk umfasst neben dem Repertorium eine 40-seitige Einführung in die Repertorisation von Bidwell. Kent selbst bezeichnete diese Einführung als "hervorragend" und hat dazu das Vorwort geschrieben.

Das Erstaunlichste an diesem Werk ist der Preis. Es ist von allen großen deutschsprachigen Repertorien das derzeit preisgünstigste.

Stabile, gebundene Ausgabe im großen Lexikonformat mit gestanztem Daumenregister, welches das Nachschlagen erleichtert.

A. Voegeli: "Den guten Homöopathen erkennt man daran, dass auf seinem Schreibtisch der Kent und der Boericke liegen."

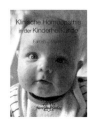

Farokh J Master
Klinische Homöopathie in der Kinderheilkunde
2. erweiterte Auflage
820 Seiten, geb., € 79,-

Dieses anspruchsvolle große Lehrbuch ist das Hauptwerk des bekannten indischen Autors. Im ersten Teil finden sich die Kapitel über Beobachtung und Fallaufnahme bei Kindern, körperliche Untersuchung mit einem Kopf-zu-Fuß-Schema aller wichtigen altersgemäßen Normwerte und Abweichungen, Verhaltensauffälligkeiten bei Kleinkindern und Jugendlichen, das Persönlichkeitsprofil des homöopathischen Kinderarztes, etc.

Der folgende Hauptteil des Buches ist eine detaillierte klinische Arzneimittellehre und differenziert über 78 wichtige Mittel der homöopathischen Kinderheilkunde von Aethusa bis Zincum. Auch damit geht es weit über die gängigen einschlägigen Werke hinaus. Ein klinisches Repertorium am Schluß erleichtert die Auffindung der Mittel per Krankheitsdiagnose. Man spürt auf jeder Seite die große persönliche Erfahrung des Autors.

"Ein Meisterwerk der homöopathischen Literatur" Didier Grandgeorge

"Das umfassendste homöopathische Buch der Kinderheilkunde, das ich kenne" Misha Norland

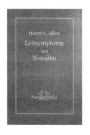

Henry C. Allen
Leitsymptome und Nosoden
ca. 600 Seiten, geb., mit Goldprägung, € 35,-

„Der Allen" vermittelt ein solides Basiswissen der Leitsymptome, eine ideale Erweiterung zum „Nash". Enthält viele differentialdiagnostische Hinweise. Viele klassische Homöopathen, vor allem die bekannte indische Schule von Calcutta, praktizieren nach diesem Werk. 215 Arzneimittel, darunter auch „kleine" Mittel wie Collinsonia canadensis, Ratanhia oder Terebinthiniae werden beschrieben. Am Ende des Buches folgt eine Darstellung der wichtigsten Darmnosoden.

Neuübersetzte überarbeitete Auflage, wobei die Leitsymptome nach dem bewährten Kopf-zu-Fuß-Schema gegliedert wurden. Dies ist die derzeit günstigste deutsche Ausgabe des Klassikers, gebunden und mit Goldprägung.

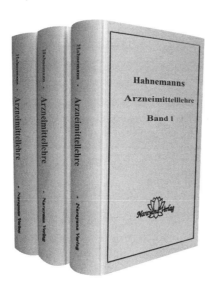

Samuel Hahnemann
Hahnemanns Arzneimittellehre

3 Bände, insgesamt ca. 2.400 Seiten, geb., € 128,-

Bislang waren die von Hahnemann geprüften Arzneimittel in zwei verschiedenen Werken, der Reinen Arzneimittellehre und den Chronischen Krankheiten, beschrieben worden. Sie waren auf insgesamt 11 Bände verstreut. Immer wieder wurde der Wunsch geäußert, diese hervorragende Arzneimittelsammlung des Altmeisters in einem Werk herauszugeben. Eine solche Zusammenfassung in nur drei Bänden wird hiermit zum ersten Mal verfügbar gemacht. Man kann dieses Werk durchaus als „Mutter aller Arzneimittellehren" bezeichnen.

Um dieses Werk möglichst praxisnah zu gestalten, wurden die Mittel alphabetisch geordnet und deren Symptome in unveränderter Form nach dem Kopf-Fuß-Schema gegliedert. Außerdem wurden weitere Originalquellen wie z. B. aus Stapfs Archiv hinzugezogen.

Wer den wahren Wert der Originalquellen erkannt hat, erhält mit diesem Werk zum ersten Mal ein wirklich praktikables Werkzeug zur Ausübung der Homöopathie, wie sie Hahnemann praktizierte.

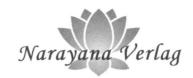

Narayana Verlag

Blumenplatz 2, D-79400 Kandern
Tel: +49 7626-974970-0
Fax: +49 7626-974970-9
info@narayana-verlag.de
Online Buchhandlung: www.narayana-verlag.de

Alle deutschen Homöopathiebücher und ein breites Sortiment an englischen Originalausgaben sind über unsere Versandbuchhandlung lieferbar.
Ein Gesamtverzeichnis ist kostenlos erhältlich.

Beim Narayana Verlag erschienene Titel

- Henry Allen: Leitsymptome und Nosoden, 600 S., geb., € 35
- William Boericke: Handbuch der homöopathischen Arzneimittellehre, 712 S., € 35
- Clemens von Bönninghausen: Therapeutisches Taschenbuch, 360 S., geb., € 35
- Luc de Schepper: Der Weg zum Simillimum, 432S., geb., € 65
- Samuel Hahnemann: Organon der Heilkunst, 6. Auflage, 344 S., geb., € 8,90
- Samuel Hahnemann: Reine Arzneimittellehre, 6 Bd., 2400 S., geb., € 118
- Hahnemanns Arzneimittellehre, 3 Bd., 2400 S., geb., € 128
- James Tyler Kent: Repertorium der homöopathischen Arzneimittel, 1504 S, € 85
- Louis Klein: Klinischer Fokus, 292 S., geb., € 39
- Massimo Mangialavori: Cactaceae, 140 S., geb., € 19
- Massimo Mangialavori: Die Meeresmittel, 300 S., geb. € 48
- Massimo Mangialavori: Die Säuren, 280 S., geb. € 38
- Massimo Mangialavori: Praxis, 2 Bände, 760 S., geb., € 110
- Massimo Mangialavori: Solanaceae, 360 S., geb. € 55
- Farokh J. Master: Klinische Homöopathie in der Kinderheilkunde, 768 S, € 79
- Farokh J. Master: Milchmittel in der Homöopathie, 200 S., geb., € 29
- Robin Murphy: Klinisches Repertorium der Homöopathie, 2304 S., geb., € 148
- Robin Murphy: Klinische Materia Medica, 2300 S., geb., € 138
- Reichenberg-Ullmann: Das verschlossene Kind, 320 S., kart., € 24
- Jan Scholten: Geheime Lanthanide, 560 S., geb., € 75
- Tinus Smits: Das Impfschadensyndrom, 88 S., kart., € 9,80
- Ulrich Welte: Farben in der Homöopathie, 68 S., Spiralbindung, dt./engl., € 58
- Ulrich Welte: Erweiterte Farbtabelle, 20 S., Spiralbindung., dt./engl., € 45
- Ulrich Welte: Handschrift und Homöopathie, 344 S., geb., € 38